国家出版基金项目
NATIONAL PUBLICATION FOUNDATION

中国中成药名方药效与应用丛书

总主编　陈　奇　张伯礼

儿　科　卷

急症及传染病册主编　陈兰英　张伶俐
呼吸系统、神经及心脏疾病册主编　王雪峰
消化、代谢及肠道寄生虫病册主编　陈兰英　喻闽凤

科　学　出　版　社
北　京

内 容 简 介

“中国中成药名方药效与应用”丛书包含3种子书，共10卷。子书一以现代病症分类介绍我国中成药名方，共 8 卷，分别为①心血管神经精神卷②呼吸消化卷③内分泌代谢、风湿免疫、泌尿男生殖卷④外科皮肤科卷⑤妇产科卷⑥五官科卷⑦肿瘤血液卷⑧儿科卷；子书二共1卷，为子书一的精华本；子书三共1卷，为子书二的英文版。该丛书是由院士、国医大师、全国名中医、教授、主任医师等科研和临床一线的几百位中西医药工作者合作编纂的大型专著丛书，英文版邀请了中医药大学的专业英语教授担任翻译。

本丛书将中成药药效与现代医药学基础理论相结合，将中成药临床应用和现代研究成果相结合，使读者在理解药效原理基础上，正确使用中成药。书中有药效机制示意图，图文并茂，体例新颖。

本丛书可供中西医临床医生、社区医生及药店职工阅读使用，也可作为中医药研究工作者对古典方剂及中成药研究与开发的重要参考书，高等中医药院校中药药理学、中成药、方剂学的教学参考书。

图书在版编目（CIP）数据

中国中成药名方药效与应用丛书. 儿科卷 / 陈奇，张伯礼主编；陈兰英等本册主编. —北京：科学出版社，2021.3

国家出版基金项目

ISBN 978-7-03-066636-9

Ⅰ. ①中…　Ⅱ. ①陈…　②张…　③陈…　Ⅲ. ①小儿疾病-验方-汇编-中国　Ⅳ. ①R289.5

中国版本图书馆 CIP 数据核字（2020）第214191号

责任编辑：刘　亚　鲍　燕　曹丽英 / 责任校对：王晓茜

责任印制：肖　兴 / 封面设计：黄华斌

科学出版社 出版

北京东黄城根北街16号

邮政编码：100717

http：//www.sciencep.com

三河市春园印刷有限公司　印刷

科学出版社发行　各地新华书店经销

*

2021年3月第　一　版　开本：787×1092　1/16

2021年3月第一次印刷　印张：25 1/2

字数：605 000

定价：158.00 元

（如有印装质量问题，我社负责调换）

中国中成药名方药效与应用丛书

总 主 编　陈　奇　江西中医药大学　教授　博士生导师
张伯礼　中国中医科学院　天津中医药大学
名誉院长　校长　院士　教授　博士生导师

儿科卷・急症及传染病册

主　　编　陈兰英　江西中医药大学　教授　博士　博士生导师
张伶俐　四川大学华西第二医院　教授　博士　博士生导师
主审及特邀编委　陈　强　江西省儿童医院　副院长　主任医师　博士　博士生导师
副 主 编　卢庆红　江西省儿童医院　主任药师
李晋奇　四川省人民医院　研究员　博士
罗颖颖　江西中医药大学　副教授　博士
编　　委（以姓氏笔画为序）
卢庆红　江西省儿童医院　药学部主任　主任药师
刘志勇　江西中医药大学　博士　教授
许双虹　深圳市中医院　主任医师　硕士
李文宏　江西中医药大学　博士　副教授
李晋奇　四川省人民医院　博士　研究员
张伶俐　四川大学华西第二医院　副院长　主任药师　博士
博士生导师
陈兰英　江西中医药大学国家工程研究中心药理毒理部主任　教授
博士　博士生导师
罗颖颖　江西中医药大学　博士　副教授
郑艳萍　深圳市中医院　主任中医师　硕士
作者名单（以单位首字笔画为序）
四川大学华西第二医院　张伶俐　副院长　主任药师　博士
博士生导师
四川省人民医院　李晋奇　研究员　博士

江西中医药大学　　陈兰英　国家工程研究中心药理毒理部主任　教授　博士　博士生导师
刘志勇　教授　博士
李文宏　副教授　博士
罗颖颖　副教授　博士
张　妮　讲师　博士
崔亚茹　助理研究员　硕士
李雪亮　研究实习员　硕士

江西省儿童医院　　卢庆红　药学部主任　主任药师
陈　强　江西省儿童医院副院长　主任医师　博士　博士生导师
许利娜　药师　硕士

香港科技大学　　官紫祎　助理研究员　硕士

湖北省人民医院　　王慧玲　药师　硕士

儿科卷·呼吸系统、神经及心脏疾病册

主　　编　王雪峰　辽宁中医药大学附属医院　教授　博士　博士生导师

副 主 编　卢庆红　江西省儿童医院　主任药师
张秀英　辽宁中医药大学附属医院　副主任医师　博士　硕士生导师

编　　委（以姓氏笔画为序）

王雪峰　辽宁中医药大学附属医院　儿科主任　主任医师　博士　博士生导师
卢庆红　江西省儿童医院　药学部主任　主任药师
田金徽　兰州大学　教授　博士　博士生导师
戎　萍　天津中医药大学附属医院　副主任医师　博士　博士生导师
李晋奇　电子科技大学附属医院·四川省人民医院　研究员　博士　硕士生导师
张秀英　辽宁中医药大学附属医院　副主任医师　博士　硕士生导师
张新光　上海中医药大学附属上海市中医院　副主任医师　博士　硕士生导师
陈　强　江西省儿童医院　副院长　教授　博士　博士生导师
葛　龙　兰州大学　研究员　博士　硕士生导师
曾力楠　四川大学华西第二医院　副主任药师　博士

作者名单（以单位首字笔画为序）

上海中医药大学附属上海市中医院	张新光	副主任医师　博士
天津中医药大学附属医院	戎　萍	副主任医师　博士　博士生导师
	张　莉	主治医师　博士
电子科技大学附属医院·四川省人民医院	李晋奇	研究员　博士　硕士生导师
四川大学华西第二医院	张伶俐	主任药师　博士　博士生导师
	陈　哲	药师　硕士
	曾力楠	副主任药师　博士
兰州大学	田金徽	教授　博士　博士生导师
	葛　龙	研究员　博士　硕士生导师
辽宁中医药大学附属医院	王雪峰	儿科主任　主任医师　博士　博士生导师
	张秀英	副主任医师　博士　硕士生导师
江西省儿童医院	陈　强	副院长 主任医师　博士　博士生导师
	卢庆红	药学部主任　主任药师
	许俐娜	主管药师　硕士
	张孟孟	主管药师　硕士
	祝漫琴	主管药师　硕士
	瞿　萍	主管药师

儿科卷·消化、代谢及肠道寄生虫病册

主　　编　陈兰英　江西中医药大学　教授　博士　博士生导师
喻闽凤　深圳市中医院　主任中医师　博士　硕士生导师

主审及特邀编委　孙丽平　长春中医药大学附属医院　儿童诊疗中心副主任　儿科教研室主任　教授　博士
张有志　军事科学院军事医学研究院　研究员　博士　博士生导师

副主编 李　敏　中国中医科学院广安门医院　研究员　博士
刘　英　江西中医药大学附属医院　副主任中医师　博士
罗颖颖　江西中医药大学　副教授　博士

秘　书 张　妮　江西中医药大学　博士

编　委（以姓氏笔画为序）
刘　英　江西中医药大学附属医院　副主任中医师　博士
李　安　江西中医药大学　讲师　博士
李　敏　中国中医科学院广安门医院　研究员　博士
李文宏　江西中医药大学　副教授　博士
陈兰英　江西中医药大学国家工程研究中心药理毒理部主任　教授　博士　博士生导师
罗颖颖　江西中医药大学　副教授　博士
段　娟　中国中医科学院广安门医院　副主任医师　博士
喻闽凤　深圳市中医院儿科学科带头人　博士　主任中医师

作者名单（以单位首字笔画为序）

中国中医科学院广安门医院	李　敏	研究员　博士
	段　娟	副主任医师　博士
江西中医药大学	陈兰英	江西中医药大学国家工程研究中心药理毒理部主任　教授　博士　博士生导师
	李文宏	副教授　博士
	罗颖颖	副教授　博士
	张　妮	讲师　博士
	刘　鹏	助理研究员　博士
	崔亚茹	助理研究员　硕士
	谢欣序	研究实习员　硕士
	尹　力	研究实习员　硕士
	王玲玲	研究实习员　硕士
	寿斌耀	研究实习员　硕士
江西中医药大学附属医院	刘　英	副主任中医师　博士
	裘杨杨	主治医师
	刘英连	主治医师
	曾思瑶	主治医师
	朱　玲	主治医师
	朱卫娜	主治医师
	占　科	主治医师
香港中文大学	官紫祎	助理研究员　硕士
深圳市中医院	喻闽凤	深圳市中医院儿科学科带头人　主任中医师　博士

总主编简介

陈　奇　江西中医药大学教授，北京中医药大学博士生导师，原北京协和医科大学博士生导师组成员和博士后合作导师，全国优秀教师，获国务院特殊津贴。国家自然科学基金评审专家，原卫生部药品审评委员，国家药品审评专家，973审评专家，国家发改委药品价格评审专家，全国中医药教材编审委员会委员。江西省药理学会名誉理事长，世界中医药学会联合会中药药理专业委员会顾问。江西省高校重点建设学科制药中药学学科带头人，江西省高等学校优秀研究生导师，江西省科学研究突出贡献先进工作者，中国药理学发展突出贡献奖并学会荣誉理事，中华人民共和国成立70周年纪念章获得者。应邀访问德国、美国、英国、新加坡并合作科研。主编《中药药理研究方法学》获全国优秀科技图书一等奖、国家图书奖、国家科技进步奖三等奖。主编的《中药药理实验方法学》获全国优秀教材奖。主编研究生教学参考用书《中药药效研究思路与方法》。主编国家规划教材《中药药理学实验》。主审国家规划教材《中药药理学》《中药炮制学》。出版《人体奥妙》译著。主编《中成药名方药理与临床》在香港、台北、北京出版。《中药新药与临床药理》《药学学报》《中国实验方剂学杂志》《中国临床药理学与治疗学》等7个杂志编委、特邀编委或顾问。主持国家重大课题和国家新药基金项目各1项，主持3项国家自然科学基金，主持或参与研究开发红管药、槲皮素、灵芝片、钻山风、复方草珊瑚含片、珍视明滴眼液、健胃消食片、赣南麦饭石等，科研获奖成果21项。

张伯礼　中国中医科学院名誉院长，天津中医药大学校长。中国工程院院士、教授、博士生导师。获国务院特殊津贴。主编《中医内科学》《中药现代化二十年》《中成药临床合理使用读本》《常见病中成药临床合理使用丛书》，陈奇、张伯礼联合主编《中药药效研究方法学》等。国家重点学科中医内科学学科带头人。中国工程院医药卫生学部主任，中国中西医结合学会名誉会长，中华中医药学会名誉会长，教育部高等学校中医学教学指导委员会主任委员，世界中医药学会联合会副主席，世界中医药学会联合会教育指导委员会主任委员。国家“重大新药创制”科技重大专项技术副总师，科技部“中药现代化产业基地建设”专家组长，第十届国家药典委员会执委兼中医专业委员会主任委员。国家抗击新冠病毒肺炎领导小组成员，抗击新冠病毒肺炎中医治疗方案设计者，获“人民英雄”国家荣誉称号。

从事中医药临床、教育和科研工作40余载，全国名中医，获何梁何利基金奖、吴阶平医学奖、世界中医药杰出贡献奖、树兰医学奖、全国优秀共产党员、全国杰出专业技术人才、全国先进工作者、全国优秀科技工作者、国家级有突出贡献中青年专家和天津市科技重大成就奖等荣誉称号。在中医临床、科研、教育、国际化、中药现代化等方面取得一批重要成果。获国家科技进步奖一等奖7项，省部级科技进步奖一等奖21项，发表论文300余篇，主编专著10余部。

《儿科卷》主编简介

急症及传染病册

陈兰英 江西中医药大学国家工程研究中心药理毒理部主任，教授，医学博士，博士生导师，江西省百千万人才工程人选。江西省药理学会副理事长，江西省药理学会中药药理专业委员会主任委员，中国药理学会中药与天然药物药理专业委员会常务理事，中华中医药学会中药实验药理分会常务委员，江西省药品监督管理局药品审评专家库专家。先后参加国家及省部级科研课题共40余项，其中主持15项，国家级项目8项；获发明专利10项，发表学术论文100余篇，参编著作11部。获科技成果奖4项。

张伶俐 四川大学华西第二医院副院长，药物临床试验机构主任、循证药学中心主任，循证医学博士，博士生导师。金砖国家药物联盟中国国家代表，国际合理用药网络中国中心组高风险人群药物管理组组长，国家卫生健康委员会儿童用药专家委员会委员，中国药学会循证药学专业委员会主任委员。发表论文200余篇、专著30余部。主持国家自然科学基金等项目40余项。获中华医学科技奖卫生管理奖、全国妇幼健康科学技术二等奖、教育部科技进步二等奖、成都市科技进步一等奖。

呼吸系统、神经及心脏疾病册

王雪峰 辽宁中医药大学附属医院儿科主任，病毒室主任、主任医师、医学博士，博士生导师。新世纪百千万人才百人层次，国务院政府特殊津贴专家，国家中医临床研究儿科基地病种负责人，国家中医药管理局重点专科儿科协作组组长。中华中医药学会儿科分会副主任委员，辽宁省医学会儿科学分会副主任委员，辽宁省中西医结合学会儿科专业委员会主任委员。《中国中西医结合儿科学》杂志主编。先后主持国家自然科学基金课题8项，国家科技攻关、科技支撑、行业专项等课题20余项；在国内外核心期刊发表学术论文百余篇。

消化、代谢及肠道寄生虫病册

陈兰英 同上。

喻闽凤 深圳市中医院儿科学科带头人，教授，主任中医师，医学博士，硕士生导师。深圳市地方级领军人才，国家第四批中医师承学员，第三批中医优秀临床人才，江西省名中医。中国中医药儿科学会常务委员，中国中西医结合专业委员会青年委员，中国中医高等教育委员会副理事长，中国中医药研究促进会小儿推拿外治专业委员会副主任委员，广东省中医药学会儿科专业委员会副主任委员，深圳市中医药学会儿科专业委员会主任委员。发表学术论文50余篇，参与编著中医儿科学著作10余部，主持科研课题7项。

编 写 说 明

1. 本丛书的组织是由总主编首先确定各分册第一负责人，由各分册第一负责人即分册第一主编组织编写，由总主编最终审定书稿发给出版社。精华本是16个分册第一负责人挑选各分册主要内容压缩而成的一本书。

2. 本丛书中成药名方是根据功能与主治以现代病症分类，每个病症有一简单概述。中成药名方的病症应用以药物功效分类，利于辨病与辨证相结合。

3. 每个中成药名方标题：药物名称、【药物组成】、【处方来源】、【功能与主治】、【药效】、【临床应用】、【不良反应】、【使用注意】、【用法与用量】、参考文献。

4.【药物组成】除极少数保密方外，介绍了该中成药名方组成的全部中药名称。

5.【处方来源】注明古方或研制方（包括经验方），《中国药典》或国家批准Z字号的中成药，可以收入中药提取物或有效成分组成的H号产品。如果是古典名方则要求写出其出处。由于大部分中成药制剂，同一个产品有不同厂家、不同剂型，故同一产品有许多批准文号，本书随机抽写其中一个产品批准文号，说明是Z字号的中成药。本书收入尚有少数无批准文号的古典名方。本书不收入正在研制中，无国家批准文号的产品，也不收入B字号保健品。

6.【功能与主治】来源于药典或国家批准的产品说明书。

7.【药效】按文献报道实验研究的药效及其作用机制。对药效及作用机制复杂的中成药，适当结合基础知识论述。对少数无药效文献的中成药，则根据其新药申报简要写出其最基本药效。部分中成药的药效或其作用机制用示意图展示，方便读者理解。

8.【临床应用】凡是收入中国药典或国药Z字号的中成药都是经过国家批准组织临床试验的。但是对无药效又无临床公开发表文献资料的中成药，则基本不能收入本书。文献写出治疗的病症，作者尽可能辨病与辨证相结合。对不是双盲和随机对照的临床应用结果，原则上不收入其报道临床治疗效果的百分率。

9.【不良反应】根据文献报道介绍不良反应。

10.【使用注意】包括指出有毒中药、配伍禁忌、辨证使用注意等。

11.【用法与用量】按产品制剂说明书的服用方法和用量。

12. 参考文献：注明药效、临床应用、不良反应的文献依据。参考文献来源主要是期刊及学术会议资料，少数是书籍或内部资料。无参考文献的中成药不收入本书。

13. 署名：本文作者的单位及姓名，以示负责。

总 前 言

中成药是中医药的重要组成部分，是由我国历代医家经过千百年临床实践，总结出来的有疗效的方剂加工而成，其历史悠久，源远流长。

用现代医药学研究中成药与古典名方，可以阐明中医药基本理论，沟通中西医药间的学术思想，扩大治疗范围和提高临床疗效，使中医药事业在继承的基础上进一步发展与提高。

中成药和中药方剂有着密切关系，绝大多数中成药是由著名方剂经长期临床实践而定型生产的。中成药可以说是著名方剂的精华，本丛书是将我国近代几十年来研究中成药名方的现代药效和临床应用加以整理与总结编著而成，有利于继承和发扬祖国中医药事业，推进中成药的正确使用。

本丛书中英文版的出版发行，对中医药走向世界有重要意义，对中国传统文化“走出去”有重要意义。

本丛书可供使用中成药治疗疾病的广大读者及中西医临床医生、社区医生及药店职工阅读使用，可作为中医药研究及中西医临床工作者对中成药进一步研究与开发的重要参考书，也可作为高等中医药院校中医药专业中药药理学、中成药、方剂学的教学参考书。

本丛书特点：

1. 新颖性和实用性　本丛书改变以往中成药书籍以中药功效如解表、清热、温里、补益药等分类方式，而用现代疾病的病症名分类，方便中西医临床工作者使用中成药。本丛书把中成药的药效与临床应用按照现代医学疾病的病症分类，是编写体例的探索与创新。

本丛书尽量改变综述形式写中成药药理，而是将中成药药效与现代医药学基础理论相结合，将中成药临床应用和现代研究成果相结合进行编纂，使读者在理解药效原理基础上，在临床上正确使用中成药。本书的部分中成药有药效及作用机制示意图，图文并茂，使读者易于理解药效及作用机制。本书体例新颖、内容富有新意。

2. 先进性和创新性　本丛书以病症分章介绍古典名方及经验方制成的中成药，以及少数尚未制成中成药的古典名方，展示了我国近代几十年来中成药药效研究与临床应用的成果，是中医药各学科科研探索的结晶，反映了当前中成药治疗疾病药效研究和临床应用的最新进展。

本丛书辨病及辨证相结合阐述中成药的主治病症原理，首次对中成药以辨病与辨证结合的方式进行分类，科学阐明传统的中成药主治疾病的现代药效学研究，是学术创新，可促进中医药与现代医药结合和中药合理应用，对中药走向世界有重要意义。

本书英文版是首次推出的以病症分类的中成药药效与临床应用专著。可让国外读者了解中成药现代药效与临床应用治疗疾病的进展，可促进国外应用，有利于国内生产企业将产品推向世界。

3. 权威性和严谨性　本丛书是在陈奇教授主编的《中成药名方药理及临床应用》的基础上，重新组织以中药药理专家为编写主体并邀请中医临床专家参加，合作编著出版的反映中成药药效与应用进展的权威性、有特色的大型丛书。陈奇教授主编《中成药名方药理及临床应用》(香港雅艺出版公司–深圳海天出版社联合出版，1991)、《中药名方药理与应用》(台北：南天书局，1993)、《中成药名方药理与临床》(北京：人民卫生出版社，1998)。本次编写在充分借鉴以上三本著作基础上，组织了中医药领域专家，邀请在中成药临床研究领域有经验的教授、临床医生参加编著和审订，是中药基础研究工作者与中医临床工作者合作编纂的成果。

本丛书包含子书 3 种，共 10 卷。子书一共 8 卷，以现代病症分类介绍我国中成药名方，分别为①心血管神经精神卷②呼吸消化卷③内分泌代谢、风湿免疫、泌尿男生殖卷④外科皮肤科卷⑤妇产科卷⑥五官科卷⑦肿瘤血液卷⑧儿科卷；子书二共 1 卷，为子书一的精华本；子书三共 1 卷，为子书二的英文版。本丛书参编者共 400 多位，各分册主编分别负责组稿和审定。本丛书于 2015 年在北京国家会议中心召开了组稿会，2017 年及 2018 年在科学出版社召开审稿会和审定稿会议。

在本丛书出版之际，首先感谢国家出版基金的资助，感谢科学出版社的支持，感谢江西中医药大学、中国中医科学院、天津中医药大学及各参编专家单位的支持。还要感谢中国药理学会、中国药理学会中药与天然药物药理专业委员会、世界中医药联合会中药药理专业委员会、江西省药理学会的支持！

由于中成药药理书籍历来以中药功效分类，而本书首创以现代病症分类，这在学术上尚有一些问题需要讨论，且部分中成药名方能治疗多种病症，故论述中有重复的问题。欢迎广大读者批评指正，以利今后进一步改进和完善。

陈　奇　张伯礼

2019 年 12 月

目　录

儿科卷·急症及传染病册

儿科卷·呼吸系统、神经及心脏疾病册

儿科卷·消化、代谢及肠道寄生虫病册

儿 科 卷

急症及传染病册

第一章

高热惊厥中成药名方

第一节 概　　述

一、概　　念[1]

高热惊厥（febrile convulsion，FC）指小儿在呼吸道感染或其他感染性疾病早期，体温急骤上升至39℃以上出现的惊厥，排除了中枢神经系统感染和其他可引起惊厥的器质性或代谢性疾病。各年龄期（除新生儿期）小儿均可发生，以6个月至4岁多见。

二、病因及发病机制[2]

（一）病因

高热惊厥的发病原因至今尚未清楚，可能与小儿大脑发育不完善，以及遗传、年龄、发热、感染等因素有关。

（二）发病机制

在婴幼儿生长发育过程中，大脑发育不完善，高热时脑细胞代谢出现暂时紊乱，神经细胞异常放电，引起惊厥。在惊厥性放电时，脑组织有大量的神经元发生快速、反复的脂除极化，需要较多的能量维持钠-钾泵的功能，神经递质的合成与释放也增加，细胞代谢过程加快，而且惊厥时体温升高，肌肉抽搐也使全身代谢增加，高热可使动物脑代谢增加25%，这些活动所需能量比正常高出2～4倍。脑的异常放电活动即惊厥放电本身对能量的需要也明显增加，这也是引起脑损伤的一个重要原因。

三、临 床 表 现

高热惊厥的主要临床表现为突然发生的全身或局部肌群的强直性或阵挛性抽搐，双眼球凝视、斜视、发直或上翻，伴意识丧失。

四、诊　　断

发病年龄多为 6 个月至 4 岁，亦可<6 个月或>4 岁。惊厥发生于上呼吸道感染或其他感染性疾病早期，体温升高至≥39℃，惊厥持续约 10 秒钟至数分钟，极少超过 10 分钟，多发作 1 次。惊厥为全身性对称发作（婴幼儿可不对称），发作时意识丧失，过后意识恢复快，无中枢神经系统异常。脑电图于惊厥 2 周后恢复正常。

五、治　　疗[1]

（一）常用化学药物及现代技术

治疗高热惊厥常用的化学药物为苯二氮䓬类、巴比妥类，颅内压高时采用脱水类药物。

首选地西泮静脉注射，控制惊厥后用苯巴比妥钠或其他药物以巩固和维持疗效。异戊巴比妥钠或硫喷妥钠在以上止惊药物无效时才使用。惊厥呈持续状态而出现颅内高压时，应采用 20%甘露醇、呋塞米等降颅压措施。高热者多行物理降温和（或）药物降温。对不同病因的惊厥给予相应的对因治疗。

（二）中成药治疗

中医治疗小儿高热惊厥，主要治法有清热疏表、清心开窍、平肝息风、镇静安神，通过辨证论治治疗高热惊厥，具有效果好、毒副作用及不良反应少的特点。

第二节　中成药名方的辨证分类与药效

中成药的常见辨证分类及主要药效如下：

一、清热疏表类

主要临床表现是摇头咬牙，两目上视，欲作抽搐，烦躁口渴，舌质红，苔黄燥，脉浮数或指纹紫。

小儿高热惊厥因感温邪者主要病理变化是微生物感染，产生致热源，引起发热。

清热疏表类药具有解热，抗病原微生物等作用。

常用中成药：小儿金丹片、小儿百寿丸、瓜霜退热灵胶囊、羚珠散、小儿奇应丸、消食退热糖浆等。

二、清心开窍类

主要临床表现是因邪陷心肝致起病急骤，高热不退，烦躁口渴，谵语，神志昏迷，反复抽搐，两目上视，舌质红，苔黄腻，脉数。

小儿高热惊厥邪陷心肝者主要病理变化为因感染引起的炎症因子等释放增多引起发热、惊厥等。

清心开窍类药具有解热，抗炎，镇静，抗惊厥等作用。

常用中成药：牛黄醒脑丸、牛黄镇惊丸、安宫牛黄丸（胶囊、散）、局方至宝散（丸）、万氏牛黄清心丸等。

三、平肝息风类

主要临床表现是因劫液动风，内扰厥阴，症见壮热面容，口渴引饮，烦躁谵妄，神昏抽搐，二便赤结，舌红，苔黄，脉数有力或指纹紫。

小儿高热惊厥劫液动风者主要病理变化是因高热引起惊厥，抽搐，昏迷。

平肝息风类药具解热，抗惊厥，抗炎等作用。

常用中成药：小儿回春丸（丹）、紫雪散（丹、颗粒、胶囊）、八宝惊风散、小儿惊风散、羚羊角口服液（颗粒）、小儿惊风七厘散等。

四、镇惊安神类

主要临床表现是因惊恐激发，心肝两经受损，症见四肢抽动，角弓反张，神昏谵语，或不语，睡时惊悸不安，面色青赤，大便色绿，舌苔焦黑，脉律不整或指纹紫滞。

小儿高热惊厥惊恐激发，心肝两经受损者主要病理变化是脑组织损伤，海马区神经元受损。

镇惊安神类药具有镇静，抗惊厥，解热等作用。

常用中成药：牛黄抱龙丸、七珍丸、琥珀抱龙丸、安脑丸、牛黄千金散等。

参考文献

[1] 李齐岳，高进. 儿科学[M]. 2 版. 北京：北京医科大学出版社，2002：294.
[2] 黄丽先. 中药防治小儿高热惊厥的研究进展[J]. 河南中医，2012，32（11）：1565-1566.

（江西中医药大学　陈兰英）

第三节　中成药名方

一、清热疏表类

小儿金丹片

【药物组成】 朱砂、川贝母、前胡、清半夏、木通、荆芥穗、西河柳、枳壳（炒）、钩藤、牛蒡子、甘草、冰片、羚羊角粉、橘红、胆南星、玄参、大青叶、桔梗、羌活、地黄、赤芍、葛根、天麻、防风、水牛角浓缩粉、薄荷脑。

【处方来源】 明・朱棣《普济方》。《中国药典》(2015 年版)。

【功能与主治】 祛风化痰，清热解毒。用于外感风寒，痰火内盛所致的感冒，症见发热、头痛、咳嗽、咽喉肿痛、呕吐，以及高热惊风。

【药效】 主要药效如下：

1. 解热　小儿金丹片可以使升高的体温下降，具有解热作用。

2. 抗炎　小儿金丹片可以缓解机体的炎症反应，具有抗炎作用。

3. 镇痛　小儿金丹片具有镇痛作用。

【临床应用】 主要用于高热惊厥、上呼吸道感染、急性咽炎、小儿水痘等[1-5]。

1. 高热惊厥　本品适用于小儿高热惊厥症见发热，咳嗽，咽红，烦躁，神昏，惊厥者。

2. 上呼吸道感染　本品可用于上呼吸道感染，因外感风热，痰火内盛所致发热，头痛，气喘，咳嗽，痰黄，口渴，咽痛者。小儿金丹片用于治疗感冒发热，具有较好的退热作用，对伴有高热惊厥者配合地西泮可以较好地控制惊厥的发生。

3. 急性咽炎　本品适用于急性咽炎，因痰热内蕴，外感风热，邪毒上冲咽喉所致，症见发热，头痛，有汗，咳嗽痰黄，口渴引饮，局部黏膜充血、红肿，咽喉干痛者。

4. 小儿水痘　本品适用于治疗小儿水痘，临床症状主要为红色皮疹分批出现，此起彼落，在同一时期见丘疹、疱疹、干痂。小儿金丹片治疗小儿水痘，临床疗效显著，能明显缩短病程，使病情明显好转。

【不良反应】 尚不明确。

【使用注意】 ①本品为风热上攻，肺火壅盛急喉痹所设，肺肾阴虚慢喉痹不宜。②本品主治痰热急惊风，脾虚肝旺慢脾风及阴虚风动者忌用。③本品含有清热镇静药，小儿脾胃虚弱者慎用；需要应用者，不可久用，中病即止。④本品含有朱砂，不宜久服、过量服用。⑤小儿高热惊厥抽搐不止，应及时送医院抢救。

【用法与用量】 口服，周岁 1 次 0.6g，周岁以下酌减，1 日 3 次。

参考文献

[1] 国家药典委员会. 中华人民共和国药典临床用药须知：中药成方制剂卷（2010 年版）[M]. 北京：中国医药科技出版社，2011.

[2] 金宝灿，包忠实，姜敏. 儿童回春颗粒治疗小儿感冒发热临床试验[J]. 中华全科医学，2013，11（1）：85-86，145.

[3] 许太玉，马国利，李淑萍. 小儿金丹片在儿科应用举隅[J]. 中医药研究，1998，(1)：3-5.

[4] 张泰来. 介绍成药：小儿金丹片[J]. 河北中医，1981，3（1）：69.

[5] 杨菁，李红卫，杨红. 小儿金丹片治疗水痘 67 例[J]. 中医杂志，2009，50（S1）：207.

（香港科技大学　官紫祎，江西中医药大学　陈兰英）

小儿百寿丸（丹）

【药物组成】 钩藤、炒僵蚕、胆南星（酒炙）、天竺黄、桔梗、木香、砂仁、陈皮、麸炒苍术、茯苓、炒山楂、六神曲（麸炒）、炒麦芽、薄荷、滑石、甘草、朱砂、牛黄。

【处方来源】 清・陈治《幼幼近编》抱龙丸方加减。《中国药典》(2015 年版)。

【功能与主治】 清热散风，消食化滞。用于小儿风热感冒、积滞，症见发热头痛、脘腹胀满、停食停乳、不思饮食、呕吐酸腐、咳嗽痰多、惊风抽搐。

【药效】 主要药效如下[1]：

1. 解热　小儿百寿丸具有解热、抗炎、抗菌作用。

2. 镇静、抗惊厥　小儿百寿丸具有镇静和抗惊厥作用。

3. 祛痰、镇咳　本品具有祛痰和镇咳作用。

【临床应用】 主要用于高热惊厥、小儿风热感冒、积滞、小儿咳嗽、小儿厌食等[1-5]。

1. 高热惊厥　小儿百寿丸可用于治疗小儿风热感冒夹惊证，如症见小儿高热面赤、烦躁口渴、突然惊厥、牙关紧闭、四肢抽搐、二便秘涩等。

2. 小儿风热感冒　小儿百寿丸可用于治疗小儿风热感冒，如症见发热恶寒、鼻塞咳嗽等。

3. 积滞　小儿百寿丸可用于治疗小儿风热感冒夹食证，如症见小儿厌食纳呆、呕吐酸腐、脘腹胀痛、大便臭秽、烦躁不安等。

4. 小儿咳嗽　小儿百寿丸能够改善小儿风热感冒夹痰证的临床症状，如发热恶寒、痰黄而稠、烦躁口渴、面唇红赤、小便短赤、大便燥结等。

5. 小儿厌食　小儿百寿丸能够改善小儿厌食的临床症状，如不思饮食、呕吐酸腐、腹部胀满、大便臭秽等。

【不良反应】 研究发现，朱砂中含有可溶性汞，汞可透过血脑屏障进入脑中，能引起大鼠中枢神经系统的氧化应激反应，可能对中枢神经系统造成氧化损伤作用，并对氨基酸类神经递质的代谢转运产生影响[6]。

【使用注意】 ①本品处方中含朱砂，不宜过量久服或大剂量服用，肝肾功能不全者慎用。②风寒或暑湿感冒者慎用。③慢脾风者不宜使用。

【用法与用量】 丸剂：口服，1 次 1 丸，1 日 2 次，周岁以内小儿酌减。丹剂：每丸重八分（含药量约三分八厘），每服 1 丸，温开水送下。

参 考 文 献

[1] 陈奇. 中成药名方药理与临床[M]. 北京：人民卫生出版社，1998：1005.
[2] 国家药典委员会. 中国药典[M]. 一部. 北京：中国医药科技出版社，2015：89.
[3] 国家药典委员会. 临床用药须知・中药成方制剂卷[M]. 北京：中国医药科技出版社，2010：766.
[4] 郭振东. 小儿“三丹”留心区别[J]. 医学文选，1994，(3)：15.
[5] 孔繁娟，游强蓁，江永萍，等. RP-HPLC 法测定小儿百寿丸中木香烃内酯和去氢木香内酯的含量[J]. 天津药学，2009，21（4）：16-17，74.
[6] 丁敬华. 朱砂对大鼠脑组织抗氧化指标、氨基酸类神经递质及必需金属元素含量的影响[D]. 沈阳：中国医科大学，2010.

（江西中医药大学　陈兰英、袁金凤）

瓜霜退热灵胶囊

【药物组成】 西瓜霜、石膏、磁石、水牛角浓缩粉、甘草、丁香、人工麝香、朱砂、北寒水石、滑石、玄参、羚羊角、升麻、沉香、冰片。

【处方来源】 研制方。《中国药典》（2015 年版）。

【功能与主治】 清热解毒，开窍镇惊。用于热病入心，肝风内动证，症见高热，惊厥，抽搐，咽喉肿痛。

【药效】 主要药效如下：

1. 解热镇痛 本品具有解热镇痛作用。

2. 抗惊厥 婴幼儿大脑发育尚不成熟，对刺激的鉴别、分析及抑制能力不能表达，而较微弱的刺激也会引起大脑产生强烈兴奋状态，并迅速扩散，从而使神经细胞异常放电，而反应到机体后常表现为惊厥。瓜霜退热灵胶囊通过降低中枢神经系统的兴奋性，使产热活动减少，从而起到抗惊厥作用。

3. 抗菌、抗病毒 细菌、病毒感染是引起小儿发热的原因之一。瓜霜退热灵胶囊具有抗菌消炎的功效，对多种细菌及某些病毒有抑制作用。

【临床应用】 主要用于高热惊厥、小儿发热等。

1. 高热惊厥[1] 本品可用于高热惊厥，症见高热神昏，肢体抽搐，胸腹高热而肢冷，脉伏，舌红苔黄，脉弦数。发热初期给予瓜霜退热灵胶囊，可明显降低患儿发热次数，缓解高热神昏、肢体抽搐等症状。瓜霜退热灵胶囊还可减轻发热性疾病引起的脑组织的损伤，预防高热惊厥复发。

2. 小儿发热[2-7] 是儿科诸多疾病的常见症状，发热容易引起失水、抽搐和代谢紊乱。及时降低体温是治疗小儿发热的重要环节，瓜霜退热灵胶囊用药之初退热作用比西药稍弱，但药力持久，不易反弹，退热而不大汗，作用平缓，体温渐降，避免了解热镇痛药因大汗退热所致的体液损失及对小儿机体免疫力的影响，保护患儿的抗病能力。

【不良反应】 尚不明确。

【使用注意】 ①脾虚便溏者慎用本品。②本品含有朱砂，不宜久服。③本品用于昏迷、抽搐时，应配合其他疗法。

【用法与用量】 口服，1 岁以内 1 次 0.15～0.3g；1～3 岁 1 次 0.3～0.6g；3～6 岁 1 次 0.6～0.75g；6～9 岁 1 次 0.75～0.9g；9 岁以上 1 次 0.9～1.2g；成人 1 次 1.2～1.8g，1 日 3～4 次。

参考文献

[1] 史晓霞. 瓜霜退热灵胶囊预防高热惊厥复发 33 例疗效观察[J]. 江西中医药，2004，35（4）：41.
[2] 陈文治. 瓜霜退热灵胶囊治疗小儿发热 177 例[J]. 医药导报，2002，21（2）：85.
[3] 陈文治，吴咏莲. 瓜霜退热灵对小儿发热的治疗作用[J]. 武汉市职工医学院学报，2001，29（4）：21-22.
[4] 赵冰，张晨，李国勤. 瓜霜退热灵胶囊退热临床疗效观察[J]. 湖北中医杂志，1998，20（4）：3-5.
[5] 杨水娥. 瓜霜退热灵用于治疗急性感染性高热疾病的探讨[J]. 中国民间疗法，1998，6（4）：3-5.
[6] 赵咏苹，程传芳. 瓜霜退热灵对 30 例高热的疗效观察[J]. 现代诊断与治疗，1996，7（4）：227.
[7] 肖和印，李素卿，尹丹. 瓜霜退热灵治疗小儿发热性疾病 141 例临床疗效分析[J]. 中药药理与临床，1995，4（14）：36-37.

（香港科技大学 官紫祎，江西中医药大学 陈兰英）

羚珠散

【药物组成】 羚羊角粉、珍珠粉、人工牛黄、僵蚕、朱砂、琥珀、胆南星、冰片、石菖蒲油。

【处方来源】 研制方。国药准字 Z32020493。

【功能与主治】 退热，镇静、定惊。用于小儿外感发热，神态不安，咳嗽有痰，对风热感冒、乳蛾（扁桃体炎）、风痧、水痘、痄腮等病毒性感染疗效更佳。

【药效】 主要药效如下[1-2]：

1. 抗惊厥　羚珠散可以对抗皮下注射戊四氮导致的小鼠惊厥，明显延长惊厥潜伏期，降低惊厥发生率；羚珠散还可以制止或减弱青霉素兔脑室注射引起的惊厥，微量羚珠散脑室内注射可明显对抗青霉素性惊厥；和最小阈剂量地西泮合用，可显著增加地西泮的抗惊厥作用，这一作用可能和羚珠散升高脑内 5-羟色胺（5-HT）含量，降低脑内多巴胺（DA）含量，使脑内儿茶酚胺减少有关。

2. 镇静　经腹腔注射羚珠散的小鼠自发活动明显减少，和阈下剂量的戊巴比妥钠合用后，处于睡眠状态的小鼠数量明显增多，表明羚珠散可以抑制小鼠的自发活动，并能加强戊巴比妥钠的催眠作用，镇静作用显著。

3. 解热　羚珠散可以降低干酵母致发热大鼠的体温，方中羚羊角起到了非常重要的作用。

4. 镇痛　羚珠散可以明显提高小鼠的痛阈值，采用大鼠钾离子皮下透入致痛法，也观察到羚珠散可以提高大鼠的痛阈值，具有明显镇痛作用。

【临床应用】 主要用于热性惊厥、手足口病等。

1. 热性惊厥[3]　羚珠散可以用于治疗小儿发热惊厥，症见发热，惊厥，痉挛抽搐，或神昏。对于热性惊厥患儿采用常规退热和原发病治疗，羚珠散组在常规治疗基础上使用羚珠散，地西泮组在常规治疗基础上使用地西泮，结果显示，羚珠散组和地西泮组再发惊厥率比常规治疗明显减少，羚珠散组和地西泮组疗效相当，但不良反应少。

2. 手足口病[4]　羚珠散可以用于治疗小儿手足口病邪陷心肝证。在给予西医一般对症支持治疗的基础上，联合口服羚珠散，可以有效缩短发热、皮疹和口腔溃疡等临床症状、体征的消失时间，缩短病程。

【不良反应】 尚不明确。

【使用注意】 ①非实证、热证禁服。②本品不可久服，中病即止。

【用法与用量】 以温开水调服。1 岁以内，1 次 0.5 支；1～3 岁，1 次 0.5～1 支；3 岁以上，1 次 1 支，1 日 3 次，或遵医嘱。

参考文献

[1] 王道生，陈星织，芷玉英，等. 羚珠散的药理研究[J]. 中成药研究，1984，6（3）：24-27.
[2] 姚楠，李友宾，段金廒. 羚羊角在中药复方中药理作用的试验研究[J]. 中成药，2009，31（8）：1292-1293.
[3] 何伟. 羚珠散预防性治疗小儿热性惊厥再发 40 例临床观察[J]. 中医儿科杂志，2018，14（6）：61-63.
[4] 张繁锦. 羚珠散辅助治疗小儿手足口病邪陷心肝证 79 例临床观察[J]. 中医儿科杂志，2019，15（5）：56-58.

（江西中医药大学　罗颖颖、陈兰英）

小儿奇应丸

【药物组成】 雄黄、朱砂、天竺黄、胆南星、天麻、僵蚕（麸炒）、冰片、黄连、雷丸、人工牛黄、琥珀、桔梗、蟾酥（酒制）、鸡内金（炒）。

【处方来源】 研制方。国药准字 Z34020447。

【功能与主治】 解热定惊，化痰止咳，消食杀虫。用于小儿惊风发热，咳嗽多痰，食积，虫积。

【药效】 主要药效如下[1-3]：

1. 解热 小儿奇应丸对家兔静脉注射伤寒、副伤寒疫苗，或肌内注射10%蛋白胨1.0g/kg引起体温上升有明显降温作用。

2. 镇静抗惊 小儿奇应丸能延长注射阈下剂量戊巴比妥钠小鼠的睡眠时间，并延长注射戊四氮后小鼠的存活时间，大剂量小儿奇应丸能对抗戊四氮所致的惊厥。

3. 镇咳祛痰 小儿奇应丸对用恒压氨水喷雾致咳的小鼠有显著镇咳作用。采用小鼠气管内酚红冲洗法，灌服小儿奇应丸后，祛痰作用显著。

4. 抗炎 小儿奇应丸对致炎剂二甲苯引起的小鼠耳郭肿胀有明显抑制作用。采用棉球肉芽肿法造模，每日给小鼠灌服小儿奇应丸，连续7日，给药组棉球肉芽肿较对照组减小，差异显著，具有明显的抗炎作用。

5. 抑制免疫 小儿奇应丸能减弱由2，4-二硝基氯苯引起小鼠迟发型皮肤超敏反应，表明其对细胞免疫有抑制作用。

【临床应用】 临床主要用于高热惊风、急性上呼吸道感染等[4-6]。

1. 高热惊风 小儿奇应丸适用于小儿高热惊风、感冒咳嗽多痰、麻疹未透等。

2. 急性上呼吸道感染 小儿奇应丸适用于小儿急性上呼吸道感染，发热、流涕、咳嗽等。

【不良反应】 尚不明确。

【使用注意】 在医生指导下使用。

【用法与用量】 口服，1岁小儿1次7粒，2～3岁10粒，4～6岁15～20粒，7～9岁30粒，10岁以上40粒，不满周岁酌减，1日3次。

参考文献

[1] 蒋珠芬，杨士友，田军，等. 小儿奇应丸的药理研究[J]. 中成药研究，1988，10（4）：23-24.
[2] 张世芳，王怀真，孟至平，等. 小儿奇应丸的药理研究[J]. 中药药理与临床，1987，3（2）：19-22.
[3] 王静，杨军，刘超，等. 小儿奇应丸的药效作用的实验研究[J]. 安徽医学，2001，22（2）：49-51.
[4] 朱瑛，夏杰，苏艳. 小儿奇应丸治疗外感发热风热犯表证的临床研究[J]. 云南中医中药杂志，2005，26（6）：31-32.
[5] 邹节明，张家铨. 中成药的药理与应用[M]. 上海：复旦大学出版社，2003.
[6] 陈奇. 中成药名方药理与临床[M]. 北京：人民卫生出版社，1998.

（四川大学华西第二医院 张伶俐、陈 哲）

消食退热糖浆

【药物组成】 柴胡、黄芩、知母、荆芥穗、青蒿、牡丹皮、槟榔、厚朴、水牛角浓缩粉、大黄。

【处方来源】 研制方。《中国药典》（2015年版）。

【功能与主治】 清热解毒，消食通便。用于小儿外感时邪、内兼食滞所致的感冒，症见高热不退、脘腹胀满、大便不畅；上呼吸道感染、急性胃肠炎见上述证候者。

【药效】 主要药效如下：

1. 解热　本品具有解热作用。

2. 调节胃肠道运动　本品可以促进胃肠道蠕动，使蠕动幅度增强。

【临床应用】

小儿急性发热[1, 2]　本品适用于因风热侵袭，肺失清肃，脾失健运，饮食停滞所致的小儿急性发热，症见发热不退、脘腹胀满、不思饮食、呕吐酸腐、大便酸臭，或腹痛泄泻、大便秘结。经本品治疗后，患儿体温恢复正常时间平均为 24 小时，且对恶寒、头痛、咽痛、腹胀痛、呕吐、便秘等症状的改善有较好的疗效。

【不良反应】　有报道称服用本品后，有腹泻者[2]。

【使用注意】　①风寒感冒、脾虚便溏者慎用。②服药期间忌食生冷、辛辣、油腻食物。

【用法与用量】　口服，1 岁以内 1 次 5ml，1～3 岁 1 次 10ml，4～6 岁 1 次 15ml，7～10 岁 1 次 20ml，10 岁以上 1 次 25ml，1 日 2～3 次。

参考文献

[1] 李庆余. 消食退热糖浆[J]. 职业与健康，1991，7（3）：48.

[2] 天津中医学院第一附属医院儿科. 消食退热糖浆治疗小儿急性发热 50 例临床疗效初步总结[J]. 天津中医学院第一附属医院院刊，1984，1（Z1）：48-51.

（江西中医药大学　陈兰英、赖潇筱）

二、清心开窍类

牛黄醒脑丸

【药物组成】　牛黄、麝香、黄连、水牛角浓缩粉、黄芩、冰片、栀子、郁金、朱砂、玳瑁、雄黄、珍珠。

【处方来源】　研制方。国药准字 Z20043375。

【功能与主治】　清热解毒，镇惊，开窍。用于热病高热，昏迷惊厥，烦躁不安，小儿惊风抽搐，失眠等症。

【药效】　主要药效如下[1, 2]：

1. 镇静、抗惊厥　牛黄醒脑丸具有镇静、抗惊厥作用。

2. 抗菌、抗炎　牛黄醒脑丸具有抗菌、抗炎作用。

3. 兴奋中枢　牛黄醒脑丸对中枢神经系统有兴奋作用，这一作用与机体的机能状态有关。

4. 保护脑组织　研究表明，牛黄醒脑丸可以增强阿尔茨海默病模型小鼠的学习记忆能力，增加小鼠海马组织超氧化物歧化酶（SOD）、谷胱甘肽过氧化物酶（GSH-Px）及过氧化氢酶（CAT）含量，增强其抗氧化应激能力；并且牛黄醒脑丸还可以降低 caspase-3 的表达水平，增加抗凋亡蛋白 Bcl-2 的表达水平，抑制海马区神经细胞凋亡，从而达到保护脑组织的目的。

【临床应用】　主要用于高热惊厥、中风昏迷、流行性乙型脑炎、肝性昏迷等[1-6]。

1. 高热惊厥　牛黄醒脑丸可以用于治疗小儿高热惊厥，症见高热不退，突然两目直视、手足抽搐，甚则角弓反张、神昏躁动、身热而赤、大便秘结等。

2. 中风昏迷　牛黄醒脑丸可以改善中风昏迷的临床症状，如突然仆倒、不省人事、牙关紧闭、口噤不开、躁动不安、喉中痰鸣、口臭身热、唇舌红，苔黄腻，脉弦滑而数等。

3. 流行性乙型脑炎　本品早期应用能抑制流行性乙型脑炎的病情进展。重症伴有神昏谵语者，可配伍其他开窍剂，治疗后一般2天内体温下降，神志亦渐清醒。

4. 肝性昏迷　牛黄醒脑丸对于肝性昏迷患者神志的恢复有一定疗效。

【不良反应】 尚不明确。

【使用注意】 ①体虚或衰竭者慎用、脾胃虚寒者慎用。②本品含朱砂、雄黄，不宜过量、久用。③对重症脑炎，神昏谵语者可加用其他开窍剂，疗效一般可在1～2天出现。

【用法与用量】 口服，1次1丸，1日1次；3岁以内1次1/4丸，4～6岁1次1/2丸，或遵医嘱。

参考文献

[1] 陈奇. 中成药名方药理与临床：2015年版一部[M]. 北京：人民卫生出版社，1998：371.

[2] 刘晓利，任永锋. 牛黄醒脑丸对阿尔茨海默病模型小鼠海马区细胞凋亡的影响[J]. 国际中医中药杂志，2017，39（10）：905-909.

[3] 国家药典委员会. 中华人民共和国药典临床用药须知：中药成方制剂卷（2010年版）[M]. 北京：中国医药科技出版社，2011.

[4] 陈锐. 牛黄醒脑丸临床应用解析[J]. 中国社区医师，2011，27（8）：15.

[5] 李贵. 儿科常用中西药物手册[M]. 北京：人民卫生出版社，2003：57-58.

[6] 国家药典委员会. 中国药典[M]. 一部. 北京：中国医药科技出版社，2015：530.

（江西中医药大学　陈兰英、袁金凤）

牛黄镇惊丸

【药物组成】 牛黄、全蝎、炒僵蚕、珍珠、人工麝香、朱砂、雄黄、天麻、钩藤、防风、琥珀、胆南星、制白附子、半夏（制）、天竺黄、冰片、薄荷、甘草。

【处方来源】 明·王肯堂《六科证治准绳》镇惊丸加减化裁方。《中国药典》（2015年版）。

【功能与主治】 镇惊安神，祛风豁痰。用于小儿惊风，高热抽搐，牙关紧闭，烦躁不安。

【药效】 主要药效如下：

1. 镇静　本品具有镇静作用。

2. 抗惊厥　本品具有抗惊厥作用。

【临床应用】 临床主要用于高热惊厥。

高热惊厥[1-2]　本品主要用于惊厥，因感受时邪热极生痰生风而致，症见高热，抽搐，牙关紧闭，神志不清，痰涎壅盛，烦躁不安，舌红苔黄，脉滑数。

【不良反应】 尚不明确。

【使用注意】 ①本品处方中含朱砂、雄黄，不宜过量、久服，肝肾功能不全者慎用；②慢惊风者不宜使用；③忌食辛辣食物。

【用法与用量】　口服，水蜜丸 1 次 1g，小蜜丸 1 次 1.5g，大蜜丸 1 次 1 丸，1 日 1～3 次，3 岁以内小儿酌减。

参考文献

[1] 国家药典委员会. 中国药典：2015 年版. 一部[M]. 北京：中国医药科技出版社，2015：664.
[2] 国家药典委员会. 中华人民共和国药典临床用药须知：中药成方制剂卷（2010 年版）[M]. 北京：中国医药科技出版社，2011.

（江西中医药大学　方　聪、李文宏）

安宫牛黄丸（胶囊、散）

【药物组成】　牛黄或人工牛黄、水牛角浓缩粉、麝香或人工麝香、珍珠、朱砂、雄黄、黄连、黄芩、栀子、郁金、冰片。

【处方来源】　清·吴瑭《温病条辨》。《中国药典》（2015 年版）。

【功能与主治】　清热解毒，镇惊开窍。用于热病，邪入心包，高热惊厥，神昏谵语；中风昏迷及脑炎、脑膜炎、中毒性脑病、脑出血、败血症见上述证候者。

【药效】　主要药效如下[1-8]：

1. 镇静　安宫牛黄丸具有镇静作用，可显著增强戊巴比妥钠对中枢神经系统的抑制作用，延长小鼠的睡眠时间。

2. 抗惊厥　惊厥发病机制主要与神经介质有关，包括乙酰胆碱（Ach）、单胺类神经递质、兴奋性氨基酸类和抑制性氨基酸类等。这些神经递质传递各种信息以调节机体的生理功能。安宫牛黄丸具有抗惊厥作用，可对抗苯丙胺引起的小白鼠兴奋，降低小鼠的惊厥发生率和死亡率。早期、短期服用安宫牛黄丸，可以降低脑出血急性期脑组织单胺类神经递质含量，减轻神经功能缺损。

3. 解热　在婴幼儿生长发育过程中，大脑发育不完善，高热时脑细胞代谢出现暂时紊乱，神经细胞异常放电，引起惊厥。安宫牛黄丸对多糖菌苗诱发的家兔高热有明显的解热作用，可明显降低发热家兔的体温，解热作用可持续至药后 5 小时。

4. 保护脑组织　惊厥发作时间过长或反复发作，可能使患儿脑部神经受到伤害，造成脑损伤。脑损伤后继发脑组织缺血、缺氧、水肿，以及血红蛋白降解产物等均可导致脑组织内清除氧自由基的酶活性降低，大量产生的氧自由基攻击颅内生物膜中的多不饱和脂肪酸，引发脂质过氧化，引起丙二醛（MDA）、过氧化脂质（LPO）、乳酸（LD）、超氧化物歧化酶（SOD）、谷胱甘肽过氧化物酶（GSH-Px）等变化，造成生物膜受损，进而导致血脑屏障通透性增加和脑细胞代谢、功能障碍。

安宫牛黄丸能明显降低大鼠脑出血后脑含水量，改善神经功能障碍，保护脑组织。研究发现，含与不含朱砂、雄黄的安宫牛黄丸对脑出血、脑梗死大鼠脑组织都能明显减少梗死面积，提高 SOD、过氧化氢酶（CAT）、GSH-Px 的活性，降低脑缺血侧含水量，以及 LPO、LD 和 MDA 含量，显示出较好的保护脑组织，促使受损神经细胞早期功能缺损恢复的作用。

5. 抗炎　感染发热可使神经细胞兴奋性增高，继而发生惊厥。安宫牛黄丸具有抗炎消肿作用。实验研究发现，安宫牛黄丸对大鼠蛋清性关节炎肿胀有明显的抑制作用。安宫牛黄丸对甲苯所致小鼠耳部炎症有显著的抑制作用，并证实其对血管通透性增加期的炎症也有显著的抑制作用。

6. *其他* 安宫牛黄丸可显著提高实验性白血病小鼠 L7212NK 细胞的活性，同时可降低脑膜白血病细胞浸润程度，有抑杀肿瘤细胞的作用。

安宫牛黄丸对暴发性肝衰竭的肝细胞具有较强的保护作用，研究证明安宫牛黄丸对实验性细菌毒素引起的肝损伤有预防和治疗作用。

安宫牛黄丸治疗小儿惊厥的机制如图 1-1 所示。

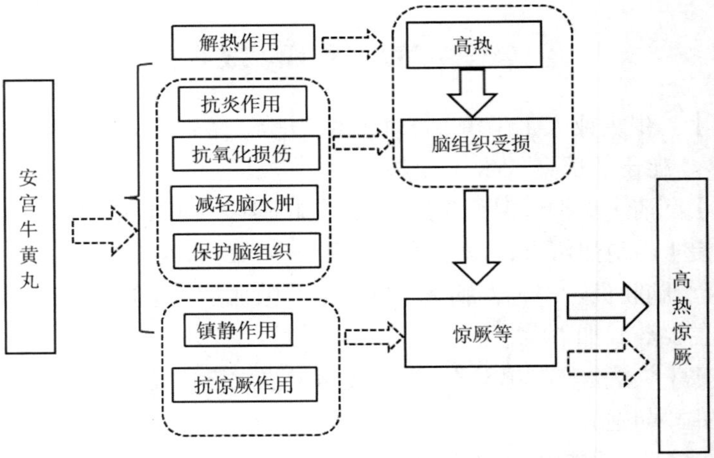

图 1-1 安宫牛黄丸治疗小儿惊厥的机制

实线箭头表示致病；虚线箭头表示治病

【临床应用】 主要用于高热惊厥、病毒性脑炎、中风、颅脑损伤、流行性乙型脑炎等。

1. *高热惊厥*[9-11] 本品可用于高热惊厥，症见高热烦躁、头痛咳嗽、喉间痰鸣、神昏谵妄、惊厥抽搐、舌红绛，苔焦黄，脉弦数。安宫牛黄丸可以改善高热，惊厥抽搐的症状，还可以保护高热惊厥引起的脑损伤。有报道称，安宫牛黄丸点舌配合生脉散灌肠治疗小儿肺炎合并高热惊厥取得了较好疗效；在常规治疗的基础上联合使用安宫牛黄丸治疗小儿高热惊厥，可以提高治疗效果，促进患儿康复。

2. *病毒性脑炎*[12, 13] 病毒性脑炎的主要特点为脑实质损害征象，同时伴随着不同程度的脑膜反应及颅内压增高的症状。在西医常规治疗的基础上口服或鼻饲安宫牛黄丸治疗病毒性脑炎，结果显示，治疗后症状、体征都有所改善，表明安宫牛黄丸佐治重症脑膜炎有独特的疗效。

3. *中风*[14, 15] 是一组以脑部缺血及出血性损伤症状为主要临床表现的疾病，具有极高的病死率和致残率。安宫牛黄丸对中风后神经递质具有调节作用，有益于改善出血性中风急性期患者的神经功能缺损状况，增加对脑出血组织损伤的保护与修复作用。临床研究发现，安宫牛黄丸在治疗急性脑中风患者临床症状方面有显著的疗效，患者意识障碍持续时间缩短，病死率明显降低，神经功能缺损有明显的改善。短期内应用安宫牛黄丸治疗中风急症（除脱症外）有较好效果。

4. *颅脑损伤*[16] 是除卒中之外的另一神经外科常见病症。安宫牛黄丸结合常规西医治疗对颅脑损伤有较好疗效。安宫牛黄丸可明显缓解或减轻患者高热、昏迷、惊厥、抽搐等症状。使用安宫牛黄丸对颅脑损伤患者进行治疗观察，发现安宫牛黄丸能更好地改善患者的昏迷、肢体功能障碍，去高热、大脑强直状态，可显著地促进重症颅脑损伤后的意识障碍恢复，能有效地治疗颅脑损伤。

5. 流行性乙型脑炎[17-19]　安宫牛黄丸可用于治疗流行性乙型脑炎，症见高热，头痛，烦躁，神昏谵语，四肢抽搐，角弓反张，舌质红绛，舌苔黄糙，脉弦数等。在常规治疗基础上联合使用安宫牛黄丸，可以提早退热，开窍醒脑，意识恢复快，缩短疗程，减少后遗症和病死率的发生。

6. 其他[20]　安宫牛黄丸能治疗多种疾病导致的高热、昏迷症状，能有效降温，使患者意识恢复。

【不良反应】　不当使用安宫牛黄丸可致体温过低；亦有使用安宫牛黄丸引起汞毒性肾病或过敏等不良反应的报道[21, 22]。

【使用注意】　①寒闭神昏者不宜使用。②本品含朱砂、雄黄，不宜过量、久用，肝肾功能不全者慎用。③在治疗过程中出现肢寒畏冷，面色苍白，冷汗不止，脉微欲绝，由闭证变为脱证时应立即停药。④高热神昏、中风昏迷等口服本品困难者，当鼻饲给药。

【用法与用量】　散剂：口服，1 次 1.6g，1 日 1 次。3 岁以内 1 次 0.4g，4～6 岁 1 次 0.8g，1 日 1 次；或遵医嘱。丸剂：口服，1 次 1 丸，1 日 1 次。3 岁以内 1 次 1/4 丸，4～6 岁 1 次 1/2 丸，1 日 1 次；或遵医嘱。胶囊剂：口服，1 次 4 粒，1 日 1 次。3 岁以内 1 次 1 粒，4～6 岁 1 次 2 粒，1 日 1 次；或遵医嘱。

参考文献

[1] 叶祖光，王金华，梁爱华，等. 安宫牛黄丸及其简化方的药效学比较研究[J]. 中国中药杂志，2003，28（7）：636-639.
[2] 杨文清，任玉录，郭克锋，等. 安宫牛黄丸对急性脑出血大鼠脑组织中一氧化氮合酶及单胺类神经递质的影响[J]. 中国中医急症，2009，18（1）：83-84.
[3] 刘启泰. 两种安宫牛黄丸药理作用的研究[J]. 中成药研究，1982，4（5）：23.
[4] 方芳，孙建宁，杨莉，等. 安宫牛黄丸全方及简方对大鼠脑出血损伤的影响[J]. 北京中医药大学学报，2007，30（9）：611-614.
[5] 付宪文，孙异临，党国义，等. 安宫牛黄丸对脑出血大鼠脑组织超微结构的影响[J]. 河北中医药学报，2008，23（1）：39-41.
[6] 关明智，付美琴，张继武. 蒲金丹醒脑液对急性实验性脑缺血家兔脑保护作用的实验研究[J]. 中国中医药科技，1998，5（4）：3-5.
[7] 陈泽涛，李芮，张宏，等. 传统急救中成药对白血病小鼠 L（7212）NK 细胞活性的影响[J]. 山东中医学院学报，1995，19（4）：254-255.
[8] 何原惠，黄玉芳，郑栖年，等. 安宫牛黄丸对实验性脑水肿动物肝脏的影响[J]. 江苏中医，1992，24（12）：38-40.
[9] 李文. 安宫牛黄丸点舌配合生脉针灌肠治疗小儿肺炎并发高热惊厥 1 例[J]. 中医外治杂志，2010，19（2）：62.
[10] 王玉珠. 中西医结合治疗小儿高热惊厥临床观察[J]. 亚太传统医药，2013，9（5）：145-146.
[11] 唐红玉. 中西医结合治疗小儿高热惊厥 80 例[J]. 实用中西医结合临床，2008，8（1）：58-59.
[12] 喻平丽. 安宫牛黄丸佐治病毒性脑炎的临床观察[J]. 湖北中医杂志，2006，28（6）：33.
[13] 要建民，白爱林，刘金梅. 安宫牛黄丸、清开灵及脑活素治疗重症病毒性脑炎疗效观察[J]. 中国误诊学杂志，2009，9（19）：4608-4609.
[14] 马丽虹，李冬梅，李可建. 安宫牛黄丸治疗出血性中风急性期随机对照试验系统评价研究[J]. 辽宁中医药大学学报，2013，15（2）：60-61.
[15] 邢峰丽，李青，张伟，等. 安宫牛黄丸治疗脑中风 34 例临床观察[J]. 河北中医，2005，27（1）：13-14.

[16] 王少锦，齐岚平，田新乐. 安宫牛黄丸在脑弥漫性轴索损伤中的应用[J]. 中成药，2006，28（3）：376-378.
[17] 甘大春. 安宫牛黄丸治疗流行性乙型脑炎 34 例疗效观察[J]. 黔南民族医专学报，2001，14（1）：30.
[18] 周海兰，闫勇，李华东. 中西医结合治疗流行性乙型脑炎的比较研究[J]. 湖北中医杂志，2011，33（1）：13-14.
[19] 蔡红娇，张晓琴，麦根荣，等. 含体外培育牛黄的安宫牛黄丸治疗流行性乙型脑炎的临床研究[J]. 中药新药与临床药理，2005，16（3）：217-219.
[20] 江小荣. 安宫牛黄丸治疗大面积脑梗死继发高热 18 例[J]. 广西中医药，2005，28（6）：46.
[21] 何立荣，何刚. 不当使用安宫牛黄丸致体温过低 3 例[J]. 中国中药杂志，2003，28（1）：93.
[22] 臧青运. 安宫牛黄丸致过敏反应 1 例[J]. 中国中药杂志，1991，26（11）：692.

（江西中医药大学　张　妮、刘志勇，四川大学华西第二医院　张伶俐、陈　哲）

局方至宝散（丸）

【药物组成】 水牛角浓缩粉、牛黄、玳瑁、人工麝香、朱砂、雄黄、琥珀、安息香、冰片。

【处方来源】 宋·太平惠民和剂局《太平惠民和剂局方》。《中国药典》（2015 年版）。

【功能与主治】 清热解毒，开窍镇惊。用于热病属热入心包、热盛动风证，症见高热惊厥、烦躁不安、神昏谵语及小儿急热惊风。

【药效】 主要药效如下[1-3]：

1. 镇静，抗惊厥　本品具有镇静，抗惊厥作用。

2. 解热　本品具有解热作用。

【临床应用】 本品主要用于惊厥等。

1. 惊厥[4]　为小儿常见急症之一，表现为高热、神昏、惊厥抽搐等，本方化浊开窍之力甚优，可有效治疗小儿惊厥痰热内闭者。

2. 其他[2, 4, 5]　本方可用于流行性脑脊髓膜炎、流行性乙型脑炎、中毒性肝炎、肝昏迷、冠心病心绞痛、尿毒症、中风、中暑、癫痫等证属痰热内闭者。

【不良反应】 尚不明确。

【注意事项】 ①寒闭神昏者不宜使用。②本品含有朱砂、雄黄，不宜久用。肝肾功能不全者慎用。③在治疗过程中如出现肢寒畏冷，面色苍白，冷汗不止，脉微欲绝，由闭证变为脱证时，应立即停药。④本品用于高热神昏、小儿急惊风，因口服困难者，可鼻饲给药。

【用法与用量】 口服，1 次 2g，1 日 1 次。3 岁以内 1 次 0.5g，4～6 岁 1 次 1g；或遵医嘱。

参考文献

[1] 邹节明，张家铨. 中成药的药理与应用[M]. 上海：复旦大学出版社，2003：336-337.
[2] 郑信. 局方至宝丹[J]. 开卷有益——求医问药，2015，（9）：54.
[3] 黄凤和，刘碧萱，陈芸芝，等. 牛磺酸抗惊厥作用及其对脑中 γ 氨基丁酸、牛磺酸等含量的影响[J]. 广东药学院学报，1995，11（4）：220-223.
[4] 彭鑫，汤尔群.《温病条辨》凉开三宝在疫病急救中的运用[J]. 中国中医基础医学杂志，2011，17（12）：1309-1310.
[5] 樊建平. 张子明辨治中风 10 法[J]. 河北中医，2007，29（3）：198-199.

（江西中医药大学　李雪亮、陈兰英）

万氏牛黄清心丸（牛黄清心丸）

【药物组成】 牛黄、朱砂、黄连、栀子、郁金、黄芩。

【处方来源】 明·万全《痘疹世医心法》。《中国药典》(2015 年版)。

【功能与主治】 清热解毒，镇惊安神。用于热入心包、热盛动风证，症见高热烦躁、神昏谵语及小儿高热惊厥。

【药效】 主要药效如下[1-4]：

1. 镇静、抗惊厥　惊厥发作是由于中枢神经系统某些神经细胞群发生的突然的、过度的、同步的异常放电而引起的神经功能异常的表现。万氏牛黄清心丸可以增强戊巴比妥阈下剂量对小鼠的催眠作用；可以对抗的士宁引起的惊厥，延长惊厥潜伏期，降低惊厥引起的死亡率；还可以延长高热惊厥大鼠的惊厥潜伏期，增加高热惊厥大鼠海马神经元数目，具有明显的抗惊厥作用。

2. 解热　采用酵母致大鼠发热模型，观察万氏牛黄清心丸的解热作用，结果表明万氏牛黄清心丸组动物体温在造模 6～8 小时明显下降，具有较好的解热作用。

3. 抗炎　采用小鼠耳郭肿胀和大鼠足跖肿胀模型，观察万氏牛黄清心丸的抗炎作用，结果表明，万氏牛黄清心丸可以明显抑制二甲苯所致的小鼠耳郭肿胀及角叉菜胶致大鼠足跖肿胀，具有较好的抗炎作用。

【临床应用】 临床主要用于高热惊厥、麻疹合并病毒性脑炎。

1. 高热惊厥[5-7]　本品用于小儿高热惊厥，症见高热烦躁、神昏谵语。万氏牛黄清心丸用于治疗高热惊厥，具有较好的退热、镇惊作用。

2. 麻疹合并病毒性脑炎[8]　麻疹合并病毒性脑炎时给氧、输注抗生素或磺胺类疗效每不显著；而中药万氏牛黄清心丸却有使用价值。症状：大抵麻疹隐约透发不齐，色暗、不鲜明，患儿烦躁不安，拈衣、摸床，神志昏迷，不能安睡。治疗方法：先予钩藤、薄荷（微量）、连翘、菊花、蝉衣（少量），轻灵透疹、镇痉解毒；急进万氏牛黄清心丸 2～4 粒，疗效显著。

【不良反应】 孕妇禁用。

【使用注意】 ①虚风内动、脱证神昏者不宜使用。②外感热病表证未解时慎用。③本品含牛黄、朱砂，不宜长期服用。④肝、肾功能不全者及造血系统疾病者慎用。⑤高热急症者，应采取综合治疗措施。

【用法与用量】 口服，1 次 2 丸（1.5g/丸），或 1 次 1 丸（3g/丸），1 日 2～3 次。小儿酌减或遵医嘱。

参考文献

[1] 陈斌，李飞艳，李福元，等. 含与不含朱砂的万氏牛黄清心丸对高热惊厥大鼠模型的影响[J]. 中草药，2011，42（12）：2502-2506.

[2] 陈斌，李飞艳，李福元. 含与不含朱砂的万氏牛黄清心丸解热作用的实验研究[J]. 世界中西医结合杂志，2012，7（1）：21-23，30.

[3] 陈斌，李飞艳，李福元. 万氏牛黄清心丸中酸枣仁替代朱砂和去朱砂的实验研究之一：抗炎作用比较研究[J]. 中南药学，2011，9（3）：185-188.

[4] 张梅，夏厚林，万丽，等. 万氏牛黄清心丸中汞的不同存在状态与药效的关系[J]. 成都中医药大学学报，2001，24（4）：51-52.
[5] 金世元. 中成药的合理使用[M]. 北京：人民卫生出版社，2003.
[6] 庄洁，全佳. 国医大师金世元教授对三种清心丸合理用药地辨析[J]. 药品评价，2018，15（4）：33-35.
[7] 傅大知，傅金汉. 万氏牛黄清心丸的临床应用[J]. 浙江中医杂志，1995，30（9）：447-448.
[8] 陈伯濤. 万氏牛黄清心丸搶救麻疹病毒性腦炎[J]. 江苏中医，1959，（10）：40.

（江西中医药大学　李文宏、赖潇筱）

小儿牛黄清心散

【药物组成】天麻、胆南星、黄连、赤芍、大黄、全蝎、水牛角浓缩粉、僵蚕（麸炒）、牛黄、琥珀、雄黄、冰片、朱砂、金礞石（煅）。

【处方来源】宋·太平惠民和剂局《太平惠民和剂局方》的牛黄清心丸化裁方。国药准字 Z37020495。

【功能与主治】清热化痰、镇惊止痉。用于小儿内热，急惊痰喘，四肢抽搐，神志昏迷。

【药效】主要药效如下：

1. 抗惊厥[1, 2]　小儿牛黄清心散可明显延长戊四氮诱导大鼠惊厥的潜伏期，降低惊厥发生率，缩短惊厥发作持续时间并降低发作级别，降低死亡率；本品改善脑电图情况，明显降低无镁诱导脑片皮层和海马 CA1 区的发作率，延长潜伏期，降低场电位的频率及波幅。

2. 保护脑损伤[3]　小儿牛黄清心散对戊四氮引起的惊厥性幼鼠脑损伤起保护作用，其机制可能与下调促炎因子 IL-1β，减少大脑皮层和海马神经元坏死凋亡，抑制胶质细胞活化产生的下游损伤通路有关。

【临床应用】临床主要用于热性惊厥、幼儿急疹、手足口病等。

1. 热性惊厥[4-7]　本品可以用于治疗热性惊厥，症见高热不退，四肢抽搐，神志昏迷等。小儿牛黄清心散联合左乙拉西坦片治疗小儿热性惊厥，退热时间、止惊时间明显短于单药组，并且可以降低热性惊厥患儿血清中血清肌酸激酶脑型同工酶（CC-BB）水平和神经元特异性烯醇化酶（NSE）水平，改善临床症状，促进脑功能恢复，减少惊厥的复发。

2. 幼儿急疹[8, 9]　本品可用于治疗幼儿急疹，在抗病毒治疗措施基础上联用小儿牛黄清心散对幼儿急疹预防热性惊厥有良好的辅助治疗作用，临床效果显著。

3. 手足口病[10-12]　本品可用于治疗手足口病。常规西药治疗加用小儿牛黄清心散，治疗有效率提高，患儿退热时间，口腔溃疡及手足疱疹消退时间，住院时间及肢体抖动、抽搐、便秘缓解时间明显缩短。

4. 其他[13-16]　临床上还可用于佐治小儿急性化脓性扁桃体炎、小儿支气管肺炎、儿童腮腺炎并脑膜脑炎、小儿上呼吸道感染等。

【不良反应】尚不明确。

【使用注意】风寒感冒，痘疹期间引起的内热发烧忌服。

【用法与用量】口服。周岁以内一次 1/2 袋，1～3 岁一次 1 袋，3 岁以上酌增，一日 1～2 次。

参考文献

[1] 陈小璐，小儿牛黄清心散对戊四唑诱导急性惊厥大鼠的影响[A]. 中华医学会、中华医学会儿科学分会. 中华医学会第十七次全国儿科学术大会论文汇编（下册）[C]. 中华医学会、中华医学会儿科学分会：中华医学会，2012：1.
[2] 李文娟，蒋莉，陈恒胜，等. 小儿牛黄清心散预防大鼠惊厥作用的研究[J]. 中成药，2014，36（2）：244-248.
[3] 李文娟，蒋莉，陈恒胜，等. 小儿牛黄清心散对幼年大鼠惊厥性脑损伤的保护作用[J]. 中成药，2014，36（5）：892-897.
[4] 周红亮，章建英，陈洁. 小儿牛黄清心散联合左乙拉西坦治疗小儿热性惊厥的临床研究[J]. 现代药物与临床，2019，34（11）：3306-3309.
[5] 林耘. 小儿牛黄清心散治疗儿童急性上呼吸道感染合并热性惊厥 40 例疗效观察[J]. 航空航天医学杂志，2018，29（6）：736-737.
[6] 李冉. 小儿牛黄清心散对热性惊厥后脑损伤保护作用的临床研究[J]. 湖南中医药大学学报，2017，37（2）：216-219.
[7] 陈瑞珊，海冬，王彩芳，等. 小儿牛黄清心散治疗急性上呼吸道感染合并热性惊厥的疗效观察[J]. 世界最新医学信息文摘，2016，16（6）：110，114.
[8] 姚辛敏，尹洪娜. 幼儿急疹复感验案 1 则[J]. 中医药学报，2014，42（1）： 112-113.
[9] 李峰. 小儿牛黄清心散治疗幼儿急疹预防热性惊厥的临床观察[J]. 航空航天医学杂志，2016，27（9）：1147-1148.
[10] 王沁芳，赵青，原慧云. 小儿牛黄清心散治疗手足口病临床疗效观察[J]. 光明中医，2013，28（3）：504-505.
[11] 张春根，刘学英，熊元江. 小儿牛黄清心散联合利巴韦林气雾剂治疗手足口病疗效观察[J]. 中国现代药物应用，2014，8（22）：120-121.
[12] 赵玉红. 牛黄清心散联合炎琥宁治疗小儿手足口病的临床分析[J]. 智慧健康，2018，4（28）：147-148.
[13] 安百梅，孙中厚，曾彩霞. 小儿牛黄清心散佐治急性化脓性扁桃体炎的疗效观察[J]. 中国处方药，2015，13（6）：15-16.
[14] 刘成军，刘茂花，李海英，等. 小儿牛黄清心散辅助治疗小儿支气管肺炎疗效观察[J]. 中国处方药，2016，14（10）：94-95.
[15] 彭曙辉，陈俊，邹天军. 小儿牛黄清心散治疗儿童腮腺炎并脑膜脑炎疗效观察[J]. 中医药导报，2012，18（2）：43-44.
[16] 崔延福. 牛黄清心散治疗小儿上呼吸道感染的临床观察[J]. 航空航天医学杂志，2013，24（9）：1117-1118.

（江西中医药大学　陈兰英、赖潇筱）

三、平肝息风类

小儿回春丸（丹）

【药物组成】 全蝎、朱砂、蛇含石（醋煅）、天竺黄、川贝母、胆南星、人工牛黄、白附子（制）、天麻、僵蚕（麸炒）、雄黄、防风、羌活、麝香、冰片、甘草、钩藤。

【处方来源】 清·钱澍田《敬修堂药说》。国药准字 Z33020119。

【功能与主治】 息风镇惊，化痰开窍。用于小儿急惊抽搐，痰涎壅盛，神昏气喘，烦躁发热等症。

【药效】 主要药效如下[1, 2]：

1. 抗惊厥　小儿惊厥是由于脑神经或中枢神经受到刺激而引发神经系统功能出现异常。小儿回春丹可以明显降低热水浴诱发惊厥的大鼠惊厥发生率，延长惊厥潜伏期，其作用机制可能与其影响大脑皮质谷氨酸（Glu）与 γ-氨基丁酸（GABA）的含量，调节兴奋性氨基酸递质与抑制性氨基酸递质的平衡有关。小儿回春丹可能通过抑制神经细胞对 Glu 的过度释放，阻止兴奋性氨基酸递质的神经毒性作用及加速 GABA 的合成，促进其大量释放，调节大脑神经细胞的整体功能而发挥抗惊厥作用。

2. 解热　小儿回春丹可以减缓热性惊厥大鼠肛温上升速度，具有较好的解热作用。

【临床应用】 本品主要用于高热惊厥、小儿支气管哮喘等。

1. 高热惊厥[3-7] 本品可以用于治疗小儿急惊抽搐属痰食惊风者，症见由于伤食而出现的纳呆、呕吐、腹痛、便秘及痰多等症，继而发热神呆，迅速出现昏迷、痉厥、喉间痰鸣、腹部胀满、呼吸气粗。小儿回春丹治疗高热惊厥可以退热，止痉，镇惊。

2. 小儿支气管哮喘[8] 小儿回春丹可用于治疗小儿支气管哮喘。

【不良反应】 尚不明确。

【使用注意】 对本品过敏者禁用。

【用法与用量】 饭前用开水化服，1～2岁1次2粒，3～4岁1次3粒，10岁以上1次5粒，1日1～3次。

参考文献

[1] 尚莉丽，邓军霞，牛敏国. 小儿回春丹预防热性惊厥的实验研究[J]. 安徽中医学院学报，2004，23（4）：41-43.
[2] 邓军霞，牛敏国，尚莉丽. 小儿回春丹对热性惊厥大鼠大脑皮质 Glu、GABA 含量的影响[J]. 安徽中医学院学报，2006，25（4）：34-36.
[3] 郝学英. 小儿惊风的辨证施护[J]. 河北中医，2011，23（12）：947.
[4] 俞鼎芳，刘德荣. 俞慎初教授论治急危症[J]. 福建中医学院学报，1993，3（2）：65-66.
[5] 倪雄正. 中医治疗小儿惊厥[J]. 中医临床研究，2011，3（9）：74-75.
[6] 任金全. 怪病从痰治治验一则[J]. 江西中医药，1982，13（3）：19.
[7] 贾河先. 怪病从“痰”辨治的体会[J]. 吉林中医药，1984，4（5）：19.
[8] 官世芳，官世珍. 小儿回春丹治疗小儿支气管哮喘病[J]. 四川中医，1983，1（4）：51.

（江西中医药大学 张 妮、陈兰英）

紫雪散（颗粒、胶囊）

【药物组成】 石膏、北寒水石、滑石、磁石、玄参、木香、沉香、升麻、甘草、丁香、芒硝（制）、硝石（精制）、水牛角浓缩粉、羚羊角、人工麝香、朱砂。

【处方来源】 宋·太平惠民和剂局《太平惠民和剂局方》。《中国药典》（2015年版）。

【功能与主治】 清热开窍，止痉安神。用于热入心包、热动肝风证，症见高热烦躁、神昏谵语、惊风抽搐、斑疹吐衄、尿赤便秘。

【药效】 主要药效如下[1-6]：

1. 解热 各种原因所致的高热，会引起脑细胞代谢出现暂时紊乱，神经细胞异常放电，导致惊厥。采用伤寒、副伤寒甲乙三联菌苗诱导家兔发热模型观察紫雪散的解热作用，发现本品可以降低发热家兔的体温，减轻家兔的发热反应；紫雪散也能降低酵母致发热小鼠的体温，对 2，4-二硝基酚致家兔发热和啤酒酵母致大鼠发热均有明显的解热作用，其机制与抑制发热介质环磷酸腺苷（cAMP）和前列腺素 E_2（PGE_2）的生成，从而使体温调节中枢的调定点升高受到抑制有关。

2. 抗惊厥 紫雪散能显著延长戊四氮和硝酸士的宁引起的小鼠惊厥潜伏期，降低惊厥发生率及惊厥引起的死亡率。

3. 镇静 紫雪散能降低小鼠活动次数和活动幅度，从而使镇静动物数目增多，提高镇静率。紫雪散方中磁石、朱砂、玄参等均有显著的镇静和催眠功效。

4. 抗炎 炎症反应与血清炎症因子血小板活化因子（PAF）水平、环氧合酶-2（COX-2）

活性、血清肿瘤坏死因子α（TNF-α）水平、血清循环免疫复合物（CIC）水平升高有关。紫雪散[3]通过降低血清炎症因子 PAF 水平、COX-2 活性、TNF-α 和 CIC 水平，使关节炎大鼠的踝关节宽度、厚度显著降低，滑膜细胞的增生、充血水肿明显减轻，关节肿胀指数和关节炎指数显著降低。

【临床应用】 临床主要应用于高热惊厥、各种严重的感染性疾病及腮腺炎等。

1. 高热惊厥[7-11]　本品可用于高热惊厥，由外感热病，热入心包，热动肝风所致，症见高热烦躁、神昏谵语、惊风抽搐、舌红、苔黄燥、脉数。

紫雪散通过降低体温来明显缩短患者的抽搐停止时间和神志恢复时间，且 1 年内复发率显著降低。在西医常规治疗基础上，结合中医针灸及中成药紫雪散，降温及抗惊厥效果显著提高，降温显效时间更快；抽搐停止时间、神志恢复时间更短，表明紫雪散在治疗高热惊厥时效果较好。

2. 感染性疾病[12]　外科感染伤口极为常见，包括外伤性伤口和手术切口的感染、褥疮、坏死性筋膜炎、深部脓肿形成的窦道、体表溃疡、肢端缺血性坏疽、糖尿病足等，是一类常见的外科病，其特点是创面久不愈合，分泌物增多，有异味，肉芽生长情况不好，上皮细胞生长缓慢。

紫雪散在治疗感染性疾病时效果较好，能使创面分泌物减少，肉芽生长良好，促进新鲜上皮细胞生长，从而达到治疗外科感染性疾病的目的。紫雪散也用于治疗各种严重的感染性疾病如暴发型流行性脑脊髓膜炎、病毒性脑膜脑炎、流行性乙型脑炎。

3. 腮腺炎[13]　紫雪丹可用于治疗重症腮腺炎，能迅速退热，消除腮腺、颌下腺肿大，改善脑膜刺激征、血淀粉酶及脑脊液异常等也较快捷，能有效地控制病情发展，缩短病程。

【不良反应】 本药临床应用量大时可出现伤元耗阴的症状，也可出现全身大汗、四肢发凉、呕吐眩晕、气促心悸等症状[7]，但在小鼠灌胃和腹腔注射急性毒性实验中证明本药毒性较低。

【使用注意】 ①在治疗严重感染性疾病时应综合治疗。重症患者第 1 次加倍服用。②本药含有磁石、硝石、朱砂等，不宜过量服用，也不应长疗程服用。肝肾功能不全者慎用。

【用法与用量】 口服，1 次 1.5～3g，1 日 2 次；周岁小儿 1 次 0.3g，5 岁以内小儿每增 1 岁递增 0.3g，1 日 1 次；5 岁以上小儿酌情服用。

参考文献

[1] 李云谷，董玉秀，郭占峰，等. 紫雪散质量标准及药理作用的研究[J]. 中成药研究，1985，7（1）：12-14.
[2] 王钦茂，姚道云，宿秀兰，等. 紫雪口服液和紫雪的药理作用及急性毒性试验[J]. 安徽中医学院学报，1992，11（4）：50-52.
[3] 许俊杰，孟庆棣. 紫雪丹的解热镇静和抗惊厥作用的实验研究[J]. 第一军医大学学报，1985，5（3）：211-212.
[4] 张红梅，李长龄，郭胜昔，等. 紫雪散及改良方的药效学比较[J]. 中国药学杂志，1999，34（8）：3-5.
[5] 王菊英，刘继兰，刘萍. 含不同羊角和不含羊角紫雪散不同途径给药的药理作用比较[J]. 中药药理与临床，2000，16（2）：9-10.
[6] 李莉，刘静，张杰，等. 紫雪散对大鼠胶原诱导性关节炎的治疗作用及其机制研究[J]. 现代药物与临床，2016，31（8）：1135-1140.
[7] 李贵. 儿科常用中西药物手册[M]. 北京：人民卫生出版社，2003：248-249.
[8] 易春媛. 中西医结合治疗小儿高热惊厥探讨[J]. 医学理论与实践，2014，27（22）：3039-3040.

[9] 丁珍，万经红，于菲. 小儿热性惊厥的发病机制及治疗[J]. 现代中西医结合杂志，2009，18（26）：3260-3261.
[10] 聂会军，刘国英. 小儿高热惊厥的诊断和治疗[J]. 实用心脑肺血管病杂志，2011，19（9）：1529-1530.
[11] 朱传伟. 紫雪散治温热杂病举隅[J]. 山东中医杂志，2000，19（7）：440.
[12] 任金国. 紫雪散治疗外科感染伤口的临床观察[A]. 中华中医药学会外科分会、山东中医药学会外科专业委员会. 2008 年中医外科学术年会论文集[C]. 2008：2.
[13] 李蔚青. 紫雪丹治疗重症腮腺炎 30 例临床观察（摘要）[J]. 济宁医学院学报，2002，25（4）：56.

（江西中医药大学 陈兰英、刘志勇，四川大学华西第二医院 张伶俐、陈 哲）

八宝惊风散

【药物组成】 人工牛黄、黄芩、栀子、天竺黄、川贝母、金礞石（煅）、胆南星、天麻（制）、八钩藤、防风、全蝎（制）、珍珠、龙齿、茯苓、丁香、沉香、薄荷、麝香、冰片。

【处方来源】 研制方。国药准字 Z36020450。

【功能与主治】 祛风化痰，退热镇惊。用于小儿惊风，发热咳嗽、呕吐痰涎。

【药效】 主要药效如下：

1. 解热 本品具有解热作用。
2. 镇惊 本品具有镇惊作用。
3. 祛痰 本品具有化痰止咳作用。

【临床应用】 临床主要用于高热惊厥、咳嗽等。

1. 高热惊厥[1, 2] 本品可用于小儿高热惊厥，症见发热、头痛、神昏、抽搐、舌苔薄黄、脉浮数。

2. 咳嗽[1, 3] 本品可用于治疗小儿咳嗽，症见咳嗽痰多、稠黏难咯、发热、面赤唇红、目赤、口苦作渴、烦躁不宁、小便短赤、大便干结等。采用八宝惊风散，配合复方鸡胆汁穴位注射，用于治疗百日咳，具有止咳迅速，见效快等特点。

【不良反应】 尚未见报道。

【使用注意】 ①脾虚慢惊风者不宜使用。②寒痰停饮咳嗽者慎用。③不宜久用、过量服用。④小儿急惊风不宜单用本品。

【用法与用量】 口服，1 次 0.52g，1 日 3 次。周岁以内遵医嘱酌减。

参考文献

[1] 国家药典委员会. 中华人民共和国药典临床用药须知：中药成方制剂卷（2010 年版）[M]. 北京：中国医药科技出版社，2010：811.
[2] 柳河中. 介绍一种儿科圣药：八宝惊风散[J]. 新中医，1983，15（11）：8.
[3] 王福权. 八宝惊风散配合穴位注射治疗百日咳 68 例[J]. 陕西中医，1994，15（4）：149.

（江西中医药大学 陈兰英、赖潇筱）

小儿惊风散

【药物组成】 全蝎、炒僵蚕、雄黄、朱砂、甘草。

【处方来源】 研制方。《中国药典》（2015 年版）。

【功能与主治】 镇惊息风。用于小儿惊风，抽搐神昏。

【药效】 主要药效如下[1-4]：

1. 解热　小儿惊厥常因发热刺激中枢神经而引发，小儿惊风散具有明确的解热作用。

2. 抗惊厥　惊厥发病机制主要与神经介质有关，包括乙酰胆碱（Ach）、单胺类神经递质、兴奋性氨基酸类和抑制性氨基酸类等。这些神经递质传递各种信息以调节机体的生理功能。小儿惊风散具有抗惊厥作用。

3. 镇静　小儿惊风散具有镇静作用。

【临床应用】

小儿惊风　本品可用于小儿惊风，症见高热面红、咳嗽痰多、咽红流涕、烦躁神昏、抽搐惊厥、舌苔薄黄、脉浮数。

【不良反应】 尚不明确。

【使用注意】 ①寒闭神昏者不宜使用。②本品含朱砂、雄黄，不宜过量、久用，肝肾功能不全者慎用[5]。③在治疗过程中出现肢寒畏冷、面色苍白、冷汗不止、脉微欲绝，由闭证变为脱证时应立即停药。④高热神昏、中风昏迷等口服本品困难者，当鼻饲给药。

【用法与用量】 口服，周岁小儿 1 次 1.5g，1 日 2 次，周岁以内小儿酌减。

参考文献

[1] 白明，贾亚泉，杨克伟，等. 雄黄临床外用举隅及药理作用[J]. 中国当代医药，2011，18（16）：8-9.
[2] 姜雪，孙森凤，王悦，等. 甘草药理作用研究进展[J]. 化工时刊，2017，31（7）：25-28.
[3] 李晶峰，孙佳明，张辉. 僵蚕的化学成分及药理活性研究[J]. 吉林中医药，2015，35（2）：175-177.
[4] 宋冬雪. 朱砂根药理作用研究进展[J]. 黑龙江医药，2014，27（4）：887-888.
[5] 连珊枝，王嘉琳，刘立津，等. 小儿惊风散中朱砂、雄黄定性定量方法的探讨[J]. 中成药研究，1983，5（1）：15-18.

（江西中医药大学　陈兰英、刘雅慧）

羚羊角口服液（颗粒）

【药物组成】 羚羊角。

【处方来源】 研制方。国药准字 Z10920044。

【功能与主治】 平肝息风，散血镇惊。用于高热及高热引起的头痛眩晕，神昏惊厥等症。

【药效】 主要药效如下[1-6]：

1. 解热　羚羊角粉、羚羊角口服液等对伤寒、副伤寒甲乙三联菌苗诱导的发热家兔有明显解热作用；对酵母及 2，4-二硝基酚引起的大鼠体温升高亦有明显的降温作用，其解热作用与下调血清 TNF-α、IL-6 及下丘脑 PGE_2（前列腺素 E_2）、cAMP 水平有关。

2. 镇静　羚羊角口服液具有中枢抑制作用，能降低中枢兴奋性。羚羊角细粉水煎液能显著减少小鼠的自主活动，表现出明显的中枢抑制作用。

3. 抗惊厥　羚羊角口服液有明显的抗电惊厥作用和抗戊四氮引起的小鼠惊厥作用。羚羊角口服液对小鼠自主活动具有明显的抑制作用，与阈下催眠剂量的戊巴比妥钠有协同作用，使异戊巴比妥钠引起的小鼠睡眠潜伏期明显缩短，睡眠时间明显延长。

4. 其他　羚羊角口服液还有镇痛、抗病毒及调节免疫功能作用。

【临床应用】 临床主要用于小儿高热惊厥、小儿感染性高热、手足口病、上呼道感染等。

1. 小儿高热惊厥[7-9]　本品可用于高热惊厥，症见高热及高热引起的头痛眩晕、神昏惊厥等。羚羊角口服液可清热、镇静，缓解高热惊厥症状，基础治疗配合羚羊角口服液，开始退热时间和完全退热时间均优于对照组；对于有高热惊厥病史的婴幼儿，小剂量苯巴比妥联合羚羊角口服液有明显的预防惊厥复发的作用；羚羊角口服液预防给予体温 38.5℃合并高热惊厥史的患儿，再联合常规治疗，高热惊厥的复发率、复发次数均明显降低；羚羊角口服液联合苯巴比妥治疗小儿高热惊厥，可以降低惊厥复发率，并且降低异常脑电、癫痫样放电发生率，降低血清中心肌酶谱肌酸激酶（CK）、肌酸激酶同工酶（CK-MB）、乳酸脱氢酶（LDH）的含量，在抗惊厥的同时保护脑组织和心肌细胞。

2. 小儿感染性高热[10]　本品可用于治疗小儿感染性高热。羚羊角颗粒联合布洛芬混悬液治疗小儿急性上呼吸道感染性高热，体温下降更显著，并且和单用布洛芬组比不会增加不良反应。

3. 手足口病[11, 12]　羚羊角口服液可以用于治疗手足口病，对手足口病性发热有确切疗效，特别是合并肢体不自主抖动者，与西药合用可缩短病程，阻止病情进一步发展。羚羊角口服液联合激素结合西医常规治疗重型婴幼儿手足口病有较好的临床疗效。

4. 上呼吸道感染[13]　羚羊角口服液辅助治疗孕妇上呼吸道感染，可较快改善症状，在较短时间内控制体温，使体温恢复正常，从而缩短病程。

5. 其他[14]　临床上有羚羊角口服液治疗重度子痫前期患者的报道。

【不良反应】　尚不明确。

【使用注意】　对本品过敏者禁用。

【用法与用量】　口服液：1 次 5ml，1 日 2 次。颗粒剂：口服，1 次 5g，1 日 2 次，小儿酌减。

参 考 文 献

[1] 薛淑英，王敏伟，陈思维，等. 羚羊角口服液的药理研究[J]. 中成药，1995，17（8）：34.

[2] 肖洪彬，李冀，宋春燕，等. 羚羊角口服液药效学研究[J]. 中成药，1995，17（5）：32.

[3] 王树良，薛玉璞. 羚羊角冲剂的主要药效学研究[J]. 黑龙江医药，2001，14（5）：359-360.

[4] 刘启太，冀红，孙悦平，等. 五种羊角中枢抑制作用比较[J]. 中成药，1981，3（4）：36-39.

[5] 张保国. 羚羊角化学成分和药理研究进展[J]. 中华临床医药杂志，2003，4（20）：109-110.

[6] 吴晓莹，王楼菲，李先恩. 羚羊角粉对酵母致热大鼠的解热作用研究[J]. 中医药导报，2019，25（12）：48-50.

[7] 闫爱华. 羚羊角口服液治疗小儿高热惊厥 50 例[J]. 中国医药导报，2009，6（18）：71-72.

[8] 戴小祥. 羚羊角口服液预防婴幼儿高热惊厥再发的疗效分析[J]. 吉林医学，2012，33（24）：5220.

[9] 许哲洪，邹新英，杨跃萍. 小剂量鲁米那联合羚羊角口服液预防婴幼儿高热惊厥再发的研究[J]. 河北医学，2011，17（1）：14-16.

[10] 王岩，彭云，陈恕青. 布洛芬混悬液联合羚羊角颗粒治疗小儿感染性高热的临床效果[J]. 中国当代医药，2019，26（18）：111-113.

[11] 董加秀，周广慧，赵新平. 羚羊角口服液治疗手足口病 116 例临床分析[J]. 实用医学杂志，2011，27（14）：2649-2650.

[12] 周一博. 羚羊角口服液联合激素治疗重型手足口病 60 例[J]. 中国现代医生，2012，50（14）：77-78

[13] 梁珊瑚，文萍，叶新平，等. 羚羊角口服液对孕妇上感的退热效果观察[J]. 中国妇幼健康研究，2008，19（4）：391-392.

[14] 潘秀杰. 羚羊角口服液治疗重度子痫前期患者 30 例疗效观察[J]. 山东医药，2010，50（37）：102-103.

（江西中医药大学　张　妮、陈兰英）

小儿惊风七厘散

【药物组成】 牛黄、麝香、雄黄、天竺黄、琥珀、蝉蜕、全蝎、僵蚕（姜炙）、胆南星、天麻（姜汁吸）、钩藤、白附子、紫苏叶、法半夏、薄荷、羌活、独活、白术、山药、白芍、陈皮、天花粉、黄连、厚朴（姜炙）、黄芩、栀子、猪牙皂、龙齿、茯苓、甘草、冰片、朱砂、芒硝。

【处方来源】 研制方。国药准字 Z53020952。

【功能与主治】 祛风化痰，解热镇惊。用于小儿外感风邪，惊风抽搐，咳吐痰涎，食滞呕吐，腹痛泄泻。

【药效】 主要药效如下：

1. 抗惊厥　小儿惊风七厘散具有抗惊厥的作用。

2. 调节胃肠道运动　小儿惊风七厘散可以调节胃肠道平滑肌运动，缓解胃肠道平滑肌痉挛。

【临床应用】 主要用于小儿热性惊厥[1]。

小儿热性惊厥　小儿惊风七厘散可以用于治疗小儿高热惊厥，在常规抗感染治疗基础上使用小儿惊风七厘散，可以减少惊厥发生率，对小儿高热惊厥有较好的预防作用。

【不良反应】 尚不明确。

【使用注意】 ①慢惊风患者禁用。②麻疹患者禁用。

【用法与用量】 口服，1 岁以内 1 次半瓶，1 岁以上 1 次 1 瓶。

参 考 文 献

[1] 郭兰芳，陈月，吴晖. 小儿惊风七厘散预防小儿热性惊厥疗效观察[J]. 江西医药，2011，46（12）：1104-1105.

（江西中医药大学　崔亚茹、罗颖颖，四川大学华西第二医院　张伶俐、陈　哲）

四、镇惊安神类

牛黄抱龙丸

【药物组成】 牛黄、胆南星、天竺黄、茯苓、琥珀、人工麝香、全蝎、炒僵蚕、雄黄、朱砂。

【处方来源】 明·龚信《古今医鉴》。《中国药典》（2015 年版）。

【功能与主治】 清热镇惊，祛风化痰。用于小儿风痰壅盛所致的惊风，症见高热神昏、惊风抽搐。

【药效】 主要药效如下[1, 2]：

1. 解热　小儿惊厥常因发热刺激中枢神经而引发，牛黄抱龙丸具有解热作用。

2. 抗炎　牛黄抱龙丸对小鼠毛细血管通透性增加有明显抑制作用，并能抑制多核白细胞移动，对甲醛所致的肉芽肿和巴豆油所致耳部炎症均有明显抑制作用。

3. 镇静、抗惊厥　牛黄抱龙丸具有镇静、抗惊厥作用。

【临床应用】 临床主要用于小儿惊风、流行性乙型脑炎等。

1. 小儿惊风[3-6] 本品可用于高热惊厥，因小儿素体痰热积聚，感受风邪或疫疠之邪，症见高热面红、咳嗽痰多、咽红流涕、烦躁神昏、抽搐惊厥。

2. 流行性乙型脑炎[7] 本品可用于流行性乙型脑炎；对痰蒙清窍，昏迷谵妄、口有涎沫、手足抽搐等症状有较好的疗效。

【不良反应】 尚不明确。

【使用注意】 ①肢体拘挛或强直，抽搐时轻时重，伴精神不振、乏力、时有低热、手足心热、易出汗、舌红少苔者慎用。②经常腹泻或重症感染后不宜使用本药。③本品含有朱砂、雄黄，不宜过量久服。

【用法与用量】 口服，1次1丸，1日1～2次；周岁以内小儿酌减。

参考文献

[1] 陈奇. 中成药名方药理与临床[M]. 北京：人民卫生出版社，1998：995.
[2] 程兆盛. 现代中成药[M]. 南昌：江西科学技术出版社，1997：859.
[3] 国家药典委员会. 中华人民共和国药典临床用药须知：中药成方制剂卷（2010 年版）[M]. 北京：中国医药科技出版社，2011：812.
[4] 张伯礼. 中成药临床合理使用读本[M]. 北京：中医古籍出版社，2011：488.
[5] 杨景仁. 牛黄抱龙丸与琥珀抱龙丸的辨证施治[J]. 滨州医学院学报，1996，19（5）：563.
[6] 陈中瑞. 小儿服用中成药的体会[J]. 中国药学杂志，1981，16（2）：40-42.
[7] 赵霄鹏. 对中医治疗乙型脑炎的认识[J]. 上海中医药杂志，1959，（6）：4-16.

（江西中医药大学 陈兰英、刘雅慧，四川大学华西第二医院 张伶俐、陈 哲）

七珍丸

【药物组成】 僵蚕（炒）、全蝎、人工麝香、朱砂、雄黄、胆南星、天竺黄、巴豆霜、寒食曲。

【处方来源】 明·张介宾《景岳全书》抱龙丸加味。《中国药典》（2015年版）。

【功能与主治】 定惊豁痰，消积通便。用于小儿急惊风，身热，昏睡，气粗，烦躁，痰涎壅盛，停乳停食，大便秘结。

【药效】 主要药效如下[1-2]：

1. 抗惊厥 七珍丸具有抗惊厥作用。

2. 镇静 七珍丸具有镇静作用。

3. 调节胃肠道蠕动 七珍丸具有促进胃液分泌及胃肠道蠕动的作用。

【临床应用】 临床主要用于小儿急惊风等。

1. 小儿急惊风 本品可用于小儿急惊风，症见纳呆、呕吐、腹痛、便秘、发热、神昏、痉厥抽搐、喉中痰鸣、呼吸气粗。

2. 其他 本品还可用于乳食积滞，痰火互结所致的大便燥结、脘腹胀满、发热、咳嗽痰鸣等症。

【不良反应】 本品可致蓄积中毒，出现高热、反复抽搐[3]。

【使用注意】 ①巴豆霜有剧毒，应注意控制剂量，中病即止，不可久服。②慢惊风不宜使用。③本品适用于体质壮实小儿，体弱泄泻者慎用。④本品含有朱砂、雄黄，中病即止，不可久用，肝肾功能不全者慎用。

【用法与用量】　口服，3～4 个月 1 次 3 丸，5～6 个月 1 次 4～5 丸，周岁 1 次 6～7 丸，1 日 1～2 次；周岁以上及体实者酌加用量，或遵医嘱。

参考文献

[1] 陈奇. 中成药名方药理与临床[M]. 北京：人民卫生出版社，1998：994.
[2] 国家药典委员会. 中华人民共和国药典临床用药须知：中药成方制剂卷（2010 年版）[M]. 北京：中国医药科技出版社，2011：813.
[3] 金敏，黄宝润. 新生儿急性雄黄中毒 1 例报告[J]. 中国实用儿科杂志，1996，11（6）：39.

（江西中医药大学　陈兰英、马惠苗）

琥珀抱龙丸

【药物组成】　山药（炒）、朱砂、甘草、琥珀、天竺黄、檀香、枳壳（炒）、茯苓、胆南星、枳实（炒）、红参。

【处方来源】　元・曾世荣《活幼心书》。《中国药典》（2015 年版）。

【功能与主治】　清热化痰，镇静安神。用于饮食内伤所致的痰食型急惊风，症见发热抽搐、烦躁不安、痰喘气急、惊痫不安。

【药效】　主要药效学如下[1, 2]：

1. 抗惊厥，镇静　琥珀抱龙丸具有抗惊厥，镇静作用。

2. 解热　琥珀抱龙丸具有解热作用。

【临床应用】　临床主要用于高热惊厥、小儿癫痫、小儿上呼吸道感染、气管炎、流行性乙型脑炎等[1-4]。

1. 高热惊厥　琥珀抱龙丸可以用于发热惊厥，症见纳呆、呕吐、腹痛、便秘、痰多，继而发热、神呆，迅即昏迷、惊厥、喉间痰鸣、腹部胀满、呼吸气粗。

2. 小儿癫痫　本品可用于小儿癫痫，症见发作时痰涎壅盛、喉间痰鸣、口角流涎、瞪目直视、神志模糊、犹如痴呆、失神、面色黄而不华、手足抽搐不明显等。

3. 小儿上呼吸道感染、气管炎　本品可用于小儿上呼吸道感染、气管炎，症见发热、咳嗽而喘、呼吸困难、气急鼻煽、面赤、口渴、喉间痰鸣、胸闷胀满、泛吐痰涎等。

4. 流行性乙型脑炎　琥珀抱龙丸适用于乙型脑炎中期，对谵妄、烦躁不安、抽搐、昏迷者具有较好疗效。

【不良反应】　尚不明确。

【使用注意】　①小儿癫痫来势缓慢，抽搐无力或伴精神不振、乏力、时有低热、手足心热、易出汗、舌红少苔者慎用。②平时食欲减退，大便稀溏者禁用。③外伤所致的癫痫不宜单用本品。④慢惊风及久病、气虚者忌服[4]。

【用法与用量】　口服，小蜜丸 1 次 1.8g（9 丸），大蜜丸 1 次 1 丸，1 日 2 次；婴儿小蜜丸 1 次 0.6g（3 丸），大蜜丸 1 次 1/3 丸，化服。

参考文献

[1] 龙汉文，吴岳. 略论因惊致病[J]. 中医药导报，2009，15（12）：57.

[2] 杨景仁. 牛黄抱龙丸与琥珀抱龙丸的辨证施治[J]. 滨州医学院学报，1996，19（5）：513.

[3] 国家药典委员会. 中华人民共和国药典临床用药须知：中药成方制剂卷（2010 年版）[M]. 北京：中国医药科技出版社，2011：812.

[4] 张伯礼. 中成药临床合理使用读本[M]. 北京：中医古籍出版社，2011：486

（江西中医药大学　陈兰英、马惠苗，四川大学华西第二医院　张伶俐、陈　哲）

安脑丸

【药物组成】　人工牛黄、朱砂、水牛角浓缩粉、黄芩、栀子、郁金、煅赭石、薄荷脑、猪胆粉、冰片、珍珠、黄连、雄黄、石膏、珍珠母。

【处方来源】　研制方。《中国药典》（2015 年版）。

【功能与主治】　清热解毒，醒脑安神，豁痰开窍，镇惊息风。用于高热神昏，烦躁谵语，抽搐惊厥，中风窍闭，头痛眩晕；高血压、中风见上述证候者。

【药效】　主要药效如下[1-3]：

1. 解热和抗炎　给大鼠后足趾皮下注射 1%角叉菜胶悬液 0.1ml，建立大鼠发热和炎症模型，安脑丸可以明显降低角叉菜胶引起的发热大鼠的体温，以及足趾的肿胀程度，可以迅速抑制其发热反应，并控制其局部炎症的发展。

2. 保护脑组织　高热惊厥发作时间过长，超过了机体的代偿能力，会导致脑损伤，出现神经元变性或凋亡、炎性因子释放增多等病理变化。虽然没有直接证据证明安脑丸对高热惊厥动物的脑组织有保护作用，但安脑丸对脑出血大鼠的脑组织起保护作用，这一作用是通过抑制核因子-κB（NF-κB）的表达，减少脑出血后脑组织炎性反应；促进脑出血后神经修复与再生，减轻脑出血后周围神经细胞的坏死，以及减少神经细胞的凋亡来发挥作用的。

【临床应用】　主要用于高热和高热惊厥、手足口病并发病毒性脑炎、疱疹性咽峡炎等。

1. 高热和高热惊厥[4-8]　安脑丸可以用于治疗高热神昏，烦躁谵语，抽搐惊厥等症。在常规治疗基础上，加以安脑丸治疗小儿高热惊厥具有一定的临床疗效，如果再和复方小儿退热栓联合使用，能明显缩短高热惊厥持续时间、改善临床症状及提高临床疗效。另外，安脑丸联合常规治疗，对各种原因引起的高热，退热起效时间、体温复常时间及血常规复常时间均明显缩短，对急性高热有良好的退热效果。

2. 手足口病并发病毒性脑炎[9]　安脑丸可以用于治疗手足口病并发病毒性脑炎。在给予利巴韦林抗病毒静脉滴注，甲基泼尼松龙联合丙种球蛋白冲击治疗防治脑水肿等对症治疗基础上加用安脑丸，患儿体温、神志及神经系统症状恢复率均明显高于单纯治疗组。

3. 疱疹性咽峡炎[10]　本品可辅助治疗疱疹性咽峡炎，在常规利用利巴韦林、喜炎平、维生素 C 等抗病毒对症治疗基础上联合安脑丸治疗，平均退热时间、流涎消失时间、疱疹消退时间均短于对照组。

4. 其他[11-17]　安脑丸还可辅助用于治疗流行性乙型脑炎、癫痫、精神分裂症、原发性高血压、急性缺血性脑卒中和颅脑损伤等。

【不良反应】 尚不明确。

【使用注意】 ①本品不可久服，中病即止。②用药过程中应监测患者的肝肾功能，肝功能异常、肾功能异常或衰竭等患者应慎重使用[18]。

【用法与用量】 口服，小蜜丸 1 次 3～6g，大蜜丸 1 次 1～2 丸，1 日 2 次；小儿酌减或遵医嘱。

参考文献

[1] 崔巍，王新波，徐世杰，等. 安脑丸的药效学研究[J]. 中国中医药信息杂志，1999，6（8）：3-5.

[2] 刘玲. 高热惊厥的研究进展[J]. 福建医科大学学报，2003，37（4）：458-460.

[3] 梁慧，王郑，梅元武. 安脑丸对实验性脑出血大鼠的保护作用[J]. 卒中与神经疾病，2012，19（6）：323-327+371.

[4] 吴亚臻，李琴. 中西医结合治疗小儿高热惊厥的临床疗效[J]. 中国现代医学杂志，2018，28（16）：77-81.

[5] 韩涛. 安脑丸分阶段治疗小儿单纯性热性惊厥的临床研究[D]. 济南：山东中医药大学，2013.

[6] 郭俊平. 安脑丸治疗各种原因引起的高热 204 例[J]. 中国药业，2011，20（24）：82-83.

[7] 周晶. 安脑丸治疗急性发热的临床观察[J]. 光明中医，2011，26（6）：1155-1156.

[8] 彭洁. 安脑丸治疗高热 22 例[J]. 广西中医药，1999，22（3）：3-5.

[9] 刘百舸. 安脑丸治疗手足口病脑炎临床观察[J]. 中国实用神经疾病杂志，2016，19（20）：130-131.

[10] 薛琳，乔钧. 安脑丸辅助治疗疱疹性咽峡炎疗效观察[J]. 潍坊医学院学报，2016，38（4）：314-315.

[11] 岳美中. 安脑丸治疗流行性乙型脑炎的初步疗效报告及其使用法的介绍[J]. 江苏中医，1958，（2）：27-29.

[12] 张燕，刘飞虎，师建国，等. 利培酮合并安脑丸治疗精神分裂症临床疗效观察[J]. 中国民族民间医药，2012，21（22）：46-48.

[13] 温灵武，陈逸敏. 安脑丸联合西医常规治疗肝火亢盛型原发性高血压 45 例临床观察[J]. 云南中医中药杂志，2018，39（4）：53-54.

[14] 吴瑾，张新玉，伍琼. 安脑丸联合依达拉奉治疗急性缺血性脑卒中临床疗效及护理方法[J]. 辽宁中医药大学学报，2018，20（2）：205-207.

[15] 卿照前. 安脑丸联合西医治疗颅脑损伤合并中枢性高热疗效及对血清 TNF-α、IL-6、CRP 水平的影响[J]. 现代中西医结合杂志，2017，26（35）：3970-3971.

[16] 罗洪民，陆品刚，李雄文，等. 安脑丸联合治疗难治性癫痫 66 例临床研究[J]. 亚太传统医药，2015，11（12）：105-106.

[17] 林越，吴金荣，沈雯慧，等. 安脑丸治疗高血压病 40 例[J]. 北京中医药大学学报，1994，17（5）：62.

[18] 郭景仙，陈菲，庄伟，等. 含毒性成分中成药安脑丸的合理应用[J]. 中成药，2014，36（8）：1790-1792.

（江西中医药大学　罗颖颖、陈兰英）

牛黄千金散

【药物组成】 全蝎、僵蚕（制）、牛黄、朱砂、冰片、黄连、胆南星、天麻、甘草。

【处方来源】 研制方。《中国药典》（2015 年版）。

【功能与主治】 清热解毒，镇痉定惊。用于小儿惊风高热，手足抽搐，痰涎壅盛，神昏谵语。

【药效】 主要药效如下[1-4]：

1. 抗惊厥　牛黄千金散可以对抗皮下注射苯甲酸钠咖啡因导致的小鼠惊厥，以及电刺激导致的小鼠惊厥，明显减少药物和电刺激引起的动物惊厥数，具有较好的抗惊厥作用。

2. 镇静　给小鼠灌胃牛黄千金散水溶液，小鼠自发活动明显减少，和戊巴比妥钠合用后，小鼠翻正反射消失动物数明显增多，表明牛黄千金散可以抑制小鼠的自发活动，并能加强戊巴比妥钠的催眠作用，镇静作用显著。

3. 抗炎镇痛　牛黄千金散能减轻蛋清致足跖肿胀大鼠的足跖肿胀程度，抑制二甲苯导致的小鼠耳肿胀，有明显的抗炎作用；同时，采用醋酸扭体法和大鼠钾离子皮下透入致痛法，观察到牛黄千金散还可以加强可待因的镇痛作用。

4. 解热　牛黄千金散和复方氨基比林合用对细菌内毒素致发热家兔的解热作用比单用复方氨基比林强，可以明显加强复方氨基比林的解热作用。

【临床应用】　主要用于小儿急惊风[5, 6]。

小儿急惊风　牛黄千金散可以用于小儿急惊风，症见痉挛抽搐、牙关紧闭，或口出涎沫，或神昏、惊叫等，对小儿急惊风有较好的治疗作用。

【不良反应】　尚不明确。

【使用注意】　本品处方中含朱砂，不宜过量久服，肝肾功能不全者慎用。

【用法与用量】　口服，1 次 0.6～0.9g，1 日 2～3 次；3 岁以内小儿酌减。

参考文献

[1] 徐庆荣，李娜. 牛黄千金散抗炎镇痛和免疫抑制作用[J]. 中药新药与临床药理，2001，12（2）：98-100，131.
[2] 徐庆荣，李娜，许勇，等. 牛黄千金散的抗炎解热作用[J]. 中国临床药理学与治疗学杂志，1999，4（3）：218-219.
[3] 徐庆荣，李娜，许勇，等. 牛黄千金散对中枢的抑制作用[J]. 中国临床药理学与治疗学杂志，1999，4（2）：119-121.
[4] 徐庆荣，李娜，王巧云，等. 牛黄千金散抗惊厥作用[J]. 滨州医学院学报，1996，19（3）：226.
[5] 王庆冬. 祖传牛黄千金散治疗小儿急惊风的经验[J]. 河北中医，1984，（4）：24.
[6] 朱志龙. 小儿惊厥症治疗的体会[J]. 吉林医药，1975，（5）：35-37.

（江西中医药大学　罗颖颖、陈兰英）

第二章

水痘中成药名方

第一节　概　　述[1-4]

一、概　　念

水痘（varicella）是由水痘-带状疱疹病毒引起的一种通过空气飞沫或直接接触患者等方式传播的急性传染病，儿童和青少年最易感染。主要发生在婴幼儿和学龄前儿童，成人发病症状比儿童严重。以发热及皮肤和黏膜成批出现周身性红色斑丘疹、疱疹、痂疹为特征，皮疹呈向心性分布，主要发生在胸、腹、背部，四肢少见。冬春两季多发，其传染力强，水痘患者是唯一的传染源，自发病前 1～2 天直至皮疹干燥结痂期均有传染性，接触或飞沫吸入均可传染，易感儿发病率可达 95%以上。本病为自限性疾病，一般不留瘢痕，如合并细菌感染会留瘢痕，病后可获得终身免疫，有时病毒以静止状态存留于神经节，多年后感染复发而出现带状疱疹。

中医学认为水痘是由外感风热时邪，内蕴湿热炽盛，两邪相合，毒蕴皮肤所致，因此治疗多以疏风清热、解毒祛湿为主。

二、病因及发病机制

（一）病因

水痘与水痘-带状疱疹病毒有关，该病毒能通过空气飞沫传播，也可以通过直接接触患者传播。而人是水痘-带状疱疹病毒的唯一宿主，水痘患者是唯一传染源。

（二）发病机制

水痘病毒经口、鼻入侵人体，潜伏期 10～21 天，人体感染后，首先在上呼吸道内进行复制，随后进入血液，到达白细胞内复制后形成病毒血症，病毒通过血流散布机体各个器官组织，引起机体免疫应答。

机体通过体液免疫和细胞免疫进行免疫应答，当水痘病毒进入机体后，T 细胞被激活，识别水痘病毒释放的病毒前早期蛋白，从而特异性释放 IL-2、干扰素 γ（IFN-γ）等细胞因子，产生非特异性 IFN-α，直接对抗病毒增殖。

三、临 床 表 现

不同身体状况、不同年龄人群感染水痘后的临床表现有显著差异。

儿童免疫力较低，是最易感染人群。多数健康儿童感染水痘–带状疱疹病毒后，出疹前 1～2 天常伴随发热、不适、厌食、头痛、腹泻等症状，出疹后 2～4 天症状消失。皮疹多呈向心性分布，先前颜部，后躯干部，并以躯干部最多。皮疹迅速变为椭圆形，有明显红晕、痛痒，水疱中央呈脐窝状，疱疹愈合后，干涸结痂，痂脱而愈，不留斑痕，一般持续 1～6 天且具有自限性。

成人型水痘，病程长，临床症状主要有畏寒、发热、头痛、咽痛、恶心、呕吐等，偶伴有严重并发症，如继发性细菌感染、败血症等。

妊娠早期感染水痘病毒，易导致流产、胎死宫中又或胎儿先天性畸形，还可能致使胎儿发生先天性水痘综合征。

四、诊　　断

根据病史和典型的皮疹可做出诊断，必要时可做实验室检查以明确诊断：①起病前 2～3 周有水痘-带状疱疹病毒接触史。②皮疹呈向心性分布，躯干集中，伴有发热、不适等症状。水疱中央呈脐窝状，疱疹愈合后，干涸结痂，痂脱而愈，不留斑痕。③实验室检查：血常规、病原学检查、血清学检查等。

五、治　　疗

（一）常用化学药物及现代技术

常用抗病毒药物：阿昔洛韦、泛昔洛韦（口服）。

局部治疗以止痒和防止感染为主，外用药只起辅助治疗作用。根据不同症状可外搽药抗生素软膏、1%甲紫溶液、炉甘石洗剂。

（二）中成药治疗

水痘中成药治疗以清热解毒、利湿为基本原则，根据湿与热的轻重而有所侧重。患者多为儿童，病程中易出现伤津耗液之相，故要重视扶正固本。

第二节　中成药名方的辨证分类与药效[2, 4-9]

水痘别名天花、水花、风痘等，目前并无统一的辨证分型标准，各医家多依据自己的观点进行辨证分型。结合现代医家的观点认为，水痘为外感邪毒，内伤湿热蕴于肺脾两经，生湿化热，发于肌肤所致。

一、疏风清热，利湿解毒类

主要临床表现是全身性皮疹呈向心性分布，躯干为多，点粒稀疏，疱疹形小，疹色红润，根盘红晕不显，疱浆清亮，舌质红，苔薄白或薄黄，脉浮数等。

主要病理表现为瘙痒感，伴发热，多为低热，头痛，咳嗽，不适，偶有轻度腹痛。

疏风清热，利湿解毒类药物具有解热，抗炎镇痛，抗病原微生物等作用。

常用中成药：双黄连口服液（颗粒、糖浆、合剂）、抗感颗粒等。

二、化湿解毒，清气凉营类

临床热毒炽盛，以壮热多见；全身性皮疹可呈离心性分布，疹点密布，痘疹形大，疹色红赤或紫暗，疱浆浑浊，口腔、睑结膜、阴部可见疱疹；烦躁，口渴欲饮，面赤唇红，目赤，口舌生疮，牙龈肿痛，大便干结，小便短赤，舌质红绛，苔黄腻，脉洪数或滑数等。

主要病理表现为病毒通过血液进入机体多个组织器官，引起高热，痘疹疱浆浑浊，口舌生疮等。

化湿解毒，清气凉营类药物具有解热，抗病毒，抗炎，调节免疫等作用。

常用中成药：六神丸等。

参 考 文 献

[1] 郑雪凤，薛亮，李君梅，等. 水痘的研究进展[J]. 疾病预防控制通报，2014，29（6）：83-85.
[2] 王俊华. 水痘的中药治疗[J]. 天津药学，2006，18（4）：74-75.
[3] 范仁锋，张吉凯，汤妍，等. 水痘及其疫苗的研究进展[J]. 华南预防医学，2016，42（4）：390-396.
[4] 汪受传，陈争光，戴启刚. 水痘中医诊疗指南[J]. 中医儿科杂志，2011，7（3）：1-4.
[5] 李经纬. 中医大辞典[M]. 2 版. 北京：人民卫生出版社，2004：402.
[6] 万勇，林云华. 中医药治疗水痘的研究现状[J]. 中国中医基础医学杂志，2015，21（1）：117-118.
[7] 中医药学名词审定委员会. 中医药学名词（2010）[M]. 北京：科学出版社，2011.
[8] 汪受传，贺丽丽，孙丽平. 中医儿科临床诊疗指南・水痘（修订）[J]. 中医儿科杂志，2016，12（1）：1-6.
[9] 贺丽丽，汪受传. 小儿水痘中成药应用概况[J]. 中医药导报，2016，22（21）：98-100.

（四川省人民医院　李晋奇，电子科技大学医学院　张舒涵）

第三节　中成药名方

一、疏风清热，利湿解毒类

双黄连口服液（颗粒、糖浆、合剂）

【药物组成】 金银花、黄芩、连翘。

【处方来源】 研制方。国药准字 Z10940044。

【功能与主治】 疏风解表，清热解毒。用于外感风热所致的感冒，症见发热、咳嗽、咽痛。

【药效】 主要药效如下[1-4]：

1. 抗病毒 双黄连口服液具有广谱的抗病毒效应，对单纯疱疹病毒 2 型、呼吸道病毒、疱疹病毒和肠道病毒抑制效果显著，直接杀灭病毒的同时，还能抑制吸附于细胞表面及进入胞内的病毒。

2. 解热 现代药理研究发现，双黄连口服液能显著降低 2，4-二硝基苯酚致大鼠发热模型的体温。

3. 抗炎 双黄连口服液对二甲苯所致的小鼠耳肿胀及蛋清导致的大鼠足肿胀有明显抑制作用。

4. 抗菌 儿童水痘并发症中，皮肤、软组织继发细菌感染最为常见，其中金黄色葡萄球菌为最常见病原菌之一。本品在体外对甲型链球菌、乙型链球菌、金黄色葡萄球菌、革兰氏阴性菌和白色念珠菌等都有一定的抑制作用。

5. 增强免疫 双黄连口服液通过抑制磷酸二酯酶活性，减少细胞内环核苷酸水解，增加环核苷酸含量，影响其生物活性，调节机体细胞生理生化功能活动，增强感染后机体细胞的修复过程，从而增强机体细胞免疫功能。

双黄连口服液治疗水痘的药效作用见图 2-1。

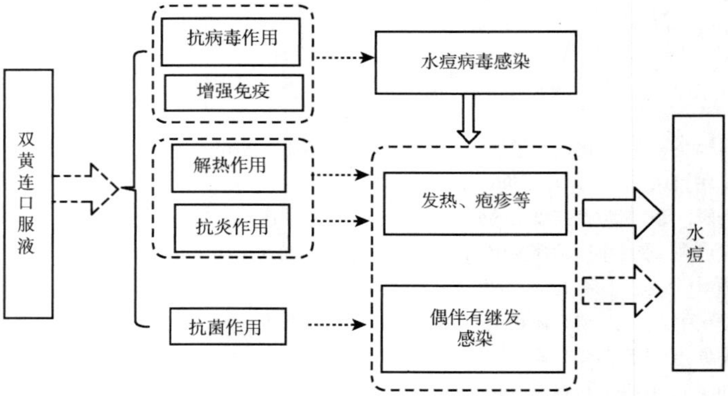

图 2-1 双黄连口服液治疗水痘的药效作用

实线箭头表示疾病病理；虚线箭头表示药物治疗作用

【临床应用】 临床主要用于小儿水痘、小儿上呼吸道感染、口腔溃疡。

1. 小儿水痘[4-6] 本品可用于治疗水痘，症见发热，疱疹形小，疹色红润，根盘红晕不显，疱浆清亮，舌质红，苔薄黄，脉浮数等。双黄连口服液联合阿昔洛韦或盐酸伐昔洛韦颗粒治疗水痘，联合用药组在治愈率、有效率、恢复时间等方面显著优于单用阿昔洛韦组或盐酸伐昔洛韦颗粒组。

2. 小儿上呼吸道感染[7-9] 本品适用于治疗上呼吸道感染，临床主要表现为发热、流涕、咳嗽，或伴有腹痛、头痛、结膜充血等。双黄连口服液联合常规治疗小儿上呼吸道感染，对发热，鼻塞，流涕，打喷嚏，咳嗽等症状改善均优于单药治疗，对呼吸道轻、中度感染效果较好。

3. 口腔溃疡[9-12]　本品适用于治疗口腔溃疡，口腔溃疡是一种多发于舌、唇、颊，发病率高，易反复发作的口腔黏膜疾病。临床常见溃疡面呈圆形或椭圆形，其大小、数目不等，且散在分布，边缘整齐，周围有红晕，并多伴有灼热或疼痛感。双黄连口服液联合雷尼替丁或康复新液治疗口腔溃疡疗效显著，可明显缩短患者溃疡愈合时间，改善口腔溃疡的临床症状，缓解患者的疼痛程度，降低复发率。

【不良反应】　尚不明确。

【使用注意】　①风寒者不适用。②不宜在服药期间同时服用滋补性中药，饮食宜清淡，忌食辛辣食物。

【用法与用量】　口服，1 次 2 支，1 日 3 次。小儿酌减或遵医嘱。

参考文献

[1] 易世红，王放，王丽萍，等. 双黄连粉针剂体外抗病毒药效学研究[J]. 白求恩医科大学学报，2001，27（5）：490-492.
[2] 田乐，周伟，狄留庆，等. 双黄连口服液中主要活性成分体外抗菌效应相关性研究[J]. 南京中医药大学学报，2012，28（1）：89-91.
[3] 李波. 双黄连口服液解热抗炎实验 30 例[J]. 中国中医药现代远程教育，2014，12（8）：160+165.
[4] 周云华. 双黄连与阿昔洛韦联合治疗水痘 104 例疗效观察[J]. 中国社区医师，2007，23（4）：42.
[5] 赵荷英. 双黄连粉针剂内外并用治疗水痘[J]. 湖北中医杂志，2003，25（9）：44.
[6] 王铃琰. 盐酸伐昔洛韦颗粒联合双黄连口服液治疗儿童水痘 86 例临床疗效观察[J]. 中国临床新医学，2018，11（3）：276-279.
[7] 黄露. 双黄连口服液联合青霉素治疗上呼吸道感染疗效观察[J]. 实用中医药杂志，2018，34（5）：563-564.
[8] 申振锋. 青霉素V钾片联合双黄连口服液治疗上呼吸道感染的疗效观察[J]. 名医，2018，（4）：43.
[9] 王诗恒，刘剑锋，秦培洁，等. 双黄连口服液或联合常规治疗小儿急性上呼吸道感染的 Meta 分析[J]. 现代中药研究与实践，2019，33（6）：63-68.
[10] 陈兴波. 双黄连口服液与雷尼替丁治疗口腔溃疡的临床观察[J]. 中国医药指南，2018，16（8）：186.
[11] 刘娜，李静. 双黄连口服液与雷尼替丁治疗口腔溃疡临床观察[J]. 全科口腔医学电子杂志，2018，5（4）：27+29.
[12] 范美君，王金龄，马锴，等. 双黄连口服液联合康复新液治疗儿童口腔溃疡 57 例临床研究[J]. 儿科药学杂志，2018，24（1）：31-33.

（四川省人民医院　李晋奇，电子科技大学　王佳凤）

抗感颗粒

【药物组成】　金银花、赤芍、绵马贯众。

【处方来源】　研制方。国药准字 Z20023030。

【功能与主治】　清热解毒。用于外感风热引起的感冒，症见发热、头痛、鼻塞、打喷嚏、咽痛、全身乏力、酸痛。

【药效】　主要药效如下[1-5]：

1. 解热　抗感颗粒对内毒素所致大鼠、家兔发热模型动物体温升高有明显的抑制作用，提示抗感颗粒有解热作用。

2. 抗炎　抗感颗粒对氨水所致的急性咽炎模型咽部黏膜上皮增生程度及炎细胞浸润程度有一定的缓解作用；对蛋清所致大鼠炎性足肿胀模型有明显的改善作用，对醋酸所致小鼠腹腔毛细血管通透性增加有明显的抑制作用；对致炎剂二甲苯致小鼠耳肿胀和蛋清致大鼠足跖肿胀有显著抑制作用。

3. 镇痛 抗感颗粒能显著抑制乙酸致小鼠扭体反应和电刺激致大鼠甩尾反应，对化学因素导致的疼痛和对物理因素导致的疼痛均有明显镇痛作用，热板法也显示抗感颗粒镇痛作用显著。

【临床应用】 临床主要用于小儿水痘、手足口病、小儿上呼吸道感染、小儿流行性感冒等。

1. 小儿水痘[6] 本品可适用于治疗小儿水痘，水痘是由水痘-带状疱疹病毒引起的一种传染性极强的儿童出疹性疾病。临床表现为发热，伴不同程度的疲乏无力、食欲不振、头痛、流鼻涕、打喷嚏，继之出现强烈瘙痒性红色斑疹，呈向心性分布，然后发展为充满液体的水疱疹、痂疹等。在常规诊疗基础上联合抗感颗粒治疗小儿水痘，临床疗效显著，可明显缩短退热时间、皮肤瘙痒时间、结痂时间。

2. 手足口病[7] 本品适用于治疗手足口病，手足口病是由多种肠道病毒引起的一种传染病，其临床症状主要表现为手、足、口部位出现疱疹、溃疡等，同时伴有低热、疼痛等症状。抗感颗粒联合常规疗法治疗手足口病，可明显缩短患儿疱疹消退时间、体温恢复时间、溃疡愈合时间，且治疗期间，患者无明显呕吐、疼痛等用药不适症状。

3. 小儿上呼吸道感染[8-10] 本品适用于治疗上呼吸道感染，急性上呼吸道感染是最常见的呼吸系统疾病，主要临床表现有发热、咳嗽、流涕、鼻塞、咽喉肿痛等呼吸道感染症状，同时伴有消化道症状，如厌食、呕吐、腹泻等。抗感颗粒联合利巴韦林较单独用利巴韦林治疗小儿上呼吸道感染，可明显改善发热、卡他症状、咽部肿痛、咳嗽等症状。

4. 小儿流行性感冒[11-12] 本品适用于治疗小儿流行性感冒，临床表现为发热、肌痛、头痛和全身不适，可有寒战、畏寒，多伴全身症状，常有干咳、咽喉痛，亦可有流涕、鼻塞、胸骨后不适等。抗感颗粒联合奥司他韦治疗小儿流行性感冒，疗效显著，可明显减轻患儿风热犯表证的相关症状，退热效果显著。

【不良反应】 目前尚未检索到不良反应报道。

【使用注意】 ①风寒外感者慎用。②孕妇慎用。③服药期间忌食辛辣、油腻食物。

【用法与用量】 开水冲服，1次10g，1日3次；小儿酌减或遵医嘱。

参考文献

[1] 朱艳菊，贾冬，张芳. 小儿抗感颗粒的药效学实验研究[J]. 实用药物与临床，2008，11（1）：47-48.
[2] 赵悦，黄晓巍，张永和，等. 抗感颗粒对大鼠急性咽炎模型的影响[J]. 中国社区医师（综合版），2007，9（14）：14.
[3] 李丽贤，黄晓巍，张永和，等. 抗感颗粒抗炎解热镇痛作用的实验研究[J]. 中国社区医师（综合版），2006，8（17）：18-19.
[4] 党月兰，马秀英. 抗感颗粒剂的镇痛和强壮作用[J]. 甘肃医药，1997，16（1）：14-16+6.
[5] 党月兰，张玉琳. 抗感颗粒剂的抗炎作用[J]. 甘肃中医学院学报，1996，13（4）：26-28.
[6] 谢竹梅. 抗感颗粒佐治40例小儿水痘[J]. 华西药学杂志，2008，23（4）：504.
[7] 周红. 抗感颗粒治疗手足口病的临床效果[J]. 临床医学研究与实践，2019，4（18）：120-121.
[8] 杨晓蓉. 抗感颗粒治疗小儿上呼吸道感染40例临床观察[J]. 中国医药指南，2012，10（20）：283-284.
[9] 朱晓燕. 康复新液联合抗感颗粒治疗小儿疱疹性口腔炎的临床治疗效果[J]. 吉林医学，2019，40（5）：1021-1022.
[10] 梁喜梅. 儿童抗感颗粒联合康复新液治疗小儿疱疹性口腔炎48例的临床研究[J]. 临床医药文献电子杂志，2019，6（23）：73.
[11] 郭艳. 儿童抗感颗粒治疗小儿流行性感冒46例临床观察[J]. 临床医药文献电子杂志，2019，6（39）：171.

[12] 陈多姿，程亚艳，魏广友，等. 抗感颗粒联合奥司他韦治疗小儿流行性感冒的临床研究[J]. 现代药物与临床，2019，34（4）：1029-1033.

（江西中医药大学　陈兰英、刘雅慧）

二、化湿解毒，清气凉营类

六神丸

【药物组成】 牛黄、麝香、蟾酥、雄黄、冰片、珍珠。

【处方来源】 清·雷允上《雷允上诵芬堂》。国药准字 Z32020481。

【功能与主治】 清凉解毒，消炎止痛。用于烂喉丹痧，咽喉肿痛，喉风喉痈，单双乳蛾，小儿热疖，痈疡疔疮，乳痈发背，无名肿毒。

【药效】 主要药效如下[1-2]：

1. *抗炎*　炎症反应是一种保护性防御反应，是引起人类多种重大疾病的共同通路，参与人体感染的发生发展过程。六神丸可显著抑制乙酸引起的小鼠腹腔毛细血管通透性增高，减轻巴豆油所致小鼠耳郭肿胀，抑制角叉菜胶所致大鼠足跖肿胀，表明该药对急性炎症反应具有抑制作用。同时，六神丸还可显著抑制大鼠肉芽肿增生，对慢性炎症也具有显著抑制作用。

2. *抗肿瘤*　六神丸可以逆转白血病细胞多药耐药作用，抑制肿瘤细胞增殖，诱导肿瘤细胞凋亡，其作用机制可能与抗肿瘤炎性微环境、抗肿瘤血管生成作用相关。

【临床应用】 临床主要用于水痘、口腔溃疡、带状疱疹等。

1. *水痘*[3]　本品适用于治疗小儿水痘，水痘是一种常见的急性病毒性传染病，临床主要症状为皮肤出现红色丘疹，中有水疱。六神丸联合大青叶煎剂治疗水痘，具有退热快、止痒迅速、疗效高、疗程短等优点。

2. *口腔溃疡*[4-6]　本品适用于治疗口腔溃疡，口腔溃疡俗称“口疮”，是一种常见发生于口腔黏膜的溃疡性损伤病症，多见于唇内侧、舌腹、颊黏膜、前庭沟、软腭等部位。口腔溃疡发作时，常常伴有剧烈疼痛感，局部灼痛明显。六神丸用于口腔溃疡的治疗，能够加速溃疡面的愈合。此外，六神丸联合黄连素治疗脾胃湿热型口腔溃疡能显著缩短溃疡愈合时间和疼痛时间，有效减少复发次数。

3. *带状疱疹*[7-8]　本品适用于治疗带状疱疹，带状疱疹属急性疱疹性皮肤病，是由水痘-带状疱疹病毒所引发。临床症状为单侧周围神经散布簇集性水疱，并常出现明显的神经痛，随着年龄的增长，疼痛也会随之加重。六神丸联合绿油膏治疗带状疱疹，疗效显著，可明显缩短疼痛缓解时间、疱疹消退时间及结痂时间。

4. *其他*[2, 9]　本品可用于治疗咽喉肿痛、白血病、肺癌、食管癌、肝癌等疾病。

【不良反应】 文献报道，六神丸可引起过敏反应，肝肾损伤等，过量易引起多器官损伤[10, 11]。

【使用注意】 ①阴虚火旺者慎用。②服药期间进食流质或半流质饮食。③新生儿禁用，老人、儿童及素体脾胃虚弱者慎用。④本品含蟾蜍、雄黄有毒药物，不宜过量、久用。⑤本品外用不可入眼。⑥红肿已将出脓或已穿烂，切勿再敷。

【用法与用量】 口服，1日3次，温开水吞服；1岁1次服1粒，2岁1次服2粒，3岁1次服3～4粒，4～8岁1次服5～6粒，9～10岁1次服8～9粒，成人1次服10粒。另可外敷在皮肤红肿处，以丸十数粒，用冷开水或米醋少许，盛食匙中化散，敷搽四周，每日数次，常保潮湿，直至肿退为止。

参考文献

[1] 孙建辉，霍海如，李小芹，等. 六神丸对非感染性、感染性炎症动物模型抗炎作用研究[J]. 中国中医药信息杂志，2018，25（10）：60-65.
[2] 裴迎霞，郑琦，侯炜，等. 六神丸抗肿瘤作用的研究进展[J]. 中医药导报，2018，24（8）：40-42.
[3] 孙世玲，赵锦强. 六神丸加大青叶煎剂治疗水痘40例[J]. 儿科药学杂志，2002，8（4）：60.
[4] 王慧. 六神丸对口腔溃疡的治疗体会分析[J]. 全科口腔医学电子杂志，2019，6（8）：94.
[5] 高广杰. 六神丸+庆大霉素共同治疗口腔溃疡的临床研究[J]. 全科口腔医学电子杂志，2018，5（35）：62+66.
[6] 赵晓峰，姜宏军，张梅芳. 六神丸在口疮治疗中的应用观察[J]. 中国民间疗法，2013，21（12）：21-22.
[7] 徐云，陆小萍. 中西医结合治疗带状疱疹患者62例临床疗效研究[J]. 青岛医药卫生，2018，50（3）：176-179.
[8] 曲荣芳. 中药配合绿药膏及六神丸治疗带状疱疹临床疗效观察[J]. 亚太传统医药，2014，10（11）：126-127.
[9] 陈琦，李小军，贾美美，等. 六神丸体外抗肝癌活性[J]. 中国医院药学杂志，2014，34（19）：1627-1630.
[10] 张雷. 六神丸致不良反应44例分析[J]. 中成药，2015，37（4）：921-923.
[11] 孙旌文，魏从建. 86例六神丸不良反应/事件文献分析[J]. 中国药物警戒，2015，12（7）：428-431.

（江西中医药大学　陈兰英、刘雅慧）

第三章

幼儿急疹中成药名方

第一节　概　　述

一、概　　念[1-5]

幼儿急疹（exanthema subitum，ES）又称婴儿玫瑰疹，是人类疱疹病毒6型（human herpes virus 6，HHV-6）感染引起的婴幼儿期发疹性热病，特点是持续高热3～5天，热退疹出。

幼儿急疹属中医学“温病”范畴，为感受风热时邪，郁于肌肤，与气血搏结所致。

二、病因及发病机制

（一）病因

幼儿急疹是由HHV-6引起的一种小儿急性传染病，多见于1岁以内的婴幼儿。HHV-6属于疱疹病毒β亚科，是一种可侵入神经系统的嗜人T淋巴细胞的双链DNA病毒，严重时可危及生命或造成潜在的永久性损伤，与多种儿科疾病的发展和预后密切相关。

（二）发病机制

原发感染主要发生在6～12月的婴儿，随着年龄增长，机体免疫功能逐渐完善，2岁后原发感染较少见。HHV-6的再活化发生在急性感染后，长期潜伏在宿主唾液腺、肝脏、淋巴系统、中枢神经系统等各个部位的病毒，当机体免疫功能低下或抑制时致病（特别是有免疫缺陷的宿主）。

三、临 床 表 现

幼儿急疹春秋季节好发，出疹前可有咳嗽、流涕、鼻阻、淋巴结肿大、扁桃体肿大等症状，病初多为高热，前驱期缺乏特异性的症状和体征，临床多以突然高热起病，体温持续 3～5 天下降；热退时全身皮肤出现大小不一的淡红色斑疹或斑丘疹，散在分布于躯干、颈部、上肢，疹间皮肤正常。患儿精神、食欲等一般情况好。

四、诊　断

本病发热期无特殊体征，但依据典型的热退疹出表现，结合年龄易作出诊断。不典型病例依赖病毒分离，采用间接免疫荧光法检测特异性抗体，急性期为阴性，恢复期转阳性，且效价升高 4 倍以上。

五、治　疗

（一）常用化学药物及现代技术

本病无特殊治疗方案，高热时除降低周围环境温度外，需给予足够水分，酌情给予解热镇静剂。

（二）中成药治疗

中医认为本病为外感风热时邪，侵郁肺脾，蕴阻肌腠，内与气血相搏，外发肌肤而致。中医药治疗幼儿急疹乃标本兼治，可以明显减轻症状。

第二节　中成药名方的辨证分类与药效

治疗幼儿急疹的中成药名方的常见辨证分类及主要药效如下[1-5]：

一、疏风解表类

本类主要在发热期，临床表现为突发高热，胃纳较差，小便短黄，常伴呕吐，腹痛，泄泻，咽部红肿，目赤，但精神如常，舌苔薄黄，脉浮数。

幼儿急疹发热期的病理变化是病毒乘机侵入黏膜上皮细胞，并大量生长繁殖，具有起病急、病程短的特点。

疏风解表药具有解热、镇痛、抗炎、抗病原微生物等作用。

常用中成药：银翘散、小儿豉翘清热颗粒等。

二、凉血解毒类

本类主要在出疹期，热退身凉，全身出现如麻粒样的玫瑰色丘疹，躯干明显，压之退色，无痒感，疹出后 1～2 天消退，不留瘢痕，不脱糠屑，舌质红，苔黄腻，脉细数。

幼儿急疹出疹期血常规可见白细胞总数减少，淋巴细胞相对增多。大多高热 3～5 天后热退疹出，皮疹呈玫瑰红色斑丘疹，躯干部多，头面四肢远端较少，疹退后皮肤无脱屑及色素沉着。

凉血解毒药具有抗病原微生物、解热、抗炎、抗毒素及调节免疫作用。

常用中成药：儿童回春颗粒等。

参考文献

[1] 陈奇. 中成药名方药理与临床应用[M]. 香港：香港雅艺出版公司-深圳：海天出版社联合出版，1991：450-527.
[2] 陈奇. 中药名方药理与临床应用[M]. 台北：台北南天出版社，1993：1-50.
[3] 陈奇. 中成药名方药理与临床[M]. 北京：人民卫生出版社，1998：683 -818.
[4] 陈奇，张伯礼. 中药药效研究方法学[M]. 北京：人民卫生出版社，2016：14-27.
[5] 王慕逖. 儿科学[M]. 5 版. 北京：人民卫生出版社，2000：198.

（江西中医药大学 陈兰英、张 妮）

第三节 中成药名方

一、疏风解表类

银 翘 散

【药物组成】 金银花、连翘、薄荷、荆芥、淡豆豉、牛蒡子（炒）、桔梗、淡竹叶、甘草。

【处方来源】 清·吴瑭《温病条辨》。《中国药典》（2015 年版）。

【功能与主治】 辛凉透表，清热解毒。用于外感风寒，发热头痛，口干咳嗽，咽喉疼痛，小便短赤。

【药效】 主要药效如下[1-5]：

1. 抗病毒 本品对甲型流感病毒有良好的治疗作用，通过下调小鼠肺组织内病毒载量 M1 蛋白相对表达量，来发挥其抗病毒作用；可在病毒感染早期增加小鼠肺组织 β-防御素 1mRNA 的表达；也可通过降低炎性因子的表达、抑制流感病毒唾液酸酶的活性、抑制膜融合等方式发挥抗病毒作用。

2. 解热 本品对不同致热原引起的家兔发热有明显的解热作用。

3. 抗炎 本品可以增强巨噬细胞的吞噬能力，对多型变态反应有明显的抗过敏作用。

银翘散治疗幼儿急疹作用的机制见图 3-1。

【临床应用】 临床主要用于幼儿急疹、小儿手足口病等。

1. 幼儿急疹[6-7] 本品可用于治疗幼儿急疹。临床表现为突然高热，常达 39～40℃或更高，大多高热 3～5 天后热退疹出，皮疹呈玫瑰红色斑丘疹，躯干部多，头面、四肢远端较少，疹退后皮肤无脱屑及色素沉着。内服中药银翘散为主，配合针刺治疗幼儿急疹治愈率显著，如发热较重者加紫雪丹；烦躁不宁，偶有惊惕者，加牛黄清心丸以防惊厥发生，在控制病情，缩短病程上有良好效果。

2. 小儿手足口病[8-9] 本品可用于治疗小儿手足口病，临床表现以发热，手、足、口腔等部位皮疹、疱疹或疱疹性咽峡炎为主要特征。在西药常规治疗的基础上给予银翘散治疗临床疗效显著，可较快地改善小儿临床症状，缩短住院时间。应用利巴韦林再加用银翘散与藿朴夏苓汤，患儿的临床疗效显著提高，症状缓解时间较单用利巴韦林短。

3. 其他[10-13] 临床上本品还可用于治疗小儿风热感冒、小儿疱疹性咽峡炎、小儿急性上呼吸道感染等疾病。

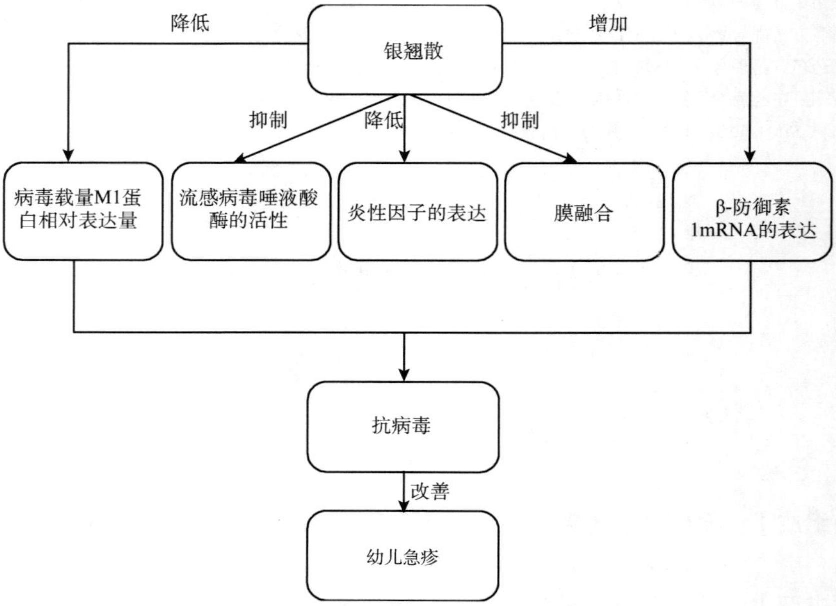

图 3-1 银翘散治疗幼儿急疹作用的机制

【不良反应】 尚不明确。

【使用注意】 ①本品疏风解表，清热解毒，风寒感冒者慎用。②服药期间忌生冷、油腻食物。③脾胃虚寒，症见腹痛、喜暖、泄泻者慎用。

【用法与用量】 温开水吞服或开水泡服，1 次 1 包，1 日 2～3 次；小儿酌减或遵医嘱。

参考文献

[1] 刘颖，时宇静，时瀚，等. 银翘解毒软胶囊对流感病毒感染小鼠肺炎模型肺组织病毒载量及 M1 蛋白表达的影响[J]. 药学学报，2011，46（6）：650-655.

[2] 杨红亚，张天娥，刘伟伟，等. 银翘解毒丸对流感病毒感染小鼠肺组织 β-defensin1 表达的影响[J]. 成都中医药大学学报，2013，36（1）：33-36.

[3] 石钺，石任兵，刘斌，等. 银翘散抗流感病毒有效部位群中黄酮类成分研究[J]. 中国中药杂志，2001，26（5）：320-323.

[4] 邓文龙，王文烈，刘家玉，等. 银翘散的药理作用研究[J]. 中医杂志，1986，27（3）：59-62.

[5] 时宇静，赵晔，姜晶，等. 银翘散对流感病毒感染小鼠模型肺组织病毒载量和 IFN-γmRNA 表达的影响[J]. 中国药学杂志，2008，43（19）：1475-1478.

[6] 李志强. 银翘散治疗小儿幼儿急疹 108 例[J]. 中医临床研究，2011，3（1）：75.

[7] 于利群. 银翘散加减在儿科的临床运用举隅[J]. 云南中医中药杂志，2008，29（11）：32-33.

[8] 林海鸿. 银翘散治疗手足口病的临床观察[J]. 西部中医药，2013，26（6）：64-65.
[9] 李之茂，袁代陆. 银翘散加藿朴夏苓汤治疗小儿手足口病的临床疗效分析[J]. 内蒙古医学杂志，2017，49（6）：702-703.
[10] 李凡，王孟清. 银翘散频服法治疗小儿风热感冒的临床研究[J]. 中医药导报，2017，23（22）：94+128.
[11] 杨丽. 银翘散治疗小儿疱疹性咽峡炎随机平行对照研究[J]. 实用中医内科杂志，2016，30（7）：32-33，36.
[12] 冯艳. 银翘散配合西药治疗小儿急性上呼吸道感染的临床观察[J]. 中国社区医师（医学专业），2011，13（21）：184.
[13] 李媛媛. 银翘散在中医儿科中的运用[J]. 中医儿科杂志，2012，8（1）：61-63.

（江西中医药大学　张　妮、陈兰英）

小儿豉翘清热颗粒

【药物组成】 连翘、淡豆豉、薄荷、荆芥、栀子（炒）、大黄、青蒿、赤芍、槟榔、厚朴、黄芩、半夏、柴胡、甘草。

【处方来源】 研制方。《中国药典》（2015 年版）。

【功能主治】 疏风解表，清热导滞。用于小儿风热感冒夹滞证，症见发热咳嗽、鼻塞流涕、咽红肿痛、纳呆口渴、脘腹胀满、便秘或大便酸臭、溲黄。

【药效】 主要药效如下：

1. 解热　小儿豉翘清热颗粒具有解热作用，对酵母引起的大鼠发热和消毒牛奶所引起的家兔非感染性发热均有降温作用。

2. 抗炎　本品能抑制小鼠巴豆油所致的耳郭肿胀和大鼠角叉菜胶所致的足跖肿胀，具有抗炎作用。

3. 镇痛　本品具有镇痛作用，能降低醋酸引起的小鼠扭体次数，提高小鼠水浴甩尾的痛阈值。

【临床应用】 临床主要用于幼儿急疹、小儿手足口病、上呼吸道感染、疱疹性咽峡炎等。

1. 幼儿急疹[1]　婴幼儿期常见的发热性出疹性疾病，骤然起病多，持续高热 3～4 天不退，发热时烦躁不安、哭闹，少数发生惊厥。小儿豉翘清热颗粒治疗幼儿急疹早期发热疗效确切，患儿体温高峰明显降低，发热持续时间明显缩短。

2. 小儿手足口病[2-5]　以小儿豉翘清热颗粒联合利巴韦林、抗生素等常规方法治疗手足口病，合用组体温恢复正常时间、口腔溃疡愈合时间、手足皮疹消退时间及住院时间明显缩短。并且小儿豉翘清热颗粒还可以增强患儿机体免疫功能。

3. 上呼吸道感染[6]　小儿急性上呼吸道感染主要侵犯鼻、鼻咽及咽部，临床表现以发热、鼻塞、流涕、咳嗽、咽痛等为主，并常伴有消化道症状。小儿豉翘清热颗粒可显著改善急性上呼吸道感染患儿临床症状，缩短发热及其他临床症状消失时间。

4. 疱疹性咽峡炎[7]　是一种急性传染性咽峡炎，多为柯萨奇病毒所致，以急性发热和咽峡部疱疹性溃疡为特征。将疱疹性咽峡炎患儿分为对照组和治疗组，两组均采用常规综合治疗，治疗组加用小儿豉翘清热颗粒口服和阿昔洛韦静脉滴注，对照组加用阿昔洛韦静脉滴注，结果治疗组的显效率及总有效率均明显高于对照组。

5. 其他[8-10]　小儿豉翘清热颗粒还可用于病毒性发热、小儿急性扁桃体炎、小儿高热惊厥等疾病。

【不良反应】 偶有呕吐[2]。

【使用注意】 在医生指导下使用。

【用法与用量】 开水冲服，6个月～1岁1次1～2g，1～3岁1次2～3g，4～6岁1次3～4g；7～9岁1次4～5g，10岁以上1次6g，1日3次。

参考文献

[1] 汤素梅. 豉翘清热颗粒治疗幼儿急疹的临床分析[J]. 吉林医学，2014，35（36）：8058-8059.
[2] 夏巧湘，方锦平，卢小蕴. 小儿豉翘清热颗粒联合干扰素在治疗手足口病患儿中的应用及对 Th1/Th2 细胞因子的影响[J]. 现代实用医学，2019，31（8）：1037-1039.
[3] 于四景. 小儿豉翘颗粒联合利巴韦林气雾剂治疗手足口病疗效观察[J]. 中国中西医结合儿科学，2017，9（1）：67-69.
[4] 吴学勤，孙丹凤，冯俊杰. 小儿豉翘清热颗粒辅助治疗小儿手足口病的疗效观察[J]. 中药材，2016，39（10）：2376-2378.
[5] 郑言丰，吴秋英. 小儿豉翘清热颗粒联合西药治疗手足口病28例疗效观察[J]. 中医儿科杂志，2015，11（1）：35-37.
[6] 吕霄峰. 小儿豉翘清热颗粒改善急性上呼吸道感染患儿临床症状及炎症因子研究[J]. 现代中西医结合杂志，2012，21（32）：3557-3559.
[7] 方瑜. 小儿豉翘清热颗粒治疗小儿疱疹性咽峡炎的临床疗效观察[J]. 吉林医学，2012，33（23）：5008.
[8] 万力生. 小儿豉翘清热颗粒治疗小儿病毒性发热疾病108例疗效观察[J]. 中国医药，2013，8（2）：215-216.
[9] 杨耀锋. 小儿豉翘清热颗粒治疗小儿急性扁桃体炎疗效观察[J]. 内蒙古中医药，2010，29（24）：19-20.
[10] 刘小兰. 小儿高热惊厥的临床观察与护理[J]. 现代临床护理，2009，8（8）：41-42.

（江西中医药大学　陈兰英、赖潇筱）

二、凉血解毒类

儿童回春颗粒

【药物组成】 黄连、水牛角浓缩粉、羚羊角、人中白、淡豆豉、大青叶、荆芥、羌活、葛根、地黄、川木通、赤芍、黄芩、前胡、玄参、桔梗、柴胡、西河柳、升麻、牛蒡子。

【处方来源】 研制方。国药准字 Z20054559。

【功能与主治】 清热解毒，透表豁痰。用于急性惊风、伤寒发热、临夜发热、小便带血、麻疹隐现不出而引起身热咳嗽、赤痢、水泻、积食、腹痛。

【药效】 主要药效如下[1-2]：

1. 抗病毒　儿童回春颗粒具有抗病毒作用。

2. 抗炎　本品具有抗炎和提高免疫功能作用。

【临床应用】 临床主要用于幼儿急疹，小儿上呼吸道感染等。

1. 幼儿急疹[3]　本品可治疗幼儿急疹，以高热3～5天，然后骤然退热并出现皮疹为特征。儿童回春颗粒治疗幼儿急疹可提高临床疗效，缩短疗程，在退热的同时还能退疹毒、消疹斑，能有效控制病毒感染、缓解症状、缩短发热及皮疹消退时间。

2. 小儿上呼吸道感染[4-9]　儿童回春颗粒用于小儿上呼吸道感染总有效率提高，体温恢复正常，以及鼻塞、流涕、咳嗽、咽充血等症状体征消失时间明显缩短。本品加用利巴韦林颗粒抗病毒治疗或喜炎平雾化吸入治疗儿童上呼吸道感染，效果更加显著，临床症状体征改善明显，合并地西泮控制高热惊厥的总显效率和总有效率均有所提高。

3. 其他[2, 10, 11]　临床上还可应用本药治疗小儿麻疹、手足口病、小儿轮状病毒性肠炎。

【不良反应】 尚不明确。

【使用注意】 便秘、慢脾风者忌服。

【用法与用量】 口服，小于 1 岁的婴儿 1 次服 1/4 包，1～2 岁 1 次服 1/2 包，3～4 岁 1 次服 3/5 包，5～7 岁 1 次服 1 包，每日 2～3 次。

参考文献

[1] 赫延峰. 儿童回春颗粒治疗儿童手足口病的疗效[J]. 黑龙江医药科学，2017，40（5）：146-147.
[2] 赫延峰. 儿童回春颗粒治疗小儿轮状病毒性肠炎的临床疗效[J]. 中国处方药，2015，13（8）：85-86.
[3] 田悦，胡素娟. 儿童回春颗粒治疗幼儿急疹 50 例疗效观察[J]. 上海中医药杂志，2014，48（9）：68-69.
[4] 郭建华. 儿童回春颗粒治疗小儿上呼吸道感染临床研究[J]. 亚太传统医药，2015，11（23）：138-139.
[5] 刘霞. 儿童回春颗粒治疗儿童上呼吸道感染 77 例[J]. 中国中医药现代远程教育，2012，10（10）：147-148.
[6] 赫延峰. 儿童回春颗粒治疗疱疹性咽峡炎临床分析[J]. 上海中医药杂志，2015，49（1）：55-56.
[7] 黄芳兰. 儿童回春颗粒佐治小儿急性上呼吸道感染伴发热的疗效观察[J]. 右江医学，2013，41（4）：543-544.
[8] 卓艳霞，张永卓，孙明昌. 儿童回春颗粒联合喜炎平雾化吸入治疗小儿上呼吸道感染临床观察[J]. 新中医，2017，49（9）：94-96.
[9] 金宝灿，包忠实，姜敏. 儿童回春颗粒治疗小儿感冒发热临床试验[J]. 中华全科医学，2013，11（1）：85-86，145.
[10] 陈必全，杨志，孙子发. 儿童回春颗粒治疗小儿麻疹的疗效观察[J]. 中国处方药，2014，12（10）：26-27.
[11] 郭兰芳. 儿童回春颗粒治疗小儿手足口病的疗效[J]. 实用临床医学，2012，13（4）：79，89.

（江西中医药大学　张　妮、陈兰英）

第四章

流行性腮腺炎中成药名方

第一节 概　　述

一、概　　念[1]

流行性腮腺炎是由腮腺炎病毒引起的急性呼吸道传染病，以腮腺的非化脓性肿痛伴发热为主要临床表现，可延及其他组织与脏器。本病好发于儿童，也常见于成年人，甚至老年人。全年均可发病，但多发于冬春二季，且具有流行性发病的特点。中医学称本病为“痄腮”，又名“大头瘟”“蛤蟆瘟”“衬耳风”等。

二、病因及发病机制

（一）病因[2, 3]

流行性腮腺炎是由腮腺炎病毒引起的一种急性呼吸道传染病。流行性腮腺炎病毒与副流感病毒、麻疹病毒、呼吸道合胞病毒等同属于副黏液病毒，是核糖核酸型。

（二）发病机制[4]

腮腺炎病毒从呼吸道侵入人体后，在上呼吸道上皮细胞内繁殖，引起局部炎症反应和免疫反应，大量繁殖后进入血液循环，然后经血流播散至腮腺和中枢神经系统，形成腮腺炎和脑膜炎。进一步进展可累及睾丸、胰腺等，从而有多种临床表现。

三、临 床 表 现[2, 5]

流行性腮腺炎潜伏期 2～3 周，平均为 18 天。大多数患儿无前驱期，首先出现腮腺肿大和疼痛；少数患儿以脑膜脑炎症状开始，之后才出现腮腺肿大或无腮腺肿大。也有仅见颌下腺或舌下腺肿胀者。严重患儿可有前驱期，持续 2～3 天，出现发热，全身不适，头痛，咽痛，耳痛和腮腺导管部位压痛。如果患儿有高热、头痛、呕吐、嗜睡，可能并发脑炎，脑炎可发生在腮腺肿大前或后。患腮腺炎后可能并发睾丸炎或卵巢炎。

四、诊　　断

根据发病前 2～3 周有流行性腮腺炎接触史，或当地有本病流行，出现腮腺肿胀，特别是双侧腮腺肿胀，对诊断本病有意义。如无腮腺肿胀而仅有睾丸炎或脑膜脑炎时，则需进一步作实验室检查，以与其他疾病作鉴别。

同时要注意与颈部及耳前淋巴结炎、化脓性腮腺炎、复发性腮腺炎、腮管结石、柯萨奇病毒感染、流感和副流感病毒感染等疾病的鉴别诊断。确定诊断必须依赖血清学试验和病毒分离。

五、治　　疗[6]

（一）常用化学药物及现代技术

流行性腮腺炎是一种自限性疾病。急性期应适当卧床休息，饮食清淡，避免酸性食物。多饮水并注意口腔卫生。无须使用抗生素。治疗主要是对症处理和支持疗法。

1. *一般治疗*　适当休息，卧床，避免吃过硬及不消化食物，以软食或半流质饮食为宜，多喝水，同时注意口腔卫生。

2. *对症治疗*　发热、头痛、腮肿严重者服用解热镇痛药；腮腺肿胀疼痛明显者可采用局部冷敷或温敷；持续呕吐患儿宜适当输液；脑膜炎患儿颅内压增高时可用减压药减压。

3. *物理疗法*　①超短波；②磁疗；③氦氖激光照射局部及合谷穴。

4. *激素的应用*　流行性腮腺炎时应用皮质激素，利用其非特异性的抑制炎症作用，减轻中毒症状，以解除患者痛苦等。

（二）中成药治疗

本病为风温时毒与脏腑伏热壅结经脉所致，故其总体的中成药治疗原则为清热解毒，消肿散结。在此基础上，兼以疏风解表，或兼以软坚化痰，因症施治，随证加减。

第二节　中成药名方的辨证分类与药效[7-10]

一、疏风散热，软坚散结类

毒邪袭表者，一侧或两侧耳下以耳垂为中心的腮部漫肿疼痛，咀嚼不便，伴有轻微恶寒发热，全身轻度不适，咽红，舌红苔薄黄，脉浮数。

主要病理变化为腮腺炎病毒入侵机体后，引起腮腺非化脓性炎症，出现腮腺肿大、疼痛。

此类中成药常具有解热，抗炎，镇痛，抗病毒等作用。

常用中成药：蒲地蓝消炎口服液（片、胶囊）、血必净注射液、板蓝根颗粒（茶、糖浆）。

二、清热解毒，息风开窍类

邪陷心肝者，高热不退，耳下腮部漫肿疼痛，坚硬拒按，头痛项强，烦躁，呕吐剧烈，或神昏嗜睡，反复抽搐，舌质红，舌苔黄，脉弦数。

主要病理变化为病毒增殖后进入血液循环，播散至中枢神经系统，引起脑膜炎等。

此类中成药常具有解热，抗炎，镇静，抗病毒，保护脑细胞等作用。

常用中成药：醒脑静注射液、痰热清注射液，玉枢丹（散、紫金锭）。

三、清肝泻火，活血止痛类

毒窜睾腹者，腮部肿胀或腮肿渐消时，一侧或双侧睾丸肿胀疼痛，或少腹疼痛，痛时拒按，或伴发热，溲赤便结，舌质红，舌苔黄，脉弦。

主要病理变化为腮腺炎病毒播散至睾丸，引起睾丸炎症。

此类中成药常具有解热，抗炎，镇痛等作用。

常用中成药：龙胆泻肝丸。

四、清泄热毒，和解少阳类

毒结少阳者，腮部肿胀数日后，左胁下、上腹部疼痛较剧，胀满拒按，恶心呕吐，发热，大便秘结或泄泻，舌质红，舌苔黄，脉弦数。

主要病理变化为腮腺炎病毒播散至胰腺，导致胰腺上皮细胞水肿、坏死，堵塞腺管，引起胰腺炎。

此类中成药常具有解热，抗炎，抗病毒，解痉镇痛等作用。

常用中成药：小柴胡颗粒（汤丸、片、泡腾片、胶囊）。

参考文献

[1] 罗仁. 常见疾病的中成药治疗[M]. 2 版. 北京：人民军医出版社，2013：6-7.
[2] 余书文. 临床小儿传染病学[M]. 天津：天津科学技术出版社，1984：116-126.
[3] 陈永平. 传染病学[M]. 北京：人民军医出版社，2013：105-107.
[4] 安邦煜. 小儿常见病中医治疗[M]. 太原：山西人民出版社，1975：38.
[5] 王福先. 小儿常见疾病[M]. 北京：人民卫生出版社，1984：60-61.
[6] 陈菊梅. 流行性腮腺炎[M]. 北京：人民卫生出版社，1983：1-93.
[7] 国家卫生和计划生育委员会妇幼健康服务司，国家中医药管理局医政司. 儿科中医医疗技术及中成药用药指导[M]. 北京：中国中医药出版社，2015：138.

[8] 张伯礼，高学敏. 常见病中成药临床合理使用丛书：儿科分册[M]. 北京：华夏出版社，2015：271-275.
[9] 马融. 中医临床诊疗指南释义 儿科疾病分册[M]. 北京：中国中医药出版社，2015：185.
[10] 王永炎，晁恩祥，王贵强. 中成药临床应用指南-感染性疾病分册[M]. 北京：中国中医药出版社，2015：442-447.

（江西省儿童医院　卢庆红、许俐娜）

第三节　中成药名方

一、疏风散热，软坚散结类

蒲地蓝消炎口服液（片、胶囊）

【药物组成】 蒲公英、板蓝根、苦地丁、黄芩。

【处方来源】 研制方。国药准字 Z20030095。

【功能与主治】 清热解毒，消肿利咽。用于疖肿、腮腺炎、咽炎、扁桃体炎等。

【药效】 主要药效如下[1-3]：

1. 解热、镇痛、抗炎　采用干酵母及 2，4-二硝基苯酚致大鼠发热和角叉菜胶致大鼠足跖肿胀模型观察蒲地蓝消炎口服液的解热抗炎作用，结果发现蒲地蓝消炎口服液可显著降低模型大鼠的体温，同时可显著抑制角叉菜胶致大鼠足跖肿胀引起的炎症反应。本品也可抑制二甲苯所致的小鼠耳肿胀，降低冰醋酸致小鼠扭体次数，具有较好的解热、镇痛、抗炎作用。

2. 抗病毒　通过四甲基偶氮唑盐（MTT）比色法和细胞病变（CPE）抑制法检测蒲地蓝消炎口服液对 Hep-2 细胞的毒性作用，以及对呼吸道合胞病毒（RSV）、腺病毒 3 型（ADV3）感染细胞的保护作用，结果发现蒲地蓝消炎口服液可在一定程度上抑制病毒的复制和增殖，保护细胞不受病毒的侵害，降低病毒所致的细胞死亡率。

3. 抗菌　蒲地蓝消炎口服液对大肠杆菌和脆弱类杆菌所致小鼠皮下混合感染的脓肿形成有一定抑制作用，对金黄色葡萄球菌和脆弱类杆菌腹腔注射所致小鼠感染有一定的保护作用，且具有较好的抗菌作用。

【临床应用】 临床主要用于小儿流行性腮腺炎、小儿疱疹性咽峡炎、小儿手足口病、小儿急性扁桃体炎、小儿急性呼吸道感染等。

1. 小儿流行性腮腺炎[4-9]　本品临床主要用于治疗小儿流行性腮腺炎，症见腮腺或颌下腺、舌下腺等其他唾液腺发生非化脓性肿大、疼痛等。蒲地蓝消炎口服液治疗儿童流行性腮腺炎临床用药后体温恢复正常，头痛、呕吐等临床症状消失，且腮腺部位肿痛消失，食欲不振、精神倦怠等伴随症状减轻，说明本品能减轻小儿流行性腮腺炎的临床症状，缩短疗程，未见明显不良反应。

2. 小儿疱疹性咽峡炎[10, 11]　本品可用于治疗疱疹性咽峡炎，症见患儿突然发热，多为低度或中度发热，小年龄儿拒食、流涎明显，较大儿童诉咽痛，偶有患儿诉腹痛，咽部充血，软腭、扁桃体、咽峡部可见散在灰白色疱疹等。临床用蒲地蓝消炎口服液治疗疱疹性咽峡炎后患儿发热、咽部症状、精神状况及饮食情况均明显改善。另外蒲地蓝消炎口服液具有清热解毒，消肿利咽之功效，与利巴韦林喷剂合用治疗疱疹性咽峡炎，局部症状改善时间、退热时间、疱疹消退时间明显优于单用蒲地蓝消炎口服液组。

3. 小儿手足口病[12, 13] 蒲地蓝消炎口服液辅助常规疗法治疗手足口病，可以提高效率，改善临床症状，并缩短住院时间。以蒲地蓝消炎口服液联合 α-2b 干扰素雾化吸入治疗小儿手足口病，总病程、退热时间、手足皮疹及口腔疱疹愈合时间、口腔疼痛改善时间均明显缩短。

4. 小儿急性扁桃体炎[14, 15] 本品可用于治疗小儿急性扁桃体炎，症见发热、咽痛、咳嗽、鼻塞、吞咽困难、腭扁桃体红肿化脓等。临床用蒲地蓝消炎口服液与头孢克洛对照治疗儿童急性扁桃体炎发现，患者体温在用药 48 小时内复常，咽痛消失，食欲明显改善，扁桃体红肿明显减轻，疗效确切。另外蒲地蓝消炎口服液联合头孢硫脒针治疗小儿急性化脓性扁桃体炎可使患儿临床症状、体征好转。

5. 小儿急性上呼吸道感染[16] 蒲地蓝消炎口服液可减轻急性上呼吸道感染症状，降低血清中 TNF-α、IL-6 水平及提高外周血中 $CD3^+$、$CD4^+$及 $CD4^+/CD8^+$水平，缓解鼻塞、咳嗽、咽红等临床症状，增强机体免疫防护作用。

6. 其他[17] 蒲地蓝消炎口服液可治疗小儿急性上呼吸道感染，联合西医治疗可有效改善支原体肺炎患儿炎症反应及肺功能。

【不良反应】 有患者服用本药后发生呕吐、急性荨麻疹的报道[18, 19]。

【使用注意】 ①脾胃虚寒症见腹痛、喜暖、泄泻者慎用。②疮疖较重或局部变软化脓，或扁桃体有化脓及全身高热者应到医院就诊。③用药期间不宜同时服用温热性药物。④忌食辛辣刺激性食物。⑤病情好转后不宜长期服用。

【用法与用量】 口服液：1 次 10ml，1 日 3 次。片剂：1 次 5～8 片，1 日 4 次。胶囊：口服，1 次 3～5 粒，1 日 4 次。小儿酌减或遵医嘱。

参考文献

[1] 史国举. 蒲地蓝消炎口服液解热抗炎作用的实验研究[J]. 中国现代医生，2012，50（9）：9-10.

[2] 沈存思，尹庆锋，王蔚，等. 6 种中药口服液抗炎、镇痛、解热作用比较实验研究[J]. 世界中医药，2016，11（9）：1663-1666.

[3] 吴璇，于莉，胡涛，等. 蒲地蓝消炎口服液对呼吸道合胞病毒和腺病毒的体外抗病毒作用[J]. 实用医学杂志，2015，31（11）：1838-1840.

[4] 张桂英，丁传花. 蒲地蓝消炎口服液治疗儿童流行性腮腺炎的临床疗效分析[J]. 中国卫生产业，2013，10（15）：80-81.

[5] 王隆，刘静. 蒲地蓝消炎口服液治疗儿童流行性腮腺炎 45 例[J]. 中国中医急症，2010，19（10）：1815.

[6] 贾炜. 蒲地蓝消炎口服液联合利巴韦林颗粒治疗流行性腮腺炎的疗效观察[J]. 中国医药指南，2012，10（35）：606.

[7] 蓝英，陈定潜. 蒲地蓝口服液治疗儿童流行性腮腺炎的临床研究[J]. 按摩与康复医学（中旬刊），2012，3（11）：113-114.

[8] 段然. 蒲地蓝联合利巴韦林治疗小儿流行性腮腺炎临床疗效的系统评价[J]. 医学信息，2015，（43）：139-140.

[9] 李翠环. 中西医结合治疗小儿流行性腮腺炎的疗效研究[J]. 中西医结合心血管病电子杂志，2015，3（2）：136-137.

[10] 李育红. 蒲地蓝消炎口服液治疗疱疹性咽峡炎 35 例疗效观察[J]. 中国临床医生，2011，39（7）：53-54.

[11] 张正磊. 利巴韦林喷剂联合蒲地蓝消炎口服液治疗小儿疱疹性咽峡炎疗效观察[J]. 临床肺科杂志，2013，18（7）：1315.

[12] 黄春琳，吴庆灵. 蒲地蓝消炎口服液联合 α-2b 干扰素雾化吸入治疗小儿手足口病 54 例疗效观察[J]. 中国中西医结合儿科学，2013，5（1）：39-41.

[13] 荣潇，李刚，段建飞，等. 蒲地蓝消炎口服液对小儿手足口病免疫功能及炎性因子的影响[J]. 中华中医药学刊，2019，37（3）：714-717.

[14] 兰红斌，袁惠平. 蒲地蓝消炎口服液与头孢克洛对照治疗儿童急性扁桃体炎的疗效观察[J]. 中医临床研究，2019，11（4）：86-87.

[15] 谭润果. 蒲地蓝消炎口服液佐治小儿急性化脓性扁桃体炎 50 例疗效观察[J]. 国医论坛，2019，34（1）：40-42.
[16] 敖李，徐秋. 蒲地蓝消炎口服液治疗儿童急性上呼吸道感染的临床观察[J]. 中国药房，2018，29（3）：390-393.
[17] 高洁，吴小磊. 蒲地蓝消炎口服液联合西医治疗对支原体肺炎患儿肺功能及炎症反应的影响[J]. 中国煤炭工业医学杂志，2019，22（3）：307-311.
[18] 范晓宇，刘长胜，李美玲. 口服蒲地蓝消炎口服液致急性荨麻疹 1 例[J]. 临床军医杂志，2014，42（4）：402.
[19] 王毅军. 蒲地蓝消炎口服液不良反应 3 例报告及分析[J]. 中国现代药物应用，2014，8（3）：185-186.

（江西省儿童医院　许俐娜、卢庆红）

血必净注射液

【药物组成】　红花、赤芍、川芎、丹参、当归。

【处方来源】　清·王清任《医林改错》血府逐瘀汤加减化裁方。国药准字 Z20040033。

【功能与主治】　化瘀解毒。用于温热类疾病，症见发热、喘促、心悸、烦躁等瘀毒互结证；适用于因感染诱发的全身炎症反应综合征；也可配合治疗多器官功能失常综合征的脏器功能受损期。

【药效】　主要药效如下[1-5]：

1. 抗炎　血必净注射液可抑制炎性因子如肿瘤坏死因子-（TNF-α）、白介素-6（IL-6），白介素-8（IL-8）等的释放，抑制炎性介质高迁移率族蛋白 B1（HMGB1）的水平，减弱心、肺、肾、肝等器官的炎症反应，保护机体各器官免受炎性损伤。

2. 抗氧化　血必净注射液可抑制体内多种炎性介质的病理生理作用，具有很强的抗脂质过氧化、清除氧自由基作用，对应激性脏器损伤具有良好的保护作用。

3. 调节免疫　血必净注射液可升高小鼠 T 细胞亚群 $CD3^+CD4^+/CD3^+CD8^+$比值，抑制 Th1 细胞转录因子 T-betmRNA 表达和促进 Th2 细胞转录因子 GATA-3 mRNA 表达，调整 Th1/Th2 失衡，保持免疫炎症调节功能的平衡状态。

【临床应用】　临床主要用于治疗流行性腮腺炎、小儿急性脓毒血症、小儿感染性心内膜炎等。

1. 流行性腮腺炎[6]　本品可用于治疗流行性腮腺炎，症见发热、腮腺肿痛，尿淀粉酶升高、血淀粉酶升高等。腮腺炎可引起非化脓性炎症、腮腺管壁细胞肿胀、炎性细胞浸润、间质细胞组织水肿等病理改变。血必净注射液可改善微循环，降低病毒感染所致的病理性损害，抑制炎症介质的释放，恢复机体的免疫反应，保护损伤的脏器，从而治愈腮腺炎。

2. 小儿急性脓毒血症[7]　本品可用于治疗小儿急性脓毒血症，症见心动过速、呼吸急促、外周血白细胞增加或是发热等。血必净注射液具有活血化瘀、疏通经络、溃散毒邪的作用，能够拮抗内毒素，拮抗 TNF-α 的作用，治疗脓毒症；能够促进患儿的肝功能恢复，对于减轻患儿脓毒症休克的发生有着极为重要的意义，也能够保护患儿的心脏及脑组织。

3. 小儿感染性心内膜炎[8]　本品可用于治疗小儿感染性心内膜炎，症见发热、心衰、皮疹及栓塞等，采用血必净注射液对患者进行治疗，结果显示与治疗前对比，患者治疗后 IL-6 水平、CRP 水平和白细胞水平明显降低，可有效改善炎症的情况。

4. 其他[9, 10]　血必净注射液还可用于治疗小儿过敏性紫癜、小儿支气管肺炎等。

【不良反应】　文献报道，本品可出现心慌、胸闷、气促、局部麻木、发绀，皮疹、瘙痒，面部肿胀、胸闷、气喘，寒战、头胀、言语困难、发热，胃胀、腹痛等不良反应，严重的可引起呼吸困难，过敏性休克等[11-14]。

【使用注意】 ①有既往过敏史者慎用或禁用。②小于 3 岁患儿是本品引起严重过敏反应的独立危险因素，应谨慎使用[15]。③在治疗由感染诱发的全身炎症反应综合征及多器官功能障碍综合征时，在控制原发病的基础上联合使用本品。④本品与其他注射剂同时使用时，要用 50ml 生理盐水间隔，不宜混合使用。⑤本品在静脉滴注过程中禁止与其他注射剂配伍使用。

【用法与用量】 静脉注射。全身炎症反应综合征：50ml 加生理盐水 100ml 静脉滴注，30～40 分钟滴毕，1 日 2 次；病情重者，1 日 3 次。多器官功能障碍综合征：100ml 加生理盐水 100ml 静脉滴注，30～40 分钟滴毕，1 日 2 次；病情重者，1 日 3～4 次。小儿酌减或遵医嘱。

参考文献

[1] 何国鑫，胡慧敏，罗文朝，等. 血必净注射液对急性肺损伤大鼠氧自由基变化的影响[J]. 实用医学杂志，2009，25（12）：1916-1919.

[2] 袁雪松，卞晓星，戚传平. 血必净对大鼠外伤性脑损伤后血清 S100B 和 IL-6 水平的影响[J]. 江苏大学学报（医学版），2009，19（1）：35-38.

[3] 张淑文，孙成栋，文艳，等. 血必净注射液对脓毒症大鼠血清炎症介质及 Th1/2 的影响[J]. 中国危重病急救医学，2006，18（11）：673-676，插 6.

[4] 孙正达，沈建明，沈蕾，等. 血必净注射液改善脓毒症大鼠心脏功能的作用[J]. 复旦学报（医学版），2008，35（2）：208-211.

[5] 阙敢波，邓兴，肖雄箭，等. 血必净对脓毒症大鼠心肌保护作用的研究[J]. 中国实用医药，2008，3（36）：11-12.

[6] 高丽英. 血必净治疗流行性腮腺炎临床观察[J]. 光明中医，2013，28（4）：698-699.

[7] 陈焕辉，靳冬梅. 分析血必净注射液在治疗小儿急性脓毒血症中的应用价值[J]. 世界最新医学信息文摘，2015，15（74）：124+126.

[8] 左桂彦. 血必净注射液治疗小儿感染性心内膜炎的疗效评价[J]. 中西医结合心血管病电子杂志，2016，4（7）：89-90.

[9] 王永艳，陈德监. 血必净治疗小儿过敏性紫癜 30 例疗效观察[J]. 齐齐哈尔医学院学报，2015，36（27）：4082-4083.

[10] 廖陆英. 血必净不同给药途径治疗小儿支气管肺炎效果观察与护理[J]. 内蒙古中医药，2014，33（29）：155.

[11] 郭华，任艳丽，王培，等. 血必净注射液的不良反应文献分析[J]. 安徽医药，2017，21（08）：1548-1551.

[12] 聂爱蕊，郭中坤，张雨，等. 211 例血必净注射液不良反应的文献分析[J]. 海峡药学，2019，31（11）：246-249.

[13] 刘银萍，樊鹏利，董玲芳，等. 血必净注射液静脉滴注致速发型过敏性休克 2 例[J]. 医药导报，2019，38（12）：1672-1673.

[14] 李志鸿，李素梅. 血必净注射液引起严重不良反应 1 例[J]. 疾病监测与控制， 2017，11（04）：344.

[15] 王立丹，张晓燕，杜梅，等. 血必净注射液致重症过敏反应的临床特征及危险因素分析[J]. 实用药物与临床，2018，21（12）：1420-1423.

（江西省儿童医院 卢庆红、许俐娜）

板蓝根颗粒（茶、糖浆）

【药物组成】 板蓝根。

【处方来源】 研制方。国药准字 Z44023485。

【功能与主治】 清热解毒，凉血利咽。用于肺胃热盛所致的咽喉肿痛、口咽干燥、腮部肿胀；急性扁桃体炎、腮腺炎见上述证候者。

【药效】 主要药效如下[1-7]：

1. 抗病毒 板蓝根抗病毒作用明确，且能抵抗病毒的种类较为广泛，对柯萨奇病毒 B3、肾综合征出血热病毒、乙型脑炎病毒、腮腺炎病毒、单纯疱疹病毒及乙型肝炎病毒均有抑制作用。板蓝根颗粒对甲型 H1N1 流感病毒感染的小鼠有较好的保护作用，可明显延长感染小鼠的存活天数并提高存活率，对肺组织有一定的保护作用。

2. 解热　板蓝根颗粒可以拮抗外源性致热源如内毒素引起的大鼠体温升高，降低内毒素致发热大鼠的体温，具有解热作用。

3. 抗炎　板蓝根颗粒对二甲苯所致小鼠耳郭肿胀、角叉菜胶致大鼠足跖肿胀、大鼠棉球肉芽组织增生及醋酸致小鼠血管通透性增加均有抑制作用，板蓝根颗粒预处理的小鼠腹腔巨噬细胞 TNF-α 和 IL-6 的量明显降低，其抗炎作用与减少 PGE_2 的合成有关。

4. 镇痛　采用醋酸致小鼠扭体及热水致小鼠缩尾反应观察板蓝根不同提取部位的镇痛作用。结果显示，在小鼠扭体实验中，板蓝根能够极其显著地改善减少致小鼠扭体次数，延长扭体潜伏期；在小鼠热水缩尾实验中，板蓝根亦能够极其显著地延长小鼠缩尾潜伏期，镇痛作用显著。

板蓝根颗粒治疗流行性腮腺炎的药效机制见图 4-1。

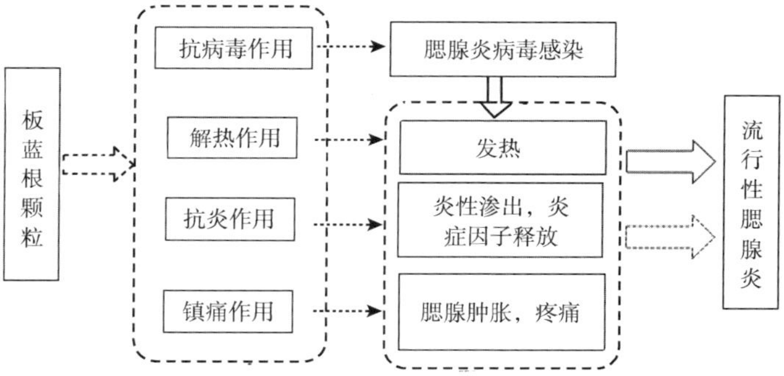

图 4-1　板蓝根颗粒治疗流行性腮腺炎的药效机制

实线箭头表示疾病病理；虚线箭头表示药物治疗作用

【临床应用】　临床主要用于治疗流行性腮腺炎、小儿水痘、小儿上呼吸道感染等。

1. 流行性腮腺炎[8-11]　本品可用于治疗流行性腮腺炎，主要因瘟疫时毒，热毒蕴结所致，症见发热，腮部肿胀，舌红苔黄，脉数。在对症治疗基础上，板蓝根颗粒联合利巴韦林注射液，总有效率及退热时间、腮肿消退时间和住院时间均优于单独使用利巴韦林。

2. 小儿水痘[12, 13]　本品可用于治疗水痘，症见发热，疱疹形小，疱浆清亮，舌质红、苔黄，脉数等。板蓝根颗粒联合更昔洛韦或利巴韦林治疗水痘，能缩短止疱时间、结痂时间、退热时间和痊愈时间，缩短病程。

3. 小儿上呼吸道感染[14, 15]　急性上呼吸道感染是小儿最常见的疾病，多由病毒感染所致，临床表现为发热、咳嗽、流涕、鼻塞，有时伴咽痛、呕吐、腹泻等。板蓝根及其多种制剂是上呼吸道感染的常用药物，单方即可奏效，广泛用于治疗或预防流行性感冒、急慢性咽炎、扁桃体炎、毛细支气管炎。板蓝根颗粒和维生素 C 联合预防小儿呼吸道感染，可显著降低小儿呼吸道感染率和感染次数，效果明显。

4. 其他[16]　本品可用于治疗支气管肺炎、病毒性肝炎等疾病。

【不良反应】　尚不明确。

【使用注意】　①阴虚火旺者慎用。②服药期间忌食辛辣、油腻食物。③老人及素体脾胃虚弱者慎用。

【用法与用量】 颗粒剂：开水冲服，1次5～10g，或1次3～16g（无蔗糖），1日3～4次。茶剂：开水冲服，1次1块，1日3次。糖浆剂：口服，1次15ml，1日3次。儿童酌减。

参考文献

[1] 王建敏，李伟. 板蓝根颗粒中有效成分的测定及药理作用研究进展[J]. 中国医药导报，2019，16（18）：49-52.
[2] 常晓波. 板蓝根与抗内毒素药效作用及化学基础研究[J]. 吉林医学，2013，34（27）：5539.
[3] 方建国，汤杰，杨占秋，等. 板蓝根体外抗单纯疱疹病毒I型作用[J]. 中草药，2005，36（2）：242-244.
[4] 孙惠惠，邓巍，占玲俊，等. 板蓝根颗粒对甲型流感病毒小鼠的作用[J]. 中国比较医学杂志，2010，20（7）：53-56+96.
[5] 邓文龙. 中医解毒法实质的研究及内毒素性疾病的中医药防治[J]. 中药药理与临床，1992，8（4）：40-44.
[6] 田冰，刘璟. 板蓝根多糖在结核小鼠模型中的免疫干预研究[J]. 检验医学与临床，2017，14（19）：2842-2844.
[7] 陈民，陈晓锋，顾振纶. 板蓝根药理作用和临床应用研究进展[J]. 中国野生植物资源，2002，21（2）：3.
[8] 李金鸾. 磷酸奥司他韦颗粒联合板蓝根颗粒治疗小儿急性病毒性腮腺炎的效果分析[J]. 临床医学工程，2018，25（5）：629-630.
[9] 王小红. 板蓝根颗粒联合利巴韦林注射液治疗儿童流行性腮腺炎的临床分析[J]. 北方药学，2018，15（1）：101.
[10] 王建峰. 中西医结合治疗流行性腮腺炎的疗效观察[J]. 中国预防医学杂志，2008，9（7）：685.
[11] 林廷塔，杨胜风，戴建义. 利巴韦林联合板蓝根治疗流行性腮腺炎[J]. 临床医学，2008，（3）：123-124.
[12] 张瑞凤，姚云洁，闫慧颖. 成人及儿童水痘199例临床诊治分析[J]. 中国煤炭工业医学杂志，2013，16（7）：1126-1127.
[13] 阿依吐拉 · 买买亚. 中西医结合治疗112例水痘的疗效[J]. 中国临床药理学杂志，2010，26（6）：470-474.
[14] 李瑞琴，柴尔刚，全昕，等. 板蓝根颗粒联合维生素C预防小儿呼吸道感染的效果观察[J]. 现代生物医学进展，2012，12（35）：6921-6923.
[15] 王小红. 板蓝根颗粒联合利巴韦林注射液治疗儿童流行性腮腺炎的临床分析[J]. 北方药学，2018，15（1）：101.
[16] 刁燕春. 浅析板蓝根在临床诊疗中的应用效果[J]. 中医临床研究，2014，8（31）：21-22.

（四川省人民医院 李晋奇，电子科技大学 何 丹）

二、清热解毒，息风开窍类

醒脑静注射液

【药物组成】 麝香、郁金香、栀子、冰片。

【处方来源】 清 · 吴瑭《温病条辨》安宫牛黄丸加减化裁方。国药准字Z32020564。

【功能与主治】 清热解毒，凉血活血，开窍醒脑。用于气血逆乱，脑脉瘀阻所致的中风、神昏、偏瘫、口舌㖞斜；外伤头痛，神志不清；酒毒攻心，头痛呕恶，抽搐；脑梗死、脑出血急性期、颅脑外伤、急性酒精中毒见上述证候者。

【药效】 主要药效如下[1-4]：

1. 脑保护 利用原代培养的大鼠大脑皮层神经细胞，观察醒脑静注射液对抗谷氨酸对脑细胞的兴奋毒性作用，结果观察到醒脑静注射液能减轻细胞的损伤性变化，减少LDH的漏出率，显示醒脑静注射液能够对抗谷氨酸介导的兴奋毒性，对培养的大鼠大脑皮层细胞具有保护作用。并且醒脑静注射液可以通过抑制TNF-α、IL-1、IL-6等炎性因子介导的炎性反应来保护脑组织。

2. 解热、镇痛、抗炎 醒脑静注射液可以明显抑制内毒素致家兔体温升高，减少冰醋酸致小鼠扭体次数，抑制二甲苯致小鼠耳肿胀，具有解热、镇痛、抗炎作用。

3. 兴奋中枢　醒脑静注射液可以明显缩短戊巴比妥钠致小鼠睡眠时间，兴奋中枢作用显著。

4. 抗菌　体外抑菌实验表明，醒脑静注射液对枯草芽孢杆菌、金黄色葡萄球菌、藤黄微球菌、沙门氏菌、大肠埃希菌等均显示出一定的抑菌作用，其中对枯草芽孢杆菌的抑菌活性最强。

【临床应用】　本品主要用于流行性腮腺炎脑膜脑炎、小儿高热惊厥、小儿病毒性脑炎等。

1. 流行性腮腺炎脑膜脑炎[5-7]　本品可用于治疗小儿流行性腮腺炎脑膜脑炎，症见发热及腮腺肿胀，头痛，反复呕吐等，伴有其他神经系统症状及脑膜刺激征。采用醒脑静注射液与利巴韦林联合治疗流行性腮腺炎脑膜脑炎可以明显缩短病程，优于单用利巴韦林或醒脑静注射液，可大幅度降低因利巴韦林造成的骨髓和免疫系统抑制。同时有研究发现，小儿流行性腮腺炎脑膜脑炎加用醒脑静注射液可以缩短疗程，提高疗效，尤其对发热、头痛症状疗效显著，通过其抗炎、抗氧化、脑保护等作用，可以减少后遗症的发生。

2. 小儿高热惊厥[8, 9]　本品可用于治疗小儿高热惊厥，症见体温骤然升高，伴有意识丧失，惊厥发作后恢复较快。醒脑静注射液静脉给药后可通过血脑屏障，直接作用于中枢神经系统，可使发热、抽搐消失时间及神志恢复时间明显缩短。

3. 小儿病毒性脑炎[10]　本品可用于治疗小儿病毒性脑炎，症见头痛、呕吐、发热、嗜睡、抽搐、昏迷等。本品可有效地降低血脑屏障的通透性，减轻脑水肿，使神经细胞的损害减轻。本品具有抗凝、增强组织细胞耐缺氧能力及调节中枢神经系统平衡的作用。

【不良反应】　①过敏反应：潮红、皮疹、瘙痒、呼吸困难、憋气、心悸、发绀、血压下降、过敏性休克等。②全身性损害：畏寒、寒战、发热、乏力、疼痛、面色苍白、多汗等。③呼吸系统：咳嗽、呼吸急促等。④心血管系统：心悸、胸闷、血压升高等。⑤神经精神系统：头晕、头痛、抽搐、昏迷、肢体麻木、烦躁等。⑥皮肤：风团样皮疹、丘疹、红斑等。⑦胃肠道系统：恶心、呕吐、腹痛、腹泻等。⑧用药部位：注射部位的疼痛、红肿、麻木、皮疹、静脉炎等[11]。

【使用注意】　①对本品或含有人工麝香（或麝香）、栀子、郁金、冰片制剂及成分中所列辅料过敏或有严重不良反应病史者禁用。②本品不良反应包括过敏性休克，应在有抢救条件的医疗机构使用，使用者应是具备治疗过敏性休克等严重过敏反应资质或接受过过敏性休克抢救培训的医师，用药过程中，应密切观察用药反应，特别是开始 30 分钟，发现异常，应立即停药，采用积极措施救治患者。③严格按照药品说明书规定的功能主治使用，禁止超功能主治用药。④严格掌握用法用量。按照药品说明书推荐剂量使用药品。不得超剂量、过快滴注和长期连续用药。⑤严禁混合配伍，谨慎联合用药。⑥目前尚无儿童应用本品的系统研究资料，不建议儿童使用。

【用法与用量】　肌内注射，1 次 2～4ml，1 日 1～2 次；静脉滴注，1 次 10～20ml，用 5%～10%葡萄糖注射液或氯化钠注射液 250～500ml 稀释后滴注，或遵医嘱。

参考文献

[1] 万文成，李杰芬，罗海燕，等. 醒脑静对大鼠皮层神经细胞的保护作用[J]. 广州中医药大学学报，2002，19（2）：125-126.

[2] 顾丽君. 醒脑静注射液的药理药效分析及其临床应用研究[J]. 亚太传统医药，2013，9（1）：153-154.
[3] 徐元虎. 醒脑静注射液的药理药效学研究与临床应用现状[J]. 现代中西医结合杂志，2010，19（4）：507-510.
[4] 张路晗，向金莲，程睿，等. 醒脑静注射液的药效学研究[J]. 华西药学杂志，2001，16（6）：429-431.
[5] 孙强英. 小儿流行性腮腺炎脑膜脑炎 106 例临床观察[J]. 吉林中医药，1998，18（2）：19.
[6] 汪银霞，金超阳. 醒脑静与利巴韦林治疗流行性腮腺炎脑膜脑炎 32 例疗效观察[J]. 中国实用神经疾病杂志，2012，15（15）：71-72.
[7] 黄文玉. 醒脑静治疗流行性腮腺炎脑膜炎 30 例疗效观察[J]. 中国中西医结合儿科学，2009，1（2）：168-169.
[8] 林旻. 醒脑静注射液治疗小儿高热惊厥 83 例临床分析[J]. 中国社区医师（医学专业），2013，15（8）：182.
[9] 苏宏萍，于莹，张莉. 醒脑静注射液治疗小儿高热惊厥的临床疗效[J]. 山西医药杂志（下半月刊），2013，42（1）：69-70.
[10] 姜淑华，王英杰. 醒脑静注射液治疗小儿病毒性脑炎的疗效观察[J]. 滨州医学院学报，2002，（4）：299.
[11] 谢俊大. 醒脑静注射液致药物不良反应 15 例文献分析[J]. 中国药师，2007，10（9）：902-904.

（江西省儿童医院　许俐娜、卢庆红）

痰热清注射液

【药物组成】 黄芩、熊胆粉、山羊角、金银花、连翘。

【处方来源】 研制方。国药准字 Z20030054。

【功能与主治】 清热，化痰，解毒。用于风温肺热病属痰热阻肺证，症见发热、咳嗽、咯痰不爽、咽喉肿痛、口渴、舌红、苔黄；肺炎早期、急性支气管炎、慢性支气管炎急性发作及上呼吸道感染见上述证候者。

【药效】 主要药效如下[1-5]：

1. 抗菌　体外抗菌试验表明痰热清胶囊对金黄色葡萄球菌、流感杆菌、表皮葡萄球菌、肺炎双球菌、乙型溶血性链球菌、百日咳杆菌、白喉轻型等具有不同程度的抑菌和杀菌作用，同时对细菌感染后的模型动物具有明显的保护作用，可减少动物死亡率，延缓动物死亡时间。

2. 抗病毒　采用流感病毒肺适应株 FM1 感染致动物病毒性肺炎模型，结果发现痰热清胶囊高、中剂量可抑制流感病毒所致肺病变的发展，降低小鼠感染后的死亡率。

3. 解热、镇痛　痰热清胶囊对细菌内毒素或酵母致家兔发热，体温升高具有不同程度的抑制；痰热清雾化溶液可显著降低发热大鼠下丘脑中 PGE_2 和 cAMP 的含量，从而降低发热大鼠的体温。痰热清胶囊可减少醋酸引起的小鼠扭体次数，并可显著提高小鼠热板致痛阈值，具有一定的镇痛作用。

4. 抗炎　痰热清胶囊对二甲苯引起的耳肿胀和组胺引起的毛细血管通透性增加有明显的抑制作用；痰热清雾化溶液可降低急性肺损伤大鼠白细胞计数、中性粒细胞比例，降低肺组织中 NF-κB 和 IL-1β 等炎症因子的表达，从而发挥抗炎作用。

【临床应用】 临床主要用于流行性腮腺炎、急性呼吸道感染、小儿水痘等。

1. 流行性腮腺炎[6, 7]　本品可用于治疗小儿流行性腮腺炎，症见腮腺肿大、疼痛，发热，食欲不振等，传播快，流行性强，目前尚无特效治疗方法，主要采用中药抗病毒或西药利巴韦林、更昔洛韦等抗病毒治疗。采用西药利巴韦林联合痰热清注射液治疗儿童流行性腮腺炎，可有效缩短患儿腮腺肿痛消退时间和退热时间，降低血清 TNF-α 及 C 反应蛋白（CRP）水平，改善患儿的临床症状，降低利巴韦林不良反应的发生。

2. 急性呼吸道感染[8-10]　本品可用于治疗小儿急性呼吸道感染，常见的临床症状为发热、咳嗽、咯痰等。儿童由于特殊的生理病理特点，对于儿童急性呼吸道感染主要进行退热、止咳、祛痰等对症处理。痰热清注射液具有清热解毒、化痰解痉等功效，使用 3 天后可使患儿体温下降、咳嗽减轻、痰量减少、咳痰困难程度减轻。

3. 小儿水痘[11, 12]　本品适用于治疗水痘，症见疱疹形小，疹色红润，疱浆清亮等。研究表明痰热清注射液联合阿昔洛韦治疗水痘，较单用阿昔洛韦，临床疗效较好，可显著缩短退热时间和皮疹结痂时间，且明显降低水痘肺炎并发率、水痘脑炎并发率。

4. 其他[13-15]　痰热清注射液临床还可用于治疗水痘、疱疹性咽峡炎、支原体肺炎、手足口病等。

【不良反应】　有文献报道，本品可能出现皮疹、全身发痒、面部潮红、口唇发绀、眼周水肿、水疱、头晕、头痛、烦躁、面部麻木、视力模糊、昏睡、神志不清、气促、呼吸困难、喉头水肿、胸闷、心悸、血压下降、房颤、恶心、呕吐、胃部不适、寒战、发热等不良反应[16-18]。

【使用注意】　①有表寒证者忌用。②本品用于风温肺热病属痰热阻肺证及风热感冒等，对寒痰阻肺和风寒感冒属不对症治疗范畴，故而在临床使用过程中要注意寒热辨证合理应用。③不得和其他药物混合滴注。④严重肺源性心脏病伴有心衰者禁用。⑤有既往过敏史者慎用或禁用。

【用法与用量】　常用量：成人一般 1 次 20ml，重症患者 1 次可用 40ml，加入 5%葡萄糖注射液或 0.9%氯化钠注射液 250～500ml 中，静脉滴注，控制滴数每分钟不超过 60 滴，每日 1 次；儿童按 0.3～0.5ml/kg 体重，最高剂量不超过 20ml，加入 5%葡萄糖注射液或 0.9%氯化钠注射液 100～200ml 中，静脉滴注，控制滴数每分钟 30～60 滴，每日 1 次；或遵医嘱。

参 考 文 献

[1] 张黎莉，李展，徐晓月，等. 痰热清胶囊的主要药效学研究[J]. 中国实验方剂学杂志，2004，10（3）：37-40.

[2] 郑金粟，顾立刚. 痰热清注射液对流感病毒 FM_1 感染小鼠抗病毒作用的研究[J]. 中华中医药杂志，2009，24（7）：851-854.

[3] 周雅阳，张广平，宋玲，等. 痰热清吸入溶液的药效学评价[J]. 中国实验方剂学杂志，2019，（12）：1-5.

[4] 龙爽，刘绍勇，徐英. 痰热清注射液及 5 种中间体对四氯化碳致急性肝损伤大鼠的保护作用探讨[J]. 中国实验方剂学杂志，2018，24（11）：73-80.

[5] 雷扬，周爱民，郭涛，等. 痰热清注射液对急性肝损伤大鼠的保护作用[J]. 中国中药杂志，2013，38（8）：1226-1230.

[6] 章银瓶，金铁. 利巴韦林注射液联合痰热清治疗儿童流行性腮腺炎疗效观察[J]. 中国药师，2014，17（5）：835-837.

[7] 程红球，黄彩华，姚展成. 痰热清注射液治疗儿童流行性腮腺炎临床观察[J]. 中国中医急症，2013，22（6）：982-983.

[8] 谷丽，季蓓，陆凤凤，等. 痰热清注射剂治疗儿童急性呼吸道感染 110 例疗效观察[J]. 中华医院感染学杂志，2007，17（12）：1525-1527.

[9] 杜宏女. 痰热清注射液治疗儿童急性呼吸道感染 103 例[J]. 中国中医急症，2009，18（7）：1156.

[10] 殷勇，周纬，肖洁，等. 痰热清注射液治疗儿童急性呼吸道感染的临床观察[J]. 中国中西医结合急救杂志，2005，12（1）：37-39.

[11] 帕尔哈提・阿不力米提. 痰热清注射液联合阿昔洛韦注射液治疗小儿水痘的临床效果分析[J]. 世界最新医学信息文摘，2016，16（101）：143-145.

[12] 陈江平，池宏亮. 痰热清注射液治疗小儿水痘 50 例疗效观察[J]. 齐齐哈尔医学院学报，2012，33（23）：3243-3244.

[13] 冯传威，彭曙辉. 痰热清注射液治疗儿童疱疹性咽峡炎 80 例[J]. 中医药导报，2013，（5）：101.

[14] 盛爱棉. 痰热清注射液联合阿奇霉素治疗小儿肺炎支原体肺炎[J]. 中国实用医刊，2014，（12）：117-118.

[15] 吕崇江，黄丽. 痰热清联合利巴韦林治疗普通型儿童手足口病的临床疗效分析[J]. 中国实验方剂学杂志，2011，17（2）：

229-231.
[16] 李澍，王玮. 某院 83 例痰热清注射液不良反应病例回顾性分析[J]. 临床医药文献电子杂志，2019，6（97）：68-69.
[17] 张敏，金剑. 痰热清注射液不良反应文献分析[J]. 临床合理用药杂志，2019，12（10）：13-15.
[18] 王亮，张凤，陈万生. 痰热清注射液不良事件文献分析[J]. 中国药房，2019，30（05）：694-697.

（江西省儿童医院　卢庆红，四川省人民医院　李晋奇）

玉枢散（丹、紫金锭）

【药物组成】 山慈菇、千金子、朱砂、五倍子、雄黄、麝香、红芽大戟。

【处方来源】 宋·王璆《百一选方》。国药准字 Z32020488。

【功能与主治】 辟秽解毒。适用于内治湿温时邪，头昏胸闷，腹痛吐泻及小儿痰壅惊闭等症；外敷痈疽疔疮，肿核结毒等症。

【药效】 主要药效如下[1-5]：

1. *抗病毒* 采用体外直接抗病毒实验研究发现，紫金锭对单纯疱疹病毒（HSV）1 型、2 型有抑制作用，而在研究中的新剂型紫金霜对腺病毒（ADV）3 型、7 型和 HSV1 型、2 型均有抑制作用。

2. *抗菌* 体外抑菌试验观察到紫金锭对沙门氏菌、金黄色葡萄球菌、铜绿假单胞菌、白色念珠菌、大肠杆菌、绿脓杆菌均有抑制作用。

3. *抗炎镇痛* 紫金锭能降低小鼠腹腔注射醋酸所致毛细血管通透性增高，减少腹腔注射醋酸所致小鼠扭体反应次数，具有较好的抗炎镇痛作用。

4. *调节胃肠运动* 紫金锭可以降低离体兔肠自主舒缩运动，降低乙酰胆碱刺激离体兔肠及氯化钡刺激离体兔肠舒缩运动频率，缓解病理性肠道平滑肌痉挛。

5. *抗肿瘤* 紫金锭有明显的抑制和杀伤小鼠白血病细胞的作用，主要作用于干细胞周期的 S 期，具有减轻、缓解白血病细胞对肝脾浸润的作用，从而显著延长白血病小鼠的生存期。

【临床应用】 临床主要用于小儿腮腺炎、流行性脑膜炎、水痘等。

1. *小儿腮腺炎*[6-9] 本品适用于治疗小儿腮腺炎，临床症状主要为腮腺局部红肿热痛、拒按，不思饮食，口苦咽干等。紫金锭治疗小儿腮腺炎，可改善腮部肿胀疼痛及全身症状，且无其他并发症。

2. *流行性脑膜炎*[10] 本品可用于治疗流行性脑膜炎，文献报道表明，玉枢丹曾单用或继抗生素不充分治疗后用于流行性脑膜炎患者，具有一定的疗效。进一步研究发现，玉枢丹中有些药物具有抗脑膜炎球菌的作用。

3. *水痘*[11, 12] 本品可用于治疗水痘，临床表现为皮肤及黏膜上分批出现丘疹、红斑和疱疹等。紫金锭治疗水痘可以缩短病程、防止或减少并发症的发生。

4. *其他*[13, 14] 本品还可用于小儿菌痢、带状疱疹、呕吐腹泻等疾病。

【不良反应】 有文献报道，服紫金锭偶见恶心或腹泻，外用可出现局部皮肤红肿、丘疹及破溃。

【使用注意】 ①本品含有毒药物，不可过量或久服。②气虚血弱者慎用。③肝肾功能不全者慎用。

【用法与用量】　口服，1 次 0.6～1.2g，小儿酌减或遵医嘱。

参 考 文 献

[1] 黄模荣. 玉枢丹治疗内儿科急症的临床体会[J]. 江西中医药，2004，35（11）：43-44.
[2] 魏雪芳，林丽英. 外用紫金锭抑菌试验的研究[J]. 中药材，2004，27（10）：761-762.
[3] 陈美娟，肖顺汉，秦大莲，等. 外用紫金霜抗病毒作用研究[J]. 泸州医学院学报，2001，24（4）：289-290.
[4] 袁劲松，汤翠娥. 紫金胶囊的药效学研究[J]. 中药药理与临床，2001，17（4）：6-8.
[5] 袁劲松，汤翠娥. 紫金锭的初步研究[J]. 湖南中医药导报，1995，1（1）：39-40.
[6] 李若芬. 紫金锭治疗小儿腮腺炎 85 例[J]. 浙江中医杂志，1999，（11）：41.
[7] 杨长林，赵永萍. 紫金锭治疗腮腺炎 36 例疗效观察[J]. 河北中医，1989，11（2）：47.
[8] 张若芬，宋长林. 玉枢丹内外合用治疗小儿痄腮 85 例[J]. 吉林中医药，1993，（3）：26.
[9] 刘宏珍，张国雄. 仙方活命饮与紫金锭内外合治流行性腮腺炎临床对照研究[J]. 中国现代医药杂志，2007，9（6）：90-91.
[10] 张孝秩，顾恩全，屠光英，等. "玉枢丹"对流行性脑脊髓膜炎的疗效及其抗菌作用的研究[J]. 上海中医药杂志，1963，（6）：9-12.
[11] 谢燕平. 老药新用治疗水痘[J]. 中国医刊，2000，35（6）：35-36.
[12] 朱乾福，程世明. 紫金锭治疗带状疱疹及水痘 59 例[J]. 中国医院药学杂志，1994，14（10）：474.
[13] 邸燕云，范小阳. 紫金锭与西咪替丁联合治疗带状疱疹 60 例疗效观察[J]. 海南医学，2010，21（17）：76-77.
[14] 张若芬. 紫金锭治疗小儿菌痢 50 例[J]. 吉林中医药，1991，（1）：37.

（江西中医药大学　陈兰英、刘雅慧）

三、清肝泻火，活血止痛类

龙胆泻肝丸

【药物组成】　龙胆、黄芩、栀子（炒）、盐车前子、泽泻、川木通、酒当归、地黄、柴胡、炙甘草。

【处方来源】　清·汪昂《医方集解》。《中国药典》（2015 年版）。

【功能与主治】　清肝胆，利湿热。用于肝胆湿热，头晕目赤，耳鸣耳聋，牙肿疼痛，胁痛口苦，尿赤涩痛，湿热带下。

【药效】　主要药效如下[1-4]：

1. 抗炎　本品具有抗炎作用，采用巴豆油致小鼠耳郭肿胀法和角叉菜胶致大鼠足跖肿胀法观察其抗炎作用，龙胆泻肝胶囊能抑制巴豆油致小鼠耳郭肿胀及角叉菜胶致大鼠足跖肿胀，抗炎作用明显。

2. 抗过敏　龙胆泻肝胶囊能显著抑制羊红细胞（SRBC）致小鼠迟发性过敏反应，也能显著抑制 2，4-二硝基氯苯（DNCB）致小鼠迟发性过敏反应，具有较好的抗过敏作用。

3. 免疫调节　龙胆泻肝胶囊能显著提高半数溶血值 HC_{50}，对小鼠体液免疫具有明显的促进作用。

【临床应用】　本品主要用于流行性腮腺炎并睾丸炎、小儿带状疱疹等。

1. 流行性腮腺炎并睾丸炎[5-7]　本品可配合西药治疗流行性腮腺炎之并发症睾丸附睾炎，流行性腮腺炎并发睾丸炎发于儿童者，多因腮腺炎治疗不及时，瘟毒下注足厥阴肝经经脉，损伤阴器而致。青年男性患流行性腮腺炎后常并发睾丸附睾炎，属邪毒严重引睾串腹之病证，多在腮腺炎发病后 1 周出现。龙胆泻肝汤治疗流行性腮腺炎并睾丸炎，可使睾丸或附睾红肿热痛、下坠感、触痛减轻，有较好的治疗作用。

2. 小儿带状疱疹[8] 本品可用于治疗小儿带状疱疹，临床主要表现为疼痛、瘙痒，中药龙胆泻肝汤加减治疗小儿带状疱疹无后遗神经痛及其他不良反应，疗效显著。

【不良反应】 原龙胆泻肝丸用广木通有肾毒性，现用川木通未发现毒性反应的报道。

【使用注意】 ①脾虚便溏者慎用。②不宜在服药期间同时服用滋补性中药。③服药后大便次数增多且不成形者，应酌情减量。④服药期间忌食辛辣、油腻食物。⑤用本品治疗急性结膜炎时，可配合外滴眼药；治疗化脓性中耳炎时，宜配合清洗耳道；治疗阴道炎时，亦可使用清洗剂冲洗阴道。

【用法与用量】 口服，水丸 1 次 3～6g，1 日 2 次；大蜜丸 1 次 1～2 丸，1 日 2 次。小儿酌减或遵医嘱。

参考文献

[1] 潘经媛，邱银生，朱式欧，等. 龙胆泻肝胶囊的抗炎、免疫调节作用[J]. 时珍国医国药，2006，17（8）：1471-1473.
[2] 武梅芳，楚立，张建平. 龙胆泻肝汤的药理及毒理学实验研究[J]. 河北中医学院学报，1996，11（1）：1-3.
[3] 张琴，阮时宝. 龙胆泻肝汤（丸）的药效及毒理学实验研究概述[J]. 光明中医，2010，25（4）：743-744.
[4] 孙兰，朱晓洪，李庆勇. 中药配方颗粒制备小柴胡汤的药效研究[J]. 中药药理与临床，2004，20（2）：4-5.
[5] 张育汉. 龙胆泻肝汤配西药治疗流行性腮腺炎并发症 60 例[J]. 陕西中医，2008，29（6）：694-695.
[6] 孔庆明. 龙胆泻肝汤治疗睾丸炎 78 例[J]. 实用中医药杂志，2005，21（11）：19.
[7] 姚菊红. 龙胆泻肝汤加减治疗小儿痄腮 48 例[J]. 中国民族民间医药，2011，20（22）：105.
[8] 屠福汉，朱金土. 中药龙胆泻肝汤加减治疗小儿带状疱疹 30 例[J]. 中国中西医结合皮肤性病学杂志，2012，11（1）：45.

（江西省儿童医院 卢庆红、许俐娜）

四、清泄热毒，和解少阳类

小柴胡颗粒（片、泡腾片、胶囊）

【药物组成】 柴胡、黄芩、半夏、人参、生姜、大枣、甘草。

【处方来源】 汉·张仲景《伤寒论》。《中国药典》（2015 年版）。

【功能与主治】 解表散热，疏肝和胃。用于外感病，邪犯少阳证，症见寒热往来、胸胁苦满、食欲不振、心烦喜呕、口苦咽干。

【药效】 主要药效如下[1-3]：

1. 抗炎 小柴胡片对小鼠早期炎症腹腔毛细血管通透性有显著抑制作用，小柴胡口服液及小柴胡汤煎液具有显著抑制角叉菜胶致大鼠踝关节肿胀的作用。

2. 解热 小柴胡汤口服液及煎液自服后 3 小时起均表现为显著的退热作用。

3. 增强免疫 小柴胡汤口服液可明显提高小鼠碳粒廓清速率，同时小柴胡汤口服液及煎液均可显著增加溶血素的生成，小柴胡汤口服液还可显著增强小鼠迟发性过敏反应。

4. 保肝 小柴胡片，小柴胡汤口服液，以及小柴胡汤煎液均有显著降低血清中谷丙转氨酶及乳酸脱氢酶作用，小柴胡汤煎液组降低乳酸脱氢酶的作用最明显。

【临床应用】 本品主要用于流行性腮腺炎、小儿流行性感冒等。

1. 流行性腮腺炎[4-6]　本品可用于治疗流行性腮腺炎，症见腮部肿胀，数日后，左胁下、上腹部疼痛较剧，胀满拒按，恶心呕吐，发热，大便秘结或泄泻，舌质红，舌苔黄，脉弦数。小柴胡汤治疗流行性腮腺炎可以缩短愈合时间，减少睾丸炎等并发症的发生。另外，小柴胡汤加减治疗流行性腮腺炎，腮腺肿大、疼痛及压痛，体温升高等症状明显好转，白细胞总数降低，病程缩短，临床疗效可靠。

2. 小儿流行性感冒[7]　本品可用于治疗小儿流行性感冒，症见咽痛、咳嗽、呼吸道炎症、乏力、全身酸痛、头痛高热等，小儿流行性感冒目前没有特效治疗药物，主要以缓解症状为主。服用奥司他韦胶囊配合小柴胡颗粒治疗的患儿能更快地缓解咳嗽、发热等症状，明显缩短病程，降低抗菌药物的使用率和流行性感冒复发率。

3. 其他[8-10]　小柴胡汤可辅助治疗小儿咳嗽、哮喘、支原体肺炎等。

【不良反应】　尚未见报道。

【使用注意】　①服药期间忌辛辣、生冷、油腻食物。②不宜在服药期间同时服用滋补性中成药。③风寒感冒者慎用。

【用法与用量】　颗粒剂：开水冲服，1 次 1～2 袋，1 日 3 次。胶囊剂：口服，1 次 4～6 粒，1 日 3 次。泡腾片：温开水冲溶后口服，1 次 2～4 片，1 日 3 次。片剂：口服，1 次 4～6 片，1 日 3 次。小儿酌减或遵医嘱。

参 考 文 献

[1] 杨军，陈澍禾，王静. 小柴胡汤口服液药效作用的研究[J]. 中成药，1992，14（6）：26-28+51.
[2] 孙兰，朱晓洪，李庆勇. 中药配方颗粒制备小柴胡汤的药效研究[J]. 中药药理与临床，2004，20（2）：4-5.
[3] 佟丽，陈江华，陈育尧. 小柴胡片药效学实验研究[J]. 时珍国医国药，1998，（6）：44-45.
[4] 牛友先，郭贵生. 小柴胡汤加减治疗流行性腮腺炎 80 例疗效观察[J]. 中国社区医师，2008，24（21）：39.
[5] 杨连竹. 小柴胡汤治疗流行性腮腺炎 47 例[J]. 安徽中医学院学报，1995，44（2）：35-36.
[6] 王北岭，李合庆，王雪振，等. 小柴胡汤加味治疗流行性腮腺炎 318 例[J]. 安徽中医学院学报，1994，13（4）：29.
[7] 杨丽微. 小柴胡颗粒配合奥司他韦治疗小儿流感的临床效果[J]. 医学信息，2019，32（17）：161-163.
[8] 刘东红. 整体护理干预在小柴胡汤治疗小儿哮喘中的应用效果研究[J]. 光明中医，2019，34（13）：2079-2081.
[9] 廖福建，汪莎莎. 小柴胡汤联合香砂六君子汤治疗小儿慢性咳嗽疗效观察[J]. 临床合理用药杂志，2019，12（10）：103-104.
[10] 梁雪. 小柴胡加石膏汤治疗小儿支原体肺炎的分析[J]. 世界最新医学信息文摘，2017，17（91）：123.

（江西省儿童医院　卢庆红、许俐娜）

第五章

手足口病中成药名方

第一节 概　　述

一、概　　念[1, 2]

手足口病（hand-foot-mouth disease，HFMD）是由肠道病毒引起的传染性疾病，多发于儿童，可引起手、足、口腔等部位的疱疹，个别患儿可引起心肌炎、肺水肿、无菌性脑膜炎，3 岁以下年龄组发病率最高。

中医学中虽无对于手足口病的专门记载，但大多学者认为其属于“瘟疫”范畴。疫毒经口鼻而入，湿热侵袭脾肺，外发四肢，上熏口咽，发为疱疹，并见发热、咽痛、流涎、纳差、便秘等症状，重症者邪毒炽盛，湿热生风，表现为高热、易惊，甚则内陷厥阴，致神昏厥脱。

二、病因及发病机制

（一）病因

手足口病主要是由肠道病毒引起的传染病，引发手足口病的肠道病毒有 20 多种（型），其中以柯萨奇病毒 A16 型（Cox A16）和肠道病毒 71 型（EV71）最为常见。其感染途径包括消化道、呼吸道及接触传播。

（二）发病机制

手足口病（特别是 EV71 感染）的发病机制目前还不完全清楚。肠道病毒由消化道或呼吸道侵入机体后，在局部黏膜或淋巴结组织中增殖，由此进入血液循环导致病毒血症，并随血流播散至脑膜、脑、脊髓、心脏、皮肤、黏膜等靶组织继续复制，引发炎症性病变并出现相应临床表现。大多数患者由于宿主的防御机制，感染可被控制而停止发展，成为无症状感染或临床表现为轻症；仅极少数患者，病毒在靶器官广泛复制成为重症感染。近年来有研究证据显示，机体的细胞屏障，主要是巨噬细胞和 T 淋巴细胞功能，在 EV71 感染的过程中起到重要的作用。

三、临 床 表 现

手足口病的临床表现复杂而多样，根据临床病情的轻重程度，分为普通病例和重症病例。

（一）普通病例

急性起病，大多有发热，可伴有咳嗽、流涕、食欲不振等症状。口腔内可见散发性的疱疹或溃疡，多位于舌、颊黏膜和硬腭等处，引起口腔疼痛，导致患儿拒食、流涎。手、足或臀部出现斑丘疹和疱疹，偶见于躯干，呈离心性分布。皮疹消退后不留瘢痕或色素沉着，多在 1 周内痊愈，预后良好。

（二）重症病例

少数病例病情进展迅速，在发病 1～5 天出现脑膜炎、脑炎、脑脊髓炎、肺水肿，极少数病例病情危重，可致死亡，存活病例可留有后遗症。

四、诊　　断

根据流行病学资料、急性起病、发热（部分病例可无发热）伴手、足、口、臀部皮疹可以作出诊断。少数重症病例皮疹不典型，临床诊断困难，需结合病原学或血清学检查作出诊断。近年来大量临床研究提示，主要具有以下症状：①持续高热不退；②精神差、呕吐、易惊、肢体抖动、无力；③呼吸、心率增快；④出冷汗、末梢循环不良；⑤高血压；⑥外周血白细胞计数、血小板计数明显增高；⑦高血糖（尤其 3 岁以下的患儿），有可能在短期内发展为危重病例，应密切观察病情变化。

五、治　　疗

（一）常用化学药物及现代技术

1. *普通病例*　目前尚无特效抗病毒药物和特异性治疗手段，主要是对症治疗。注意隔离，避免交叉感染。适当休息，清淡饮食，做好口腔和皮肤护理。

2. *重症病例*　对于神经系统受累，主要以控制颅内高压，酌情使用糖皮质激素、免疫球蛋白治疗，以及降温、镇静、止惊等对症支持治疗；对于呼吸、循环衰竭的治疗主要是保护重要脏器功能，维持内环境稳定；对于恢复期，主要是促进各脏器功能恢复及中西医结合治疗。

（二）中成药治疗

中医学治疗本病的方法较多，采用解毒化湿为主，佐以疏风、清热、凉血，或益气养阴法治疗，可明显减轻症状，缩短病程，减少并发症的发生，对于重症患儿或邪疫入营动血者慎防传变。

第二节 中成药名方的辨证分类与药效[2-5]

治疗手足口病的中成药名方的常见辨证分类及主要药效如下：

一、宣肺解表，清热化湿类

手足口病邪犯肺脾者，主要临床表现是发热轻微，或无发热，或流涕咳嗽、纳差恶心、呕吐泄泻，1～2天后或同时出现口腔内疱疹，破溃后形成小的溃疡，疼痛流涎，不欲进食。随病情进展，手掌、足跖部出现米粒至豌豆大斑丘疹，并迅速转为疱疹，分布稀疏，疹色红润，根盘红晕不著，疱液清亮，舌质红，苔薄黄腻，脉浮数。

手足口病邪犯肺脾类主要的病理变化是肠道病毒由消化道或呼吸道侵入人体后，在局部黏膜或淋巴结组织中增殖，引发炎症性病变并出现相应临床表现。

此类中成药可以抗病原微生物，抗内毒素，解热抗炎，增强机体免疫功能等。

常用中成药：金莲清热泡腾片、康复新液、蓝芩口服液、开喉剑喷雾剂（儿童型）、小儿热速清口服液（颗粒）等。

二、清热凉营，解毒祛湿类

手足口病湿热毒盛者主要症状是口腔出现疱疹，并迅速破溃形成溃疡，溃疡灼热疼痛，流涎，拒食；手、足出现疱疹，可波及臀部，疱疹分布稠密或成簇出现，疹色紫黯，根盘红晕显著，疱液浑浊，疱疹痛痒；可伴持续高热、烦躁、口臭、口渴，小便黄赤，大便秘结；也有的皮疹稀少，体温不高，精神不振；舌质红绛，少津，苔黄腻，脉滑数。

手足口病湿热毒盛者主要病理变化是肠道病毒进入血液循环，并随血流播散至身体各器官组织引起一系列临床变化。

此类中成药可抗病毒，解热，抑制炎症介质释放，增强机体免疫功能等。

常用中成药：热毒宁注射液、喜炎平注射液等。

参考文献

[1] 王卫平. 儿科学[M]. 8版. 北京：人民卫生出版社，2013：258-260.
[2] 董莉莉，张国梁，李泽庚，等. 手足口病临床辨证治疗研究进展[J]. 中医药临床杂志，2010，22（7）：571-574.
[3] 卫生部. 手足口病诊疗指南（2010年版）[J]. 中国社区医师，2010，21：5.
[4] 黄海英，宋辉，刘红. 中药及中西药合用治疗手足口病研究进展[J]. 实用中医药杂志，2011，27（6）：425-426.
[5] 陈奇，张伯礼. 中药药效研究方法学[M]. 北京：人民卫生出版社，2016：346-349.

（江西中医药大学 罗颖颖、陈兰英）

第三节　中成药名方

一、宣肺解表，清热化湿类

金莲清热泡腾片

【药物组成】 金莲花、大青叶、石膏、知母、地黄、玄参、苦杏仁。

【处方来源】 研制方。国药准字 Z20103076。

【功能与主治】 清热解毒，利咽生津，止咳祛痰。主治外感热证，症见高热、口渴、咽干、咽痛、咳嗽、痰稠；亦适用于流行性感冒、上呼吸道感染见上述证候者。

【药效】 主要药效如下[1-6]：

1. *抗病毒*　金莲泡腾片中金莲花、大青叶、石膏等具有明显的抗病毒作用，对呼吸道合胞病毒、流感病毒、柯萨奇病毒等具有很强的抑制作用。用流感病毒滴鼻感染小鼠观察金莲花醇提物体内抗病毒作用，发现采用金莲花醇提物干预后，小鼠的死亡率明显下降，存活时间明显延长。

2. *解热、抗炎、镇痛*　肠道病毒由消化道或呼吸道侵入人体后，在局部黏膜或淋巴结组织中增殖，由此进入血液循环导致病毒血症，引发炎症性病变并出现相应临床表现。金莲清热泡腾片具有明显的解热、抗炎、镇痛作用。

3. *增强免疫功能*　机体的细胞屏障，主要是巨噬细胞和 T 淋巴细胞功能，在肠道病毒 EV71 感染的过程中起到重要的作用。机体的免疫应答可能与感染后病情轻重及不同临床转归相关。金莲花清热泡腾片可以提高和调节机体的免疫功能，改善机体免疫状态，具有良好的耐缺氧和抗疲劳作用。

【临床应用】 临床主要用于小儿手足口病、水痘、急性上呼吸道感染等。

1. *小儿手足口病*[7-19]　本品可用于小儿手足口病，症见丘疹、疱疹、发热、倦怠、咽痛、纳差、舌质淡红或红，苔腻，脉数，指纹红紫。金莲清热泡腾片用于治疗小儿手足口病，有利于改善症状，达到更早消除疱疹、缩短病程的目的。在常规利巴韦林气雾剂喷口腔局部的基础上联合金莲清热泡腾片辅助治疗，皮疹消退时间、热退时间、临床痊愈时间均缩短，有助于缩短疗程。另外，在给予抗炎抗病毒治疗基础上，给予金莲清热泡腾片，能明显降低患儿血清肌酸激酶同工酶（CK-MB）、肌钙蛋白（cTnI）水平，同时提高血清中 CD4 和 CD8 水平，增强患儿的免疫功能。

2. *水痘*[20]　水痘是一种急性、传染性皮肤病，人群初次感染水痘-带状疱疹病毒后产生病毒血症，全身发作呈向心性对称分布的单房性水疱，常伴发热、瘙痒。水痘好发于学龄前期和学龄期儿童，但近年呈现儿童水痘发病率降低，成人水痘发病率上升的趋势。成人水痘与儿童水痘相比，具有自觉症状明显，常伴高热、水疱大、疱壁厚、颜面部皮损较多、并发症多等特点。金莲清热泡腾片联合伐昔洛韦分散片治疗成人水痘能缩短患者发热时间，提高临床疗效。

3. 急性上呼吸道感染（AURI）[21] 俗称“感冒”，是指由各种病原所引起的上呼吸道的急性感染，主要侵犯鼻、鼻咽及咽部，临床表现以发热、鼻塞、流涕、咳嗽、咽痛等为主。金莲清热泡腾片具有解热、镇痛、抗炎和增强免疫力的作用，用于治疗小儿急性上呼吸道感染，对疾病总有效率、缩短热程和单项症状消失时间均有较好的效果。

【不良反应】 尚未见报道。

【使用注意】 虚寒泄泻者不宜服用。

【用法与用量】 加热水适量，泡腾片溶解后口服。1岁以下1次1片，1日3次，高热时1日4次；1～15岁1次1～2片，1日4次，高热时每4小时1次；或遵医嘱。

参考文献

[1] 苏连杰，田鹤，马英丽. 金莲花醇提物体内抗病毒作用的实验研究[J]. 中草药，2007，38（7）：1062-1064.
[2] 苏连杰，张宏坡，赵波，等. 金莲花提取物解热作用的实验研究[J]. 中国中医药科技，2009，16（1）：65.
[3] 冯会红，李萌萌，牛云锋，等. 金莲花水提液对免疫抑制小鼠应激反应和免疫器官的影响[J]. 华北煤炭医学院学报，2011，13（6）：740-741.
[4] 张淑杰，赵红，顾定伟，等. 大青叶水煎剂对小鼠细胞免疫功能的体外研究[J]. 中国公共卫生，2003，19（9）：109.
[5] 孙姝. 石膏的药理作用与微量元素的探究[J]. 中国中医药现代远程教育，2009，7（5）：170.
[6] 刘福君，赵修南，聂伟，等. 地黄低聚糖对小鼠免疫和造血功能的作用[J]. 中药药理与临床，1997，13（5）：19-21.
[7] 闫永彬，丁樱，韩姗姗. 金莲清热泡腾片治疗手足口病专家建议[J]. 中医儿科杂志，2019，15（3）：93-96.
[8] 陈庆丽. 金莲清热泡腾片辅治小儿手足口病轻症疗效观察[J]. 实用中医药杂志，2018，34（9）：1091.
[9] 武建婷，常城，胡思源，等. 金莲清热泡腾片治疗儿童手足口病（普通型）疗效评价的 Meta 分析[J]. 河南中医，2017，37（9）：1588-1591.
[10] 何国生. 开喉剑喷雾剂与西瓜霜喷剂治疗口腔溃疡疗效对比[J]. 中国药业，2017，26（6）：38-39.
[11] 张梅娟，汤卫红，江雪娟，等. 口腔炎喷雾剂联合金莲清热泡腾片治疗手足口病疗效观察[J]. 中国现代医生，2016，54（30）：81-83+86.
[12] 何红月. 开喉剑喷雾剂治疗儿童急性咽喉炎的疗效[J]. 贵阳医学院学报，2016，41（5）：615-617.
[13] 郝娟芝，樊建淑，刘霞，等. 金莲清热泡腾片治疗手足口病疗效观察[J]. 中国现代药物应用，2015，9（5）：146-147.
[14] 孙小鸿，陆琴花. 金莲清热泡腾片治疗小儿手足口病疗效观察[J]. 医学理论与实践，2014，27（20）：2756-2757.
[15] 吕勇. 金莲清热泡腾片对儿童手足口病疗效及疗程的影响[J]. 中国现代医生，2014，52（30）：31-33.
[16] 杜娟. 金莲清热泡腾片治疗小儿手足口病轻症的治疗效果[J]. 现代诊断与治疗，2014，25（11）：2439-2440.
[17] 李超贤，赵伟. 金莲清热泡腾片联合阿糖腺苷注射液治疗手足口病 100 例[J]. 中医研究，2013，26（7）：28-29.
[18] 常克. 金莲清热泡腾片治疗邪犯肺脾证手足口病（普通型）36 例的临床观察[A]. 中国药理学会临床药理专业委员会. 第十三次全国临床药理学学术大会论文汇编[C]. 2012：4.
[19] 何善辉. 金莲清热泡腾片联合利巴韦林治疗手足口病的疗效分析[J]. 华西医学，2012，27（10）：1513-1514.
[20] 高洁，高以红，李静波. 金莲清热泡腾片联合伐昔洛韦分散片治疗成人水痘疗效观察[J]. 实用中西医结合临床，2017，17（8）：16-17.
[21] 钟成梁，胡思源，李井锋，等. 金莲清热泡腾片治疗小儿急性上呼吸道感染的 Meta 分析[J]. 药物评价研究，2017，40（3）：393-399.

（江西中医药大学　罗颖颖、崔亚茹）

康复新液

【药物组成】 美洲大蠊干燥虫体。

【处方来源】 研制方。国药准字 Z51021834。

【功能与主治】 通利血脉，养阴生肌。内服：用于瘀血阻滞，胃痛出血，胃、十二指肠溃疡；以及阴虚肺痨的辅助治疗。外用：用于金疮、外伤、溃疡、瘘管、烧伤、烫伤、褥疮之创面。

【药效】 主要药效如下[1-10]：

1. 促进创面愈合　肠道病毒由消化道或呼吸道侵入人体后，在局部黏膜或淋巴结组织中增殖，由此进入血液循环导致病毒血症，当病毒随血流播散至皮肤、黏膜组织时，引起手、足、口丘疹、疱疹和溃疡。康复新液可以促进创面内细胞外基质的合成与分泌，改善伤口中性粒细胞的趋化功能，促进局部细胞生长因子的合成和表达，从而利于丘疹、疱疹或溃疡愈合。

采用大鼠和家兔两种动物的皮肤烧伤和烫伤模型研究表明，康复新液可明显促进创面修复和愈合，用药后炎性渗出物显著减少，毛囊再生明显，纤维组织修复生长较早，炎症细胞数量减少。对溃疡模型的研究表明，康复新液可以促进细胞因子的合成和表达，启动自身黏膜修复因子，从而促进溃疡的愈合。

2. 抗炎、镇痛、消肿　手足口病由肠道病毒感染引起，导致一系列炎症反应。康复新液可抑制炎症细胞因子的表达，减轻局部组织炎症细胞浸润，减少组织的炎性渗出和水肿达到抗炎、镇痛和消肿的作用。

采用二甲苯致小鼠耳郭肿胀模型和大鼠足跖肿胀模型研究发现，康复新液可以有明显的抗炎作用，并对炎症引起的组织水肿和渗出具有明显抑制作用。炎性细胞因子在炎症反应中起重要作用。对结肠炎模型的研究显示，康复新液可以减少组织炎性细胞浸润，并可降低炎性细胞因子如 IL-4、IL-6、TNF-α 等的表达从而发挥抗炎作用。

3. 增强免疫功能　当机体感染 EV71 等病毒后，可以刺激机体产生一系列免疫应答，包括固有免疫和特异性免疫，机体的免疫应答可能与感染后病情轻重及不同临床转归相关。康复新液可以提高和调节机体的免疫功能，改善机体免疫状态。采用环磷酰胺致免疫低下小鼠模型研究发现，康复新液能提高免疫低下小鼠的脏器指数，促进巨噬细胞吞噬功能，并能增强免疫低下小鼠二硝基氯苯（DNCB）所致迟发型超敏反应，提高血清中溶血素水平。

【临床应用】 临床主要用于小儿手足口病、消化系统疾病、外科疾病、妇科疾病等。

1. 小儿手足口病[1-3]　本品用于治疗小儿手足口病，症见手、足、口疱疹，疱浆清亮，厌食，发热等。康复新液用于治疗小儿手足口病，有利于改善症状，缩短病程，加快皮疹、疱疹和溃疡的愈合。

对康复新液与甲泼尼龙联合治疗重症手足口病进行疗效观察，合用组体温恢复时间、口腔溃疡愈合时间、手足皮疹消退时间明显优于单用甲泼尼龙组，并可提高患儿免疫功能。采用 Meta 分析，对康复新液治疗手足口病的临床疗效进行系统分析，结果显示，康复新液组退热时间、口腔疱疹或溃疡减轻时间、皮疹消退时间及临床总有效率均优于对照组。

2. 消化系统疾病[4-6]　康复新液在消化系统全段的疾病治疗中均有应用，可以减少胃液分泌量、总酸排出量和胃蛋白酶排出量，促进细胞生长因子的表达，减轻周围炎症组织的浸润，减少炎症因子的表达等从而促进溃疡的愈合。

3. 外科疾病[7, 8]　康复新液在烧伤、压疮、术后创面、颌骨坏死等外科疾病中有广泛使用。康复新液可以促进细胞增殖和新生肉芽组织增长，加速组织修复，促进血管新生，加速坏死组织脱落，创面愈合时间明显缩短。

4. 妇科疾病[9, 10] 康复新液对妇科疾病如宫颈糜烂等也有很好的疗效。康复新液可以促进细胞生长因子的表达，减轻炎性细胞在组织的浸润，可以明显缩短患者切口渗液消失时间、红肿消退时间和硬结消退时间。

【不良反应】 无明显不良反应。

【使用注意】 康复新液在各类创面外用时应注意：①使用纱布覆盖或浸渗药液时，所用纱布均应采用灭菌医用纱布。条件不具备时，应将纱布用消毒器高压灭菌后使用。②在使用本品前，应将创面先用生理盐水、过氧化氢溶液或抗生素类药液清创消毒干净后再使用。

【用法与用量】 内用：口服，1岁以内一次3ml，1岁以上一次5ml，1日3次；或遵医嘱。外用：用医用纱布浸透药液后敷患处，感染创面先清创后再用本品冲洗，并用浸透本品的纱布填塞或敷用。

参 考 文 献

[1] 刘辽，贾萍，陈芳，等. 康复新液治疗手足口病疗效的系统评价[J]. 中国实验方剂学杂志，2012，18（24）：13-19.

[2] 施金枝，王鲁文，张佳佳，等. 康复新液与甲泼尼龙治疗重症手足口病的临床疗效及对患儿免疫功能的影响[J]. 现代生物医学进展，2016，16（30）：5868-5871.

[3] TSH LUO，MT GAO，FF MA，et al. Research Advancesin Pharmacological Action and Clinical Application of Periplaneta american[J]. Animal Science，2012，13（4）：888-892.

[4] 刘童婷，黄秀深，陈瑾，等. 康复新液对大鼠乙酸烧灼型胃溃疡模型胃黏膜修复机制的研究[J]. 时珍国医国药，2012，23（12）：3028-3030.

[5] 李柏森，姜鹤群，易红梅，等. 康复新液防治金黄地鼠放射性口腔粘膜损伤的机制研究[J]. 四川医学，2009，30（12）：1856-1858.

[6] 林青，曹东，杨玉琪，等. 康复新液抗实验性胃溃疡作用的研究[J]. 中成药，2001，23（2）：122-123.

[7] 王峥屹，黄秀华，谢壹科，等. 康复新液对动物实验性烧烫伤创面愈合的影响[J]. 中医杂志，2011，52（15）：1316-1318.

[8] 李珊瑚，李勇敏，彭淑珍. 康复新液对家兔创伤愈合的影响[J]. 临床和实验医学杂志，2006，5（6）：730-731.

[9] 罗能秀，龙文香，刘湘兰，等. 康复新液用于射频治疗宫颈糜烂术后创面的疗效观察[J]. 中国当代医药，2013，20（32）：67-68.

[10] 徐颖. 康复新液对改善妇产科手术后切口硬结的临床疗效观察[J]. 吉林医学，2011，32（15）：3014.

（江西中医药大学 罗颖颖、崔亚茹）

蓝芩口服液

【药物组成】 板蓝根、黄芩、栀子、黄柏、胖大海。

【处方来源】 研制方。国药准字Z20063795。

【功能与主治】 清热解毒，利咽消肿。用于急性咽炎、肺胃实热证所致的咽痛、咽干、咽部灼热。

【药效】 主要药效如下[1, 2]：

1. 抗病毒 蓝芩口服液具有抗病毒作用。

2. 解热、抗炎、镇痛 蓝芩口服液可以降低酵母所致的大鼠体温升高；可以抑制二甲苯所致的小鼠炎性反应和乙酸所致的小鼠疼痛反应，具有较好的解热、抗炎、镇痛作用。

【临床应用】 临床主要用于小儿手足口病、上呼吸道感染、水痘等。

1. 小儿手足口病[1-4] 蓝芩口服液辅助常规疗法治疗手足口病，症见手、足、口等部位出现丘疹、疱疹，发热，咽痛，舌质淡红或红，苔腻，脉数。以蓝芩口服液联合利巴韦林治疗小儿手足口病，患儿热退、咽部疱疹消退、手足皮疹消退时间均缩短。

2. 上呼吸道感染[5, 6]　蓝芩口服液用于治疗上呼吸道感染，其痊愈率和总有效率均高于利巴韦林治疗组。

3. 水痘[7-9]　本品适用于治疗水痘，水痘由水痘-带状疱疹病毒感染引起，具有较强的传染性，临床症状主要为发热、皮疹，以颜面部、躯干为主，可见斑疹、丘疹、疱疹、脓疱疹、结痂疹。蓝芩口服液联合阿昔洛韦较单用阿昔洛韦治疗水痘，能明显缩短退热时间、疱疹结痂时间。

【不良反应】　个别患者服药后出现轻度腹泻，一般可自行缓解。

【使用注意】　①不宜在服药期间同时服用温补性中药。②糖尿病患儿在医生指导下服用。③脾虚便溏者慎用。④属风寒感冒，症见咽痛、恶寒发热、无汗、鼻流清涕者慎用。

【用法与用量】　口服，1 次 20ml，1 日 3 次。小儿酌减或遵医嘱。

参 考 文 献

[1] 刘秀霞，欧阳林，孙海胜. 蓝芩口服液[J]. 中国新药杂志，2002，11（9）：734.
[2] 史宁，郭宏举，李艳蕾，等. 蓝芩口服液联合利巴韦林治疗小儿手足口病的 Meta 分析[J]. 国际中医中药杂志，2015，37（4）：357-362.
[3] 孙冰，韩云坤，张新朝. 蓝芩口服液治疗手足口病普通患儿的疗效观察[J]. 当代医学，2012，18（14）：139-141.
[4] 张会珍，王琳. 蓝芩口服液治疗小儿急性手足口病的临床研究[J]. 中国中医急症，2015，24（2）：217-218，270.
[5] 邢彬，刘彦明. 蓝芩口服液治疗急性上呼吸道感染临床观察[J]. 中国中医急症，2012，21（2）：320.
[6] 李泉. 蓝芩口服液治疗小儿上呼吸道感染的临床价值分析[J]. 中国医药指南，2013，11（24）：291.
[7] 陈雪飞. 蓝芩口服液联合阿昔洛韦治疗小儿水痘疗效分析[J]. 河北联合大学学报（医学版），2013，15（4）：534-535.
[8] 张春华. 蓝芩口服液联合更昔洛韦治疗成人水痘疗效观察[J]. 中国实用医药，2011，6（33）：145-146.
[9] 刘祥波. 中西医治疗水痘的临床观察[J]. 中医临床研究，2012，4（18）：76.

（江西中医药大学　罗颖颖、陈兰英）

开喉剑喷雾剂（儿童型）

【药物组成】　八爪金龙、山豆根、蝉蜕、薄荷脑。

【处方来源】　研制方。国药准字 Z20025142。

【功能与主治】　清热解毒，消肿止痛。用于肺胃蕴热所致的咽喉肿痛、口干口苦、牙龈肿痛；口腔溃疡、复发性口疮见以上证候者。

【药效】　主要药效如下：

1. 抗炎　本品可以减轻口腔黏膜水肿，具有抗炎作用。

2. 镇痛　本品可以缓解口腔疼痛，具有镇痛作用。

【临床应用】　临床主要用于小儿手足口病、疱疹性咽峡炎、急性化脓性扁桃体炎等。

1. 小儿手足口病[1-7]　本品可用于小儿手足口病，症见手、足、口部位疱疹，疱浆清亮，发热，咽痛等。开喉剑喷雾剂用于治疗手足口病普通型，可以明显缓解口腔疼痛，改善患儿因疼痛引起的进食，和清开灵颗粒等合用，在口腔溃疡愈合时间、皮疹消退时间、疼痛缓解、退热时间等方面均显示出明显优势。

2. 疱疹性咽峡炎[8-10]　由于感染柯萨奇 A 组病毒所致，临床表现为高热、咽痛、流涎、厌食、呕吐等。本品可用于治疗疱疹性咽峡炎，在基础治疗上联合使用开喉剑喷雾剂，可以明显减轻口腔黏膜水肿，缓解口腔疼痛，促进疱疹消失、溃疡愈合，减少继发感染。

3. 急性化脓性扁桃体炎[11-13] 主要由葡萄球菌及溶血性链球菌等感染所引发，临床表现为食欲不振、四肢酸痛、咽痛、发热、头痛等，本品联合常规治疗用于急性化脓性扁桃体炎，治疗后患儿咽痛、发热、扁桃体红肿等症状明显改善，与单纯常规治疗组比，总有效率明显提高。

4. 其他[14, 15] 开喉剑喷雾剂还可以用于口腔溃疡、急性咽喉炎等。

【不良反应】 尚未见报道。

【使用注意】 尚无。

【用法与用量】 喷患处，每次适量，1 日数次。

参考文献

[1] 张德蓝. 开喉剑喷雾剂（儿童型）与康复新液治疗手足口病口腔溃疡的疗效比较[J]. 现代临床医学，2019，45（4）：275-276.
[2] 郑碧清，吴洪云. 开喉剑喷雾剂治疗小儿手足口病的临床效果观察[J]. 中外医学研究，2018，16（21）：157-159.
[3] 邓英琴. 71 例小儿手足口病开喉剑喷雾剂（儿童型）的疗效观察[J]. 中国医药指南，2012，10（2）：238.
[4] 唐告胜. 62 例小儿手足口病开喉剑喷雾剂的疗效观察[J]. 中国医药指南，2013，11（21）：651-652.
[5] 黄美婷. 喜炎平、利巴韦林注射液联合开喉剑喷雾剂辅治手足口病的疗效观察[J]. 临床合理用药杂志，2013，6（1）：80-81.
[6] 姜燕，李晓菊. 开喉剑喷剂佐治手足口病口腔溃疡疗效观察[J]. 中国中医药信息杂志，2013，20（6）：67-68.
[7] 徐慧松. 开喉剑喷雾剂联合清开灵颗粒治疗小儿手足口病 80 例[J]. 中国中医药现代远程教育，2013，11（22）：59-60.
[8] 陶华，马融，曾宪涛，等. 开喉剑喷雾剂联合常规疗法治疗儿童疱疹性口腔疾病安全性与有效性的 Meta 分析[J]. 西部医学，2017，29（11）：1540-1546.
[9] 张春平. 开喉剑喷雾剂（儿童型）治疗疱疹性咽峡炎疗效观察[J]. 世界最新医学信息文摘，2017，17（81）：58.
[10] 龚梨林. 单磷酸阿糖腺苷联合开喉剑喷雾剂治疗疱疹性咽峡炎 50 例疗效观察[J]. 上海医药，2016，37（21）：33-35+56.
[11] 熊妍妍. 开喉剑喷雾剂治疗急性化脓性扁桃体炎患儿的临床分析[J]. 临床合理用药杂志，2014，7（29）：101-102.
[12] 闫俊华，杨勇. 开喉剑喷雾剂局部用药治疗儿童急性扁桃体炎 50 例[J]. 山东医药，2013，53（48）：98-99.
[13] 冯文华. 开喉剑喷雾剂（儿童型）治疗急性化脓性扁桃体炎的疗效观察[J]. 吉林医学，2013，34（36）：7643.
[14] 何国生. 开喉剑喷雾剂与西瓜霜喷剂治疗口腔溃疡疗效对比[J]. 中国药业，2017，26（6）：38-39.
[15] 何红月. 开喉剑喷雾剂治疗儿童急性咽喉炎的疗效[J]. 贵阳医学院学报，2016，41（5）：615-617.

（江西中医药大学 罗颖颖、崔亚茹）

小儿热速清口服液（颗粒）

【药物组成】 柴胡、黄芩、金银花、连翘、葛根、板蓝根、水牛角、大黄。

【处方来源】 研制方。《中国药典》（2015 年版）。

【功能与主治】 清热解毒，泻火利咽。用于小儿外感风热所致的感冒，症见高热、头痛、咽喉肿痛、鼻塞流涕、咳嗽、大便干结。

【药效】 主要药效如下[1-7]：

1. 抗病毒及抗菌 本品对流感病毒甲 $_1$ 型、甲 $_3$ 乙型在鸡胚中的繁殖有抑制作用，随药物浓度增加，抑制作用增强；可有效抑制流行性感冒病毒所致病毒性肺炎。体外实验结果显示，小儿热速清糖浆对 EV-A71H 株感染的手足口病乳鼠模型具有显著的预防和治疗作用，在稀释 32 倍时能完全抑制流感病毒、呼吸道合胞病毒致细胞病变。本品 2 倍稀释对 6 种细菌（大肠杆菌、金黄色葡萄球菌、铜绿假单胞菌、肺炎克雷伯菌、乙型溶血性链球菌和表皮葡萄球菌）的抑制率可达90%以上；降低金黄色葡萄球菌感染小鼠死亡率。

2. 解热　本品对啤酒酵母所致家兔发热有明显降温作用，给药后 1 小时体温开始下降，退热持续时间可达 5 小时以上；对酵母致热大鼠模型及内毒素致热新西兰兔模型亦有一定的解热作用。

3. 抗炎　本药能显著抑制二甲苯所致小鼠耳肿胀，以及蛋清所致大鼠足肿胀；能明显减轻 FM_1 病毒感染后的小鼠肺和气管的炎症病理改变。

4. 镇咳祛痰　本药具有镇咳祛痰作用，能增加小鼠酚红的分泌量，进而延长小鼠咳嗽的潜伏期，减少咳嗽次数。

5. 增强免疫　本药还具有增强免疫作用，能增加正常小鼠脾脏和胸腺指数，提高小鼠腹腔巨噬细胞吞噬指数和吞噬百分率，增加小鼠血中溶血素含量。

【临床应用】　临床主要用于手足口病、小儿上呼吸道感染发热、儿童流感、急性化脓性扁桃体炎，小儿疱疹性咽峡炎等。

1. 手足口病[2, 8]　本品可用于治疗手足口病，该病是由肠道病毒引起的传染病，临床首先表现为口痛，厌食，低热，手、足、口腔等部位疱疹，轻症患儿 1 周左右可自愈，少数急性重症患者会出现神经系统和心肺等严重并发症，表现为无菌性脑膜炎、脑炎、急性迟缓性麻痹、心肌炎、神经源性肺水肿等，甚至死亡。小儿热速清颗粒治疗肺热型手足口病疗效明显，可有效减少体温恢复正常时间、口腔溃疡缓解时间和手足皮疹消退时间，治疗后 T 淋巴细胞亚群水平显著提高，血清炎性因子水平明显降低。

2. 小儿上呼吸道感染发热[9-13]　本品可用于治疗小儿发热，该病是指小儿遭受风热、风寒之邪而出现发热重、微恶风、头胀痛、有汗、咽喉红肿疼痛、咳嗽、痰黏或黄、鼻塞黄涕、口渴喜饮等症状。小儿热速清颗粒治疗外感发热疗效确切，其退热起效和完全退热所需时间及改善发热症状等明显优于阳性对照药小儿宝泰康颗粒、双黄连口服液等。本品对病毒及细菌感染所致上呼吸道感染高热无论在降温或缩短病程方面均比对照组疗效显著，尤其对病毒所致上呼吸道感染早期应用疗效更佳。小儿热速清口服液配合利巴韦林、氨酚黄那敏滴剂及布洛芬等西药治疗小儿风热感冒临床疗效确切，其清热效果明显，能够缩短退热时间和病程，减少退热后的体温波动，促进患儿快速康复。

3. 儿童流感[14, 15]　本品可用于治疗小儿流感，临床表现为高热、流涕、咳嗽等。小儿热速清颗粒治疗儿童甲型流感有效，不仅可减轻患儿流感症状，还可缩短退热时间。磷酸奥司他韦颗粒联合小儿热速清颗粒对儿童流感发热较单用磷酸奥司他韦颗粒效果更好，精神状态（嗜睡、失眠、烦躁等）恢复平均时间、体温完全恢复正常平均时间、伴随症状恢复时间均明显缩短。

4. 急性化脓性扁桃体炎[15-17]　本品可用于治疗急性化脓性扁桃体炎。病发后多表现为咽痛、四肢酸痛及食欲不振。在西药阿奇霉素、青霉素等抗生素常规处理的同时，加服小儿热速清口服液，能迅速退热，减轻症状，缩短病程。小儿热速清口服液在退热、消除咽痛、促进扁桃体恢复正常、降低患儿白细胞计数（WBC）与 C 反应蛋白（CRP）水平方面有一定效果。

5. 小儿疱疹性咽峡炎[18]　本品可用于治疗柯萨奇病毒引起的小儿疱疹性咽峡炎，临床表现是骤起高热伴有咽喉痛、头痛、厌食等，发病 2 日之内，口腔黏膜上会出现少数周围带有红晕的极小的灰白色疱疹。侵袭的部位是扁桃体前部，也会发生在扁桃体、舌、软腭等部位，随后的1日内水疱破溃变为溃疡，直径一般为4mm以下，该溃疡在1～5日愈合。小儿热速清颗粒配合清开灵注射液治疗小儿疱疹性咽峡炎效果显著，平均退热天数及疱疹消退天数比炎琥宁更短，总有效率更高。

【不良反应】 主要引起婴幼儿便次增多或腹泻，曾有服药后出现皮疹的报道[19]。

【使用注意】 ①风寒感冒或脾虚大便稀薄者慎用。②使用本品4小时后热仍不退者，可酌情增加剂量。若高热持续不退应去医院诊治。

【用法与用量】 口服液：口服，1岁以内1次2.5～5ml，1～3岁1次5～10ml，3～7岁1次10～15ml，7～12岁1次15～20ml，1日3～4次。颗粒：口服，1岁以内1次1.5～3g或0.5～1g；1～3岁1次3～6g或1～2g；3～7岁1次6～9g或2～3g；7～12岁1次9～12g或3～4g；1日3～4次。

参考文献

[1] 李建国，韩月霞，朱珊. 小儿热速清口服液对流感病毒在鸡胚中繁殖的实验研究[J]. 河南中医，1991，11（1）：14-15.
[2] 姚荣妹，毛鑫，曲天歌，等. 小儿热速清糖浆防治手足口病的体内外药效学研究[J]. 病毒学报，2019，35（3）：440-445.
[3] 王敏，陈荣昌，季宇彬，等. 小儿热速清糖浆抗流感病毒和抗菌作用研究[J]. 中国比较医学杂志，2018，28（8）：83-89.
[4] 马晓玉，陈荣昌，杨龙坡，等. 小儿热速清糖浆解热作用研究[J]. 中国当代医药，2018，25（36）：42-45.
[5] 苗明三，李中心，朱志军，等. 小儿热速清口服液解热抗炎作用的研究[J]. 河南中医，1991，11（6）：11-12+14.
[6] 李建国，朝月霞，朱珊. 小儿热速清口服液对FM_1病毒感染小鼠的保护性实验及呼吸、免疫器官病理观察[J]. 河南中医，1991，11（2）：35-38.
[7] 苗明三，李晏龄，徐秋屯. 小儿热速清的镇咳祛痰作用及对免疫功能的影响[J]. 河南中医，1992，12（4）：171-173.
[8] 赵芳. 连紫汤直肠滴入与口服小儿热速清颗粒治疗肺热型手足口病的疗效比较研究[J]. 现代中西医结合杂志，2019，28（11）：1204-1207.
[9] 宋洋，孙毅伟. 小儿热速清颗粒治疗小儿外感发热（风热证）的有效性及安全性研究[J]. 黑龙江医药，2011，24（4）：549-551.
[10] 农学圣. 小儿热速清治疗小儿上呼吸道感染高热的疗效观察[J]. 临床合理用药杂志，2012，5（33）：65.
[11] 刘素香. 小儿热速清颗粒治疗小儿上呼吸道感染并发热的临床疗效[J]. 临床合理用药杂志，2018，11（33）：11-12.
[12] 李江. 小儿热速清颗粒联合利巴韦林对小儿急性上呼吸道感染伴发热的疗效观察[J]. 实用中西医结合临床，2018，18（4）：154-155.
[13] 毕颖薇，王红. 小儿热速清颗粒联合布洛芬治疗小儿发热疗效及对C反应蛋白、白细胞和T淋巴细胞的影响[J]. 中国社区医师，2018，34（34）：94-96.
[14] 邢轶维. 小儿热速清颗粒治疗儿童甲型流感的临床效果观察[J]. 内蒙古中医药，2019，38（1）：8-9.
[15] 尹有会，芦海燕. 磷酸奥司他韦颗粒联用小儿热速清颗粒治疗儿童流感疗效观察[J]. 中外女性健康研究，2018，（14）：5，10.
[16] 孙民涛. 小儿热速清口服液联合抗生素治疗小儿急性化脓性扁桃体炎临床疗效观察[J]. 亚太传统医药，2018，14（1）：187-188.
[17] 张娟. 急性化脓性扁桃体炎采用小儿热速清和蓝芩口服液治疗的疗效对比[J]. 中国疗养医学，2014，23（12）：1095-1096.
[18] 刘新. 小儿热速清颗粒联合清开灵注射液治疗小儿疱疹性咽峡炎临床研究[J]. 中医学报，2014，29（3）：442-443.
[19] 曹国建，阮学东. 小儿热速清口服液致皮疹1例[J]. 药物流行病学杂志，2001，10（1）：49.

（江西中医药大学 张 妮、陈兰英）

二、清热凉营，解毒祛湿类

热毒宁注射液

【药物组成】 青蒿、金银花、栀子。

【处方来源】 研制方。国药准字 Z20050217。

【功能与主治】 清热，疏风，解毒。用于外感风热所致感冒、咳嗽，症见高热、微恶风寒、头痛身痛、咳嗽、痰黄；上呼吸道感染、急性支气管炎见上述证候者。

【药效】 主要药效如下[1-7]：

1. 抗病毒　小儿手足口病主要是由肠道病毒感染引起的一类传染性疾病，其中以柯萨奇病毒（CoxA16）和肠道病毒（EV71）最常见。热毒宁注射液对 CoxA16 和 EV71 病毒具有较好的抑制作用。

采用 CoxA16 或 EV71 病毒感染 Vero 细胞及乳鼠的方法分别建立病毒感染的细胞模型和动物模型，热毒宁注射液能明显缓解被 CoxA16 感染的细胞病变，缓解被 CoxA16 感染乳鼠死亡，延长生存时间。在 EV71 感染的细胞和动物模型中，经热毒宁注射液干预后，Vero 细胞内和小鼠肌肉内 EV71 病毒拷贝数明显下降，表明热毒宁注射液能明显抑制 EV71 感染引起的细胞病变效应，明显缓解 EV71 感染引起的动物死亡，延长小鼠生存时间。

此外，热毒宁注射液对肠道 CBV3 及 ECHO11 病毒、甲型 H1N1 流感病毒、肺内鼠巨细胞病毒等均有一定的抑制作用。

2. 解热[4, 5]　在肠道病毒由消化道或呼吸道侵入人体后，在局部黏膜或淋巴结缔组织中增殖，由此进入血液循环导致病毒血症，出现发热。热毒宁注射液具有较好的解热作用，采用内生致热原致家兔发热模型和酵母致大鼠发热模型，热毒宁注射液能使发热家兔和大鼠体温下降，解热作用明显，其机制可能是由于抑制了单核巨噬细胞的活化，下调内源性致热因子的释放，进而使 cAMP 水平降低，从而使体温降低。

3. 抗炎、镇痛[6, 7]　手足口病由肠道病毒感染引起，导致一系列炎症反应及疼痛症状。当 EV71 等肠道病毒侵入机体后，可激活补体系统，刺激巨噬细胞释放趋化因子，并诱导中性粒细胞大量活化，活化的巨噬细胞及中性粒细胞再通过一系列反应诱生多种炎症因子，炎症因子大量释放，引起全身炎症反应及相应的临床表现。热毒宁注射液可抑制炎症细胞因子的表达，减轻局部组织炎症细胞浸润，具有抗炎、镇痛作用。

采用二甲苯致小鼠耳郭肿胀模型、角叉菜胶致大鼠足跖肿胀模型和冰醋酸致小鼠毛细血管通透性增加等炎症模型，观察热毒宁注射液的抗炎作用，结果表明热毒宁注射液对角叉菜胶致大鼠炎症有明显抑制作用，能显著降低大鼠 IL-1、IL-6 水平，并抑制二甲苯致小鼠耳郭肿胀，具有较强的抗炎作用，其机制可能与抑制 IL-1、IL-6 等炎症介质有关。

【临床应用】 临床主要用于小儿手足口病、上呼吸道感染、流行性感冒等。

1. 小儿手足口病[8, 9]　热毒宁注射液具有明显的抗肠道病毒及解热抗炎作用，用于治疗小儿手足口病，可以提高疗效，缩短体温恢复正常时间和皮疹消退时间，促进患儿痊愈。

热毒宁注射液联合西医治疗儿童重型手足口病，退热时间、皮疹消退时间、并发症发生率和西医组相比有降低趋势，无统计学差异，但它能显著减少镇静类药物的合并使用率及使用时间，对降低儿童并发症有一定意义。采用改良 Jadad 量表对热毒宁注射液治疗小儿手足口病的疗效进行 Meta 分析，发现热毒宁注射液治疗小儿手足口病的退热时间、皮疹消退时间、口腔疱疹消退时间、临床有效率均优于利巴韦林。

2. 上呼吸道感染[10]　热毒宁注射液治疗小儿上呼吸道感染，可以快速退热，改善患儿发热、流涕、咽痛等症状。

3. 流行性感冒[11] 是呼吸系统常见病、多发病，多由流感病毒引起，秋冬季多发，发病急、传染性强、发病率高。临床热毒宁注射液治疗流行性感冒效果优于磷酸奥司他韦。

4. 其他[12-14] 热毒宁注射液临床还可用于治疗小儿病毒性肺炎、急性病毒性肠炎、毛细支气管炎。

【不良反应】 ①过敏或过敏样反应：皮肤潮红或苍白、皮疹、瘙痒、呼吸困难、心悸、发绀、过敏性休克等。②全身：畏寒、寒战、发热、疼痛、四肢发冷等。③皮肤：皮疹、潮红、苍白、多汗等，皮疹以荨麻疹、斑丘疹、红斑疹伴瘙痒为主。④呼吸系统：咳嗽、呼吸急促、呼吸困难等。⑤心血管系统：心悸、胸闷、血压下降等。⑥精神及神经系统：头晕、头痛、麻木、抽搐、烦躁不安、意识障碍等。⑦消化系统：口干、恶心、呕吐、腹痛、腹泻等。⑧用药部位：疼痛、静脉炎、红肿、皮疹、瘙痒等。⑨其他：眼睑水肿、眶周水肿、口唇肿胀，有喉水肿、肝生化指标异常病例报道。

【使用注意】 ①临床试验曾有给药后实验室检查血总胆红素（TBIL）、直接胆红素（D-BIL）增高，与药物可能相关，用药后需定期检测血 TBIL、DBIL。②既往有溶血（血胆红素轻度增高或尿胆原阳性者）现象发生者慎用。③本品滴速过快可能导致头昏、胸闷和局部皮疹。④ 2 岁以下儿童禁用。

【用法与用量】 静脉滴注。儿童剂量：3～5 岁，最高剂量不超过 10ml，以 5%葡萄糖注射液或 0.9%氯化钠注射液 250ml 稀释后静脉滴注，滴速为每分钟 30～40 滴，1 日 1 次；6～10 岁，1 次 10ml，以 5%葡萄糖注射液或 0.9%氯化钠注射液 100～200ml 稀释后静脉滴注，滴速为每分钟 30～60 滴，1 日 1 次；11～13 岁，1 次 15ml，以 5%葡萄糖注射液或 0.9%氯化钠注射液 200～250ml 稀释后静脉滴注，滴速为每分钟 30～60 滴，1 日 1 次；14～17 岁，1 次 20ml，以 5%葡萄糖注射液或 0.9%氯化钠注射液 250ml 稀释后静脉滴注，滴速为每分钟 30～60 滴，1 日 1 次；或遵医嘱。本品使用后需用 5%葡萄糖注射液或 0.9%氯化钠注射冲洗输液管后，方可使用第二种药物。

参考文献

[1] 曹泽彧，常秀娟，赵忠鹏，等. 热毒宁注射液抗 A16 型科萨齐病毒的研究[J]. 中草药，2014，45（10）：1450-1455.

[2] 曹泽彧，谢雪，牛莹，等. 热毒宁注射液组分抗 CoxA16 和 EV71 病毒活性研究[J]. 中国实验方剂学杂志，2015，21（14）：106-110.

[3] Cao ZY，Chang XJ，Zhao ZP，et al. Antiviral effects of Reduning injection against Enterovirus 71 and possible mechanisms of action [J]. Chin J Nat Med，2015，13（12）：881-888.

[4] 常秀娟，孙晓萍，李威，等. 热毒宁注射液对内生致热原性发热家兔的解热作用及其机制研究[J]. 现代药物与临床，2015，30（11）：1307-1310.

[5] 唐陆平，何蓉蓉，李怡芳，等. 热毒宁注射液对细菌内毒素性脂多糖致热大鼠的解热作用研究[J]. 中国中药杂志，2013，38（14）：2374-2377.

[6] 陈健，常秀娟，陈春苗，等. 热毒宁注射液解热镇痛作用研究[J]. 世界科学技术-中医药现代化，2014，16（9）：1912-1915.

[7] 王开富，萧伟，王振中，等. 热毒宁注射液的解热抗炎作用及其机制[J]. 中国医院药学杂志，2013，33（23）：1918-1922.

[8] 李秀惠，李双杰，温韬，等. 热毒宁注射液治疗重型手足口病的临床疗效评价[J]. 中华中医药杂志，2014，（2）：362-365.

[9] 王雷，汪受传. 热毒宁注射液治疗小儿手足口病疗效的 Meta 分析[J]. 中医杂志，2016，57（21）：1838-1841.

[10] 余超. 热毒宁注射液治疗急性小儿上呼吸道感染的疗效观察[J]. 中国医院用药评价与分析，2015，15（12）：1610-1612.

[11] 张诗元. 热毒宁注射液治疗流行性感冒疗效观察[J]. 长春中医药大学学报，2012，28（3）：473-474.

[12] 朱虹. 热毒宁注射液治疗儿童病毒性肺炎临床疗效观察[J]. 亚太传统医药，2013，9（11）：166-167.

[13] 方宝霞，陈富超，时晓亚，等. 热毒宁注射液治疗小儿轮状病毒性肠炎的系统评价[J]. 现代中西医结合杂志，2011，20（17）：2086-2087，2090.

[14] 徐景利，连宝涛，梁峥嵘，等. 热毒宁注射液治疗小儿毛细支气管炎的 Meta 分析[J]. 中成药，2016，38（4）：763-769.

（江西中医药大学　陈兰英，江西省儿童医院　卢庆红）

喜炎平注射液

【药物组成】 穿心莲内酯磺化物。

【处方来源】 研制方。国药准字 Z20026249。

【功能与主治】 清热解毒，止咳止痢。用于支气管炎、扁桃体炎、细菌性痢疾等。

【药效】 主要药效如下：

1. 解热[1]　手足口病患儿多伴有发热，喜炎平可以降低内毒素致发热家兔的体温，具有较好的解热作用。

2. 抗病毒及免疫调节[2, 3]　手足口病主要由肠道病毒感染引起。当机体感染病毒后，可以刺激机体产生一系列免疫应答，包括固有免疫和特异性免疫，机体的免疫应答可能与感染后病情轻重及不同临床转归相关。喜炎平注射液在对 Vero 细胞和乳鼠无毒的剂量浓度下，对 EV71 BJ09/07 病毒无抑制作用，但是可以显著降低 EV71 重症感染乳鼠的死亡率，以及组织病变程度和炎症因子 TNF-α、IL-6、单核细胞趋化蛋白 1（MCP-1）等的表达水平，提升脾脏 T 淋巴细胞的数量和激活状态，通过调节免疫来达到抗病毒的作用。此外，喜炎平注射液具有杀灭甲型流感病毒 H1N1、H3N2 及 B 型流感病毒的作用，其机制可能为直接抑制流感病毒血凝素，阻断病毒吸附，从而抑制病毒的进一步复制。

3. 抗菌消炎[1]　喜炎平注射液对金黄色葡萄球菌、肺炎链球菌感染的小鼠有明显的保护作用，可显著抑制醋酸所致的小鼠腹腔毛细血管通透性，具有较好的抗菌消炎作用。喜炎平注射液治疗手足口病的作用机制图如下（图 5-1）。

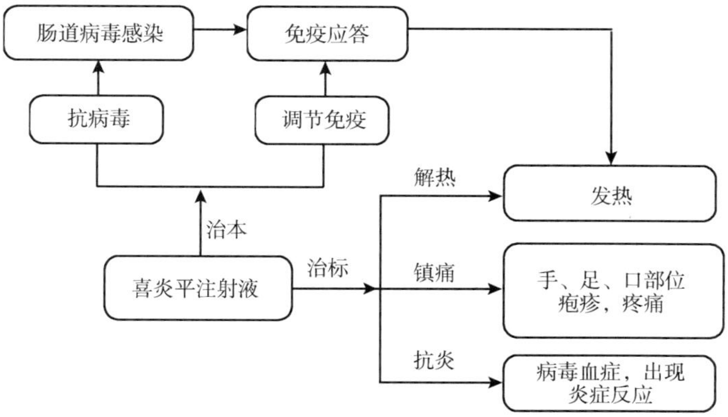

图 5-1　喜炎平注射液治疗手足口病的作用机制图

【临床应用】 临床主要用于小儿手足口病、上呼吸道感染、轮状病毒性肠炎等。

1. 小儿手足口病[4, 5]　喜炎平注射液用于治疗小儿手足口病，有利于改善症状，减少热退、皮疹消失时间，缩短病程。

将手足口病患儿 109 例，分为喜炎平注射液治疗组（治疗组）58 例、利巴韦林治疗组

（对照组）51 例，观察其疗效。结果治疗组热退、皮疹消失时间、白细胞恢复正常时间、肝功能恢复比率、血清心肌钙蛋白 I 恢复比率、咽拭子肠道病毒 DNA 检测转阴率等指标均优于对照组。Meta 分析结果显示喜炎平注射液联合常规治疗在整体临床症状、退热、皮疹和口腔疱疹消退时间等方面均优于单独使用利巴韦林。

2. 上呼吸道感染[6] 本品用于治疗上呼吸道感染，发热、咽痛、鼻塞流涕等症状改善明显，可以缩短病程，加速愈合。

3. 轮状病毒性肠炎[7] 又名秋季腹泻，是由轮状病毒所致的急性消化道传染病。喜炎平注射液联合常规用药，大便次数恢复正常时间、脱水纠正时间及住院时间均明显短于仅用枯草杆菌、肠球菌二联活菌或双八面体蒙脱石组，对轮状病毒性肠炎有较好的治疗效果。

4. 其他[8-12] 喜炎平还可用于治疗疱疹性咽峡炎、麻疹合并肺炎、流行性腮腺炎、病毒性脑炎、传染性单核细胞增多症等。

【不良反应】 可见寒战、发热、心悸，过敏样反应、严重过敏性休克、紫绀、呼吸困难。

【使用注意】 ①有药物过敏史者慎用。给药前应先询问患者是否为过敏体质，是否有药物过敏史，针对这类患者应特别加强观察，以便出现药品不良反应时及时进行处理。②严格控制输液速度，儿童以 30～40 滴/分为宜。③婴儿等特殊人群应慎重使用，初次使用的患者应加强监测。④用药过程中，应密切观察用药反应，特别是开始 30 分钟，如发现异常，应立即停药，采用积极救治措施，救治患者。

【用法与用量】 肌内注射：儿童，按 5～10mg/kg 体重（0.2～0.4ml/kg 体重），最高剂量不超过 250mg，以 5%葡萄糖注射液或 0.9%氯化钠注射液 100～250ml 稀释后静脉滴注，控制滴速每分钟 30～40 滴，1 日 1 次；或遵医嘱。

参考文献

[1] 余洋，丛艳，权晓丹，等. 注射用喜炎平药效学研究[J]. 辽宁中医药大学学报，2009，11（7）：198-200.
[2] 管晨，李敏，任庆杰，等. 穿心莲内酯通过抗炎和调节免疫提高 EV71 感染小鼠的生存率[J]. 免疫学杂志，2013，29（9）：737-744.
[3] 王思源，平静，谢宁，等. 穿心莲内酯磺化物体外抗流感病毒药效学研究[J]. 中南药学，2013，11（5）：331-334.
[4] 叶宁，于毅. 喜炎平注射液治疗小儿手足口病 58 例疗效分析[J]. 江苏医药，2010，36（5）：91-92.
[5] 刘兵兵，华丽霞，董艳，等. 喜炎平与利巴韦林治疗小儿手足口病疗效和安全性的系统评价[J]. 中国实验方剂学杂志，2014，20（9）：231-236.
[6] 李潮英. 喜炎平注射液治疗小儿上呼吸道感染 189 例疗效观察[J]. 山西中医学院学报，2010，13（2）：38-39.
[7] 万银珍. 喜炎平注射液治疗轮状病毒性肠炎 96 例的临床观察[J]. 医学信息，2014，27（8）：448-449.
[8] 王亚茹，刘丽霞. 喜炎平注射液治疗小儿疱疹性咽峡炎 63 例疗效观察[J]. 中国社区医师（医学专业），2011，12（10）：243.
[9] 陈巧彬，廖金玉. 喜炎平治疗小儿麻疹并肺部感染 82 例报告[J]. 实用医技杂志，2008，15（32）：88-89.
[10] 于滨. 喜炎平治疗儿童流行性腮腺炎 63 例疗效观察[J]. 中国中西医结合儿科学，2009，28（4）：60-61.
[11] 张彩菊. 喜炎平治疗病毒性脑炎 32 例临床分析[J]. 医药产业资讯，2006，27（12）：104.
[12] 陈晓熹，陈霞. 喜炎平注射液治疗传染性单核细胞增多症 34 例临床观察[J]. 河北中医，2011，33（11）：1698-1699.

（江西中医药大学 罗颖颖、陈兰英）

儿 科 卷

呼吸系统、神经及心脏疾病册

第六章

上呼吸道感染中成药名方

第一节 概　　述

一、概　　念[1-7]

上呼吸道感染（upper respiratory tract infection）是病毒、微生物或细菌感染人体，局限于鼻腔及咽喉部的疾病，是常见的急性病毒性传染病之一，由多种病毒，如鼻病毒、副流感病毒、腺病毒、呼吸道合胞病毒等感染所致。病毒感染后，上呼吸道黏膜抵抗力降低，细菌乘虚而入，并发化脓性感染，而鼻咽部感染也常累及邻近器官产生并发症，使病情迁延或加重，细菌感染多继发于病毒感染之后，以溶血性链球菌、肺炎球菌、流感嗜血杆菌最为多见，也可见肺炎支原体。常见的上呼吸道感染有急性咽炎、急性喉炎、急性扁桃体炎、急性咽峡炎等不同类型，临床表现有发热、鼻塞、流涕、轻咳、腹痛、腹泻等，以发热、恶寒、鼻塞、流涕、打喷嚏为主，症状轻重不一。其发病无性别、年龄、地区、职业之分，一般病势较轻，病程较短，预后好。

上呼吸道感染属于中医学“感冒”范畴，早在北宋《仁斋直指方·伤风方论》中已有论述。中医学认为感冒是一种轻型的外感疾病，由于六淫之邪乘人体抵抗能力下降时，袭于肌表而犯肺卫所致。其中以风邪为主，可兼有寒、热、湿等邪气。若风邪夹非时之气更易引起发病。外邪侵犯人体是否发病，关键还在于正气之强弱与感邪之轻重。劳累、精神刺激、雨淋等使正气不足，腠理疏松，卫外不固，外邪乘虚而入。正如《素问·评热病论》所说：“邪之所凑，其气必虚。”本病中成药治疗主要以解表散邪为主。

二、病因及发病机制

（一）病因

本病 80%以上为病毒所致，15%～20%是病毒与细菌混合感染。本病的病因既有外因，又有内因。外因多为感受六淫邪气，其中以感受风邪为主，常兼夹寒、热、暑、湿、燥等，亦有感受疠气所致者。内因多责之于小儿脏腑娇嫩，形气未充，卫气不足，卫外不固。

（二）发病机制

感染病毒之后，部分患者因抵抗力弱而继发细菌感染，引起咽炎、咽喉炎和急性扁桃炎或其他并发症等。由病毒引起的感冒病理机制尚不清楚，其病理变化主要是上呼吸道黏膜充血、水肿，继之局部发生漏出和渗出。呼吸道分泌物中细胞成分增多，并含多量黏蛋白。这些改变可很快恢复不留病理损伤。如为混合感染或有继发细菌感染，则局部黏膜下层出现中性粒细胞浸润。黏膜上皮细胞变性坏死和脱落，渗出物变为脓性或黏液脓性。

婴幼儿时期上呼吸道的解剖特点和免疫特点决定了小儿易患此病。

三、临 床 表 现[8, 9]

本病症状轻重不一，与年龄、体质、病原和病变部位不同有关。起病急骤，开始有打喷嚏、流清涕、鼻塞、咽部干、咳嗽，伴有全身不适、头痛、倦怠，一般不发热或有轻度发热。经 2～3 天后，鼻分泌物转为黏稠、脓性、黄色至绿色。症状持续 1 周，咳嗽可持续 1～2 周，干咳或有少量黏液痰。查体可见鼻咽及周围组织充血。血常规正常或白细胞数轻度增高。如有明显发热，提示合并细菌感染。

四、诊　　断

本病诊断主要靠自觉症状和体格检查，排除其他疾病，包括：①以普通感冒样症状起病的急性传染病，如流行性感冒；②鼻咽部和副鼻窦的急性细菌感染、过敏性鼻炎等；③下呼吸道感染，如支气管炎、支气管扩张、肺炎、肺结核等。

病原诊断需做相应的病毒分离、抗原、血清学检测及细菌培养等。

中医学根据患儿临床表现不同，将本病辨证分型为风寒证、风热证、暑湿证和气虚证等。

五、治　　疗

（一）常用化学药物及现代技术

药物治疗原则：①对症治疗：发热时口服退热药，亦可肌内注射解热镇痛药；咳嗽时用祛痰止咳药。②抗感染治疗：一般不宜用抗生素治疗，除非并发细菌感染或高度怀疑细菌感染者。③其他治疗：如适量补充锌剂及维生素 C 等。

（二）中成药治疗

中医学称之为“感冒”，亦称“伤风”“伤寒”等，以气候骤变及冬春时节发病率较高。

病邪以风邪为主，常兼夹寒、热、暑、湿、燥等，亦有时邪疫毒致病者。小儿肌肤嫩，神气怯，易于感触，本病病机关键为肺卫失宣，易出现夹痰、夹滞、夹惊等兼证。

中成药治疗小儿上呼吸道感染的基本原则：①根据小儿的年龄、病情轻重、疾病类型分证论治，辨证使用中成药。②根据其易于夹痰、夹滞、夹惊之病理特点，辨证使用中成药。

第二节　中成药名方的辨证分类与药效

上呼吸道感染属中医学“感冒”“伤风”“伤寒”等范畴。中成药治疗上呼吸道感染的主要治法是解表散邪。

一、辛温解表，宣肺散寒类

上呼吸道感染之风寒证，常见恶寒，发热，无汗，鼻塞，流清涕，咳嗽痰白，头痛，肢体酸痛，舌苔薄白，脉浮紧。

外感风寒，盖表邪实者，必头项体痛，腰痛背强，壮热无汗，脉浮紧有力，宜从表散。

中成药治法主要为解表法。外感风寒者，宜辛温解表。解表药多具辛散之性，能宣通腠理毛窍，恢复营卫正常运行，使津气宣发敷布于外，肃降运行于内，病证自然痊愈。

常用中成药：葛根汤颗粒（合剂）、小儿柴桂退热口服液（颗粒）、感冒清热颗粒（胶囊、口服液、咀嚼片）。

二、辛凉解表，疏泄风热类

上呼吸道感染之风热证，常见发热，恶风寒，鼻塞，流黄浊涕，咽痛，口渴欲饮，咳嗽痰黄，舌苔薄黄，脉浮数。

外感风热者，初起寒微热甚头痛而昏，或汗多，或咳嗽，或目赤，或涕黄，舌起黄苔，脉来浮数，当用辛凉解表法为先。

解表药多具辛散之性，能宣通腠理毛窍，恢复营卫正常运行，使津气能够宣发敷布于外，肃降运行于内，病证自然痊愈。

常用中成药：小儿清咽颗粒、小儿退热口服液（颗粒）、小儿豉翘清热颗粒、小儿热速清颗粒（口服液、糖浆）、清热灵颗粒、小儿清热宁颗粒、儿感退热宁口服液、芩香清解口服液、小儿双清颗粒、疏清颗粒、银翘双解栓、清开灵颗粒[软胶囊、注射液、注射用清开灵（冻干）]、柴黄颗粒（口服液、片）、小儿感冒颗粒（口服液）、小儿感冒宁合剂（糖浆、颗粒）、小儿解表颗粒（口服液）、安儿宁颗粒、双黄连口服液（片、颗粒、胶囊）、复方双花片（颗粒、口服液）、小儿宝泰康颗粒、小儿消炎栓（双黄连栓）、黄栀花口服液、儿童回春颗粒（丸）。

三、解表化湿，理气和中类

小儿感冒暑邪夹湿，邪在上焦或在表，表现为头重而胀、肢体酸重疼痛、口中黏腻、口不渴、苔白腻、脉濡。湿温时疫初起，邪在气分，身热肢酸，无汗心烦；或有汗而热不退，胸闷腹胀，小便赤，大便不通；或泄泻不畅，大便热臭，舌苔垢腻或干黄。

暑邪为六淫之一，暑邪初犯，邪浅病轻，必用辛凉以祛除暑邪。湿邪在表，用疏表化湿。湿温时疫，喉痛胸闷，用清热化湿法，使热去湿化，邪从外解，用芳香祛湿的药物以宣化上焦湿邪。

治疗小儿感冒，特别是暑湿感冒时，应使用化湿药，通调津液，祛除水湿。现代药理研究证明，此类药物具有抗病毒、抗真菌、抗炎镇痛及免疫调节等作用。配合行气药使阻滞的卫气畅通无阻。现代药理研究证明，此类药物具有松弛支气管平滑肌及对抗组胺引起的支气管收缩等作用。

常用中成药：藿香正气口服液（颗粒、片、合剂、滴丸、胶囊、软胶囊）、甘露消毒丸（丹）、健儿清解液。

四、益气解表，调和营卫类

气虚感冒系小儿肺脾不足，外感邪气后，卫外不固所致。临床表现为鼻塞流涕，咳嗽无力，痰稀，热势不高，神疲乏力，纳少，舌淡苔白。小儿阴常不足，阳常有余。症见头痛，恶寒，发热，咳嗽，气短，体倦乏力，脉弱无力等。“气血虚弱”“阴常不足”是本病发生的内在因素。

小儿脏腑柔弱，腠理疏松，卫外机能不固，若稍有不慎，触遇外风，邪束肌表，伤及营卫，致营卫失和则发为本病。

益气解表是对素体气虚而患外感证的治法，故治当调其营卫，使之相和，则病易痊。

常用中成药：参苏丸（胶囊、颗粒、口服液）、馥感啉口服液。

参考文献

[1] 何绍奇. 现代中医内科学[M]. 北京：中国医药科技出版社，1991：87-89.
[2] 张伯礼. 中成药临床合理使用读本[M]. 北京：中医古籍出版社，2011：32-63.
[3] 陈奇. 中成药名方药理与临床[M]. 北京：人民卫生出版社，1998：65-125.
[4] 陈奇，张伯礼. 中药药效研究方法学[M]. 北京：人民卫生出版社，2016：346-354.
[5] 胡亚美，江载芳. 诸福棠实用儿科学（上册）[M]. 北京：人民卫生出版社，2002：1139-1169.
[6] Edward L，Kaplan MD. Recent epidemidogy of group a streptococal infection in North American and abroad[J]. An Overview Pediatrics，1996，97（6）：45.
[7] 王永炎，晁恩祥，王贵强. 中成药临床应用指南感染性疾病分册[M]. 北京：中国中医药出版社，2015：175.
[8] 杨锡强，易著文. 儿科学. 第6版[M]. 北京：人民卫生出版社，2004：302.
[9] 钱利生. 医学微生物学[M]. 上海：复旦大学出版社，2003：75-76.

（江西省儿童医院　陈　强、卢庆红）

第三节　中成药名方

一、辛温解表，宣肺散寒类

葛根汤颗粒（合剂）

【药物组成】 葛根、麻黄、白芍、桂枝、甘草、生姜、大枣。

【处方来源】 汉·张仲景《伤寒论》。《中国药典》(2015年版)。

【功能与主治】 发汗解表，升津舒经。用于风寒感冒，症见发热恶寒，鼻塞流涕，咳嗽咽痒，咯痰稀白，无汗，头痛身疼，项背强急不舒，苔薄白或薄白润，脉浮或浮紧。

【药效】 主要药效如下：

1. *抗流感病毒*　机体感染流感病毒后，可引起IFN、IL-1α产生。IL-1α水平升高可使肺细胞出现炎症浸润，引起肺炎，同时可促使前列腺素E的产生，引起发热。葛根汤可促进IL-12及IFN-γ的产生，诱导Th1系统免疫应答，增强细胞免疫，从而减轻肺炎症状[1]。葛根汤可以通过抑制IL-1α的过量产生，从而减轻流感、感染早期小鼠炎症和发热[2, 3]。

2. *抗过敏*[4]　感冒会产生鼻塞、流涕、打喷嚏等类似过敏样症状。葛根汤可抑制小鼠异种、同种抗血清所致的被动皮肤过敏反应，抑制大鼠主动、被动细胞脱颗粒，能够竞争性结合组胺受体，其作用可能是通过阻断抗原与免疫球蛋白E(IgE)的结合，从而产生一系列抗过敏作用。在抗组胺实验中，葛根汤能竞争组胺受体，加组胺后给药或加组胺前给药，均能使豚鼠回肠松弛，与H_1受体阻断剂氯苯那敏作用相似。

3. *增强免疫*　反复上呼吸道感染的病因主要是患者免疫功能低下，呼吸道感染的风险较高，而长期反复上呼吸道感染，可导致周围淋巴细胞发生凋亡，T淋巴细胞亚群的$CD3^+$、$CD4^+$、$CD4^+/CD8^+$水平下降，引起免疫功能失调，进一步降低患者的免疫功能，从而形成恶性循环，导致病情反复、迁延难愈。在常规治疗的基础上加用葛根汤加减治疗反复上呼吸道感染可升高患儿的$CD3^+$、$CD4^+$、$CD4^+/CD8^+$水平，提高患儿免疫功能，进而提高临床效果[5]。

【临床应用】 临床主要用于上呼吸道感染、甲型H1N1流感等。

1. *上呼吸道感染*[6-8]　葛根汤具有发汗解表、生津液、濡经脉之功效，可用于治疗感冒（外感风寒证）。一项对240例风寒感冒患者进行的多中心、随机双盲对照试验发现，口服葛根汤合剂可有效缓解感冒引起的头痛、发热、咽痛等症状，临床总有效率达95.7%，且未见明显不良反应[9]。同时有研究发现，葛根汤颗粒对小儿风寒感冒的总有效率高于利巴韦林组，临床起效时间和痊愈时间均短于利巴韦林组[10]。

2. *甲型H1N1流感*[11]　葛根汤颗粒联合达菲胶囊治疗甲型H1N1流感有明确的疗效，同时患者的平均退热时间更短，头痛、口渴、肌肉酸痛等症状的缓解更快，比单用达菲胶囊有更好的临床疗效。

3. *其他*　葛根汤颗粒或葛根汤合剂还可用于颈椎病、神经性头痛、病毒性腹泻等病症[12]。

【不良反应】 偶见轻度恶心。

【使用注意】 ①对本品过敏者禁用，过敏体质者慎用。②感冒属外感风热证者不适用，若有沉淀，摇匀后服用，不影响疗效。③运动员慎用。

【用法与用量】 颗粒剂：开水冲服，1次1袋，1日3次。合剂：口服，1次20ml，1日3次。

参考文献

[1] 王淑娟，庄严. 中药葛根汤治疗流感的作用机制研究[J]. 日本医学介绍，2003，24（5）：237.
[2] 王金华. 葛根汤治疗流感的药效评价[J]. 国外医学——中医中药分册，2000，（1）：32-33.
[3] 王金华. 葛根汤抑制 IFN 诱导的小鼠 IL-1α 升高与减轻流感病毒感染[J]. 国外医学——中医中药分册，1998，（1）：35.
[4] 么雅娟，李云，刘艳丽，等. 葛根汤抗过敏药理作用的实验研究[J]. 沈阳药科大学学报，1995，（4）：283-286.
[5] 雷怀章. 葛根汤加减对反复上呼吸道感染患者免疫功能的影响[J]. 临床医学研究与实践，2018，3（17）：128-129.
[6] 钟云，王季平. 葛根汤合剂治疗风寒感冒疗效观察[J]. 中医药临床杂志，2014，26（10）：1036-1038.
[7] 熊新军，熊龙军. 葛根汤（合剂）治疗上呼吸道感染临床观察[J]. 湖北中医杂志，2007，（5）：25-26.
[8] 吕婕宁. 葛根汤治疗感冒（风寒证）的临床研究[D]. 武汉：湖北中医学院，2005.
[9] 宋华妮，毛宗福，韩定芬，等. 葛根汤（合剂）治疗感冒（外感风寒证）的随机双盲对照研究[J]. 临床荟萃，2005，（6）：313-315.
[10] 毛利华. 葛根汤颗粒治疗小儿风寒感冒疗效观察[J]. 人民军医，2016，59（8）：832-833.
[11] 祝玉慧，田磊，徐宁. 葛根汤颗粒合达菲胶囊治疗甲型 H1N1 流感 38 例[J]. 山东中医杂志，2010，29（8）：535-536.
[12] 张弦，庞浩龙，贡联兵，等. 葛根汤颗粒的临床应用评价[J]. 中国医院用药评价与分析，2013，13（10）：869-871.

（江西省儿童医院　卢庆红、许俐娜）

小儿柴桂退热口服液（颗粒）

【药物组成】 柴胡、桂枝、葛根、浮萍、黄芩、白芍、蝉蜕。

【处方来源】 研制方。《中国药典》（2015 年版）。

【功能与主治】 发汗解表，清里退热。用于小儿外感发热，症见发热，头身痛，流涕，口渴，咽红，溲黄，便干。

【药效】 主要药效如下[1, 2]：

1. 解热　上呼吸道感染症状明显，主要有鼻塞、流涕、打喷嚏、咽干头痛、咳嗽声哑，可伴有恶寒发热、肌肉酸痛等。小儿柴桂退热糖浆能降低酵母所致发热大鼠的体温，具有解热作用。同时本品对伤寒、副伤寒甲乙三联菌苗致家兔发热有明显的治疗作用，对 2，4-二硝基苯酚致大鼠发热有显著的保护作用。

2. 抗炎　巴豆油局部耳刺激可使小鼠耳毛细血管通透性增高，血管内液向组织间隙渗出导致耳郭肿胀，常用来考察药物的抗炎作用。小儿柴桂退热糖浆能抑制巴豆油致小鼠耳郭肿胀作用，具有抗炎作用。

3. 抗流感病毒　犬肾细胞（MDCK）对甲型流感病毒敏感，细胞被感染后导致细胞死亡，一般用于药物体外抗流感病毒实验。体外试验表明，小儿柴桂退热糖浆可提高体外甲型流感病毒致细胞病变的存活率，具有抗病毒作用。

4. 抗菌　上呼吸道感染是常见的急性病毒性传染病之一，由多种病毒感染所致，而细菌感染多继发于病毒感染之后，以溶血性链球菌最为常见。体外抑菌试验表明，小儿柴桂退热口服液体外对金黄色葡萄球菌、乙型链球菌、肺炎球菌、流感杆菌有明显的抑制作用[2]。

5. *增强免疫*　儿童由于免疫系统发育不完善，易感染急性上呼吸道感染。$CD4^+$、$CD8^+$是免疫调节的中心枢纽，两者比例失衡导致机体出现异常的免疫应答。本品联合利巴韦林治疗上呼吸道感染的临床效果和患儿 $CD3^+$、$CD4^+$、$CD8^+$、$CD4^+/CD8^+$免疫力指标呈正相关，提示本品联合利巴韦林治疗小儿急性上呼吸道感染可能是通过增强机体的免疫功能而达到治疗效果[3]。

【临床应用】　临床主要用于上呼吸道感染、疱疹性咽峡炎。

1. *上呼吸道感染*　本品具有疏风散寒、解表清热之功效，可用于风寒之邪入侵所致的风寒感冒。本品治疗风寒感冒总有效率和治愈时间均优于对照组小儿氨酚黄那敏颗粒，且服药后无明显的不良反应[4]。本品联合西药治疗小儿急性上呼吸道感染能显著改善患儿发热、鼻塞、流涕、咳嗽、咽痛等临床症状，同时可显著提升临床治疗的总有效率[5-8]。本品联合利巴韦林治疗急性上呼吸道感染患儿可提高其 $CD3^+$、$CD4^+$、$CD8^+$、$CD4^+/CD8^+$免疫因子的水平，临床效果与上述免疫因子水平呈正相关[9]。

2. *疱疹性咽峡炎*　是临床常见的呼吸道传染病，常发于婴幼儿群体，以持续发热、哭闹、拒食、咽峡部疱疹破裂形成溃疡为主要临床表现。研究显示，无论是单用小儿柴桂退热颗粒还是联合西药治疗疱疹性咽峡炎均能改善患儿发热、咽痛、咳嗽、流涎等症状，显著缩短疱疹愈合时间和总病程，升高血清 IgA、IgM 水平，增强患儿免疫功能，促进患儿康复[10-12]。

【不良反应】　偶见胃肠道反应。

【使用注意】　①忌烟、酒及辛辣、生冷、油腻食物。②不宜在服药期间同时服用滋补性中药。③婴儿应在医师指导下服用。④糖尿病患儿、脾虚易腹泻者应在医师指导下服用。⑤发热体温超过 38.5℃的患者，应去医院就诊。⑥按照用法用量服用，如病情较重或服药 2 天后疗效不明显者，应及时去医院就诊。⑦对本品过敏者禁用，过敏体质者慎用。⑧本品性状发生改变时禁止使用。

【用法与用量】　颗粒剂：开水冲服，周岁以内，1 次半袋；1～3 岁，1 次 1 袋；4～6 岁，1 次 1.5 袋；7～14 岁，1 次 2 袋，1 日 4 次，3 天为 1 个疗程。口服液：周岁以内，1 次 5ml；1～3 岁，1 次 10ml；4～6 岁，1 次 15ml；7～14 岁，1 次 20ml，1 日 4 次，3 天为 1 个疗程。

参 考 文 献

[1] 王勇，刘晓锋. 小儿柴桂退热糖浆药效学研究[J]. 医药导报，2014，33（7）：878-881.

[2] 刘德胜，金顺善，刘善慧，等. 小儿柴桂退热口服液的药理作用[J]. 长春中医学院学报，1999，（4）：44-46.

[3] 卢彦宏. 小儿柴桂退热颗粒联合利巴韦林对小儿急性上呼吸道感染免疫力的影响[J]. 中国中西医结合儿科学，2016，8（1）：91-93.

[4] 管志河，丘文佳. 小儿柴桂退热颗粒治疗小儿风寒感冒的临床观察[J]. 中国实用医药，2017，12（1）：142-143.

[5] 张华梅. 小儿柴桂退热颗粒联合阿莫西林治疗儿童上呼吸道感染疾病临床疗效观察[J]. 中国实用医药，2016，11（17）：214-215.

[6] 朱祎宏. 小儿柴桂退热颗粒联合利巴韦林治疗小儿急性上呼吸道感染的临床疗效分析[J]. 儿科药学杂志，2015，21（2）：26-28.

[7] 霍先利. 小儿柴桂退热颗粒联合头孢克肟颗粒治疗儿童上呼吸道感染疾病临床疗效观察[J]. 中国现代药物应用，2016，10（15）：148-149.

[8] 齐卫斌. 小儿柴桂退热颗粒联合小儿氨酚黄那敏颗粒治疗儿童感冒发热疾病临床疗效观察[J]. 中国现代药物应用，2016，10（14）：136-137.
[9] 卢彦宏. 小儿柴桂退热颗粒联合利巴韦林对小儿急性上呼吸道感染免疫力的影响[J]. 中国中西医结合儿科学，2016，（1）：91-93.
[10] 卢琴红，许如菊. 小儿柴桂退热颗粒对疱疹性咽峡炎患儿的疗效分析[J]. 中药材，2017，40（3）：722-724.
[11] 钟东岳，张福隆. 小儿柴桂退热颗粒治疗疱疹性咽峡炎的临床疗效观察[J]. 临床医学工程，2011，（4）：542-543.
[12] 郑海凡. 小儿柴桂退热颗粒联合西药治疗疱疹性咽峡炎临床观察[J]. 新中医，2016，48（7）：188-189.

（江西省儿童医院　卢庆红、许俐娜）

感冒清热颗粒（胶囊、口服液、咀嚼片）

【药物组成】 荆芥穗、薄荷、防风、柴胡、紫苏叶、葛根、桔梗、苦杏仁、白芷、苦地丁、芦根。

【处方来源】 研制方。《中国药典》（2015年版）。

【功能与主治】 疏风散寒，解表清热。用于风寒感冒，头痛发热，恶寒身痛，鼻流清涕，咳嗽咽干。

【药效】 主要药效如下：

1. 抗病毒[1] 上呼吸道感染是常见的急性病毒性传染病之一，由多种病毒，如鼻病毒、副流感病毒、腺病毒、呼吸道合胞病毒等感染所致。通过对感冒清热颗粒处方中不同极性成分抗病毒效果的分析发现，感冒清热颗粒中白芷、葛根、荆芥穗、薄荷、防风、紫苏叶的水溶性成分具有抑制呼吸道合胞病毒的作用，其中荆芥穗、薄荷抑毒效果最为明显。

2. 抗炎[2] 炎症反应是感冒或流行性感冒病毒感染，或继发细菌感染的主要病理过程。拆方研究表明，感冒清热颗粒主药荆芥穗、薄荷中的挥发油成分胡薄荷酮可降低二甲苯所致小鼠耳郭肿胀度和角叉莱胶所致大鼠足跖肿胀度，同时可降低内毒素（LPS）所致大鼠急性肺损伤模型肺指数，减少炎性渗出，具有抗炎作用。

【临床应用】 临床主要用于小儿上呼吸道感染。

小儿上呼吸道感染[3-6] 感冒清热颗粒是临床应用多年的有效验方，具有疏风散寒，解表清热的功效，用于治疗伤风感冒引起的头痛发热、咳嗽咽干、全身酸痛、鼻流清涕等症状，在感冒初起时服用，效果尤佳。与氨酚黄那敏对比，本品能更好地缓解患儿发热、咳嗽、头痛、恶寒、咽痒、鼻塞流涕等临床症状，缩短治疗时间，降低并发症的发生率，提高临床总有效率。

【不良反应】 有服用本品后致幼儿过敏、嗜睡、乏力的不良反应报道[7, 8]。

【使用注意】 ①忌烟、酒及辛辣、生冷、油腻食物。②不宜在服药期间同时服用滋补性中成药。③风热感冒者不适用，其表现为发热重，微恶风，有汗，口渴，鼻流浊涕，咽喉红肿热痛，咳吐黄痰。④有高血压、心脏病、肝病、糖尿病、肾病等慢性病严重者、孕妇或正在接受其他治疗的患者，均应在医师指导下服用。⑤按照说明书用法用量服用，小儿、年老体虚者应在医师指导下服用。⑥服药3天后症状无改善，或出现发热咳嗽加重，并有其他严重症状如胸闷、心悸等应去医院就诊。⑦药品性状发生改变时禁止服用。⑧儿童必须在成人的监护下使用。⑨与环孢素同用，可能引起环孢素血药浓度升高。

【用法与用量】 颗粒剂：开水冲服，1次1袋，1日2次。口服液：1次10ml，1日

2次。胶囊：1次3粒，1日2次。咀嚼片：1次2片，1日2次，咀嚼溶化后吞服。

参考文献

[1] 姚梅悦，马奇，周长征，等. 感冒清热颗粒体外抗病毒有效成分研究[J]. 药学研究，2013，32（1）：1-3.
[2] 解宇环，郭沛鑫，缪飞，等. 胡薄荷酮对急性炎症动物模型影响的实验研究[J]. 时珍国医国药，2013，24（6）：1344-1346.
[3] 黄芸. 感冒清热颗粒治疗小儿风寒感冒37例疗效观察[A]. 国际数字医学会，Digital Chinese Medicine. 湖南中医药大学学报 2016/专集：国际数字医学会数字中医药分会成立大会暨首届数字中医药学术交流会论文集[C]. 长沙：湖南中医药大学期刊杂志社，2016：2.
[4] 彭定华，王凌云. 感冒清热颗粒治疗小儿风寒感冒的疗效分析[J]. 中国中医药现代远程教育，2016，14（6）：95-96.
[5] 杨敏杰，魏艳丽，侯艳艳，等. 感冒清热颗粒治疗小儿风寒感冒37例疗效观察[J]. 中国医药指南，2015，（22）：192-193.
[6] 邸金红. 感冒清热颗粒治疗小儿风寒感冒30例疗效观察[J]. 中国中西医结合儿科学，2012，4（3）：277-278.
[7] 朱姝. 3种中成药导致幼儿过敏1例[J]. 北京中医药，2011，30（8）：630-631.
[8] 怀伟. 美敏伪麻口服液与感冒清热颗粒治疗急性上呼吸道感染的临床疗效观察[J]. 临床医药实践，2009，18（18）：451-452.

（江西省儿童医院　祝漫琴、许俐娜）

二、辛凉解表，疏泄风热类

小儿清咽颗粒

【药物组成】 玄参、蒲公英、牛蒡子（炒）、薄荷、蝉蜕、板蓝根、连翘、牡丹皮、青黛。

【处方来源】 宋·许叔微《普济本事方》。国药准字Z51022002。

【功能与主治】 清热解表，解毒利咽。用于小儿外感风热引起的发热头痛，咳嗽音哑，咽喉肿痛。

【药效】 主要药效如下：

1. 解热、抗炎　小儿清咽颗粒中多种有效成分具有解热、抗炎的功效。绿原酸[1]和牛蒡苷[2]对内毒素所致的家兔发热具有解热作用。牛蒡苷[2]能够显著减轻二甲苯所致的小鼠耳郭肿胀程度。

2. 抗菌　连翘苷[3]和绿原酸[4]对多种细菌，包括金黄色葡萄球菌、伤寒沙门菌、大肠杆菌、鲍曼不动杆菌等均具有良好的抑制作用。体外研究显示，牛蒡苷[5]也具有良好的抑菌作用，对金黄色葡萄球菌、大肠杆菌、绿脓杆菌、枯草杆菌等均有一定的抑菌作用。

3. 抗病毒　体外试验显示，黄芩苷[6, 7]具有抗流感病毒作用，主要抑制病毒复制后期的生物合成，对呼吸道合胞病毒具有显著的抑制作用，对病毒转染的多个环节都有抑制作用。连翘苷[3]对流感病毒、呼吸道合胞病毒、疱疹病毒等多种病毒均有一定的抑制功效。

【临床应用】 临床主要用于疱疹性咽峡炎。

疱疹性咽峡炎　上呼吸道感染简称上感，是包括鼻腔、咽或喉部急性炎症的总称。广义的上感不是一个疾病诊断，而是一组疾病，包括普通感冒、病毒性咽炎、喉炎、疱疹性咽峡炎、咽结膜热、细菌性咽-扁桃体炎。中医学认为疱疹性咽峡炎多为风毒邪热侵袭肺胃，上结咽喉所致。在临床常规抗病毒治疗的基础上，加用小儿清咽颗粒治疗疱疹性咽峡炎可明显改善发热、流涎、拒食等症状，缩短疱疹及溃疡消退时间，有效率显著提高[8]。小儿

清咽颗粒联合核黄素磷酸钠、干扰素治疗疱疹性咽峡炎可降低患儿血清 IL-6、IL-10、TNF-α 水平，缩短咽部充血、口腔黏膜疹及流涎等症状消退时间，提高治疗总有效率[9]。

【不良反应】 暂无报道。

【使用注意】 ①忌食辛辣、生冷、油腻食物。②风寒感冒者不适用，表现为恶寒发热、无汗、咽痒咳嗽、咽不红肿、口不渴。③脾胃虚弱，大便稀溏者慎用。④夏季暑热重时，可加服藿香正气丸或六一散。⑤药品性状发生改变时禁止服用。⑥一般剂量和疗程无明显毒副作用，因组方以苦寒药为主，脾胃虚弱，胃肠功能不良的患儿不宜久服。

【用法与用量】 开水冲服，1 岁内 1 次 3g，1～5 岁 1 次 6g，5 岁以上 1 次 9～12g，1 日 2～3 次。

参考文献

[1] 张炳仁，马文惠，陈宝，等. 绿原酸对内毒素致热的影响[J]. 辽宁中医药大学学报，2012，14（5）：229-231.
[2] 张淑雅，王小萍，陈昕，等. 牛蒡苷抗炎和解热作用研究[J]. 药物评价研究，2013，36（6）：422-425.
[3] 史洋，王小平，白吉庆，等. 连翘抗菌、抗病毒的药理作用研究[J]. 中国现代中药，2013，15（11）：950-953.
[4] 屈景年，莫运春，刘梦琴，等. 金银花中绿原酸一步提取法及绿原酸抗菌活性[J]. 化学世界，2005，（3）：167-169.
[5] 李大亮，宋杨，周慧华，等. 牛蒡子水煎液及牛蒡苷、牛蒡苷元体外抗菌实验研究[J]. 黑龙江医药，2004，（6）：433-436.
[6] 刘晓婷，张沂，顾立刚，等. 黄芩苷体外抗流感病毒作用的研究[J]. 天津中医药，2015，32（4）：229-233.
[7] 辛文好，宋俊科，何国荣，等. 黄芩素和黄芩苷的药理作用及机制研究进展[J]. 中国新药杂志，2013，22（6）：647-653+659.
[8] 余德钊. 小儿清咽颗粒治疗疱疹性咽峡炎 48 例疗效观察[J]. 新中医，2006，（4）：40-41.
[9] 陈颖育. 小儿清咽颗粒联合核黄素磷酸钠、干扰素治疗疱疹性咽峡炎的临床效果[J]. 临床医学研究与实践，2019，4（8）：113-114.

（江西省儿童医院　卢庆红、祝漫琴）

小儿退热口服液（颗粒）

【药物组成】 大青叶、板蓝根、金银花、连翘、栀子、牡丹皮、黄芩、淡竹叶、地龙、重楼、柴胡、白薇。

【处方来源】 研制方。《中国药典》（2015 年版）。

【功能与主治】 疏风解表，解毒利咽。用于小儿风热感冒，症见发热恶风，头痛目赤，咽喉肿痛，流行性腮腺炎，喉痹。

【药效】 主要药效如下[1]：

1. 解热　动物实验显示，小儿退热口服液对肺炎双球菌鼻咽部接种诱导的大耳白兔发热，具有解热作用，且解热效果优于双黄连口服液。

2. 抗炎　小儿退热口服液可降低大耳白兔肺炎模型的白细胞水平，减轻支气管黏膜、肺部组织充血及炎细胞浸润程度。

3. 抗菌　体外研究显示，小儿退热口服液原液对肺炎双球菌、乙型链球菌、金黄色葡萄球菌、流感杆菌均有不同程度的抑制和杀灭作用。

4. 抗病毒　小儿退热口服液在 1∶4（口服液原液与生理盐水体积比）时能完全抑制流感病毒及呼吸道合胞病毒，在 1∶8 时也有明显抑制作用，但对腺病毒无明显抑制作用。

【临床应用】 临床主要用于小儿上呼吸道感染。

小儿上呼吸道感染　上呼吸道感染 80%以上由病毒引起，发热是主要症状。小儿退热口服液具有抗菌、抗病毒的功效，对上呼吸道感染引起的发热症状有良好的疗效。小儿退热口服液[2, 3]治疗上呼吸道感染发热，24 小时内退热有效率显著高于青霉素和利巴韦林，具有退热快、效率高、不良反应少的特点。

【不良反应】　暂无报道。

【使用注意】　①忌食辛辣、生冷、油腻食物。②风寒感冒者不适用，表现为发热畏冷、肢凉、流清涕、咽不红。③脾虚易腹泻者慎服。④对本品过敏者禁用，过敏体质者慎用。⑤本品性状发生改变时禁止使用。

【用法与用量】　口服液：口服，5 岁以下 1 次 10ml，5～10 岁 1 次 20～30ml，1 日 3 次，或遵医嘱。颗粒：开水冲服，5 岁以下 1 次 5g，5～10 岁 1 次 10～15g，1 日 3 次，或遵医嘱。

参考文献

[1] 孙晋营. 小儿退热口服液退热抗炎作用的实验研究[J]. 中国中医药科技，1999，(6)：408.
[2] 李安源，张林英，解砚英. 小儿退热口服液治疗小儿上感发热的临床研究[J]. 南京中医药大学学报，2003，(3)：144-145.
[3] 付娜. 小儿退热口服液对小儿上感发热的治疗作用研究[J]. 大家健康（学术版），2016，10（13）：65-66.

（江西省儿童医院　卢庆红、祝漫琴）

小儿豉翘清热颗粒

【药物组成】　连翘、淡豆豉、薄荷、荆芥、栀子（炒）、大黄、青蒿、赤芍、槟榔、厚朴、黄芩、半夏。

【处方来源】　研制方。《中国药典》(2015 年版)。

【功能与主治】　疏风解毒，清热导滞。可治小儿风热感冒夹滞证（厌食、腹胀、便秘等），症见发热咳嗽，鼻塞流涕，咽红肿痛，纳呆口渴，脘腹胀痛，便秘或大便酸臭，溲黄等。

【药效】　主要药效如下：

1. 镇痛、抗炎　当病毒或细菌侵入人体时，机体的免疫系统能够快速识别，产生多种炎性物质（TNF-α、IL-6、IL-8 等），引起炎性反应。小儿豉翘清热颗粒中的多种有效成分具有镇痛、抗炎的功效。栀子苷[1]能降低乙酸所致的小鼠扭体次数，提高热板所致小鼠疼痛的痛阈值，具有良好的镇痛作用；还能抑制二甲苯导致的小鼠耳郭肿胀和角叉菜胶诱导的足跖肿胀[1, 2]，具有抗炎的功效。芍药苷[3]通过抑制细菌脂蛋白所致的 TNF-α 和 IL-6 分泌；黄芩苷[4]通过抑制巨噬细胞 CD36 的表达，减少脂多糖诱导的小鼠 TNF-α 分泌，达到抗炎的功效。

2. 抗菌　15%～20%的上呼吸道感染混合细菌感染，引起上呼吸道感染的细菌主要有溶血性链球菌、流感嗜血杆菌、肺炎球菌、葡萄球菌、铜绿假单胞菌等。方中黄芩苷[5]对金黄色葡萄球菌、铜绿假单胞菌具有较强的抑制作用；连翘提取物[6]对多种细菌，包括金黄色葡萄球菌、伤寒沙门菌、大肠杆菌、鲍曼不动杆菌等均具有良好的抑制作用。

3. 抗病毒　小儿豉翘清热颗粒对流感病毒、呼吸道合胞病毒等均具有抑制作用。方中黄芩苷主要通过抑制流感病毒复制后期的生物合成[7]，达到抗流感病毒的作用；黄岑苷对呼吸道合胞病毒转染的多个环节均有抑制作用[8]。

【临床应用】 临床主要用于小儿上呼吸道感染、疱疹性咽峡炎、手足口病。

1. 小儿上呼吸道感染 风热证是小儿感冒最常见的证型，小儿豉翘清热颗粒[9]能改善感冒风热夹滞证患儿发热、腹部胀满、全身酸痛等症状，且无明显不良反应，是临床治疗风热感冒夹滞证有效、安全的药物。

Meta 分析显示[10]，小儿豉翘清热颗粒治疗急性上呼吸道感染在缩短退热时间，鼻塞、流涕、咳嗽、咽痛等症状消失时间，降低血清炎性因子 TNF-α 和 IL-6 浓度等方面效果显著，优于利巴韦林颗粒。小儿豉翘清热颗粒[11]能有效缓解夜间咳嗽。

2. 疱疹性咽峡炎 是一种急性传染性咽峡炎，由柯萨奇 A 组病毒引发。起病急骤，常以高热、流涎、咽痛、进食困难等为主要表现，具有传染性。小儿豉翘清热颗粒可作为疱疹性咽峡炎的主要治疗药物或辅助药物。单用或联用小儿豉翘清热颗粒可使有效率显著提高，且退热时间、流涎停止时间、疱疹愈合时间显著缩短[12, 13]。

3. 手足口病 是由肠道病毒引起的急性传染病，多发生于学龄前儿童，尤以 3 岁以下年龄组发病率最高。主要症状表现为手、足、口腔等部位的斑丘疹、疱疹。少数病例可出现脑膜炎、脑炎、脑脊髓炎、肺水肿、循环障碍等严重症状，多由 EV71 感染引起。

小儿豉翘清热颗粒可用于辅助治疗手足口病，能显著提高治疗有效率，缩短退热时间、咽痛消退时间、皮疹消退时间和口腔溃疡好转时间[14, 15]。

【不良反应】 偶有呕吐、大便溏泄的不良反应出现，不需处理可自行消失。

【使用注意】 ①风寒感冒者不宜使用。②服药期间饮食宜清淡，忌食辛辣油腻之品。

【用法与用量】 开水冲服，6 个月～1 岁，1 次 1～2g（0.5～1 袋）；1～3 岁，1 次 2～3g（1～1.5 袋）；4～6 岁，1 次 3～4g（1.5～2 袋）；7～9 岁，1 次 4～5g（2～2.5 袋）；10 岁以上，1 次 6g（3 袋），1 日 3 次。

参 考 文 献

[1] 杨宇，杨光，曾宪阳. 栀子苷镇痛作用及其机制初步研究[J]. 武警医学，2013，24（3）：218-220+223.
[2] 张文娟，李茂星，张泉龙，等. 栀子苷的快速提取分离及其镇痛抗炎作用研究[J]. 中国实验方剂学杂志，2012，18（21）：170-174.
[3] 张倩. 芍药苷对 TLR2 介导的炎症反应信号转导途径的影响[D]. 南京：南京医科大学，2011.
[4] 李岩，孙冬梅，万幸，等. 黄芩苷对小鼠巨噬细胞 cd36 表达及肿瘤坏死因子-α 分泌的影响[J]. 广州中医药大学学报，2013，30（1）：55-58.
[5] 钱锋，蒙艳丽，王英岩，等. 黄芩苷的抗菌作用研究进展[J]. 黑龙江中医药，2015，44（5）：73-74.
[6] 史洋，王小平，白吉庆，等. 连翘抗菌、抗病毒的药理作用研究[J]. 中国现代中药，2013，15（11）：950-953.
[7] 刘晓婷，张沂，顾立刚，等. 黄芩苷体外抗流感病毒作用的研究[J]. 天津中医药，2015，32（4）：229-233.
[8] 施恒飞. 黄芩苷抗呼吸道合胞病毒感染作用研究[D]. 南京：南京大学，2016.
[9] 袁丹. 小儿豉翘清热颗粒治疗小儿感冒风热夹滞证的临床研究[D]. 南京：南京中医药大学，2016.
[10] 袁丹，谢辉辉，汪受传，等. 小儿豉翘清热颗粒治疗急性上呼吸道感染临床疗效的 Meta 分析[J]. 中华中医药杂志，2016，31（1）：89-92.
[11] 倪成岑. 小儿豉翘清热颗粒治疗夜间咳嗽的临床观察[J]. 内蒙古中医药，2016，35（3）：62.
[12] 史宁，郭宏举，王欢，等. 小儿豉翘清热颗粒治疗小儿疱疹性咽峡炎有效性 Meta 分析[J]. 中国煤炭工业医学杂志，2016，19（12）：1758-1763.

[13] 赵长江. 小儿豉翘清热颗粒联合开喉剑治疗疱疹性咽峡炎[J]. 光明中医，2017，32（6）：845-847.
[14] 方柯南，秦亚黎. 小儿豉翘清热颗粒治疗手足口病疗效观察[J]. 当代医学，2011，17（35）：54.
[15] 周留东. 豉翘清热颗粒联合蒲地蓝消炎口服液治疗手足口病临床研究[J]. 亚太传统医药，2016，12（1）：130-131.

（江西省儿童医院 卢庆红、祝漫琴）

小儿热速清颗粒（口服液、糖浆）

【药物组成】 柴胡、黄芩、板蓝根、葛根、金银花、水牛角、连翘、大黄。

【处方来源】 研制方。《中国药典》(2015 年版)。

【功能与主治】 清热，解毒，利咽。用于风热感冒，发热头痛，喉咙红肿，鼻塞流黄涕，咳嗽，便秘。

【药效】 主要药效如下：

1. *解热、抗炎* 外感发热是指外感因素导致的病理性体温升高，表现为身热、面红，常伴有鼻充血，咽喉充血、单侧或双侧红肿等。小儿热速清颗粒在药效试验中证实对啤酒酵母致体温升高的家兔有明显的退热作用，对小鼠耳壳二甲苯致肿、大鼠蛋清性足跖肿胀都有显著的抑制作用[1]。

2. *抗病毒* 上呼吸道感染约 80%由病毒引起，包括鼻病毒、冠状病毒、腺病毒、流感和副流感病毒、呼吸道合胞病毒、埃可病毒、柯萨奇病毒等，小儿热速清口服液在试验中证明对流感病毒在鸡胚中繁殖有抑制作用，且作用强度与药物浓度有关，药物浓度与抑制作用成正比关系[2]。

3. *镇咳、祛痰* 上呼吸道感染的主要症状之一就是咳嗽，上呼吸道感染致气管、支气管或胸膜受炎症、异物等刺激而引起咳嗽。小儿热速清口服液可显著性地延长小鼠咳嗽潜伏期，显著地减少 2 分钟内小鼠咳嗽次数，还可以减少气管分泌，且与药物剂量有关，说明小儿热速清口服液有较强的镇咳作用和一定的祛痰作用[3]。

4. *促进免疫* 免疫功能低下时，机体呈现不抵抗状态。脾脏是机体最大的免疫器官，含有大量的淋巴细胞和巨噬细胞，是机体免疫和体液免疫的中心。胸腺是重要的淋巴器官，其功能与免疫紧密相关。小儿热速清口服液可使正常小鼠的脾脏、胸腺重量增加，使小鼠腹腔巨噬细胞吞噬鸡红细胞的吞噬百分率显著提高，并对溶血素形成有明显兴奋作用，从而提高免疫功能[3]。

【临床应用】 临床主要用于上呼吸道感染伴高热、疱疹性咽峡炎、化脓性扁桃体炎。

1. *上呼吸道感染伴高热* 小儿因受风热、风寒之邪而致发热，并伴有鼻塞、流鼻涕、咽喉不适、乏力、头痛、关节痛和咳嗽等症状。小儿热速清颗粒不仅具有解热、抗炎、抗病毒作用，还能促进血液循环，保证凝血功能，并有增强机体免疫功能的作用。小儿热速清颗粒与布洛芬等西药联合用于外感高热，治疗效率增高，退热时间缩短[4, 5]。

2. *疱疹性咽峡炎* 是儿童高发的一种病症，传染性强，临床表现是咽痛，咽部有灰白色疱疹。本病大多由于病毒感染引起，治疗多采用抗病毒治疗。小儿热速清颗粒具有清热、解毒及利咽等功效，与清开灵合用疗效显著高于单独使用清开灵或炎琥宁[6, 7]。

3. *化脓性扁桃体炎* 由于风邪和肺胃相搏结于咽部而成，主要原因是细菌感染，表现为咳嗽、咽痛、畏寒和吞咽困难，咽部单侧或双侧有红肿。用小儿热速清颗粒联合抗生素中西医联合的治疗效果与单用抗生素效果相比，退热时间明显缩短，病程缩短，疗效和安全性均较好[8, 9]。

【不良反应】 有报道称[10]，有患者在服用小儿热速清口服液后，胸、背、腹部及四肢近端出现皮疹，呈淡红色，奇痒。

【使用注意】 ①风寒感冒，大便次数多者忌用。②按用法用量服用，如病情较重或服药2天后疗效不明显者，应及时去医院就诊。

【用法与用量】 颗粒剂：口服，1岁以内，1次1/4～1/2袋；1～3岁，1次1/2～1袋；3～7岁，1次1～1.5袋；7～12岁，1次1.5～2袋，1日3～4次。口服液：口服，1岁以内，1次2.5～5ml；1～3岁，1次5～10ml；3～7岁，1次10～15ml；7～12岁，1次15～20ml，1日3～4次。糖浆：1岁以内，1次2.5～5ml；1～3岁，1次5～10ml；3～7岁，1次10～15ml；7～12岁，1次15～20ml，1日3～4次。

参考文献

[1] 苗明三，李中心，朱志军，等. 小儿热速清口服液解热抗炎作用的研究[J]. 河南中医，1991，(6)：11-12.
[2] 李建国，韩月霞，朱珊. 小儿热速清口服液对流感病毒在鸡胚中繁殖的实验研究[J]. 河南中医，1991，(1)：14-15.
[3] 苗明三，李晏龄，徐秋屯. 小儿热速清的镇咳祛痰作用及对免疫功能的影响[J]. 河南中医，1992，(4)：171-173.
[4] 崔雪琴，金芙蓉. 热速清颗粒辅助治疗小儿外感发热疗效观察[J]. 新中医，2016，48(4)：147-149.
[5] 农学圣. 小儿热速清治疗小儿上呼吸道感染高热的疗效观察[J]. 临床合理用药杂志，2012，5(33)：65.
[6] 刘新. 小儿热速清颗粒联合清开灵注射液治疗小儿疱疹性咽峡炎临床研究[J]. 中医学报，2014，29(3)：442-443.
[7] 韦宁. 小儿热速清颗粒配合清开灵注射液治疗小儿疱疹咽峡炎的疗效[J]. 安徽卫生职业技术学院学报，2016，15(3)：37-38.
[8] 高翠敏. 小儿热速清颗粒联合抗生素治疗小儿急性化脓性扁桃体炎的临床观察[J]. 世界中医药，2017，12(4)：819-821.
[9] 陈勤，吴惠芬. 小儿热速清治疗化脓性扁桃体炎78例[J]. 浙江中西医结合杂志，2002，(7)：45.
[10] 曹国建，阮学东. 小儿热速清口服液致皮疹1例[J]. 药物流行病学杂志，2001，(1)：49.

（江西省儿童医院　卢庆红、瞿　萍）

清热灵颗粒

【药物组成】 黄芩、大青叶、连翘、甘草。

【处方来源】 研制方。《中国药典》(2015年版)。

【功能与主治】 清热解毒。用于感冒热邪壅肺证，症见发热、咽喉肿痛。

【药效】 主要药效如下：

1. 解热　清热灵颗粒能明显减轻内毒素所致家兔发热，说明清热灵颗粒有明显的解热作用[1]。

2. 抗炎　清热灵颗粒能明显抑制角叉菜胶所致大鼠足跖肿胀；降低二甲苯所致小鼠耳郭肿胀，抑制乙酸引起的小鼠腹腔毛细血管通透性异常升高，表明清热灵颗粒有明显的抗炎作用[1]。

3. 抗菌　清热灵颗粒对金黄色葡萄球菌腹腔感染致小鼠死亡具有明显的保护作用，体外抑菌试验显示对金黄色葡萄球菌、肺炎球菌、肺炎杆菌及大肠杆菌等均具有明显的抑制作用，表明清热灵颗粒有明显的抗菌作用[1]。

【临床应用】 临床主要用于小儿上呼吸道感染。

小儿上呼吸道感染　清热灵颗粒具有显著的解热、抗炎和抗菌作用，能有效缓解上呼吸道感染临床症状。采用清热灵颗粒和利巴韦林颗粒治疗300例上呼吸道感染患儿，随机分为治疗组（150例）和对照组（150例），结果显示治疗组对上呼吸道感染有明显的作用，且不良反应少[2]。

【不良反应】 在现有临床应用中暂未出现不良反应报道。

【使用注意】 ①风寒感冒者慎用。②服药期间忌食辛辣、油腻食物。

【用法与用量】 开水冲服，1周岁以内小儿1次5g，1～6岁1次10g，1日3次；7岁以上1次15g，1日3～4次；7岁以上1次5g（无蔗糖），1日3～4次。

参考文献

[1] 郑高利，张信岳，陈凯，等. 清热灵颗粒药效学研究[J]. 中药药理与临床，2001，(4)：30-32.
[2] 叶会洲，金玉琴，蔡进章，等. 清热灵颗粒治疗小儿上呼吸道感染150例疗效观察[J]. 海峡药学，2005，(5)：134-135.

（江西省儿童医院　卢庆红、瞿　萍）

小儿清热宁颗粒

【药物组成】 羚羊角粉、牛黄、金银花、黄芩、柴胡、板蓝根、水牛角浓缩粉、冰片。

【处方来源】 研制方。国药准字Z20013189。

【功能与主治】 清热解毒。用于外感温邪，脏腑实热引起的高热，咽喉肿痛，咳嗽痰盛，大便干燥。

【药效】 主要药效如下[1]：

1. 抗炎　小儿清热宁颗粒高、中剂量组可抑制小鼠耳郭肿胀，具有抗炎作用。

2. 解热　小儿清热宁颗粒对伤寒、副伤寒甲、乙三联菌苗引起的家兔体温升高有明显的抑制作用，并能加速发热动物体温恢复正常，具有解热作用。

3. 抗菌　小儿清热宁颗粒可降低感染乙型溶血性链球菌小鼠的死亡率，提高死亡保护率。

4. 抗病毒　小儿清热宁颗粒对流感病毒感染小鼠引起的肺炎有抑制作用，肺指数值降低，剂量越高作用越明显。

【临床应用】 临床主要用于急性上呼吸道感染、小儿支气管肺炎。

1. 急性上呼吸道感染[2-4]　小儿急性上呼吸道感染多为病毒感染，目前尚无特效治疗药物，中药抗病毒治疗不失为一种有效的治疗方法。小儿清热宁颗粒具有清热解毒、凉血利咽的作用，用于治疗小儿感冒风热证，可有效改善临床症状，缩短病程，提高临床总有效率，尤其退热效果较好。

2. 小儿支气管肺炎[5]　小儿清热宁颗粒有清热、镇静安神、止惊作用，用于辅助治疗小儿支气管肺炎，可有效缩短热退时间、咳嗽停止时间、肺部啰音消失时间、胸片恢复正常时间，具有针对病因的治疗作用。

【不良反应】 尚不明确。

【使用注意】 尚不明确。

【用法与用量】 开水冲服，1～2岁1次4g，1日2次；3～5岁1次4g，1日3次；

6～14 岁 1 次 8g，1 日 2～3 次。

参考文献

[1] 徐荣，沈鸿，高英杰，等. 小儿清热宁颗粒的主要药效学研究[J]. 中国实验方剂学杂志，2002，8（6）：38-40.
[2] 项荣轩，阮宇鹏，张勇. 小儿清热宁颗粒治疗急性上呼吸道感染 90 例[J]. 中国中医急症，2008，17（6）：838.
[3] 陈峰. 小儿清热宁颗粒在急性上呼吸道感染治疗中的疗效分析[J]. 吉林医学，2013，34（30）：6304.
[4] 宣旎. 小儿清热宁颗粒治疗儿童急性上呼吸道感染发热 160 例临床观察[J]. 北方药学，2013，（8）：37.
[5] 毛继业，黄平. 小儿清热宁颗粒佐治小儿支气管肺炎临床观察[J]. 中原医刊，2008，35（6）：78.

（江西省儿童医院 卢庆红、许俐娜）

儿感退热宁口服液

【药物组成】 青蒿、板蓝根、菊花、苦杏仁、桔梗、连翘、薄荷、甘草。

【处方来源】 研制方。国药准字 Z51021976。

【功能与主治】 解表清热，化痰止咳，解毒利咽。用于小儿外感风热，内郁化火，发热头痛，咳嗽，咽喉肿痛；上呼吸道感染见上述证候者。

【药效】 主要药效如下：

1. 解热、镇痛 本品具有解热、镇痛作用。

2. 抗炎 本品具有抗炎作用。

3. 镇咳、祛痰 本品具有镇咳和祛痰作用。

【临床应用】 临床主要用于急性上呼吸道感染。

急性上呼吸道感染[1] 儿感退热宁口服液用于治疗急性上呼吸道感染，治疗组用儿感退热宁口服液，对照组用抗病毒口服液。结果治疗组病情稳定且不反复，退热时间，咳嗽、气急、咽部充血、肺部体征等主要症状、体征的改善明显优于对照组。

【不良反应】 在现有临床应用中暂未出现不良反应报道。

【使用注意】 本品适用于小儿风热外感兼有肺热者，风寒感冒者不适用。

【用法与用量】 口服，3～5 岁 1 次 0.4～0.6 支，5～10 岁 1 次 0.6～1 支，10 岁以上 1 次 1～1.5 支，1 日 3 次。

参考文献

[1] 徐若梅. 儿感退热宁口服液治疗儿童急性上呼吸道感染疗效观察[J]. 四川医学，2006，（10）：1085-1086.

（江西省儿童医院 卢庆红、瞿 萍）

芩香清解口服液

【药物组成】 黄芩、广藿香、蝉蜕、石膏、葛根、大黄、芍药、板蓝根、桔梗、玄参、山豆根、甘草。

【处方来源】 研制方。国药准字 Z20168003。

【功能与主治】 疏风解热，清泻里热，解毒利咽。用于小儿上呼吸道感染表里俱热证，症见发热鼻塞、流涕、咳嗽、咽喉肿痛、便秘、舌红苔黄等。

【药效】 主要药效如下[1]：

1. 镇痛　芩香清解口服液高剂量组可明显提高小鼠的痛阈值，减少小鼠的扭体次数，具有明显的镇痛作用。

2. 解热　芩香清解口服液可降低三联疫苗致热家兔体温，对皮下注射 2，4-二硝基苯酚致热模型大鼠，具有解热作用。

3. 镇咳、祛痰　芩香清解口服液可明显抑制枸橼酸引起的豚鼠咳嗽，延长咳嗽潜伏期，加速小鼠呼吸道痰液的排出，具有镇咳、祛痰作用。

4. 抗炎　芩香清解口服液可降低二甲苯致炎小鼠的耳郭肿胀程度，降低角叉菜胶致炎大鼠的足跖肿胀程度，具有抗炎作用。

5. 抗菌、抗病毒　芩香清解口服液可延长小鼠感染金黄色葡萄球菌后的存活时间，抑制小鼠病毒性肺炎产生的肺水肿，具有抗菌、抗病毒作用。

【临床应用】 临床主要用于急性上呼吸道感染。

急性上呼吸道感染[2, 3]　芩香清解口服液具有清热解毒、消肿止痛的功效，可用于小儿上呼吸道感染表里俱热证。采用芩香清解口服液联合利巴韦林治疗儿童上呼吸道感染，治疗后可明显缩短退热时间、止咳时间、咽痛消失时间、止涕时间，降低超敏 CRP、TNF-α、IL-6、IL-4 炎症因子水平，提高临床总有效率。

【不良反应】 少数患者服药后出现轻度呕吐、腹泻、不消化便等。

【使用注意】 体温超过 38.5℃时，可加用解热药，也可采用支持疗法。合并明显细菌感染者，需要合并抗生素治疗。6 个月以下的患儿无用药经验。

【用法与用量】 口服液：1 日 3 次，1 次 1 支。

参考文献

[1] 黄娟萍，和芳，白音夫，等. 芩香清解口服液药效学研究[J]. 中国医院用药评价与分析，2017，17（8）：1078-1082.
[2] 李井锋，马融，胡思源，等. 芩香清解口服液治疗小儿急性上呼吸道感染表里俱热证的多中心临床研究[J]. 中华中医药杂志，2015，30（10）：3794-3796.
[3] 王金彩，石太新. 芩香清解口服液联合利巴韦林治疗儿童上呼吸道感染的临床研究[J]. 现代药物与临床，2019，34（2）：370-373.

（江西省儿童医院　卢庆红、许俐娜）

小儿双清颗粒

【药物组成】 人工牛黄、羚羊角、水牛角浓缩粉、厚朴、板蓝根、连翘、拳参、石膏、莱菔子（炒）、荆芥穗、薄荷脑、冰片。

【处方来源】 研制方。国药准字 Z19991018。

【功能与主治】 清热解毒，表里双解。用于小儿外感属表里俱热证，症见发热，流涕，咽红，口渴，便干，溲赤，舌红，苔黄；急性上呼吸道感染见上述证候者。

【药效】 主要药效如下：

1. 解热　本品具有解热作用。

2. 抗菌　本品可抑制金黄色葡萄球菌、肺炎双球菌的生长。

3. 抗病毒 小儿双清颗粒能直接杀伤流感病毒甲、乙型或阻断其繁殖。

4. 增强免疫 小儿双清颗粒可增强小儿免疫功能，加强吞噬细胞的吞噬功能。

【临床应用】 临床主要用于急性上呼吸道感染、手足口病。

1. 急性上呼吸道感染[1-4] 小儿双清颗粒具有解毒清热的功效，可发挥出增强免疫功能、抗病毒及抗炎等作用，可用于小儿外感表里俱热证。与对照组小儿热速清口服液相比，小儿双清颗粒对急性上呼吸道感染患儿咽红肿痛、便秘、口渴、发热、浊涕等临床症状有显著改善，临床总有效率也高于对照组，患儿家属的满意度高。

2. 手足口病[5] 是婴儿和儿童的一种常见疾病，以发热和手、足、口腔疱疹为特征。起病急，症状明显。本品有清热解毒、表里双解的作用，可佐治小儿手足口病。小儿双清颗粒佐治小儿手足口病可明显缩短病程，提高临床疗效。

【不良反应】 尚不明确。

【使用注意】 ①忌食辛辣、生冷、油腻食物。②婴儿及糖尿病患儿应在医师指导下服用。③风寒感冒者不适用，表现为发热畏冷、肢凉、流清涕，咽不红。④高热者及重症患者应及时去医院就诊。⑤脾虚易腹泻者慎服。

【用法与用量】 开水冲服，周岁以内 0.5～1 袋，1～3 岁 1～1.5 袋，4～6 岁 1.5～2 袋，7 岁以上 2～2.5 袋，重症者于服药后 2 小时加服 1 次，1 日 3 次。

参考文献

[1] 叶万玲. 小儿双清颗粒治疗小儿急性上呼吸道感染的价值探究[J]. 大家健康（上旬版），2017，11（8）：7-8.
[2] 张晓娟，田霞. 小儿双清颗粒治疗小儿外感发热临床观察[J]. 中国医药导报，2006，3（26）：120.
[3] 钟淑坤. 小儿双清颗粒治疗上呼吸道感染 50 例疗效观察[J]. 四川医学，2002，23（7）：752.
[4] 孙诗炜. 小儿双清颗粒治疗儿童急性上呼吸道感染疗效观察[J]. 成都中医药大学学报，2005，28（4）：29-30.
[5] 孟玲娟，张荣艳. 小儿双清颗粒佐治手足口病疗效观察[J]. 河北医科大学学报，2008，29（2）：284-285.

（江西省儿童医院 卢庆红、许俐娜）

疏清颗粒

【药物组成】 石膏、大青叶、桑叶、芦根、甘草。

【处方来源】 研制方。国药准字 Z10980132。

【功能与主治】 清热解毒，宣泄肺胃。用于小儿外感风热证，症见发热、鼻塞、咽痛、流涕、口渴、咳嗽、汗出。

【药效】 主要药效如下[1, 2]：

1. 抗柯萨奇病毒 A16 型 手足口病是由肠道病毒引起的传染病，引发手足口病的肠道病毒有 20 多种（型），其中以柯萨奇病毒 A16 型（CoxA16）和肠道病毒 71 型（EV71）为主。体外抑菌实验发现疏清颗粒具有更强的抗 CoxA16 活性，药物安全性更高。

2. 抗肠道病毒 71 型 肠道病毒 71 型（EV71）为小 RNA 病毒科肠道病毒属 A 组肠道病毒，其感染引起的小儿手足口病发病急，进展快。疏清颗粒为传统的抗病毒类中成药，体外细胞病变效应（CPE）法及 MTT 法结果显示疏清颗粒具有抑制 EV71 增殖作用，抗病毒效应显著。

【临床应用】　临床主要用于急性上呼吸道感染。

急性上呼吸道感染[3]　小儿外感，西医称之为急性上呼吸道感染，多以感受风邪为主，风热证多见，疏清颗粒具有清热解毒，宣泄肺胃的功效，可用于治疗小儿外感风热证。疏清颗粒治疗小儿外感风热证可缩短总病程及退热时间，缓解患儿临床症状，提高临床总有效率。

【不良反应】　个别患者发生恶心、呕吐、腹泻。

【使用注意】　①忌辛辣、生冷、油腻食物。②风寒感冒者不适用，表现为恶寒发热，无汗、咳嗽、喉痒、流清涕、咽不红。③脾胃虚弱，大便稀溏者慎用。④对本品过敏者禁用，过敏体质禁用。

【用法与用量】　开水冲服，1 岁以下 1 次 3g；1～3 岁 1 次 6g；4～6 岁 1 次 9g；7 岁以上 1 次 12g，一日 3 次。

参考文献

[1] 刘建伟，王鑫磊，张宇，等. 疏清颗粒抗手足口病病原体柯萨奇 A16 型体外研究[J]. 中国医刊，2013，48（8）：91-92.
[2] 呼洁，王鑫磊，张超，等. 疏清颗粒对 EV71 的体外抗病毒研究[J]. 湖南中医药大学学报，2013，33（2）：3，7.
[3] 李若蒙，常冬梅，王悦. 疏清颗粒治疗小儿外感风热证 45 例[J]. 中西医结合研究，2019，11（4）：215-216.

（江西省儿童医院　卢庆红、许俐娜）

银翘双解栓

【药物组成】　连翘、金银花、黄芩、丁香叶。

【处方来源】　研制方。《中国药典》（2015 年版）。

【功能与主治】　疏解风热，清肺泻火。用于外感风热，肺热内盛所致的发热、微恶风寒、咽喉肿痛、咳嗽、痰白或黄、口干微渴、舌红苔白或黄，脉浮数或滑数；上呼吸道感染、扁桃体炎、急性支气管炎见上述证候者。

【药效】　主要药效如下：

1. 抗菌　体内抑菌试验表明，银翘双解口服液对大肠杆菌、金黄色葡萄球菌、肺炎链球菌致小鼠体内（腹腔）感染，具有延长被细菌感染小鼠生存时间和减少动物死亡的作用。体外试验表明，银翘双解口服液对 7 种菌（大肠杆菌、金黄色葡萄球菌、肺炎链球菌、肺炎克雷伯杆菌、福氏志贺菌、伤寒沙门氏菌、流感杆菌）均有直接抑制作用[1, 2]。

2. 解热　黄芩是银翘双解栓的主要成分。黄芩中的黄芩苷对 2，4 二硝基酚、鹿角菜胶和干酵母所致大鼠发热均有显著的解热作用[3]。

【临床应用】　临床主要用于上呼吸道感染。

上呼吸道感染　银翘双解栓具有解热、抗炎、止咳的作用。用于治疗风热感冒能显著改善患者的症状，总有效率显著提高。且银翘双解栓用药方便，无毒副作用[4]。

银翘双解栓具有疏解风热，清热解毒，表里双解的作用。将 390 例患者（包括外感、急性支气管炎、扁桃体炎、肺炎）分为银翘双解栓治疗组 300 例，银翘解毒片治疗组 90 例，治疗结果显示银翘双解栓总有效率优于银翘解毒片[5]。

【不良反应】　目前尚未检索到不良反应报道。

【使用注意】 ①外感风寒者慎用。②孕妇慎用。③服药期间忌食辛辣、油腻食物。④应在排便后纳入肛门，以利药物吸收。

【用法与用量】 肛门给药，1次1粒，1日3次；儿童用量酌减。

参考文献

[1] 刘建璇，毋英杰，苗光新，等. 银翘双解口服液抑菌作用研究[J]. 特产研究，2006，(3)：46-47.
[2] 宋丽晶，刘建璇，付萍. 银翘双解口服液抑菌作用的实验研究[J]. 吉林中医药，2006，26（8）：66.
[3] 尹华熙，白筱璐，邓文龙. 黄芩的解热作用研究[J]. 中药药理与临床，2007，23（6）：51-53.
[4] 杨秀婷，刘令勉，韩羽山. 银翘双解栓治疗小儿风热袭肺证的临床疗效观察[J]. 中医药学报，1991，(4)：25-26.
[5] 滕晓萍，刘青宁. 新药“银翘双解栓”临床观察研究[J]. 北京中医，1995，(1)：41-42.

（江西省儿童医院　卢庆红、瞿　萍）

清开灵颗粒[软胶囊、注射液、注射用清开灵（冻干）]

【药物组成】 胆酸、猪去氧胆酸、水牛角、黄芩苷、珍珠母、栀子、板蓝根、金银花。

【处方来源】 清·吴瑭《温病条辨》安宫牛黄丸加减化裁方。《中国药典》(2015年版)。

【功能与主治】 清热解毒，镇静安神。用于外感风热时毒、火毒内盛所致高热不退、烦躁不安、咽喉肿痛、舌质红绛、苔黄、脉数；上呼吸道感染、病毒性感冒、急性化脓性扁桃体炎、急性咽炎、急性气管炎、高热等病症见上述证候者。

【药效】 主要药效如下：

1. 解热、镇痛、抗炎 上呼吸道感染由病毒或细菌引起，机体感染病毒或细菌后，免疫系统自动识别，产生炎性介质，引发炎症反应，导致发热、疼痛的症状。清开灵颗粒具有良好的解热、镇痛作用。清开灵冻干粉[1]能显著抑制2，4-二硝基苯酚和内毒素引起的大鼠体温升高，减少乙酸引起的小鼠扭体反应次数，提高小鼠热板所致的痛阈值，具有解热、镇痛功效；能显著抑制大鼠角叉菜胶引起的足跖肿胀和二甲苯诱导的耳郭肿胀[2]，具有一定的抗炎作用。

清开灵颗粒一方面可以提高巨噬细胞的吞噬能力，增强细胞内氧化杀菌能力；另一方面可以通过某些环节抑制FOAH区神经元cAMP的生成，从而抑制体温调定点上移而达到解热效应，还可通过抑制下丘脑释放致热递质及促进脑腹中隔区释放解热递质两种途径对体温发挥正负调节作用，故有抗炎、解热作用[3]。

2. 护肝 病毒性肝炎是由病毒引起的以肝脏病变为主的传染性疾病，部分患者可有肝脏损害，甚至慢性化，发展至肝细胞凋亡。清开灵注射液对肝细胞具有保护作用，研究证实，清开灵注射液[4]能显著降低四氯化碳（CCl_4）引起的小鼠谷丙转氨酶（ALT）和谷草转氨酶（AST）升高的水平。清开灵颗粒[5]能减少小鼠内毒素肝损伤引起的肝细胞凋亡。

3. 抗菌 清开灵颗粒对多种细菌具有良好的抑制作用。体外抑菌实验显示，清开灵颗粒[6]对引起上呼吸道感染的多种细菌，包括金黄色葡萄球菌、肺炎双球菌、甲型溶血性链球菌、乙型溶血性链球菌、流感杆菌均有较好的抑制作用；另有研究显示[7]，清开灵注射液单药对鲍曼不动杆菌具有一定的体外抑制作用，和其他抗生素联用可以产生协同或相加作用，减少抗生素用量。体内研究显示[8]，清开灵冻干粉对感染金黄色葡萄球菌和大肠杆菌的小鼠均具有保护作用。

4. *抗病毒*　流感是由流感病毒引起的急性呼吸系统疾病，流感病毒分为 A、B、C 三个类型，其中 A 型和 B 型与人体流感有关。清开灵口服液具有抗流感病毒的作用。体外研究显示[9]，清开灵口服液对流感病毒 A 型中的 H1N1、H3N2 亚型和 B 型病毒具有较强的抑制作用。对小鼠的体内研究显示[10]，肌内注射清开灵注射液的 H1N1 感染小鼠存活率明显提高，肺充血程度显著减轻。

5. *降血脂*　高脂血症是一种以血脂异常为主要表现的代谢性疾病，长期不干预容易导致高血压、糖尿病、心肌梗死、中风等严重疾病。清开灵颗粒具有良好的调节血脂作用。研究显示，精制清开灵[11]能显著降低 SD 大鼠血清总胆固醇（TC）、三酰甘油（TG）及低密度脂蛋白胆固醇（LDL-C）水平，升高高密度脂蛋白胆固醇（HDL-C）水平。

6. *保护脑神经*[12-15]　清开灵颗粒对脑出血和脑缺血再灌注中的脑神经具有保护作用。

多项研究显示　清开灵颗粒通过多途径发挥脑缺血性脑损伤的保护作用。Cheng F 等通过研究精制清开灵注射液对缺血再灌注诱导的小鼠脑损伤的影响，发现精制清开灵注射液能通过减少细胞凋亡过程中 caspase-3 的表达，或抑制 eIF2α 磷酸化和 caspase-12 的活化，减少 ROS 和调节大脑细胞内钙水平，达到改善神经功能和降低脑梗死作用。Lei Lv 等的研究显示，清开灵颗粒能减少细胞凋亡，发挥减少脑出血的脑神经保护作用。

清开灵注射液能有效缓解病毒感染引起的高热，进而缓解由于惊厥引起的脑组织缺氧。清开灵注射液可以促进实验动物脑内血肿和坏死组织吸收，有效改善病灶附近脑组织的局部血液循环，增强细胞耐受缺氧的能力，保护神经细胞。

清开灵注射液治疗病毒性脑炎的作用机制见图 6-1。

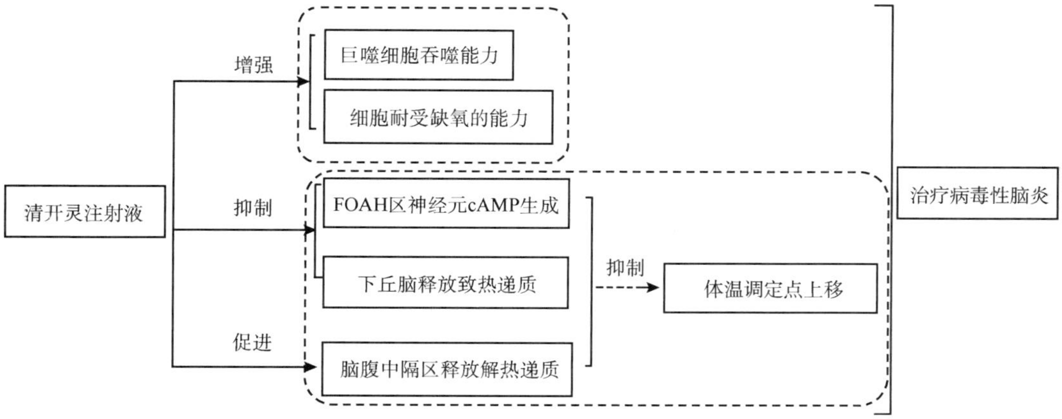

图 6-1　清开灵注射液治疗病毒性脑炎的作用机制

7. *调节免疫*　清开灵注射液具有免疫调节作用。体外研究显示[16]，清开灵注射液对细胞特异性免疫和非特异性免疫均有明显的抑制作用。

【临床应用】　临床主要用于上呼吸道感染、小儿肺炎、手足口病、病毒性脑炎、小儿高热惊厥。

1. 上呼吸道感染　清开灵颗粒具有抗菌、抗病毒、抗炎的功效，对引起上呼吸道感染的细菌和病毒具有抑制作用，能有效缓解上呼吸道感染中发热、头疼、鼻塞等症状。清开灵颗粒联合抗生素治疗急性化脓性扁桃体炎较单用抗生素治疗，有效率显著提高[17]。清开灵颗粒具有抗病毒、退热、镇静安神作用，可缓解小儿感冒时的发热、咳嗽、咽痛、全身酸痛等症状，不良反应少[18]。

2. 小儿肺炎　主要由细菌引起，常见细菌有金黄色葡萄球菌、肺炎链球菌、甲型溶血性链球菌等。清开灵颗粒对引起肺炎的细菌具有抑制作用。清开灵颗粒[19]与抗生素联用较单用抗生素治疗小儿肺炎有效率显著提高，退热时间、止咳时间、肺部啰音消失时间显著缩短。

3. 手足口病　由肠道病毒引起，常发于 6 岁以下儿童。在常规治疗的基础上，联用清开灵颗粒能够提高治疗有效率，缩短退热、皮疹消失、口腔溃疡愈合时间。清开灵颗粒联用利巴韦林治疗手足口病，与单用利巴韦林比较，治疗有效率显著提高，病程、皮疹消失、退热时间显著缩短[20]。

4. 病毒性脑炎　在常规小儿急性病毒性脑炎治疗基础上加用清开灵颗粒、丙种球蛋白联合治疗时，治愈率优于常规治疗[21]。

5. 小儿高热惊厥[22, 23]　病毒性脑炎时发热是常见反应，高热惊厥是小儿最常见的急症，好发于 6 个月至 3 岁小儿，惊厥可造成脑组织缺氧，高热加重其损害。清开灵颗粒能有效抑制细菌内毒素所引起的发热、减少氧自由基对脑细胞的损伤、稳定脑细胞膜、镇静安神，与西药联用治疗上呼吸道感染引起的高热惊厥临床疗效显著。

【不良反应】　①过敏反应：以各种类型过敏反应为主，严重过敏反应包括过敏性休克、急性喉头水肿、过敏性哮喘、过敏性间质性肾炎。一般过敏反应偶见皮疹、面红、局部疼痛等。②循环系统：常见头晕、头痛、胸闷。③呼吸系统：常见支气管痉挛、咳嗽、哮喘、呼吸困难、咽喉阻塞、喉头发紧。④神经系统：常见惊厥、全身抽搐、嗜睡、喃喃自语、烦躁不安，伴体温升高。⑤消化系统：偶见恶心、呕吐、腹泻（绿水样便）、急性小肠出血。⑥其他：罕见血尿、肌损害、低血钾等。

【使用注意】　①久病体虚者如出现腹泻时慎用。②服药期间忌辛辣刺激性食物。③外感风寒者慎用。④严禁混合配伍，谨慎联合用药。本品应单独使用，禁止与其他药品混合配伍使用。如确需联合用药，应考虑与本品的间隔时间及药物相互作用等问题，输注两种药物之间须以适量稀释液对输液管道进行冲洗。本品禁止与硫酸庆大霉素、青霉素 G 钾、肾上腺素、间羟胺、乳糖酸红霉素、多巴胺、山梗菜碱、硫酸美芬丁胺等药物配伍使用。⑤本品稀释后，必须在 4 小时以内使用。⑥输液速度：儿童以 20～40 滴/分为宜，成年人以 40～60 滴/分为宜。⑦除按说明使用以外，还可用 5%葡萄糖注射液、0.9%氯化钠注射液按每 10ml 药液加入 100ml 溶液稀释后使用。⑧儿童用药应严格按公斤体重计算。

【用法与用量】　颗粒剂：口服，1 次 3～6g，1 日 2～3 次；儿童酌减或遵医嘱。软胶囊：口服，1 次 1～2 粒（每粒 0.4g），1 日 3 次；儿童酌减或遵医嘱。注射液：肌内注射，1 日 2～4ml。重症患者静脉滴注，1 日 20～40ml，以 10%葡萄糖注射液 200ml 或 0.9%氯化钠注射液 100ml 稀释后使用。注射用清开灵（冻干）：临用前每支用注射用水 5ml 溶解。肌内注射：1 日 2～4ml。重症患者静脉滴注：1 日 1200mg（6 支），加入 10%葡萄糖注射液 250ml 或生理盐水 100ml 中稀释后使用，1 日 1 次。

参考文献

[1] 李东，黄继华，荆焰. 注射用清开灵冻干粉解热镇痛作用及解热机制的试验研究[J]. 中药材，2005，（9）：57-60.
[2] 贺迎春，杨奎，邱家荣. 注射用清开灵冻干粉抗炎作用研究[J]. 中国医药指南，2009，7（12）：92-93.
[3] 裘再萍. 清开灵注射液对小儿急性上呼吸道感染的退热疗效观察[J]. 时珍国医国药，2002，13（5）：302-303.
[4] 阮浩澜，陈琪，黎旸，等. 清开灵注射液护肝药效限值测定法的建立[J]. 中国医药导报，2013，10（27）：98-99+103.
[5] 卓蕴慧，陈建杰，王灵台. 清开颗粒对急性肝衰竭小鼠肝细胞凋亡和 caspase-3 表达的影响[J]. 上海中医药大学学报，2007，21（5）：56-58.
[6] 何军，黄清松. 清开灵颗粒体外抑菌作用研究[J]. 赣南医学院学报，2011，31（2）：192-193.
[7] 马维娜，孟拥军. 清开灵注射液联合不同药物对鲍曼不动杆菌体外抑菌作用的研究[J]. 世界中西医结合杂志，2017，12（2）：192-195.
[8] 李东，黄继华，张淑华，等. 注射用清开灵冻干粉体内抗菌活性研究[J]. 现代中药研究与实践，2009，23（1）：53-55.
[9] 祖勉，周丹，高丽，等. 临床常用中成药的体外抗流感病毒活性评价[J]. 药学学报，2010，45（3）：408-412.
[10] 肖华，古曦，李莉，等. 注射用清开灵冻干粉体内抗病毒作用研究[J]. 中药药理与临床，2009，25（1）：53-54.
[11] 李翼飞，赵琰，屈会化，等. 精制清开灵对高脂血症大鼠血脂的影响[J]. 北京中医药大学学报，2013，36（1）：38-41.
[12] 陈寅萤，王忠. 精制清开灵干预缺血性脑损伤药理作用机制研究进展[J]. 中国中药杂志，2012，37（21）：3198-3202.
[13] Cheng F，Zhong X，Lu Y，et al. Refined Qingkailing Protects MCAO Mice from Endoplasmic Reticulum Stress-Induced Apoptosis with a Broad Time Window[J]. Evid Based Complement Alternat Med，1-12，2012：567872.
[14] Lv L，Liu Y，Shi HF，et al. Qingkailing injection attenuates apoptosis and neurologic deficits in a rat model of intracerebral hemorrhage[J]. J Ethnopharmacol，2009，125（2）：269-273.
[15] 岳少杰，罗自强，李乔俊，等. 清开灵脑保护作用的实验研究[C]//中国中西医结合学会. 第十一次全国中西医结合儿科学术会议论文汇编，2004.
[16] 赵令斋. 清开灵注射液对小鼠免疫功能的影响及其体外抑制 HIV-1 作用研究[D]. 广州：暨南大学，2007.
[17] 莫敏雪. 清开灵颗粒治疗小儿化脓性扁桃体炎的疗效分析[J]. 求医问药（下半月），2012，10（10）：390-391.
[18] 朱波. 清开灵颗粒治疗小儿急性上呼吸道感染临床观察[J]. 医学研究通讯，2004，33（6）：65，43.
[19] 沈时鹏，吴铁松，杜江滨. 头孢美唑联合清开灵颗粒治疗小儿肺炎的临床分析[J]. 中国现代医生，2013，（26）：64-65+68.
[20] 钟晓丹，罗永锋. 清开灵颗粒佐治小儿手足口病 120 例临床观察[J]. 中国社区医师（医学专业），2013，15（10）：205.
[21] 李志山. 清开灵为主治疗小儿病毒性脑炎 42 例疗效观察[J]. 江苏中医，1992，13（10）：12.
[22] 方丽. 清开灵注射液联合西药治疗小儿高热惊厥 30 例[J]. 中国中医急症，2011，20（12）：2030.
[23] 白海波. 清开灵注射液在小儿高热惊厥治疗中的应用效果研究[J]. 中国实用医药，2014，9（35）：14-15.

（江西省儿童医院　卢庆红、祝漫琴，四川省人民医院　李晋奇、王佳凤）

柴黄颗粒（口服液、片）

【药物组成】 柴胡、黄芩。

【处方来源】 研制方。国药准字 Z20003383。

【功能与主治】 清热解表。用于风热感冒，症见发热、周身不适、头痛、目眩、咽喉肿痛。

【药效】 主要药效如下：

1. 解热　发热是由外源性致热源（即病原菌及其代谢产物如内毒素）激活的单核巨噬细胞释放的内源性致热因子引起。其常见的症状有恶寒、高热、头痛、呕吐、乏力、肌肉酸痛、神志淡漠等。柴黄颗粒（片）有较好的解热抗炎作用。药效实验中证实柴黄颗粒能降低内毒素致发热新西兰兔的体温[1]。对鹿角菜胶所致大鼠和 2，4-二硝基酚所致大鼠发热有显著抑制作用，能有效抑制致热性细胞因子的数量，使发热动物体温迅速下降[2, 3]。

2. 抗炎　上呼吸道感染主要由病毒引起，部分由细菌引起，是自鼻腔至喉部之间的急性炎症的总称。试验表明其能明显降低乙酸性腹膜炎小鼠腹腔蛋白的渗出量，降低炎症时毛细血管通透性[2, 4]。

3. 抗过敏 上呼吸道感染的起初症状伴有鼻塞、流涕和打喷嚏等卡他症状的过敏反应，是由于鼻黏膜受异物（灰尘、细菌）刺激引起的防御性反射。抗过敏研究中柴黄片能降低小鼠皮肤毛细血管及耳郭局部血管的通透性[4]。

4. 抗菌 上呼吸道感染有15%～20%是由细菌混合感染所致，以溶血性链球菌为最常见，其次是流感嗜血杆菌、肺炎球菌、葡萄球菌，偶或为革兰阴性细菌。在抗菌试验中柴黄片对未灭活血清在体外有抑制或杀灭革兰阴性菌（大肠杆菌、流感嗜血杆菌）的作用，对革兰阳性菌（金黄色葡萄球菌、肺炎球菌）无抑制或杀灭作用，表明柴黄片有一定的抗菌作用[4]。

【临床应用】 临床主要用于上呼吸道感染、手足口病、儿童哮喘。

1. 上呼吸道感染 通常表现为头痛发热，鼻塞流涕，咽喉肿痛，咳嗽气喘等。柴黄颗粒的主要成分为柴胡和黄芩，能抗病毒、抑制细菌、阻断病毒和细菌繁殖，减轻感冒症状。用柴黄颗粒配合治疗上呼吸道感染可有效缩短病程[5-8]。

2. 手足口病 由多种肠道病毒引起，表现为口痛，厌食，低热，手、足、口腔等部位出现小疱疹或小溃疡。柴黄颗粒和康复新同时应用于手足口病总有效率有明显提高，症状消退时间缩短[9]。

3. 儿童哮喘 儿童哮喘发病时常并发呼吸道感染，常有发热及呼吸道刺激症状，如咳嗽、气促、痰多等使哮喘症状加重。柴黄颗粒佐治哮喘，退热效果明显，还能有效消除炎症，缓解症状，缩短病程[10]。

【不良反应】 在现有临床应用中暂未出现不良反应报道。

【使用注意】 ①风寒感冒者慎用。②孕妇慎用。③高血压、心脏病、肝病、肾病等慢性病严重者在医师指导下用药。④服药期间忌食辛辣厚味。⑤糖尿病患者在用药期间要注意血糖指标的检测[11]。

【用法与用量】 颗粒剂：口服，1次4g，1日2次。口服液：口服，1次10ml，1日3次，或遵医嘱。片剂：口服，1次3～5片，1日2次。

参考文献

[1] 刘聪，杨林，方芳，等. 柴黄颗粒对内毒素致热新西兰兔脑脊液中发热介质的影响[J]. 儿科药学杂志，2012，18（5）：13-16.
[2] 刘亚欧，白筱璐，余悦，等. 柴黄制剂的解热抗炎作用研究[J]. 中药药理与临床，2008，24（2）：22-24.
[3] 韩俭，吴勇杰，李文广，等. 柴黄片解热作用的实验研究[J]. 中药药理与临床，2008，24（3）：92-93.
[4] 韩俭，吴勇杰，李文广，等. 柴黄片的抗炎、抗过敏、抗菌作用研究[J]. 中药药理与临床，2003，（2）：36-38.
[5] 王峥，张利娟，董丽群. 不同剂量柴黄颗粒治疗小儿急性上呼吸道感染风热证退热效果观察[J]. 中国实用儿科杂志，2012，27（7）：533-536.
[6] 强立，陈珍英. 柴黄颗粒治疗小儿反复呼吸道感染免疫功能及T细胞亚群的影响[J]. 中药药理与临床，2014，30（6）：170-172.
[7] 丁莹月. 柴黄颗粒治疗小儿急性上呼吸道感染发热120例临床观察[J]. 现代医药卫生，2011，27（7）：985-986.
[8] 庄玲伶. 柴黄退热擦剂治疗小儿急性上呼吸道感染发热90例临床观察[J]. 中药药理与临床，2015，31（1）：283-284.
[9] 史艳平，李丹，李小青，等. 柴黄颗粒联合康复新液治疗手足口病65例[J]. 陕西中医，2011，32（3）：283-285.
[10] 李明途. 柴黄冲剂佐治儿童哮喘的观察[C]//中国中西医结合学会，第十一次全国中西医结合儿科学术会议论文汇编，2004.
[11] 王文刚，靳洪涛，李慧，等. 柴黄软胶囊急性毒性和反复给药毒性实验研究[J]. 中国现代药物应用，2013，7（19）：9-11.

（江西省儿童医院 卢庆红、瞿 萍）

小儿感冒颗粒（口服液）

【药物组成】 广藿香、菊花、连翘、大青叶、板蓝根、地黄、地骨皮、白薇、薄荷、石膏。

【处方来源】 研制方。《中国药典》（2015 年版）。

【功能与主治】 疏风解表，清热解毒。用于小儿风热感冒，发热重、头胀痛、咳嗽痰稠、咽喉肿痛；流感见上述证候者。

【药效】 主要药效如下：

1. 抑菌、抗病毒　连翘苷[1]对多种细菌，包括金黄色葡萄球菌、大肠杆菌、伤寒沙门菌、鲍曼不动杆菌等；以及多种病毒，包括甲型流感病毒、巨细胞病毒、呼吸道合胞病毒等均具有良好的抑制作用。绿原酸[2]对革兰阳性菌和阴性菌均有一定抑制作用，对金黄色葡萄球菌抑制作用较强。

2. 解热　研究显示[3]，绿原酸对内毒素所致家兔发热模型，具有显著的解热作用，其作用具有时效和量效关系。

3. 镇咳、祛痰　小儿感冒颗粒能减少氨水导致的小鼠咳嗽次数，增加小鼠气管内酚红排泄量，增加大鼠气管分泌液量，具有镇咳、祛痰作用[4]。

【临床应用】 临床主要用于上呼吸道感染。

上呼吸道感染　小儿感冒颗粒具有解热、镇痛、镇咳、祛痰等作用，用于治疗小儿上呼吸道感染，可有效减轻感冒症状，临床总有效率高，且无明显不良反应[5]。

【不良反应】 暂无报道。

【使用注意】 ①风寒感冒者慎用。②服药期间忌食生冷、辛辣及油腻食物。③脾胃虚弱，大便稀薄者慎用。④服药期间若高热不退、咳喘加剧者应及时到医院就诊。⑤内热炽盛者不宜使用。

【用法与用量】 颗粒剂：开水冲服，1 岁以内 1 次 6g，1～3 岁 1 次 6～12g，4～7 岁 1 次 12～18g，8～12 岁 1 次 24g，1 日 2 次。口服液：口服，1 岁以下 1 次 5ml，1～3 岁 1 次 5～10ml，4～7 岁 1 次 10～15ml，8～12 岁 1 次 20ml，1 日 2 次，摇匀服用。

参考文献

[1] 史洋，王小平，白吉庆，等. 连翘抗菌、抗病毒的药理作用研究[J]. 中国现代中药，2013，15（11）：950-953.
[2] 屈景年，莫运春，刘梦琴，等. 金银花中绿原酸一步提取法及绿原酸抗菌活性[J]. 化学世界，2005，46（3）：167-169.
[3] 张炳仁，马文惠，陈宝，等. 绿原酸对内毒素致热的影响[J]. 辽宁中医药大学学报，2012，14（5）：229-231.
[4] 雷静. 小儿感冒颗粒的镇咳祛痰作用[J]. 世界最新医学信息文摘，2015，15（37）：92+113.
[5] 李春文. 小儿感冒颗粒治疗 103 例患儿的疗效观察[J]. 华西药学杂志，1999，（Z1）：418.

（江西省儿童医院　卢庆红、祝漫琴）

小儿感冒宁合剂（糖浆、颗粒）

【药物组成】 薄荷、荆芥穗、苦杏仁、牛蒡子、黄芩、桔梗、前胡、白芷、栀子（炒）、山楂（焦）、六神曲（焦）、麦芽（焦）、芦根、金银花、连翘。

【处方来源】 清·吴瑭《温病条辨》银翘散加减方。

【功能与主治】 疏散风热，清热止咳。用于小儿感冒发热，汗出不爽，鼻塞流涕，咳嗽咽痛。

【药效】 主要药效如下[1]：

1. 抗病毒 小儿感冒宁颗粒高、中、低剂量均有降低肺组织中 NF-κB 蛋白表达的趋势。小儿感冒宁颗粒可通过抑制单核细胞趋化蛋白-1 炎症因子表达、抑制细胞外调节蛋白激酶和 NF-κB 信号通路激活的方式，来增强机体的免疫作用，控制流感病毒在体内的增殖，从而缓解炎症反应，达到药物的抗病毒作用。

2. 抗菌 本品具有抗菌作用。

3. 解热 本品具有解热作用。

4. 镇咳、祛痰 本品有镇咳、祛痰作用。

【临床应用】 临床主要用于急性上呼吸道感染。

急性上呼吸道感染[2, 3] 急性上呼吸道感染在中医学范畴称为“感冒”，风热感冒是主要证型之一，以疏散风热、辛凉解表为主。小儿感冒宁糖浆治疗感冒，发热、流涕、鼻塞等临床症状缓解率明显高于对照组双黄连口服液，退热起效时间及完全退热时间也明显优于双黄连口服液，治愈率高。

【不良反应】 尚不明确。

【使用注意】 ①忌食辛辣、生冷、油腻食物。风寒感冒者不适用，表现为恶寒发热、无汗、咽痒咳嗽、咽部红肿。②脾胃虚弱，大便稀溏者慎用。③用药 3 天症状无改善或加重者，应及时就医。④对本品过敏者禁用，过敏体质者慎用。

【用法与用量】 合剂：口服，初生儿至 1 岁 1 次 5ml，2～3 岁 1 次 5～10ml，4～6 岁 1 次 10～15ml，7～12 岁 1 次 15～20ml，一日 3～4 次，或遵医嘱。颗粒剂：开水冲服，新生儿至 1 岁 1 次 1 袋，2～3 岁 1 次 1～2 袋，4～6 岁 1 次 2～3 袋，7～12 岁 1 次 3～4 袋，1 日 3～4 次，或遵医嘱。糖浆剂：口服，初生儿至 1 岁 1 次 5ml，2～3 岁 1 次 5～10ml，4～6 岁 1 次 10～15ml，7～12 岁 1 次 15～20ml，1 日 3～4 次，或遵医嘱。

参考文献

[1] 栗薇，郭姗姗，包蕾，等. 小儿感冒宁颗粒对流感病毒感染后小鼠血清中 MCP-1 含量及肺组织中 ERK 和 NF-κB 信号通路的影响[J]. 中国药物警戒，2017，14（2）：65-68.

[2] 翁筠丽，于苏平. 迪康小儿感冒宁糖浆临床观察[J]. 华西药学杂志，2000，15（1）：70.

[3] 王昭富. 小儿感冒宁糖浆治疗上呼吸道感染疗效观察[J]. 大家健康（下旬版），2014，（5）：173-174.

（江西省儿童医院 卢庆红、许俐娜）

小儿解表颗粒（口服液）

【药物组成】 金银花、连翘、荆芥穗、防风、紫苏叶、葛根、蒲公英、黄芩、炒牛蒡子、人工牛黄。

【处方来源】 研制方。《中国药典》（2015 年版）。

【功能与主治】 宣肺解表，清热解毒。用于小儿外感风热所致感冒，症见发热恶风、头痛咳嗽、鼻塞流涕、咽喉痛痒。

【药效】 主要药效如下：

1. 解热　小儿急性上呼吸道感染临床症状之一是发热，小儿解表颗粒对内毒素致家兔发热有解热作用[1]。

2. 镇痛　小儿急性上呼吸道感染的症状包括咽喉肿痛、头痛等。小儿解表颗粒能够显著提高热板法所致小鼠的痛阈值，说明小儿解表颗粒具有明显的镇痛作用[1]。

3. 抗炎　小儿解表颗粒能明显抑制角叉菜胶诱导的大鼠足跖肿胀，通过下调足跖肿胀大鼠的血清细胞因子 IL-1β、IL-6 的水平，下调细胞因子 IL-10 的水平而起到抗炎作用。IL-1 作为一种起始的促炎因子，可以作用于血管内皮细胞，使之表达黏附分子和分泌趋化性细胞因子，参与血管内皮黏附，对中性粒细胞、单核细胞有趋化作用，并刺激其活化，释放出炎症介质，引起炎症反应。同时，它还能诱导机体合成急性期反应蛋白等，从而参与机体炎症反应和一系列病理生理过程。IL-1β 作用于内皮细胞，促进炎症细胞聚集，加重关节局部炎症反应，是使炎症应答放大并转化为破坏反应的主要细胞因子。IL-10 能抑制单核细胞和巨噬细胞的抗原呈递功能，从而抑制多种促炎性细胞因子（IL-1β、IL-6、TNF-α 等）产生；还能降低血清炎性细胞因子含量，明显抑制免疫细胞炎性细胞因子的产生，发挥抗炎作用[1]。

【临床应用】 临床主要用于上呼吸道感染、手足口病。

1. 上呼吸道感染　临床症状以流鼻涕、鼻塞、发热、打喷嚏等为主。主要包括急性扁桃体炎、咽炎、喉炎、疱疹性咽峡炎等，常伴有咽喉红肿充血。小儿解表颗粒用于上呼吸道感染有显著的效果，能够有效缓解患儿的临床症状，显著缩短病程，且安全性好，无毒副作用[2-6]。

2. 手足口病　患儿一般有明显的口腔疱疹或溃疡，伴有流涎、拒食，并有发热。小儿解表口服液联合西咪替丁用于手足口病疗效确切，能有效缓解症状，缩短病程[7]。

【不良反应】 在现有临床应用中暂未出现不良反应报道。

【使用注意】 ①风寒感冒者慎用。②服药期间忌食生冷、辛辣、油腻食物。③脾胃虚寒，大便溏薄者慎用。④服药期间高热不退，咳嗽加剧者应及时到医院就诊。

【用法与用量】 颗粒剂：开水冲服，1～2 岁 1 次 4g，1 日 2 次；3～5 岁 1 次 4g，1 日 3 次；6～14 岁 1 次 8g，1 日 2～3 次。口服液：口服，1～2 岁 1 次 5ml，1 日 2 次；3～5 岁 1 次 5ml，1 日 3 次；6～14 岁 1 次 10ml，一日 2～3 次。

参 考 文 献

[1] 牟宜双，周黎明，熊尧，等. 小儿解表颗粒解热镇痛抗炎作用研究[J]. 中药药理与临床，2014，30（5）：121-125.

[2] 宋雅丽. 小儿解表颗粒对急性上呼吸道感染的疗效[J]. 中国现代药物应用，2017，11（1）：191-192.

[3] 陈翠平. 小儿解表颗粒治疗急性上呼吸道感染的临床疗效观察[J]. 中国现代医生，2016，54（25）：45-47.

[4] 廖龙先. 用小儿解表颗粒治疗小儿急性上呼吸道感染的效果分析[J]. 当代医药论丛，2016，14（15）：84-85.

[5] 卜繁慧. 小儿解表颗粒治疗小儿急性上呼吸道感染疗效观察[J]. 实用医技杂志，2008，（17）：2217-2218.

[6] 石玲婷，黄运福，李巧华. 小儿解表口服液对 150 例风热感冒患儿的临床疗效分析[J]. 北方药学，2015，12（11）：141-142.

[7] 庞书营. 小儿解表口服液、西米替丁联合治疗小儿手足口病疗效观察[J]. 中国社区医师（医学专业），2012，14（17）：209-210.

（江西省儿童医院　卢庆红、瞿　萍）

安儿宁颗粒

【药物组成】 天竺黄、红花、人工牛黄、岩白菜、甘草、高山辣根菜、短管兔耳草、檀香、唐古特乌头。

【处方来源】 藏药。《中国药典》(2015年版)。

【功能与主治】 清热祛风，化痰止咳。用于小儿风热感冒，咳嗽有痰，发热咽痛；上呼吸道感染见上述证候者。

【药效】 主要药效如下[1, 2]：

1. 解热 运用干酵母致大鼠发热模型研究安儿宁颗粒的解热作用，与模型组比较，安儿宁颗粒中、高剂量组给药2小时后可显著抑制干酵母导致的体温升高，其解热作用可持续至给药后4小时，但安儿宁颗粒的解热作用与剂量并无明显的依赖关系。

2. 抗炎 通过观察安儿宁颗粒对小鼠腹腔毛细血管通透性的影响观察其抗炎作用，安儿宁中、高剂量组小鼠腹腔伊文兰含量明显减少，提示安儿宁颗粒可减少模型小鼠腹腔毛细血管通透性，具有抗炎作用。

3. 镇痛 安儿宁颗粒中、高剂量组可明显减少乙酸致小鼠扭体次数，镇痛程度与剂量有明显的依赖关系。

4. 镇咳、祛痰 通过小鼠氨水引咳法、小鼠酚红排泄法及大鼠气管毛细管引流分泌液量测定法研究安儿宁颗粒的镇咳、祛痰作用。安儿宁颗粒能显著减少氨水导致的小鼠咳嗽次数，增加小鼠气管内酚红排泄量及大鼠气管分泌液量，表明安儿宁颗粒具有镇咳、祛痰作用。

【临床应用】 临床主要用于上呼吸道感染、手足口病。

1. 上呼吸道感染 金诃安儿宁颗粒是藏医传统古验方，具有清热解毒、祛风化痰的作用，主要用于小儿伤风感冒、肺炎、支气管炎及其引起的咳嗽和发热等症状。对180例小儿外感发热的患儿分别用安儿宁颗粒和小儿感冒颗粒治疗3天后，金诃安儿宁颗粒在退热、祛痰、止咳和消除咽部疼痛等方面的效果均优于对照组小儿感冒颗粒，临床总有效率也显著高于对照组[3]。安儿宁颗粒治疗小儿咳嗽痰热型临床疗效明显优于小儿感冒颗粒，可在短时间内有效改善患儿的临床症状，促进WBC及CRP水平的恢复[4, 5]。安儿宁颗粒联合喜炎平注射液治疗小儿急性呼吸道感染的效果非常肯定，尤其在缓解发热上十分有效[6]。

2. 手足口病 多由柯萨奇病毒A16型及肠道病毒71型所致，为小儿常见的传染病。口服安儿宁颗粒治疗小儿手足口病可缩短患儿体温恢复时间，皮疹、疱疹消退时间，疗效优于利巴韦林组，同时不良反应较少[7]。

【不良反应】 尚不明确。

【使用注意】 ①风寒外感者慎用。②服药期间忌食辛辣、油腻食物。

【用法与用量】 开水冲服，1岁以内1次1.5g，1～5岁1次3g，5岁以上1次6g，1日3次。

参考文献

[1] 宋艳芹，杜源，孙雪，等. 安儿宁颗粒解热抗炎镇痛作用[J]. 医药导报，2013，32(10)：1300-1302.
[2] 孙雪，张义智，李丽，等. 安儿宁颗粒的镇咳祛痰作用[J]. 中国医院药学杂志，2012，32(1)：71-72.

[3] 赫淑倩，胡清文. 安儿宁颗粒治疗小儿外感发热 180 例疗效观察[J]. 中国医药导报，2009，6（33）：53-54.
[4] 杨波. 安儿宁颗粒治疗小儿咳嗽痰热型 90 例临床观察[J]. 中医儿科杂志，2017，13（5）：46-49.
[5] 陈永辉，陆宏进，张琪. 安儿宁颗粒治疗小儿急性支气管炎（痰热咳嗽）的临床研究[J]. 中医儿科杂志，2014，10（4）：15-18.
[6] 王金增. 安儿宁颗粒联合喜炎平注射液治疗小儿急性呼吸道感染的疗效观察[J]. 中医临床研究，2013，5（7）：6-7.
[7] 于祥. 金诃安儿宁颗粒治疗小儿手足口病（普通型）213 例疗效观察[J]. 中国中西医结合儿科学，2012，4（2）：143-144.

（江西省儿童医院　卢庆红、许俐娜）

双黄连口服液（片、颗粒、胶囊）

【药物组成】 金银花、连翘、黄芩。

【处方来源】 研制方。《中国药典》（2015 年版）。

【功能与主治】 辛凉解表，清热解毒。用于温热病初起发热，微恶风寒，无汗或有汗不畅，头痛口渴，咳嗽咽痛。

【药效】 主要药效如下：

1. 解热、抗炎[1-3]　研究表明，双黄连口服液具有显著的解热和抗炎作用。双黄连糖浆[3]对细菌内毒素所致日本大耳白兔的肛温升高有明显抑制作用。双黄连口服液[2]对二硝基苯乙醇所致的大鼠高热有极显著的解热作用。双黄连口服液对二甲苯所致的小鼠耳郭肿胀和角叉菜胶引起的大鼠足跖肿胀均有明显的抑制作用[1]，对鸡蛋清[2]所致的大鼠足跖的非特异性炎症有显著的抑制作用。

2. 抗菌[4]　双黄连口服液具有广谱抗菌作用，对多种革兰阳性菌和革兰阴性菌均有一定抗菌活性。体外研究表明，双黄连口服液对革兰阳性菌中的金黄色葡萄球菌、表皮葡萄球菌、肺炎链球菌、化脓链球菌、粪肠球菌、屎肠球菌等，革兰阴性菌中的普通变形杆菌、奇异变形杆菌、雷极普鲁菲登杆菌、大肠杆菌、肺炎克雷伯杆菌、铜绿假单胞菌、志贺氏菌和其他肠杆菌等均有不同程度的抗菌作用；对多种耐药菌，包括多重耐药的大肠杆菌、鲍曼不动杆菌、超广谱的 β-内酰胺酶菌、肺炎克雷伯菌、甲氧西林耐药金黄色葡萄球菌（MRSA）、甲氧西林耐药表皮葡萄球菌（MRSE）、青霉素耐药肺炎链球菌（PRSP）、万古霉素耐药肠球菌（VRE）等均有一定的抗菌作用。双黄连口服液与其他抗生素联合使用，可以达到更好的抗菌效果。

3. 抗病毒[5, 6]　双黄连口服液具有广泛的抗病毒作用。体外实验显示[5]，双黄连粉针剂具有明显抗流感病毒、呼吸道合胞病毒、腺病毒Ⅲ型、单纯疱疹病毒Ⅰ和Ⅱ型、柯萨奇病毒 B3、柯萨奇病毒 B4、柯萨奇病毒 A16、新型肠道病毒 71 型的作用；对脊髓灰质炎病毒Ⅲ型、埃可病毒 6 型、麻疹病毒、水疱性口炎病毒有一定的抑制作用。体内研究表明，双黄连分散片[6]对流感病毒感染小鼠肺内流感病毒增殖和病毒性肺炎均有明显的抑制作用，肺指数值明显降低，肺组织病变程度明显减轻。

4. 抗心律失常、保护心肌细胞　研究显示，双黄连粉针剂[7]可明显提高乌头碱致大鼠室性期前收缩（VP）、室性心动过速（VT）及心室颤动（VF）的阈值。60mg/kg、30mg/kg 双黄连粉针剂舌下注射可使 85.7%、71.4%氯化钡致心律失常大鼠转为窦性心律，60mg/kg 双黄连粉针剂可减少氯化钙致心室颤动的大鼠死亡率，并可使 80%大鼠心室颤动恢复窦性心律，且可耐受较大剂量氯化钙的快速注射[8]。另有研究表明，双黄连注射液[9]具有明显的抗内毒素心肌损伤作用，其机制可能是通过降低心肌中NO的含量，稳定心肌酶活性和能量代谢水平等途径，提高心肌对内毒素性损伤的抵抗力。

【临床应用】 临床主要用于上呼吸道感染、肺炎、手足口病、口腔炎等。

1. 上呼吸道感染　双黄连口服液具有抗菌、抗病毒的作用，治疗上呼吸道感染疗效良好，对上呼吸道感染引起的发热、咽喉肿痛均有较好的缓解作用。双黄连口服液[10]治疗小儿急性上呼吸道感染（外感风热证），退热疗效、中医证候疗效、疾病疗效均较好，且安全性好。双黄连口服液治疗急性小儿扁桃体炎[11]在症状、体征改善时间上明显优于小儿咽扁颗粒，且有效率显著高于小儿咽扁颗粒。

2. 肺炎　双黄连颗粒对肺炎和支原体肺炎均有良好的疗效。临床报道，双黄连颗粒联合阿莫西林克拉维酸钾治疗小儿肺炎[12]，有效率显著高于单用阿莫西林克拉维酸钾，患儿退热、咳嗽、肺部啰音和扁桃体及咽部充血等消失时间均明显短于对照组。另有报道，双黄连颗粒联用阿奇霉素治疗小儿支原体肺炎[13]，有效率显著高于阿奇霉素，且不良反应发生率更低。

3. 手足口病　双黄连颗粒对肠道病毒具有一定的抑制作用，临床上可用于辅助治疗小儿手足口病。双黄连颗粒[14]联合吗啉胍口服治疗手足口病，与单用吗啉胍比较，有效率显著提高。双黄连口服液[15]联合阿昔洛韦治疗手足口病，总有效率明显高于单用阿昔洛韦，口腔溃疡及手、足疱疹消退时间均较对照组缩短。

4. 口腔炎　双黄连口服液具有抗菌、抗病毒、抗炎和增强免疫的功效，在促进口腔溃疡创面愈合和防止复发方面有显著效果。双黄连口服液与雷尼替丁联用治疗口腔溃疡总有效率比雷尼替丁单用显著提高，溃疡愈合和疼痛缓解时间显著缩短，且复发率低[16]。

5. 其他[17-20]　临床报道，双黄连口服液还可以用于流行性腮腺炎、流行性结膜炎、传染性单核细胞增多症，外敷还可以用于静脉炎等。

【不良反应】 文献报道[21]有：①过敏性皮疹、瘙痒、眼睑浮肿。②恶心、呕吐、腹泻等胃肠道反应。③胸闷、呼吸困难、面色苍白、心悸、头晕、口唇发绀、四肢冰冷、大汗淋漓、血压下降等过敏性休克症状。

【使用注意】 ①忌烟、酒及辛辣、生冷、油腻食物。②不宜在服药期间同时服用滋补性中成药。③风寒感冒者不适用，其表现为恶寒重，发热轻，无汗，鼻塞流清涕，口不渴，咳吐稀白痰。④有高血压、心脏病、肝病、糖尿病、肾病等慢性病严重者，以及孕妇或正在接受其他治疗的患者，均应在医师指导下服用。⑤服药3天后，症状无改善，或出现发热、咳嗽加重，并有其他症状如胸闷、心悸等应去医院就诊。⑥按照用法用量服用，小儿、年老体虚者应在医师指导下服用。⑦连续服用应向医师咨询。⑧药品性状发生改变时禁止服用。⑨儿童必须在成人的监护下使用。⑩请将此药品放在儿童不能接触的地方。⑪如正在服用其他药品，使用本品前请咨询医师或药师。

【用法与用量】 口服液：口服，1次20ml，1日3次；小儿酌减或遵医嘱。颗粒剂：口服或开水冲服，无糖颗粒：1次5g，1日3次；6个月以下1次1.0～1.5g，6个月至1岁1次1.5～2.0g，1～3岁1次2.0～2.5g，3岁以上酌量或遵医嘱；含糖颗粒：服用量加倍。片剂：口服，1次4片，1日3次；小儿酌减或遵医嘱。胶囊剂：口服，1次4粒，1日3次；儿童酌减或遵医嘱。

参考文献

[1] 梁业飞，周有旺. 双黄连口服液解热抗炎作用的实验研究[J]. 临床合理用药杂志，2011，4（33）：51-52.
[2] 侯莹. 双黄连口服液抗大鼠非特异性炎症作用的研究[J]. 黑龙江医药，2013，26（4）：614-616.
[3] 李艳春，宋广群. 双黄连糖浆解热作用研究[J]. 环球中医药，2011，4（4）：283-284.
[4] 李国庆，胡辛欣，李聪然，等. 注射用双黄连的体外抗菌活性研究[J]. 中国医药指南，2013，11（9）：84-85.
[5] 易世红，王放，王丽萍，等. 双黄连粉针剂体外抗病毒药效学研究[J]. 白求恩医科大学学报，2001，27（5）：490-492.
[6] 邬洪波，李洪梅，卢长安，等. 双黄连分散片抗病毒作用实验研究[J]. 中国实验方剂学杂志，2004，10（3）：48-50.
[7] 宋昆，肖桂林，石燕. 双黄连粉针剂抗乌头碱诱发大鼠心律失常的实验研究[J]. 实用中西医结合临床，2007，7（6）：88-89.
[8] 周兰兰，江勤，于英莉，等. 双黄连粉针剂抗实验性心律失常作用的研究[J]. 中药药理与临床，2000，16（5）：27-28.
[9] 王海华，张定国，殷慧群，等. 双黄连注射液对内毒素诱导心肌损伤保护作用的研究[J]. 皖南医学院学报，2003，22（4）：262-264.
[10] 郭中华，刘伟伟，张冰冰，等. 双黄连口服液（儿童型）治疗感冒临床研究[J]. 中国现代药物应用，2014，（23）：109-110.
[11] 高雅，田丽，李芳，等. 双黄连口服液（儿童型）治疗小儿急性扁桃体炎临床研究[J]. 亚太传统医药，2015，11（12）：122-123.
[12] 郭鹏. 双黄连颗粒联合阿莫西林克拉维酸钾治疗小儿肺炎的临床研究[J]. 现代药物与临床，2017，32（2）：233-236.
[13] 张俊丽. 双黄连颗粒联合阿奇霉素干混悬剂治疗小儿支原体肺炎临床研究[J]. 中国实用医药，2016，11（19）：163-164.
[14] 练仕珍，廖文方，毛文华. 双黄连颗粒治疗手足口病 100 例临床观察[J]. 现代医院，2012，12（S1）：35-36.
[15] 范玮. 阿昔洛韦注射液联合双黄连口服液治疗小儿手足口病的疗效[J]. 实用临床医学. 2010，11（9）：76-77.
[16] 李立芳，高毅，李敏，等. 双黄连口服液与雷尼替丁治疗口腔溃疡临床研究[J]. 中药药理与临床，2016，32（3）：183-185.
[17] 刘灵珍. 观察双黄连口服液对流行性角结膜炎治疗的临床效果[J]. 世界最新医学信息文摘，2016，16（19）：113.
[18] 耿庆文. 外用双黄连口服液治疗静脉炎的临床观察[J]. 北京中医药大学学报（中医临床版），2007，14（6）：18-19.
[19] 徐广波，王志刚. 双黄连口服液治疗流行性腮腺炎 28 例疗效观察[J]. 时珍国医国药，2003，14（7）：396.
[20] 刘清池，郭丽华. 双黄连口服液治疗传染性单核细胞增多症[J]. 中成药，2003，（5）：91-92.
[21] 郭玉娟，刘明. 双黄连口服液不良反应临床分析[J]. 实用药物与临床，2007，10（3）：177.

（江西省儿童医院　卢庆红、祝漫琴）

复方双花片（颗粒、口服液）

【药物组成】 金银花、连翘、穿心莲、板蓝根。

【处方来源】 研制方。国药准字 Z19990062。

【功能与主治】 清热解毒，利咽消肿。用于风热外感，风热乳蛾，症见发热，微恶风，头痛，鼻塞流涕，咽红而痛或咽喉干燥灼痛，吞咽则加剧，咽扁桃体红肿，舌边尖红，苔薄黄或舌红，苔黄，脉浮数或数。

【药效】 主要药效如下：

1. 解热　复方双花口服液具有持久稳定的解热作用。对三联菌苗致热的家兔，采用复方双花口服液灌胃给药，观察 1～8 小时的解热作用，结果显示与氨基比林对比，复方双花口服液的解热作用更加持久稳定，且无反跳显现[1]。

2. 抗炎　复方双花制剂具有显著抗炎效果。复方双花口服液[1]对巴豆油所致的小鼠耳郭炎性肿胀有明显的抑制作用；双花颗粒[2]对二甲苯所致小鼠的耳郭肿胀和角叉菜胶所致的大鼠足跖肿胀都有显著的抑制作用，对大鼠因棉球植入所致的肉芽肿有显著的抑制作用。

3. 抗菌　复方双花口服液对多种革兰氏阳性菌和阴性菌有良好的抑制作用。体外研究显示[1]，复方双花口服液对多种能够引起上呼吸道感染的致病菌，包括金黄色葡萄球菌、耐药性金黄色葡萄球菌、白色葡萄球菌、乙型和甲型溶血性链球菌、绿脓杆菌、大肠杆菌、肺炎球菌等，均有不同程度的抑制作用，其中对金黄色葡萄球菌的抑制作用最强。体内研究显示[3]，复方双花口服液对因背部接种金黄色葡萄球菌的小鼠具有保护作用，可促进小鼠背部皮下脓肿结痂，减少脓肿面积。

4. 增强免疫力　双花颗粒能够显著提高免疫缺陷小鼠的胸腺和脾脏指数，提高小鼠的吞噬细胞的吞噬指数，提高 Con-A 诱导的脾淋巴细胞转化，增加小鼠腹腔巨噬细胞的增殖[2]，表明双花颗粒对细胞免疫功能、单核吞噬细胞的功能及免疫低下小鼠巨噬细胞吞噬功能均有一定影响，能增强免疫功能。

【临床应用】　主要用于治疗上呼吸道感染、慢性咽炎、病毒性腮腺炎、急性分泌性中耳炎、病毒性脑炎、神经性皮炎。

1. 上呼吸道感染　是喉部以上呼吸道炎症的总称，常见种类有流行性感冒、普通感冒、急性呼吸道疾病、疱疹性咽峡炎等。复方双花片[4]治疗小儿上呼吸道感染有效率高。应用复方双花口服液[5]治疗急性扁桃体炎，与口服琥乙红霉素对比，总有效率和显效率显著高于对照组。复方双花口服液联用头孢克肟治疗小儿急性扁桃体炎，有效率显著高于单用头孢克肟[6]。此外，采用复方双花片[7]治疗暑湿性感冒，与藿香正气丸和速效伤风胶囊对比，退热时间短，有效率高，且差异显著。

2. 慢性咽炎　是咽部黏膜、黏膜下及其淋巴组织的慢性炎症。主要表现为局部症状如咽部不适、异物感、痒感、灼热感、干燥感、微痛等。复方双花片具有清热解毒、利咽消肿的功效，对慢性咽炎效果显著。研究显示[8, 9]，复方双花片治疗慢性咽炎，有效率显著高于冬凌草含片。

3. 病毒性腮腺炎　是由腮腺炎病毒引起的腮腺组织炎性病变。临床表现为腮腺肿胀、疼痛并伴有发热和其他全身症状。在外用金黄散醋调的基础上，口服复方双花片，与口服阿昔洛韦和维生素 C 比较，总有效率显著提高[10]。

4. 急性分泌性中耳炎（SOM）　是以中耳积液为主要特征的中耳非化脓性炎性疾病，临床表现主要为耳闷塞感、耳痛及听力下降等，为临床常见耳部疾病。复方双花片[11]联合常规西药治疗 SOM 的疗效比常规西药治疗有效率显著提高，能显著降低中耳积液中的 TNF-α、IL-6 和 IL-10 等炎性因子的水平。

5. 病毒性脑炎　是由病毒感染所引起的脑实质炎症。可表现为发热，头痛，呕吐，婴幼前囟饱满，可有烦躁、嗜睡或表现为其他各种精神症状或抽搐。复方双花片[12, 13]治疗病毒性脑炎，在退热时间、缩短病程、改善症状和提高治愈率方面均优于利巴韦林和阿昔洛韦。

6. 神经性皮炎　为一种常见的发生于颈、肘、骶等部位的以皮肤瘙痒、苔藓化为特征的皮肤神经功能障碍性皮肤病，主要临床表现为皮肤发痒、红斑、丘疹、脱屑、硬板、粗糙，呈对称性，反复发作。采用复方双花片治疗神经性皮炎，有效率显著高于赛庚啶与维生素 C 联用对照组，且治疗后复发症状更轻，复发率低[14]。

【不良反应】　偶有腹泻、纳差、皮疹、呕吐、恶心[4]，停药后可自行消失。

【使用注意】　①风寒感冒者不宜使用。②虚火乳蛾、素体脾胃虚寒者慎用。③服药期间饮食宜清淡，忌食辛辣、油腻之品，以免助热生湿。

【用法与用量】　片剂：口服，成人 1 次 4 片，1 日 4 次。3 岁以下 1 次 2 片，1 日 3

次；3～7岁1次2片，1日4次；7岁以上1次4片，1日3次。疗程为3日。颗粒剂：口服，成人1次6g，1日4次。儿童3岁以下1次3g，1日3次；3～7岁1次3g，1日4次；7岁以上1次6g，1日3次。疗程为3日。口服液：口服，成人1次20ml，1日4次。儿童3岁以下1次10ml，1日3次；3～7岁1次10ml，1日4次；7岁以上1次20ml，1日3次。疗程为3日。

参考文献

[1] 覃筱燕，张淑萍，杨林，等. 复方双花口服液的解热、抗炎、抑菌作用的实验研究[J]. 中央民族大学学报（自然科学版），2003,（4）：315-318.
[2] 王荣. 双花颗粒抗炎免疫活性及体外抑菌研究[D]. 西南大学，2010.
[3] 宋红月，谢念祥，牛惠珍，等. 复方双花口服液抗菌作用研究[J]. 中国实验方剂学杂志，1997,（4）：28-30.
[4] 黄婉平. 复方双花片治疗小儿上呼吸道感染疗效观察[J]. 中国医疗前沿，2008,（13）：68.
[5] 张殿奎，蒋旭，蒋守友. 复方双花口服液治疗急性扁桃腺炎临床疗效观察[J]. 中成药，1994，16（6）：28-29.
[6] 李学，张德文，柏灿红，等. 复方双花口服液联合头孢克肟治疗小儿急性扁桃体炎的疗效评价[J]. 中国民族民间医药，2010，19（13）：34.
[7] 席管劳. 复方双花片治疗暑湿感冒150例[J]. 陕西中医学院学报，2006，29（5）：11-12.
[8] 李黎明. 复方双花片治疗慢性咽炎120例[J]. 中国冶金工业医学杂志，2011，28（4）：383.
[9] 郭娟. 复方双花片治疗慢性咽炎76例效果分析[J]. 中国医药指南，2013，11（31）：192-193.
[10] 李涛. 复方双花片治疗流行性腮腺炎100例[J]. 内蒙古中医药，2010，29（4）：8.
[11] 沈宏忠，翁柏岳. 复方双花片联合西药对急性分泌性中耳炎患者血清及分泌物炎症因子的影响[J]. 中国生化药物杂志，2016，36（11）：141-143.
[12] 余兰. 复方双花片治疗病毒性脑炎的临床研究[J]. 中国社区医师（医学专业），2012，14（10）：209-210.
[13] 陈从美，张德良. 复方双花片治疗病毒性脑炎的临床研究[J]. 临沂医学专科学校学报，2004,（2）：81-83.
[14] 李涛. 复方双花片治疗神经性皮炎100例[J]. 吉林医学，2010，29（4）：517.

（江西省儿童医院　卢庆红、祝漫琴）

小儿宝泰康颗粒

【药物组成】　连翘、地黄、竹叶、柴胡、玄参、桑叶、浙贝母、蒲公英、马蓝、滇紫草、莱菔子、甘草。

【处方来源】　研制方。《中国药典》(2015年版)。

【功能与主治】　解表清热，化咳止痰。用于小儿风热外感，症见发热，流涕，咳嗽。

【药效】　主要药效如下：

1. *解热*　外感发热是指外感因素导致的病理性体温升高，表现为身热、面红，常伴有鼻、咽、喉充血，单侧或双侧红肿等。小儿宝泰康冲剂能显著降低三联菌苗致热家兔的体温，有明显的解热作用[1]。

2. *抗菌*　体外抗菌试验表明，小儿宝泰康冲剂对金黄色葡萄球菌、变形杆菌有明显的抗菌作用，对痢疾杆菌、乙型溶血性链球菌、枯草杆菌、绿脓杆菌、肺炎球菌、伤寒杆菌、白色念珠菌没有抗菌作用[1]。

3. *抗病毒*　血凝板上抑制流感病毒试验表明，小儿宝泰康冲剂有明显的抗流感病毒的作用[1]。

4. *增强免疫力*　免疫试验说明，小儿宝泰康冲剂有明显的增强巨噬细胞吞噬功能的作用，巨噬细胞功能的增强对机体免疫应答有重要的增强、调节功能[1]。

【临床应用】 临床主要用于上呼吸道感染。

上呼吸道感染 风热感冒是小儿感冒中最常见的类型之一，常见症状包括发热、恶心、头痛、鼻塞、流浊涕、咳嗽、咽红肿痛等。常见治疗原则为清热解表、化痰止咳、消食健脾。小儿宝泰康颗粒有解热、抗菌、抗病毒作用，用于治疗风热感冒能显著缓解患儿的临床症状，提高总有效率[2-4]。

【不良反应】 ①大疱性表皮松解型药疹：有文献[5]报道患儿服用小儿宝泰康冲剂，3 日后，口周出现红斑、水疱，表皮松解、剥脱，并迅速向颜面、躯干蔓延。②过敏反应：有文献[6]报道患儿服用小儿宝泰康颗粒后出现过敏反应，表现为皮肤散在红色风团，高出皮肤，全身不均匀分布，躯干部较多，形状不规则，不痒，1～3 小时可自行消散。再次服药，出现同样症状，未予特殊处理。

【使用注意】 ①忌食辛辣、生冷、油腻食物。②风寒感冒者不适用，表现为发热畏冷、肢凉、流清涕、咽不红。婴儿慎用。③脾虚易腹泻者慎服。④服药 3 天症状无缓解，应去医院就诊。⑤对本品过敏者禁用，过敏体质者慎用。⑥本品性状发生改变时禁止使用。⑦糖尿病患儿禁服。

【用法与用量】 温开水冲服，1 岁以下 1 次 2.6g，1～3 岁 1 次 4g，3～12 岁 1 次 8g，1 日 3 次。

参考文献

[1] 刘树喜. 小儿宝泰康冲剂主要药效学试验研究[J]. 云南中医学院学报，1994，(1)：23-26.
[2] 郑海燕. 48 例小儿宝泰康颗粒治疗急性上呼吸道感染的临床疗效[J]. 吉林医学，2015，36（1）：92-93.
[3] 吴彩芬，管敏昌，池秀卫. 小儿宝泰康颗粒治疗儿童上呼吸道感染疗效观察及其护理[J]. 海峡药学，2012，24（5）：239-240.
[4] 尹蔚萍，何平，夏杰. 小儿宝泰康颗粒治疗风热感冒 61 例临床研究[J]. 云南中医中药杂志，2008，29（12）：35.
[5] 岳青，汪定波. 小儿宝泰康冲剂致大疱性表皮松解型药疹 1 例[J]. 医药导报，2005，24（2）：145.
[6] 张绍屏. 小儿宝泰康颗粒口服致过敏 1 例[J]. 中国民族民间医药杂志，2006，(5)：307-308.

（江西省儿童医院 卢庆红、瞿 萍）

小儿消炎栓（双黄连栓）

【药物组成】 金银花、黄芩、连翘。

【处方来源】 研制方。《中国药典》(2015 年版)。

【功能与主治】 疏风解表，清热解毒。用于外感风热所致的感冒，症见发热、咳嗽、咽痛；上呼吸道感染、肺炎见上述证候者。

【药效】 主要药效如下：

1. 解热 双黄连滴丸对细菌内毒素引起的家兔体温升高具有良好的解热作用[1]。

2. 抗炎 双黄连滴丸能显著抑制腹腔注射乙酸所致小鼠腹腔毛细血管通透性增高，能明显抑制二甲苯所致的小鼠耳郭肿胀，表明双黄连滴丸有明显的抗炎作用[1]。

3. 抑菌 双黄连滴丸能降低由腹腔注射金黄色葡萄球菌引起的小鼠死亡率。体外抗菌试验表明，双黄连滴丸对金黄色葡萄球菌、流感杆菌、B 型链球菌具有较好的抑菌作用[1]。

4. 抗病毒 双黄连粉针剂体外抗病毒药效学研究表明，双黄连粉针剂具有明显的抗流感病毒、呼吸道合胞病毒、腺病毒Ⅲ型、单纯疱疹病毒Ⅰ与Ⅱ型、柯萨奇病毒 B3、柯萨奇病毒 B4、柯萨奇病毒 A16、新型肠道病毒 71 型的作用；对脊髓灰质炎病毒Ⅲ型、埃可病毒 6 型、麻疹病毒、水疱性口炎病毒有一定的抑制作用[2]。

【临床应用】 临床主要用于上呼吸道感染。

上呼吸道感染 小儿消炎栓具有疏风解表、清热解毒作用，用于治疗风热感冒。小儿消炎栓用于治疗上呼吸道感染有显著效果，且使用方便，安全性高[3]。

【不良反应】 目前尚未检索到不良反应报道。

【使用注意】 ①风寒感冒者不适用，表现为恶寒发热，无汗，喉痒咳嗽，咽不红肿。②脾胃虚弱，大便稀溏者慎用。③药品性状发生改变时禁止服用。

【用法与用量】 直肠给药，小儿 1 次 1 粒，1 日 2～3 次。

参考文献

[1] 朱社敏，李君安，施存元. 双黄连滴丸的主要药效学研究[J]. 中国现代应用药学，2001，(2)：120-122.
[2] 易世红，王放，王丽萍，等. 双黄连粉针剂体外抗病毒药效学研究[J]. 白求恩医科大学学报，2001，(5)：490-492.
[3] 徐亚丽. 小儿消炎栓治疗上呼吸道感染的疗效观察[J]. 黑龙江医药，1996，(4)：225.

（江西省儿童医院 卢庆红、瞿 萍）

黄栀花口服液

【药物组成】 黄芩、金银花、大黄、栀子。

【处方来源】 研制方。国药准字 Z22025704。

【功能与主治】 清肺泻热。用于小儿外感热证，症见发热、头痛、咽赤肿痛、心烦、口渴、大便干结、小便短赤。

【药效】 主要药效如下[1, 2]：

1. 抗菌 本品对呼吸道常见致病性细菌有较强的杀菌作用。
2. 抗病毒 本品对实验小鼠肺内流感病毒的增殖量有明显的抑制作用。
3. 解热 本品对实验动物发热有明显的退热作用。
4. 增强免疫力 本品还具有提高免疫功能的作用。

【临床应用】 临床主要用于急性上呼吸道感染、小儿肺炎、疱疹性咽峡炎。

1. 急性上呼吸道感染[3-5] 黄栀花口服液具有清热解毒、表里双解的功效，可用于小儿外感发热卫气俱热证。黄栀花口服液可缓解患儿发热、鼻塞流涕、口渴、大便干燥等临床症状，提高临床总有效率，不良反应少。

2. 小儿肺炎[6] 黄栀花口服液具有解热、抗炎、抗病毒等作用，用于治疗小儿肺炎 1 周后，可缩短患儿平均肺部啰音消失时间、平均住院时间，临床有效率高。

3. 疱疹性咽峡炎[7] 是一种急性传染性咽峡炎，大多由柯萨奇病毒引起。黄栀花口服液具有抗病毒、抗菌、解热、抗炎、抗变态反应、增加免疫力、保肝利胆等作用，用于小儿疱疹性咽峡炎疗效明显优于利巴韦林。

【不良反应】 个别患者出现恶心、呕吐。

【使用注意】 ①忌食辛辣、生冷、油腻食物。②风寒感冒者不适用，表现为恶寒发热，无汗，咽痒咳嗽，咽部红肿。③按照用法用量服用，用药 3 天症状无改善或服药期间症状加重者，应及时就医。④本品含大黄，素体脾胃虚寒、脾胃虚弱及大便次数多者慎用。⑤对本品过敏者禁用，过敏体质者慎用。⑥本品性状发生改变时禁止使用。

【用法与用量】 饭后服，2.5～3 岁 1 次 5ml，4～6 岁 1 次 10ml，7～10 岁 1 次 15ml，11 岁以上 1 次 20ml，1 日 2 次。疗程 3 天。

参考文献

[1] 黄栀花口服液[J]. 中华儿科杂志，1999，37（4）：3-5.
[2] 高云艳. 小儿呼吸道感染新药——黄栀花口服液[J]. 中国中医药科技，1995，（2）：50.
[3] 兰涛. 黄栀花口服液治疗小儿外感发热 150 例疗效观察[J]. 北京中医药大学学报，2000，23（1）：76.
[4] 程传勋，张丽英，牛小芳，等. 黄栀花口服液治疗小儿急性上呼吸道感染 120 例[J]. 北京中医药大学学报，1999，22（3）：75.
[5] 潘卫. 黄栀花口服液治疗小儿外感 50 例[J]. 北京中医药大学学报，1999，22（6）：60.
[6] 于兆安，于首元. 黄栀花口服液治疗小儿肺炎临床观察[J]. 北京中医药大学学报，2000，23（2）：76.
[7] 牛静，张松青，李培杰，等. 黄栀花口服液治疗疱疹性咽峡炎 66 例[J]. 北京中医药大学学报，2000，23（4）：77.

（江西省儿童医院 卢庆红、许俐娜）

儿童回春颗粒（丸）

【药物组成】 黄连、水牛角浓缩粉、羚羊角、人中白（煅）、淡豆豉、大青叶、荆芥（去粗梗）、羌活、葛根、地黄、川木通、赤芍、黄芩、前胡、玄参（去芦）、桔梗、柴胡、西河柳、升麻、牛蒡子（炒）。

【处方来源】 研制方。国药准字 Z52020211。

【功能与主治】 清热解毒，透表豁痰。用于急性惊风，伤寒发热，临夜发热，小便带血，麻疹隐现不出引起的身热咳嗽；赤痢、水泻、食积、腹痛。

【药效】 主要药效如下：

1. 抗炎 本品具有抗炎作用。
2. 解热 本品具有解热作用。
3. 抗病毒 本品具有抗病毒作用。

【临床应用】 临床主要用于上呼吸道感染、手足口病、秋季腹泻。

1. 上呼吸道感染[1-3] 儿童回春颗粒有清热、解毒、透表、豁痰的功效，可用于急性惊风、临夜发热、伤寒发热等症。在常规治疗的基础上加用儿童回春颗粒治疗小儿上呼吸道感染，可明显提高临床有效率，缩短咳嗽消失、鼻涕消失、体温恢复、痉愈及惊厥恢复时间，能有效缓解患儿感冒症状，缩短病程，同时未发现明显的不良反应。儿童回春颗粒治疗小儿感冒发热，配合镇静剂对高热惊厥有良好的止惊作用。

2. 手足口病[4, 5] 是学龄前期儿童的易感传染病之一，目前尚无特效治疗方法，主要以抗病毒治疗为主。在常规抗病毒治疗的基础上联合儿童回春颗粒治疗小儿手足口病，可提高临床总有效率，缓解临床症状，缩短病程。

3. 秋季腹泻[6] 小儿秋季腹泻主要是轮状病毒感染所致，湿热是最常见的小儿轮状病毒肠炎的证候。常规治疗联合儿童回春颗粒能够有效促进临床症状改善，提高疗效。

【不良反应】　尚不明确。

【使用注意】　尚不明确。

【用法与用量】　颗粒剂：开水冲服，1 岁以下婴儿 1 次 1/4 袋，1～2 岁 1 次 1/2 袋，3～4 岁 1 次 3/5 袋，5～7 岁 1 次 1 袋，1 日 2～3 次。丸剂：口服，1 岁以下婴儿服 1 丸，1～2 岁服 2 丸，3～4 岁服 3 丸，5～7 岁服 5 丸，1 日 2～3 次。

参考文献

[1] 郭建华. 儿童回春颗粒治疗小儿上呼吸道感染临床研究[J]. 亚太传统医药，2015，11（23）：138-139.
[2] 黄芳兰. 儿童回春颗粒佐治小儿急性上呼吸道感染伴发热的疗效观察[J]. 右江医学，2013，41（4）：543-544.
[3] 金宝灿，包忠实，姜敏. 儿童回春颗粒治疗小儿感冒发热临床试验[J]. 中华全科医学，2013，11（1）：85-86，145.
[4] 郭兰芳. 儿童回春颗粒治疗小儿手足口病的疗效[J]. 实用临床医学，2012，13（4）：79，89.
[5] 赫延峰. 儿童回春颗粒治疗儿童手足口病的疗效[J]. 黑龙江医药科学，2017，40（5）：146-147.
[6] 孙子发. 儿童回春颗粒治疗秋季腹泻的疗效观察[J]. 世界临床医学，2016，10（18）：132.

（江西省儿童医院　卢庆红、许俐娜）

三、解表化湿，理气和中类

藿香正气口服液（颗粒、片、合剂、滴丸、胶囊、软胶囊）

【药物组成】　苍术、陈皮、厚朴（姜制）、白芷、茯苓、大腹皮、生半夏、甘草浸膏、广藿香油、紫苏叶油。

【处方来源】　宋·太平惠民和剂局《太平惠民和剂局方》藿香正气散。《中国药典》（2015 年版）。

【功能与主治】　解表化湿，理气和中。用于外感风寒、内伤湿滞或夏伤暑湿所致的感冒，症见头痛昏重、胸膈痞闷、脘腹胀痛、呕吐泄泻；胃肠型感冒见上述证候者。

【药效】　主要药效如下：

1. 解痉　藿香正气水对乙酰胆碱刺激的兔离体肠有明显的抑制作用，对胃排空和肠推进有促进作用，对胃泌素的分泌有促进作用[1]。

藿香正气水中的有效成分甘草素、异甘草素、和厚朴酚、厚朴酚对乙酰胆碱和磷酸组胺引起的兔离体肠管收缩均有抑制作用，其作用途径可能与阻断 M 胆碱受体和 H_1 受体有关。甘草苷对磷酸组胺引起的兔离体肠的收缩有抑制作用，其作用途径可能与阻断 H_1 受体有关[2]，说明藿香正气水有明显的解痉作用。

2. 抗炎、镇痛、解热　藿香挥发油对模型小鼠急性炎症抑制作用明显，对物理、化学刺激引起的疼痛有较强的镇痛作用，对由 2，4 二硝基苯酚引起的大鼠发热有解热作用[3]。

3. 抑菌　藿香正气水对革兰阴性菌、革兰阳性菌、金黄色葡萄球菌等都有不同程度的抑菌作用，对大肠杆菌没有抑菌作用。其抗菌作用的成分为和厚朴酚[4]。

4. 抗真菌　抗真菌试验证明藿香正气水对红色毛癣菌、石膏样毛癣菌、絮状表皮癣菌、大脑状毛癣菌、石膏样小孢子菌、白色念珠菌、新生隐球菌及皮炎芽生菌均有较强的抑制作用[5]。

【临床应用】 临床主要用于胃肠型感冒、消化系统疾病、外治皮肤病。

1. 胃肠型感冒 藿香正气液具有解表化湿、理气和中的功效，能改善胃肠型感冒引起的胃肠功能减轻或消除脘腹闷胀、呕吐、腹泻等症状。运用藿香正气水联合治疗小儿胃肠型感冒能明显减轻或消除呼吸道及消化道症状，总治愈率提高，疗程缩短[6, 7]。

2. 消化系统疾病 藿香正气水适用于治疗消化系统疾病如功能性消化不良、急性肠胃炎及儿童腹泻。藿香正气水对肠痉挛有解痉作用，对胃排空和肠推进有促进作用，并能促进胃泌素的分泌。用藿香正气水治疗消化系统疾病，能明显改善患者的临床症状，促进胃排空，明显改善腹泻次数和减少腹痛，缩短病程[8-10]。

3. 外治皮肤病 藿香正气水有解表、祛湿、抑菌和抗真菌作用。用于治疗体癣、荨麻疹等皮肤病有显著效果[11]。

【不良反应】 ①过敏性休克：颜面胸背潮红、心悸胸闷、呼吸困难、手足抽搐、颈项强直、神志不清[12]。②过敏性紫癜：面色潮红、面部发热、皮肤多处瘀斑、压之不褪色、部分为点状出血。伴有皮肤瘙痒、心悸气短[13]。③药疹：表现为荨麻疹、丘疹[14]。④消化系统：上消化道出血，大汗淋漓、面色苍白、上腹部灼热、大便潜血试验阳性、大便呈柏油样[15]。⑤小儿低血糖：表现为浅昏迷、面色苍白、嗜睡、四肢发凉、抽搐等[16]。

【使用注意】 ①饮食宜清淡。②不宜在服药期间同时服用滋补性中成药。③有高血压、心脏病、肝病、糖尿病、肾病等慢性病严重者，以及孕妇或正在接受其他治疗的患者，均应在医师的指导下服药。④服药 3 天后症状未改善，或出现吐泻明显，并有其他严重症状时应去医院就诊。⑤按照用法用量服用，小儿、年老体虚者应在医师指导下服用。⑥长期服用应向医师咨询。⑦药品性状发生改变时禁止服用。⑧儿童必须在成人的监护下使用。⑨请将此药品放在儿童不能触及的地方。⑩如正在服用其他药品，使用本品前请咨询医师或药师。

【用法与用量】 口服液：口服，1 次 5～10ml，1 日 2 次，用时摇匀。颗粒剂：开水冲服，1 次 5g，1 日 2 次；儿童酌减。片剂：口服，1 次 4～8 片，1 日 2 次。合剂：口服，1 次 10～15ml，1 日 3 次，用时摇匀。滴丸：口服，1 次 2.5～5g，1 日 2 次。胶囊剂：口服，1 次 4 粒，1 日 2 次；小儿酌减。软胶囊：口服，1 次 2～4 粒，1 日 2 次。

参 考 文 献

[1] 袁晔蓉. 藿香正气水对大鼠胃肠道影响的研究[J]. 实用医技杂志，2007，(16)：2137-2138.
[2] 李焕丹，李康，吴韶辉，等. 藿香正气水有效成分的解痉作用研究[J]. 中药新药与临床药理，2012，23(6)：652-654.
[3] 解宇环，沈映君，纪广亮，等. 香附、藿香挥发油抗炎、镇痛、解热作用的实验研究[J]. 四川生理科学杂志，2005，(3)：137.
[4] 张洪坤，黄洋，李康，等. 藿香正气水抑菌作用药效物质基础及质量控制方法研究[J]. 中草药，2012，43(7)：1349-1354.
[5] 陈德宇，朱玉祥，黄淑芳，等. 藿香正气水抗真菌作用实验与临床观察[J]. 泸州医学院学报，1992，(3)：192-193.
[6] 董春兰. 藿香正气口服液治疗小儿胃肠型感冒[J]. 中外健康文摘，2010，7(30)：45.
[7] 伍韶容. 藿香正气液治疗小儿胃肠型感冒的疗效观察[J]. 北方药学，2015，(3)：89-90.
[8] 杨国汉，戴裕光，胡德耀，等. 藿香正气液治疗功能性消化不良的临床观察[J]. 中国药房，2003，(4)：38-40.
[9] 王明军. 藿香正气丸治疗急性肠胃炎的疗效分析[J]. 中国医药指南，2011，9(25)：125-126.
[10] 孙秀芹，祝兴超，苏小蔚，等. 藿香正气口服液联合西药治疗婴幼儿秋季腹泻疗效观察[J]. 山西中医，2013，29(1)：30-32.
[11] 刘海燕. 藿香正气系列制剂在皮肤科的临床应用[J]. 世界最新医学信息文摘，2016，16(84)：164-165.
[12] 贾建凤，胡昌静. 藿香正气水致过敏性休克一例[J]. 山西医药杂志（下半月刊），2011，40(3)：310.
[13] 钟松才. 口服藿香正气水致过敏性紫癜 1 例[J]. 中国中药杂志，1994，(4)：252.

[14] 陈振友，朱建让. 藿香正气水致荨麻疹样药疹2例[J]. 人民军医药学专刊，1998，（3）：187.
[15] 李远辉. 藿香正气水致上消化道出血1例[J]. 江西中医药，1996，（5）：32.
[16] 李洪长. 小儿藿香正气水致低血糖症6例报告[J]. 福建医药杂志，1995，（4）：112.

（江西省儿童医院　卢庆红、瞿　萍）

甘露消毒丸（丹）

【药物组成】 滑石、茵陈、石菖蒲、木通、射干、豆蔻、连翘、黄芩、川贝母、藿香、薄荷。

【处方来源】 清·王孟英《温热经纬》。《中国药典》（2015年版）。

【功能与主治】 利湿化浊，清热解毒。用于湿温时疫，邪在气分，症见发热、倦怠、胸闷、腹胀、肢酸、咽肿、身黄、颐肿、口渴、小便短赤或淋浊，舌苔淡白或厚或干黄。

【药效】 主要药效如下：

1. 抗病毒[1-5]　甘露消毒丹可有效增强H1N1流感病毒感染的小鼠肺和血清中细胞因子IFN-γ、IL-2表达，抑制TNF-α、IL-6的异常表达。

体外抗病毒试验研究表明，甘露消毒丹对柯萨奇病毒B2、B3、B4株在培养细胞中的增殖有明显的抑制作用，对肠道病毒71型有明显的抑制作用。甘露消毒丹及其拆方可减轻CoxA16对肌肉的损伤，不同程度抑制P-选凝素糖蛋白配体1（PSGL-1）蛋白的表达，减少致炎因子TNF-α、IL-1β、IL-4的产生，具有抗肠道病毒、抗炎作用，其中以全方组效果最明显。

2. 抗炎　甘露消毒丹合剂能抑制蛋清所致大鼠足跖肿胀，抑制二甲苯致小鼠耳郭肿胀，减轻小鼠因炎性物质刺激导致的炎性渗出，具有很好的抗炎作用[6]。

3. 保肝　甘露消毒丹对D-氨基半乳糖和内毒素脂多糖所致的急性肝衰竭大鼠有保护作用。甘露消毒丸能明显降低急性肝衰竭大鼠血清中的总胆红素（TBIL）、ALT、AST及TNF-α、IL-6的水平，也能明显改善急性肝衰竭大鼠的肝组织损伤[7]。

4. 免疫调节　免疫调节是指系统中的免疫细胞和免疫分子之间，以及与其他系统如神经内分泌系统之间的相互作用，使得免疫应答以最恰当的形式维持在最适当的水平。一旦机体免疫功能异常或者缺陷，可导致多种疾病的发生。甘露消毒丹能够通过激活巨噬细胞和T、B淋巴细胞发挥免疫调节作用，并通过诱生多种细胞因子从而增强免疫功能[8]。

【临床应用】 临床主要用于上呼吸道感染、复发性口腔溃疡、肺炎、流行性腮腺炎，手足口病、急性鼻窦炎等。

1. 上呼吸道感染　甘露消毒丹合用升降散治疗小儿急性化脓性扁桃体炎，临床总有效率显著优于阿莫西林克拉维酸钾对照组，可缩短患儿体温恢复正常时间、咽痛完全缓解时间、扁桃体脓点消失时间、扁桃体肿大或充血消退时间，具有协同作用，联用可减少抗生素的使用[9, 10]。

夏季上呼吸道感染大多伴有发热症状，采用甘露消毒饮治疗上呼吸道感染发热，治疗组总有效率高，且退热时间缩短[11]。

2. 复发性口腔溃疡　甘露消毒饮有显著的抗病毒、抗炎及免疫调节作用。用甘露消毒饮治疗复发性口腔溃疡总有效率高，能有效消除临床症状[12]。

3. 肺炎　甘露消毒丹在临床上治疗肺炎可明显减轻肺炎病情、缩短病程、提高疾病痊愈率、减少合并用药率、缩短患儿的完全退热时间[13-15]。

4. 流行性腮腺炎　是由病毒引起的一种常见的上呼吸道感染，临床表现主要为一侧或双侧腮腺肿大及疼痛。运用甘露消毒丹治疗流行性腮腺炎比单独给予西药治疗总有效率高，症状消失时间明显缩短[16]。

5. 手足口病　是由肠道病毒引起的一种急性传染病，临床以发热，口腔疱疹或溃疡，手、足、臀等部位出现丘疹、疱疹为典型表现。甘露消毒丹有明显的抗肠道病毒的作用，治疗手足口病总有效率明显提高，症状消退时间缩短，疗效提高[17]。

6. 急性鼻窦炎　鼻窦炎临床表现为鼻塞、头痛、流涕、鼻甲肿大等。甘露消毒丹治疗鼻窦炎可有效改善鼻窦局部血液循环，促进炎症吸收[18]。

7. 其他　有文献报道，甘露消毒丸还可用于肝炎[19]、胃炎[20]及湿热寻常型痤疮[21]等。

【不良反应】　有文献报道，长期间断服用甘露消毒丸会引起慢性肾小管间质损害从而导致泌尿系损害[22]；甘露消毒丸致马兜铃酸肾病 2 例[23]。

【使用注意】　①忌生冷、辛辣、油腻等饮食。②湿热并阴虚津亏者慎用。

【用法与用量】　口服，成人 1 次 6～9g，儿童 3～7 岁 1 次 2～3g，7 岁以上 1 次 3～5g，一日 2 次。

参考文献

[1] 曹蓉. 甘露消毒丹对 EV71 感染小鼠血清酶活性的影响研究[D]. 长沙：湖南中医药大学，2015.
[2] 毕岩，岳冬辉，高玉伟，等. 甘露消毒丹对 H1N1 流感病毒感染小鼠细胞因子的影响[J]. 中华中医药杂志，2014，29（12）：3950-3953.
[3] 艾碧琛，贺又舜，赵国荣，等. 甘露消毒丹抗肠道病毒 71 型作用的体外实验研究[J]. 中国中医药信息杂志，2014，21（11）：62-65.
[4] 贺又舜，伍参荣，赵国荣，等. 甘露消毒丹对柯萨奇病毒体外抑制作用的实验研究[J]. 中国中西医结合杂志，1998，（12）：737-740.
[5] 邹俊驹，吴佳敏，贺又舜，等. 甘露消毒丹及其拆方对柯萨奇病毒 A16 小鼠模型 P-选凝素糖蛋白配体 1 和促炎因子的影响[J]. 中国中医药信息杂志，2017，24（12）：42-46.
[6] 彭新念，吕文亮，高清华，等. 甘露消毒丹合剂抗炎作用的实验研究[J]. 湖北中医杂志，2009，31（10）：6-7.
[7] 杨平. 甘露消毒丹对急性肝衰竭大鼠保护作用的实验研究[J]. 湖北中医药大学学报，2011，13（2）：6-8.
[8] 朱玲玲，艾碧琛，曹蓉，等. 甘露消毒丹免疫调节作用的物质基础[J]. 中医药导报，2015，21（16）：18-20.
[9] 靳松丽，郭莹莹. 甘露消毒丹加减治疗儿童急性化脓性扁桃体炎临床观察[J]. 中国中西医结合儿科学，2018，10（4）：333-335.
[10] 杨东新，曾可，王波，等. 甘露消毒丹合升降散治疗小儿急性化脓性扁桃体炎 100 例临床观察[J]. 中国民族民间医药，2018，27（16）：125-128.
[11] 李云龙，许锦奋，吴凤，等. 甘露消毒丹治疗夏季上呼吸道感染发热 50 例[J]. 中国中医药现代远程教育，2013，11（15）：30-31.
[12] 陈香涛，郭静. 甘露消毒丹治疗复发性口疮溃疡 48 例疗效观察[J]. 中国社区医师（医学专业半月刊），2009，11（24）：156-157.
[13] 杜洪喆，李新民，晋黎，等. 甘露消毒丹辅助治疗小儿重症支原体肺炎（湿热证）临床研究[J]. 天津中医药，2015，32（8）：477-480.
[14] 赵东凯，王檀. 应用甘露消毒丹治疗暑季肺炎 46 例临床观察[J]. 中国医药指南，2011，9（24）：125-126.
[15] 王昕，金铁. 甘露消毒丹治疗支气管肺炎 68 例[J]. 实用中医内科杂志，2008，22（8）：16.
[16] 李文泰. 甘露消毒丹对流行性腮腺炎的防治作用[J]. 临床医学研究与实践，2016，1（4）：57.
[17] 梁志宏，邵振华. 甘露消毒丹治疗小儿手足口病 120 例[J]. 中国社区医师（医学专业），2010，12（11）：136.
[18] 张群. 甘露消毒丹治疗急性鼻窦炎临床观察[J]. 湖北中医杂志，2004，26（8）：36.

[19] 裴建锋，褚建中，刘怀亮. 甘露消毒丹治疗急性病毒性肝炎 78 例[J]. 中外健康文摘·临床医师版，2008，5（3）：126.
[20] 徐小平，陈刚，陈伟，等. 甘露消毒丹治疗幽门螺杆菌相关糜烂性胃炎疗效观察[J]. 浙江中医杂志，2015，50（5）：346-347.
[21] 李琳. 甘露消毒丹治疗寻常性痤疮湿热证的研究[D]. 南京：南京中医药大学，2014.
[22] 周志宏，杨群伟，董芍芍，等. 甘露消毒丸所致慢性肾小管间质肾病 12 例分析[J]. 安徽医药，2003，7（1）：27-28
[23] 朱光辉. 甘露消毒丸致马兜铃酸肾病 2 例[J]. 药物不良反应杂志，2003，5（6）：400-401.

（江西省儿童医院　卢庆红、瞿　萍）

健儿清解液

【药物组成】 金银花、菊花、连翘、山楂、苦杏仁、陈皮。

【处方来源】 清·吴鞠通《温病条辨》。《中国药典》（2010 年版）。

【功能与主治】 清热解毒，消滞和胃。用于咳嗽咽痛，食欲缺乏，脘腹胀满。

【药效】 主要药效如下：

1. 解热　发热是由于发热激活物作用于机体，导致内生致热源的产生并进入脑作用于体温调节中枢，进而导致发热中枢介质的释放，继而引起体温调定点的改变，最终引起发热。健儿清解液能明显降低酵母所致大鼠的发热反应，表明健儿清解液有明显的解热作用[1]。

2. 镇咳　上呼吸道感染、支气管炎、肺炎及急性喉炎都会引起咳嗽，通过咳嗽能有效清除呼吸道内的分泌物或进入气道的分泌物。健儿清解液能延长氨水引起的小鼠咳嗽潜伏期，并减少氨水引起咳嗽的次数，有一定的镇咳作用[1]。

3. 抗炎　炎症是机体受外界刺激后的一种防御反应，主要表现为红、肿、热、痛等。健儿清解液对二甲苯所致小鼠耳郭肿胀、乙酸所致毛细管通透性增加等急性炎症反应有显著的抑制作用，表明健儿清解液有明显的抗炎作用[1]。

【临床应用】 临床主要用于上呼吸道感染、手足口病、疱疹性口炎等。

1. 上呼吸道感染　主要以发热、咳嗽、鼻塞、流涕、咽喉肿痛、呕吐腹泻等为主要症状。健儿清解液治疗上呼吸道感染总有效率提高，能够清热解毒、止咳祛痰、消食化积，可以迅速改善小儿急性上呼吸道感染的症状和体征[2, 3]。

2. 手足口病　健儿清解液有解热抗炎作用，治疗小儿手足口病能明显改善发热、口痛，缓解手、足、口部小疱疹或溃疡，总治愈率明显提高，且不良反应少[4, 5]。

3. 疱疹性口炎　健儿清解液能够消食，健脾和胃，治疗疱疹性口炎能有效缓解临床症状，如发热、头痛、口腔水疱和溃疡，治疗总有效率明显提高[6]。

4. 其他　有文献报道，健儿清解液还可用于婴儿秋季腹泻、婴儿湿疹红痱，还可联合用于治疗婴儿夏季皮炎[7-9]。

【不良反应】 在现有临床应用中暂时未出现不良反应报道。

【使用注意】 ①服本药时不宜同时服用滋补性中药。②脾胃虚弱，大便次数多者慎用。③6 岁以上儿童可在医生指导下加量服用。④按照用法用量使用，服药期间症状加重，或兼见其他症状，应及时去医院就诊。

【用法与用量】 口服，1 次 10～15ml，婴儿 1 次 4ml，5 岁以内 1 次 8ml，6 岁以上酌加，1 日 3 次。

参考文献

[1] 孔少珊，洪育萍，陈海，等. 健儿清解液的药效学研究[J]. 现代医院，2005，(8)：81-83.
[2] 刘红霞，赵德育，梁慧，等. 健儿清解液治疗儿童急性上呼吸道感染临床观察[J]. 中国新药杂志，2010，19(8)：681-682.
[3] 张霞，任艳丽. 健儿清解液治疗小儿急性上呼吸道感染临床观察[J]. 医药论坛杂志，2008，(14)：24-26.
[4] 邱发宗，陈海民，肖中华. 健儿清解液在治疗手足口病中的临床应用[J]. 中国民族民间医药，2012，21(22)：101-103.
[5] 邱改萍. 健儿清解液在小儿手足口病中的应用[J]. 临床合理用药杂志，2011，4(24)：78.
[6] 宋莉，佟玲，李红. 健儿清解液治疗原发性疱疹性口炎的临床观察[J]. 辽宁中医药大学学报，2009，11(5)：108-109.
[7] 王道英，谢云英. 健儿清解液治疗婴幼儿秋季腹泻100例疗效观察[J]. 中国药业，1999，(8)：28.
[8] 储风，朱淑珍. 健儿清解液治疗婴幼儿湿疹红痱的疗效[J]. 中国新药杂志，1998，(3)：61-62.
[9] 刘爱花. 儿肤康擦剂联合健儿清解液治疗小儿夏季皮炎的疗效观察[J]. 广东医学，2016，(S1)：234-235.

（江西省儿童医院　卢庆红、瞿　萍）

四、益气解表，调和营卫类

参苏丸（片、胶囊、颗粒、口服液）

【药物组成】 紫苏叶、葛根、前胡、半夏（制）、桔梗、陈皮、枳壳（炒）、党参、茯苓、木香、甘草。

【处方来源】 宋《太平惠民和剂局方》。《中国药典》（2015年版）。

【功能与主治】 益气解表，疏风散寒，祛痰止咳。用于身体虚弱，感受风寒所致感冒，症见恶寒发热、头痛鼻塞、咳嗽痰多、胸闷呕逆、乏力气短。

【药效】 主要药效如下[1,2]：

1. *解热、镇痛* 上呼吸道感染的主要临床表现为鼻塞、咽干头痛、打喷嚏，同时伴有发热恶寒等症状。耳缘静脉注射伤寒、副伤寒甲乙三联菌苗致家兔发热模型，采用口腔两次给予参苏液，低、高剂量组均表现出明显的解热作用。热板法和扭体法实验表明，参苏颗粒能明显延长痛反应时间，减少小鼠扭体次数，具有镇痛作用。

2. *镇咳、祛痰* 参苏液能明显减少浓氨水喷雾引咳法致小鼠咳嗽的次数，具有显著的镇咳作用。参苏液和参苏颗粒可以增加小鼠痰液排出，具有祛痰作用。

3. *抗炎* 上呼吸道感染是鼻、咽喉部受病原微生物感染引起的黏膜急性炎症。采用二甲苯致耳郭肿胀法判断药物的抗炎作用，试验表明参苏液和参苏丸具有抗炎作用，在相同剂量（20g/kg）下，参苏液的抗炎作用优于参苏丸。

4. *抗病毒* 采用10天鸡胚接种流感病毒试验考察参苏颗粒剂和丸剂的抗病毒作用，结果表明参苏颗粒剂和丸剂均能降低血凝滴度，具有抗病毒作用。

5. *增强免疫力* 机体的免疫力是机体抵御病原体入侵的能力，增强机体的免疫力可以提高机体的抗病能力。参苏颗粒剂和丸剂均有升高脾指数及碳廓清指数的作用，提示两者均有提高非特异性免疫功能的作用。

【临床应用】 临床主要用于小儿反复上呼吸道感染、咳嗽、变应性鼻炎。

1. *小儿反复上呼吸道感染* 反复上呼吸道感染是由于小儿自身免疫系统发育不完善，以学龄前儿童好发。研究表明，在常规西药治疗的基础上加服复方参苏颗粒治疗小儿反复上呼吸道感染疗效明显高于单纯西药治疗，可能是通过复方参苏颗粒的补肺健脾功能，从而增强了机体的免疫功能，从根本上控制了小儿反复上呼吸道感染的发生[3]。

2. 咳嗽　参苏胶囊具有疏风散寒，祛痰止咳的功效。应用参苏胶囊治疗 42 例咳嗽患者，与对照组氨溴索比较，参苏胶囊组能明显改善咳嗽、咳痰症状，临床有效率高于氨溴索对照组，且未发现明显副作用[4]。

3. 变应性鼻炎　是 IgE 介导的 Ⅰ 型变态反应性疾病，该病黏膜反应性增高。典型症状主要是阵发性打喷嚏、流清水样鼻涕、鼻塞和鼻痒。单用西药疗效不够持久且容易复发，西药加用复方参苏颗粒治疗儿童变应性鼻炎，能有效缓解流涕、鼻塞、鼻痒等症状，近期和远期临床总有效率均高于单纯西药组[5]。

【不良反应】　目前尚未检索到不良反应报道。

【使用注意】　①风热感冒者慎用。②孕妇慎用。③服药期间忌烟酒及辛辣、生冷、油腻食物。

【用法与用量】　丸剂：口服。1 次 6～9g，1 日 2～3 次。片剂：口服，1 次 3～5 片，1 日 2～3 次。胶囊剂：口服，1 次 4 粒，1 日 2 次。颗粒剂：1 次 1 袋，1 日 2 次。口服液：1 次 10ml，1 日 3 次。

参考文献

[1] 杨亚斯，王晓阳，谢定成，等. 参苏液的药理作用研究[J]. 中药药理与临床，1995，11（2）：14-15.

[2] 魏云，唐映红，刘礼意，等. 参苏颗粒剂的药理作用研究[J]. 中药药理与临床，1992，（3）：7-9.

[3] 陈茂伟，郭华明，郭泽举，等. 复方参苏颗粒治疗小儿反复上呼吸道感染 60 例观察[J]. 中国医药指南，2012，10（8）：211-212.

[4] 李红梅. 参苏胶囊临床疗效观察[J]. 中国当代医药，2009，16（8）：52-56.

[5] 郭泽举，陈茂伟，张雁，等. 复方参苏颗粒联合西药治疗儿童常年性变应性鼻炎 60 例观察[J]. 实用中医药杂志，2011，27（6）：398-399.

（江西省儿童医院　卢庆红、许俐娜）

馥感啉口服液

【药物组成】　鬼针草、板蓝根、野菊花、浙贝母、麻黄、黄芪、前胡、西洋参、香菇、甘草。

【处方来源】　研制方。国药准字 Z0025275。

【功能与主治】　清热解毒，止咳平喘，益气疏表。用于小儿气虚感冒所引起的发热、咳嗽、气喘、咽喉肿痛。

【药效】　主要药效如下[1-3]：

1. 解热　馥感啉口服液对三联菌苗所致发热家兔有明显的解热作用，且解热作用更稳定持久，没有反跳现象。

2. 抗炎　馥感啉口服液对巴豆油所致小鼠耳郭炎性肿胀有明显的抑制作用。

3. 抗菌　体外抗菌试验表明，馥感啉口服液对金黄色葡萄球菌、白色葡萄球菌、乙型和甲型溶血性链球菌、肺炎链球菌等上呼吸道感染常见的致病菌具有不同程度的抑菌作用。

4. 镇咳、祛痰、平喘　馥感啉口服液能够明显延长氨雾致咳小鼠咳嗽潜伏期，减少小鼠咳嗽次数，明显增加小鼠呼吸道酚红排泌量，明显延长豚鼠蛋清致喘小鼠的哮喘潜伏期。

5. 抗病毒　馥感啉口服液可延长甲型 H1N1 流感病毒和呼吸道合胞病毒致病毒性肺炎小鼠的存活时间并提高生存率，降低肺指数，对肺组织具有显著的保护作用。此外，馥感咻口服液对感染肠道病毒71型小鼠的治疗效果较好，具有抗肠道病毒作用。

【临床应用】 临床主要用于上呼吸道感染、毛细支气管炎、手足口病、流行性腮腺炎等。

1. 上呼吸道感染[4-7] 馥感咻口服液可用于气虚感冒的治疗，症见发热、鼻塞流涕、打喷嚏、咳嗽等。馥感咻口服液用于急性和反复性上呼吸道感染可显著提高疗效，缓解临床症状，提高患者的生活质量，减少不良反应。运用馥感咻口服液配合治疗儿童原发性肾病综合征合并上呼吸道感染总有效率显著提高，且可有效预防上呼吸道感染的复发，减少对肾脏的损害。

2. 毛细支气管炎 患者多有发热、咳嗽、气促、肺部哮鸣等表现。用馥感咻口服液辅助治疗小儿毛细支气管炎有显著疗效，总有效率高，可改善患儿临床症状，缩短治疗时间，提高治疗的总体效果[8]。

3. 手足口病 以手、足、口腔、臀等部位出现丘疹、斑丘疹、疱疹等为主要表现。馥感咻口服液配合治疗手足口病总有效率显著提高，患者退热时间、皮疹消退时间明显缩短，安全性高[9, 10]。

4. 流行性腮腺炎 馥感咻口服液有抗病毒，清热解毒等功效，能有效改善流行性腮腺炎的症状，如发热、乏力、腮腺肿痛及头痛呕吐等，治疗的总有效率明显提高，退热时间及腮肿大消退时间明显缩短[11]。

5. 其他 馥感咻口服液还用于粒细胞减少症及婴幼儿病毒性肺炎[12, 13]。

【不良反应】 目前尚未检索到确切的不良反应报道。

【使用注意】 ①本品适用于小儿气虚所致风热外感证，风寒感冒者不适用。②忌食辛辣、生冷、油腻食物。③心脏病患儿慎服或遵医嘱服用。④脾虚腹泻及高血压患儿慎用。

【用法与用量】 口服，1岁以内1次5ml，1～3岁1次10ml，1日3次；4～6岁1次10ml，1日4次；7～12岁1次10ml，1日5次。

参考文献

[1] 覃筱燕，张淑萍，杨林，等. 馥感咻口服液的药效作用的实验研究[J]. 中央民族大学学报（自然科学版），2004，(3)：217-222.
[2] 黄娟萍，黄夏梦，曾永长，等. 馥感咻口服液抗病毒实验研究[J]. 中药材，2016，39（7）：1654-1657.
[3] 乔红伟，陈威，高虹. 馥感咻口服液抗肠道病毒71型的药效学研究[J]. 实用临床医药杂志，2015，19（5）：108-109.
[4] 陈慧珊，李丰. 馥感咻口服液对小儿反复呼吸道感染的疗效观察[J]. 临床医药文献电子杂志，2016，3（19）：3898-3900.
[5] 李建红，金宝志. 馥感咻口服液联合炎琥宁注射液治疗小儿急性上呼吸道感染的疗效观察[J]. 中西医结合心血管病电子杂志，2017，5（11）：26-27.
[6] 胡思源，李新民，魏小维，等. 馥感咻口服液治疗小儿急性上呼吸道感染上市后再评价[J]. 中草药，2017，48（9）：1829-1833.
[7] 史耀勋. 馥感咻口服液佐治儿童原发性肾病综合征合并上呼吸道感染[J]. 实用临床医学，2016，17（5）：47-49.
[8] 朱一冰，秦晔，严竹君，等. 馥感咻口服液治疗小儿毛细支气管炎58例[J]. 上海医药，2015，36（23）：46-47.
[9] 顾雪，宋春兰，陈芳，等. 馥感咻口服液治疗重型手足口病疗效观察[J]. 中国实用神经疾病杂志，2016，19（24）：124-125.
[10] 于凌翔，吕淑云，曲宝明. 馥感咻口服液治疗普通型手足口病的疗效观察[J]. 临床合理用药杂志，2016，9（29）：32-33.
[11] 王长娟，李海军，吴剑华. 馥感咻口服液治疗儿童流行性腮腺炎临床疗效观察[J]. 上海医药，2015，36（19）：21-79.
[12] 陈乃清，王娜. 馥感咻口服液治疗小儿感染相关性粒细胞减少症临床研究[J]. 亚太传统医药，2016，12（21）：140-142.
[13] 邢丽辉，朴春姬，吴军. 中药馥感咻口服液雾化吸入结合西药治疗婴幼儿病毒性肺炎65例[J]. 中国社区医师（综合版），2005，(20)：32.

（江西省儿童医院 卢庆红、瞿 萍）

第七章

儿童支气管炎中成药名方

第一节 概　　述

一、概　　念

儿童支气管炎（acute bronchitis）属于中医学“咳嗽”范畴。它是由不同病原体或其他因素所致支气管黏膜的急性炎症，常累及气管，故又称急性气管支气管炎。临床以咳嗽、咯痰为主要临床表现。

二、病因及发病机制

（一）病因

多种病原微生物可引起支气管炎，常见的有鼻病毒、柯萨奇病毒、流感病毒、副流感病毒、呼吸道合胞病毒、冠状病毒、单纯疱疹病毒、EB 病毒、埃可病毒及腺病毒等。肺炎支原体也可引起支气管炎。细菌感染也可引起支气管炎，包括溶血性链球菌、肺炎球菌、嗜血流感杆菌及葡萄球菌等。

（二）发病机制

各种病原体由呼吸道入侵后，引起支气管黏膜充血、肿胀，继而浅层纤毛上皮损伤、脱落，黏液腺肥大，分泌物增加，黏膜下层有炎性细胞浸润。

三、临 床 表 现

大多先有上呼吸道感染的症状，2～3 天后咳嗽加重，呼吸道分泌物增多，痰由白色清稀渐转为黄色黏稠，多伴有发热，婴幼儿症状较重，可伴有呕吐、腹泻等消化道症状。听诊时肺部呼吸音粗糙，也可听到不固定的散在干湿啰音。

四、诊　　断[1, 2]

依据上呼吸道感染病史；有发热、咳嗽、咯痰等临床症状；肺部体征可见肺部听诊呼吸音粗，也可听到不固定的散在干湿啰音；X线胸部摄片多正常，或为肺纹理增粗可明确诊断。

五、治　　疗

（一）常用化学药物及现代技术

1. 抗生素类　细菌感染时可选用适当的抗生素如肺炎链球菌感染首选青霉素；金黄色葡萄球菌感染首选苯唑西林钠、氯唑西林钠；流感嗜血杆菌感染首选阿莫西林加克拉维酸；大肠杆菌和肺炎杆菌感染首选头孢曲松或头孢噻肟；肺炎支原体、衣原体感染首选大环内酯类抗生素，如红霉素、罗红霉素、阿奇霉素等。

2. 抗病毒类　如利巴韦林、干扰素，早期使用疗效好。

3. 化痰类　如氨溴索可使痰中的黏多糖蛋白纤维断裂，促进黏痰溶解，显著降低痰黏度，增强支气管黏膜纤毛运动，促进痰液排出。

4. 止咳平喘类　β_2受体激动剂可通过兴奋气道平滑肌和肥大细胞膜表面的β_2受体，舒张气道平滑肌，减少肥大细胞和嗜碱性粒细胞脱颗粒及其介质的释放，降低微血管的通透性，增加气道上皮纤毛的摆动等缓解咳嗽的症状。

（二）中成药治疗

中医药防治支气管炎是多靶点、多环节作用。中药治疗不仅能针对病原体治疗，还能有效改善临床症状，提高患儿的生活质量，大大缩短病程，减少并发症的发生。中医药治疗支气管炎是标本兼治，急当治其标，缓则治其本。

第二节　中成药名方的辨证分类与药效

治疗支气管炎常用中成药的辨证分类及主要药效如下：

一、清肺化痰止咳类

支气管炎痰热咳嗽者主要表现为发热，烦躁，咳嗽喘促，气急鼻煽，喉间痰鸣，口唇青紫，面赤口渴，胸闷胀满，泛吐痰涎，舌质红，舌苔黄腻，脉弦滑。

支气管炎痰热咳嗽证主要是炎症渗出阶段。

清肺化痰止咳中成药可减轻支气管黏膜下中性粒细胞聚集，下调炎症反应。

常用中成药：金振口服液、小儿清肺化痰口服液、小儿清热利肺口服液、儿童清肺丸

（口服液）、小儿清热止咳口服液（颗粒）、小儿清肺止咳片、小儿肺热清颗粒、小儿百部止咳糖浆、小儿白贝止咳糖浆、小儿消积止咳口服液、宝咳宁颗粒、儿童咳液。

二、宣肺祛痰止咳类

支气管炎风热咳嗽者主要表现为咳嗽，吐黄色黏稠痰，不易咯出，口渴咽痛，鼻流浊涕，伴发热恶风，汗出头痛，舌质红，苔薄黄，脉浮数。

支气管炎风热咳嗽证主要是病原微生物复制阶段。

宣肺祛痰止咳中成药能杀灭病原微生物，起到抗病原微生物的作用等。

常用中成药：清宣止咳颗粒、小儿宣肺止咳颗粒、鹭鸶咯丸。

三、补肺健脾止咳类

支气管炎肺脾两虚者主要表现为咳嗽无力，面色少华，动辄汗出，食欲不振，大便溏，舌质偏淡，舌苔薄白，脉细无力。

支气管炎肺脾两虚证主要是机体免疫失衡阶段。

补肺健脾止咳类中成药能增强免疫细胞的活性，提高机体免疫力等。

常用中成药：小儿肺咳颗粒。

参考文献

[1] 陈奇，张伯礼. 中药药效研究方法学[M]. 北京：人民卫生出版社，2016：14-27.
[2] 王雪峰. 中西医结合儿科学[M]. 北京：中国中医药出版社，2012：77-86.

（辽宁中医药大学附属医院　王雪峰　张秀英）

第三节　中成药名方

一、清肺化痰止咳类

金振口服液

【药物组成】　羚羊角、平贝母、大黄、黄芩、牛黄、青礞石、生石膏、甘草。

【处方来源】　研制方。《中国药典》（2015年版）。

【功能与主治】　清热解毒，祛痰止咳。用于痰热闭肺所致的支气管炎。

【药效】　主要药效如下[1-2]：

1. *抑制流感病毒复制，抗流感病毒*　支气管炎初期主要是病原微生物的复制对支气管黏膜造成损伤。金振口服液能直接抑制甲型H1N1流感病毒，提高流感病毒小鼠存活率，延长平均存活时间，改善肺实变，减轻肺内病毒滴度及肺组织病理情况，发挥抗甲型H1N1流感病毒活性的作用。

2. 解热止咳　病原体感染后释放炎性介质，引起体温升高及咳嗽，金振口服液对酵母及大肠杆菌内毒素引起的体温升高有明显的抑制作用，同时具有明显的止咳及抗炎作用。

【临床应用】　主要用于支气管炎、手足口病。

1. 支气管炎[3]　金振口服液治疗支气管炎，可缩短咳嗽、咳痰、喘息及肺部哮鸣音消失时间，改善口干等临床症状，减少并发症的发生，同时其依从性好，易被患儿接受。

2. 手足口病[4]　金振口服液能缩短患儿退热时间、皮疹消退时间及咳嗽消失时间。

【不良反应】　偶见用药后便溏，停药后即可复常。

【使用注意】　①忌辛辣、生冷、油腻食物。②不宜在服药期间同时服用滋补性中药。③脾胃虚弱，大便稀溏者慎用。④婴儿及糖尿病患儿应在医师指导下服用。⑤风寒咳嗽、内伤久咳者不适用。⑥发热体温超过 38.5℃的患者，应去医院就诊。⑦服药 3 天症状无缓解，应去医院就诊。⑧对本品过敏者禁用，过敏体质者慎用。⑨本品性状发生改变时禁止使用。⑩儿童必须在成人监护下使用。⑪请将本品放在儿童不能触及的地方。⑫如正在使用其他药品，使用本品前请咨询医师或药师。

【用法与用量】　口服，6 个月至 1 岁 1 次 5ml，1 日 3 次；2～3 岁 1 次 10ml，1 日 2 次；4～7 岁 1 次 10ml，1 日 3 次；8～14 岁 1 次 15ml，1 日 3 次，疗程 5～7 天，或遵医嘱。

参 考 文 献

[1] 萧伟，郑丽舒，尚强，等. 金振口服液抗甲型 H1N1 流感病毒作用实验研究[J]. 中草药，2009，40（9）：1443-1445.
[2] 孙兰，李家春，许连明，等. 不同工艺金振口服液药效实验比较研究[J]. 中医药导报，2014，20（9）：79-80.
[3] 陆权，鲍一笑，王薇，等. 金振口服液有效性和安全性的多中心、随机对照临床研究[J]. 中国实用儿科杂志，2010，25（5）：383-385.
[4] 谭丽琴. 金振口服液防治手足口病的初步临床观察[J]. 中外妇儿健康，2011，19（6）：300-302.

（辽宁中医药大学附属医院　王雪峰　张秀英）

小儿清肺化痰口服液

【药物组成】　麻黄、前胡、黄芩、炒紫苏子、石膏、苦杏仁（炒）、葶苈子、竹茹。

【处方来源】　研制方。《中国药典》（2015 年版）。

【功能与主治】　清热化痰，止咳平喘。用于外感风热所致的支气管炎。

【药效】　主要药效如下：

1. 降低炎性细胞因子的水平，抑制炎症反应[1]　急性支气管炎时炎性因子 CRP 及 TNF-α 在疾病的发生发展中具有重要作用。CRP 是由肝细胞合成的一种急性炎性时相反应蛋白，能够激活补体系统及单核细胞，诱发炎性反应呈现级联式放大，直接损害血管内皮细胞，引起支气管黏膜损害。TNF-α 是由单核巨噬细胞及 T 淋巴细胞合成分泌的一类拥有免疫调节能力的多肽类细胞因子，可激活中性粒细胞，增强支气管黏膜内皮细胞中的黏附分子的表达，加重支气管的炎性反应；其次，TNF-α 亦能够激活补体系统，促进氧自由基的释放，增加对支气管黏膜上皮细胞的脂质过氧化损伤。小儿清肺化痰口服液能降低血清超敏 C 反应蛋白及 TNF-α 水平，从而发挥抑制炎症反应的作用。

2. 止咳祛痰平喘　本品有止咳祛痰平喘作用。

【临床应用】 主要用于支气管炎。

支气管炎[2]　小儿清肺化痰口服液治疗支气管炎，可明显改善咳嗽、咳痰、发热、大便干、尿黄等症状，缩短肺部体征、胸部X线及白细胞总数恢复正常时间。

【不良反应】 尚未发现有肝、肾功能损害的报道。

【使用注意】 ①脾虚泄泻者慎用。②运动员慎用。

【用法与用量】 口服，1岁以内1次3ml，1～5岁1次10ml，5岁以上1次15～20ml，1日2～3次，用时摇匀。

参考文献

[1] 李晓侠，马健. 小儿清肺化痰口服液辅治痰热壅肺型小儿急性支气管炎疗效观察[J]. 现代中西医结合杂志，2010，25（20）：2204-2205.

[2] 陈晓君. 小儿清肺化痰口服液佐治小儿支气管炎的疗效观察[J]. 现代中西医结合杂志，2006，15（9）：1204-1205.

（辽宁中医药大学附属医院　王雪峰　张秀英）

小儿清热利肺口服液

【药物组成】 金银花、牛蒡子、连翘、麻黄、杏仁、生石膏、葶苈子、射干、瓜蒌皮、海浮石、车前子。

【处方来源】 研制方。《中国药典》（2015年版）。

【功能与主治】 清热宣肺，止咳平喘。用于小儿咳嗽属风热犯肺证，症见发热，咳嗽或咯痰，流涕或鼻塞，咽痛，口渴。

【药效】 主要药效如下：

1. 止咳祛痰平喘　本品有止咳祛痰平喘作用。

2. 抗菌抗炎　本品有抗菌抗炎作用。

【临床应用】 主要用于支气管炎、荨麻疹。

1. 支气管炎[1]　有研究结果显示，应用小儿清热利肺口服液患儿退热时间、咳嗽停止时间、祛痰时间、X线胸片恢复正常时间均较对照组明显缩短，且治疗总有效率高于对照组，表明在常规治疗措施的基础上应用小儿清热利肺口服液可有效改善患儿发热、咳嗽、咳痰症状，进一步提高临床疗效。

2. 荨麻疹[2]　荨麻疹属Ⅰ型变态反应性疾病。小儿清热利肺口服液有抑制肥大细胞脱颗粒的作用，还有一定的抑制效应器官反应的作用，可缓解由于抗原刺激而增强的肠管蠕动，能保护肠管中肥大细胞免于抗原的攻击。

【不良反应】 个别患者发生恶心、呕吐、腹泻、头晕。

【用法与用量】 口服，1～2岁1次3～5ml，3～5岁1次5～10ml，6～14岁1次10～15ml，1日3次。

参考文献

[1] 王静. 小儿清热利肺口服液治疗儿童风热咳嗽45例临床观察[J]. 中医儿科杂志，2015，11（5）：29-31.

[2] 孙淑青. 清热利肺口服液治疗小儿荨麻疹50例[J]. 中国中医药现代远程教育，2009，7（11）：26.

（辽宁中医药大学附属医院　王雪峰　张秀英）

儿童清肺丸（口服液）

【药物组成】 麻黄、苦杏仁、石膏、甘草、桑白皮、瓜蒌皮、黄芩、板蓝根、橘红、法半夏、紫苏子、葶苈子、浙贝母、紫苏叶、细辛、薄荷、枇杷叶、白前、前胡、石菖蒲、天花粉、青礞石。

【处方来源】 研制方。《中国药典》(2015年版)。

【功能与主治】 清肺，化痰，止嗽，镇咳。用于小儿肺经痰热，外感风寒引起的面赤身热、咳嗽气促、痰多黏稠、咽痛声哑。

【药效】 主要药效如下：

1. 抑菌[1, 2] 体外抑菌试验表明，儿童清肺丸对所试菌种均有不同程度的抑制作用，对各菌的最小抑菌浓度（MIC）为0.0125～0.100g/ml，其中对金黄色葡萄球菌、乙型溶血性链球菌的作用最强。

2. 抗炎[1, 2] 儿童清肺丸对大鼠蛋清性足跖肿胀的影响结果表明，对蛋清致炎的大鼠足跖肿胀均有明显的抑制作用。在大鼠甲醛性足肿胀模型中，儿童清肺丸对大鼠甲醛性足肿胀在致炎后有一定的抑制作用。

3. 止咳[1-3] 镇咳试验选用小鼠氨刺激法，表明儿童清肺药粉和口服液均有明显镇咳作用。用枸橼酸喷雾引咳法研究其对豚鼠的止咳作用，结果表明可明显减少5分钟内的咳嗽次数。

4. 化痰[1-3] 采用大白鼠毛细管法，儿童清肺口服液和药丸均可使气管分泌液增加，显示有祛痰作用。

5. 止喘[2, 3] 儿童清肺丸能延长豚鼠哮喘模型的引喘潜伏期，减少致哮喘模型小鼠肺组织炎性细胞总数和嗜酸性粒细胞浸润，减少周围血管炎性细胞总数、嗜酸性粒细胞和中性粒细胞数量。止喘试验表明，儿童清肺口服液有明显对抗组胺引起豚鼠回肠平滑肌收缩的作用，亦呈一定量效关系。动物止喘试验表明，儿童清肺药丸和口服液均有明显止喘作用。

【临床应用】 临床主要用于支气管炎。

支气管炎[1-3] 本品可治疗由因痰热内蕴于肺，复感风寒所致的急性支气管炎，症见面赤，身热，咳嗽，气促，痰多黏稠，咽痛声哑，兼见恶寒无汗，头痛身痛，舌红苔白，脉浮滑。临床研究表明，儿童清肺丸治疗支气管炎可使致咳潜伏期明显延长，咳嗽次数明显减少。

【不良反应】 尚不明确。

【使用注意】 ①忌食油腻、生冷之品。②体弱久咳及喘息并作者慎用。

【用法与用量】 丸：口服，1次1丸，1日2次；3岁以下1次半丸。口服液：口服，1次2支；6岁以下1次1支，1日3次。

参考文献

[1] 黄萍，吴清和，荣向路，等. 儿童清肺丸药效学研究[J]. 中药新药与临床药理，2001，(1)：29-31.
[2] 陈昭定，王定钧，苏毅. 儿童清肺口服液治疗小儿上呼吸道感染103例[J]. 北京中医，1993，(6)：31-32.
[3] 杜莹洁，陈会丛，钟雨秋，等. 同仁堂儿童清肺丸镇咳祛痰平喘作用的实验研究[J]. 中华中医药杂志，2017，32(6)：2773-2775.

（辽宁中医药大学附属医院 王雪峰 张秀英）

小儿清热止咳口服液（颗粒）

【药物组成】　麻黄、苦杏仁（炒）、石膏、黄芩、板蓝根、北豆根、甘草。

【处方来源】　研制方。国药准字 Z11020129。

【功能与主治】　清热宣肺，平喘利咽。用于小儿外感风热所致的感冒，症见发热恶寒、咳嗽痰黄、气促喘息、口干音哑、咽喉肿痛。

【药效】　主要药效如下[1]：

1. 镇咳解热　本品显著减少氨水引起的小鼠咳嗽次数；对干酵母引起的大鼠发热有较强的抑制作用。

2. 抗炎祛痰　本品可以显著减少氨水引起的小鼠咳嗽次数；能显著对抗角叉菜胶诱导的大鼠足趾肿胀。

【临床应用】　临床主要用于支气管炎、急性上呼吸道感染。

1. 支气管炎[2]　小儿清热止咳口服液对儿童下呼吸道感染有较好的疗效，可有效改善咳嗽、咯痰症状，缩短咳嗽时间，减少咳嗽次数。

2. 急性上呼吸道感染[3]　是儿科常见病，发病率高，约占原发感染的 90%以上，且以病毒感染多见，临床上无特效药治疗。本药通过临床观察，具有较好的抗炎、清热、止咳等综合作用，可使病毒性上呼吸道感染患儿病程缩短，发热、咳嗽症状缓解加快，用量少，使用方便，口感好，未发现有明显毒副作用。

【不良反应】　尚不明确。

【使用注意】　①忌辛辣、生冷、油腻食物。②不宜在服药期间同时服用滋补性中药。③婴儿应在医师指导下服用。④高血压、心脏病患儿慎用。糖尿病患儿、脾虚易腹泻者应在医师指导下服用。⑤发热体温超过 38.5℃的患者，应去医院就诊。⑥咳喘加重者应及时去医院就诊。⑦服药 3 天症状无缓解，应去医院就诊。⑧对本品过敏者禁用，过敏体质者慎用。⑨本品性状发生改变时禁止使用。⑩儿童必须在成人监护下使用。⑪请将本品放在儿童不能触及的地方。⑫如正在使用其他药品，使用本品前请咨询医师或药师。

【用法与用量】　口服液：口服，1～2 岁 1 次 3～5ml，3～5 岁 1 次 5～10ml，6～14 岁 1 次 10～15ml，1 日 3 次，用时摇匀。颗粒：开水冲服。1～2 岁 1 次 2～3g，3～5 岁 1 次 3～6g，6～14 岁 1 次 6～9g，1 日 3 次。

参考文献

[1] 王玲，高晓黎. 小儿清热止咳口服液药效学实验[J]. 新疆医科大学学报，2007，(6)：604-605.
[2] 洪斌，纳金玲. 小儿清热止咳合剂联合氨溴索口服液治疗小儿下呼吸道感染 58 例[J]. 河南中医，2009，29(12)：1232-1283.
[3] 金心，姚玲，徐靖颖，等. 小儿清热止咳口服液治疗急性病毒性上呼吸道感染 40 例[J]. 中医药信息，2000，(1)：42-43.

（辽宁中医药大学附属医院　王雪峰　张秀英）

小儿清肺止咳片

【药物组成】　紫苏叶、菊花、葛根、川贝母、炒苦杏仁、枇杷叶、炒紫苏子、蜜桑白皮、前胡、射干、栀子（姜炙）、黄芩、知母、板蓝根、人工牛黄、冰片。

【处方来源】 研制方。国药准字 Z23021941。

【功能与主治】 清热解表，止咳化痰。用于内热肺火，外感风热引起的身热咳嗽，气促痰多，烦躁口渴，大便干燥。

【药效】 主要药效如下[1]：

1. *止咳化痰* 支气管炎最常见的症状是咳嗽，苦杏仁含有苦杏仁苷、苦杏仁苷酶、樱叶酶等。现代药理研究表明，小儿清肺止咳片中苦杏仁具有镇咳、平喘等药理作用。

2. *解热* 机体受到外界因素刺激产生内生致热源和中枢性发热介质，作用于体温调节中枢，使体温上升，机体发热。现代药理研究表明，小儿清肺止咳片中紫苏具有解热、抑菌、促进肠蠕动、镇静等作用。

3. *提高免疫功能* 机体免疫功能低下时，表现为对外界侵害的低抵抗状态。免疫功能提高时，身体对外界的细菌、病毒表现为高抵御作用，能明显减少身体感染次数。方中葛根含有 4′-甲氧基葛根素、大豆苷元-4′，7-二葡萄糖苷、刺芒柄花素、葛根酚、羽扇烯酮、二十二烷酸等具有提高肝细胞再生能力、促进胆汁分泌、促进新陈代谢、防止乙醇对肝脏的损伤、改善心肌缺血状态、改善脑缺血状态、强化肝胆细胞自身免疫功能等作用。

4. *抗炎* 支气管炎的病理表现为鼻、咽、喉、扁桃体等黏膜充血水肿等炎症反应。现代医学研究表明，方中射干有抑菌抗病毒及消除呼吸道炎性渗出物的作用。

5. *抗菌* 小儿清肺止咳片中菊花含有菊油环酮、大波斯菊苷、芹菜素、木犀草素-7-*O*-鼠李葡萄糖苷、二十一烷等，具有抗病原体、增强毛细血管抵抗力等药理作用。

【临床应用】 临床主要用于顽固性咳嗽。

顽固性咳嗽[2] 咳嗽是小儿肺部疾患中的一种常见证候。从中医学角度来讲，风寒犯肺，入里化热或风热犯肺，肺失清肃，气道失宣，故咳嗽频作、咳痰；病久则肺热蕴结，炼液成痰，逆乘于肺，或外感之邪化火入里，灼津成痰，痰随气逆，故咳嗽痰多，咽部红肿；肺与大肠相表里，肺气下降则便干。小儿清肺止咳片具有清肺化痰、止咳平喘、疏风散热的功效，能有效缓解咳嗽症状，缩短病程。

【不良反应】 尚不明确。

【使用注意】 ①属肺虚久咳、阴虚燥咳者慎用。②服药期间忌食生冷、辛辣、油腻食品。③3 岁以上儿童每次最大量不超过 5 片。

【用法与用量】 口服，周岁以内 1 次 1～2 片，1～3 岁 1 次 2～3 片，3 岁以上 1 次 3～5 片，1 日 2 次。

参 考 文 献

[1] 董艳荣. 小儿清肺止咳片的药理作用研究[J]. 黑龙江科技信息，2013，(26)：39.

[2] 冯晓妍，吴敏，杨天鸣. 小儿清肺止咳片治疗顽固性咳嗽 100 例[J]. 西北国防医学杂志，1998，(4)：57.

（辽宁中医药大学附属医院　王雪峰、张秀英）

小儿肺热清颗粒

【药物组成】 麻黄、石膏、苦杏子、桑白皮、葶苈子、当归、丹参、地龙、僵蚕、甘草。

【处方来源】 汉・张仲景《伤寒论》麻杏甘石汤加减化裁方。国药准字 Z20113001。

【功能与主治】 清肺化痰，止咳平喘。用于小儿急性支气管炎引起的肺热咳嗽，咳痰、痰多色黄，小便黄，大便干，舌红，苔黄或腻，脉滑数等症状。

【药效】 主要药效如下：

1. 止咳[1] 小儿肺热清颗粒能明显改善急性支气管炎患儿的咳嗽症状，具有明显的止咳作用。

2. 抗炎[2] 小儿肺热清颗粒能调控支气管患儿血清炎性因子 TNF-α、hs-CRP、IL-4 水平，发挥抗炎作用。

3. 改善肺功能 小儿肺热清颗粒能显著改善支气管哮喘患儿一秒钟用力呼气量（FEV1）、呼气流速峰值（PEFR）、FEV1/FVC（用力肺活量），发挥改善肺功能的作用。

【临床应用】 临床主要用于急性支气管炎、支气管哮喘。

1. 急性支气管炎[3, 4] 小儿肺热清颗粒能明显改善支气管患儿咳痰、咳嗽症状，缩短发热时间及肺部啰音消失时间。

2. 支气管哮喘[2] 小儿肺热清颗粒联合丙酸氟替卡松能调控支气管哮喘患儿血清 TNF-α、hs-CRP、IL-4 水平；改善支气管哮喘患儿 FEV1、PEFR、FEV1/FVC，临床疗效和安全性良好。

【不良反应】 尚无相关报道。

【使用注意】 ①脾虚咳嗽者慎用。②请仔细阅读说明书并遵医嘱使用。

【用法与用量】 温开水冲服。1～3 岁 1 次 4g，3～7 岁 1 次 6g，7～12 岁 1 次 8g，12～14 岁 1 次 12g，1 日 3 次。

参考文献

[1] 李金惠，胡思源，李冬梅，等. 小儿肺热清颗粒治疗小儿急性支气管炎痰热壅肺证的Ⅱ期临床研究[J]. 现代药物与临床，2015，30（3）：304-308.
[2] 杜文琼，彭小利，朱晓琴，等. 小儿肺热清颗粒联合丙酸氟替卡松对小儿支气管哮喘患者的临床疗效[J]. 中成药，2019，41（2）：313-316.
[3] 闫琴. 小儿肺热清颗粒与炎琥宁治疗小儿急性支气管炎的临床效果[J]. 临床医学研究与实践，2018，3（16）：155-156.
[4] 蔡秋晗，胡思源，孙轶秋，等. 小儿肺热清颗粒治疗小儿急性支气管炎痰热咳嗽证的有效性与安全性评价[J]. 中国新药杂志，2018，27（12）：1377-1381.

（辽宁中医药大学附属医院　王雪峰、张秀英、赫　昊）

小儿百部止咳糖浆

【药物组成】 百部（蜜制）、黄芩、桑白皮、知母、麦冬、桔梗、苦杏仁、天南星（制）、枳壳（炒）、陈皮、甘草。

【处方来源】 研制方。《中国药典》（2015 年版）。

【功能与主治】 清肺，化痰，止咳。用于痰热蕴肺所致的支气管炎。

【药效】 主要药效如下[1]：

1. 祛痰止咳 支气管炎时气道分泌物增多，小儿百部止咳糖浆能促进痰液的排出，使排痰量增多，同时能延长咳嗽的潜伏期，减少咳嗽的次数，发挥止咳祛痰作用。

2. 抗炎　本品有抗炎作用。

【临床应用】 主要用于支气管炎。

支气管炎[2]　小儿百部止咳糖浆治疗支气管炎，可改善患儿发热、咳嗽、流涕、鼻塞、咯痰等临床症状，减少并发症的发生。

【不良反应】 尚未发现有肝、肾功能损害的报道。

【使用注意】 ①忌食辛辣、生冷、油腻食物。②婴儿及糖尿病患儿应在医师指导下服用。③心脏病患儿慎用。脾虚易腹泻者慎服。④小儿百部止咳糖浆含盐酸麻黄碱，运动员慎用，青光眼患者应在医师指导下使用，服用后如有头晕、头痛、心动过速、多汗等症状应咨询医师或药师。⑤小儿百部止咳糖浆为祛痰、止咳的中药复方制剂，适用于小儿肺热咳嗽轻证。⑥不能过量服用，可引起严重的恶心呕吐。⑦服药3天症状无缓解，应去医院就诊。⑧严格按照用法与用量服用，不宜长期服用。⑨对小儿百部止咳糖浆过敏者禁用，过敏体质者慎用。⑩小儿百部止咳糖浆性状发生改变时禁止使用。⑪儿童必须在成人监护下使用。⑫请将小儿百部止咳糖浆放在儿童不能触及的地方。⑬如正在使用其他药品，使用小儿百部止咳糖浆前请咨询医师或药师。

【用法与用量】 2岁以上1次10ml，2岁以下1次5ml，1日3次。

参考文献

[1] 肖贵南，吴招娣，林宣伟，等. 小儿百部止咳糖浆祛痰止咳作用及毒性研究[J]. 中药新药与临床药理，2000，11(5)：310-312.
[2] 康飞. 小儿百部止咳糖浆临床对照疗效比较[J]. 中国社区医师，2011，13(281)：175.

（辽宁中医药大学附属医院　王雪峰、张秀英）

小儿白贝止咳糖浆

【药物组成】 白屈菜、平贝母、瓜蒌、半夏。

【处方来源】 研制方。国药准字Z22020176。

【功能与主治】 清热解毒，化痰止咳。用于痰火壅肺，咳痰黄稠或痰中带血，胸胁胀痛，以及火热灼肺，痰阻气道所致咳嗽。

【药效】 主要药效如下：

1. 止咳　小儿白贝止咳糖浆能明显改善急性支气管炎患儿的咳嗽症状，具有明显的止咳作用。

2. 祛痰　本品有祛痰作用。

【临床应用】 临床主要用于急性支气管炎。

急性支气管炎[1]　小儿白贝止咳糖浆能明显改善小儿急性支气管炎痰火壅肺证患儿的咳嗽、烦躁不安等单项症状、肺部体征与异常舌脉、指纹，且临床应用安全性良好。

【不良反应】 尚无相关报道。

【使用注意】 ①尚不明确。②请仔细阅读说明书并遵医嘱使用。

【用法与用量】 口服，6月以内1次1～5ml，7～12月1次5～15ml，1～3岁1次20ml，3～6岁1次20～25ml，6～9岁1次25～30ml，9岁以上1次30～50ml，1日3次。

参考文献

[1] 李梅芳，胡思源，李新民，等. 小儿白贝止咳糖浆治疗小儿急性支气管炎痰火壅肺证的临床研究[J]. 中成药，2014，36（1）：44-48.

（辽宁中医药大学附属医院　王雪峰、张秀英）

小儿消积止咳口服液

【药物组成】 山楂（炒）、槟榔、枳实、枇杷叶（蜜炙）、瓜蒌、莱菔子（炒）、葶苈子（炒）、桔梗、连翘、蝉蜕。

【处方来源】 研制方。国药准字 Z10970022。

【功能与主治】 清热肃肺，消积止咳。用于小儿饮食积滞、痰热蕴肺所致的咳嗽、夜间加重、喉间痰鸣、腹胀、口臭。

【药效】 主要药效如下：

1. 止咳祛痰　小儿消积止咳口服液具有镇咳祛痰的药效作用。

2. 抗炎　小儿消积止咳口服液具有抑菌、抗病毒、消除呼吸道炎性渗出物的作用。

【临床应用】 临床主要用于小儿支气管炎、小儿支原体肺炎、咳嗽变异性哮喘、新生儿积滞症、大叶性肺炎、儿童功能性便秘[1-10]。

1. 小儿支气管炎　本品主要治疗因脾失健运，乳食停滞，化热生痰，又外感风邪，肺失清肃所致的急性支气管炎，症见咳嗽痰鸣，痰黏黄稠，腹胀，口臭。小儿支气管炎除有咳嗽、喉间痰鸣、排痰困难、肺部啰音等呼吸道症状外，胃肠道症状如食欲不振、腹胀、口臭、恶心等也很常见，再加之平时又以高蛋白高脂肪食物为主食，极易造成消化功能紊乱，出现食积症状，内生痰热，上犯于肺，导致咳嗽不止。小儿消积止咳口服液在咳嗽、排痰困难、肺部啰音等症状方面改善效果均优于盐酸氨溴索糖浆，治疗支气管炎疗效显著，未发现不良反应。

2. 小儿支原体肺炎　属于儿科常见疾病之一，又被称作原发性非典型肺炎，是由支原体（MP）感染引起的，多发生在春、冬季节，据不完全统计，约占儿童社区获得性肺炎的 10%～40%，常伴有间质性肺炎或是支气管炎，临床表现为顽固性咳嗽。小儿消积止咳口服液与传统药物（如阿奇霉素、氨溴索等）联合治疗小儿支原体肺炎的效果明显，能够有效缩短患儿的临床症状消失时间，改善炎症细胞水平。病程缩短可减少抗生素的使用时间，减少耐药的产生；口服给药，也避免了因需长期静脉输液造成的交叉感染，利于增加小儿治疗的依从性。

3. 咳嗽变异性哮喘（CVA）　是一种以持续性或反复发作性咳嗽但不伴喘息为特征的特殊类型哮喘。该病是小儿常见的咳嗽病因之一。研究结果表明，应用小儿消积止咳口服液联合西药治疗可以缩短 CVA 患儿的治愈时间，同时降低复发率，且无明显不良反应。

4. 新生儿积滞症　现代医学认为新生儿消化系统发育不成熟，胃肠道调节功能差，易于发生消化道功能紊乱。新生儿出生后血中免疫球蛋白低，又尚未建立正常肠道菌群时，无法拮抗入侵的致病微生物，易患肠道感染。小儿消积止咳口服液能促进胃肠蠕动，消除肠麻痹，改善并促进新生儿消化系统功能；在合并有肺炎的情况下，能减轻气道异常分泌，稀释痰液，利于排出痰液，进一步改善肺部内环境。观察发现在肺炎并发肠麻痹，或肠道功能调节障碍时，疗效更明显。

5. 大叶性肺炎[7] 是儿童时期常见的呼吸道疾病，常见致病菌为肺炎链球菌，常继发于上呼吸道感染后。临床表现为突然起病，稽留高热，发热日数可达 2 周左右，可出现咳嗽、胸痛，一般情况重，早期体征不明显。小儿消积止咳口服液可避免由于应用抗生素所致的药物过敏、细菌耐药、肝肾功能损伤、伪膜性肠炎等不良反应的发生。小儿消积止咳口服液联合盐酸氨溴索治疗大叶性肺炎疗效显著，尤其对伴食积症状患儿有明显效果，有利于减少临床症状消失时间。

6. 儿童功能性便秘 功能性便秘占儿童便秘的 90%以上，主要表现在患儿睡眠质量欠佳、食欲不佳、体重下降等方面。功能性便秘的治疗包含饮食调整、排便训练、药物治疗、生物反馈等。小儿消积止咳口服液是纯中药制剂，有很好的治疗食积、缓解腹胀、通便效果，临床研究表明，治疗小儿功能性便秘除基础治疗外，加服小儿消积止咳口服液可明显改善临床症状，未见明显的毒副作用和不良反应。

【不良反应】 尚不明确。

【使用注意】 服药期间忌食生冷、辛辣、油腻食品。

【用法与用量】 口服，周岁以内 1 次 5ml，1～2 岁 1 次 10ml，3～4 岁 1 次 15ml，5 岁以上 1 次 20ml，1 日 3 次，5 天为 1 个疗程。

参考文献

[1] 朱晓红. 小儿消积止咳口服液佐治支气管肺炎疗效观察[J]. 河北医药，2010，32（2）：210.

[2] 张敏. 阿奇霉素联合小儿消积止咳口服液治疗小儿支原体肺炎的临床疗效分析[J]. 系统医学，2017，2（9）：73-75.

[3] 蔡奔奔. 小儿消积止咳口服液联合氨溴索口服液佐治小儿支气管肺炎 37 例临床观察[J]. 中医儿科杂志，2017，13（2）：42-45.

[4] 沈文英. 小儿消积止咳口服液联合常规西药治疗咳嗽变异型哮喘疗效观察[J]. 新中医，2017，49（6）：93-95.

[5] 陈晓霞，芮芳. 小儿消积止咳口服液治疗支气管炎 158 例疗效观察[J]. 中国医药指南，2009，7（8）：278-279.

[6] 刘光武. 小儿消积止咳口服液辅助治疗新生儿积滞症临床疗效观察[J]. 实用临床医药杂志，2010，14（21）：73-74.

[7] 邵庆文. 小儿消积止咳口服液联合盐酸氨溴索治疗大叶性肺炎伴食积的临床疗效观察[J]. 中国现代药物应用，2016，10（20）：203-204.

[8] 周虹. 小儿消积止咳口服液治疗儿童功能性便秘 30 例临床观察[J]. 现代诊断与治疗，2014，25（22）：5088-5089.

[9] 胡忠栋，高彦利，周健铖. 小儿消积止咳口服液辅助推拿治疗婴幼儿肺炎伴胃肠功能紊乱的疗效观察[J]. 现代诊断与治疗，2016，27（7）：1207-1209.

[10] 袁斌. 小儿消积止咳口服液治疗小儿急性支气管炎 118 例疗效观察[J]. 江苏中医，2001，（12）：16.

（辽宁中医药大学附属医院 王雪峰、张秀英）

宝咳宁颗粒

【药物组成】 紫苏叶、桑叶、前胡、浙贝母、麻黄、桔梗、天南星、陈皮、苦杏仁（去皮炒）、黄芩、青黛、天花粉、枳壳、山楂、甘草、人工牛黄。

【处方来源】 研制方。国药准字 Z11020575。

【功能与主治】 清热解表，止咳化痰。用于小儿外感风寒，内热停食引起的头痛身热、咳嗽痰盛、气促作喘、咽喉肿痛、烦躁不安。

【药效】 主要药效如下：

1. 止咳化痰 宝咳宁颗粒具有止咳化痰的药理作用。

2. 抗炎　宝咳宁颗粒具有抑菌、抗病毒、消除呼吸道炎性渗出物的作用。

【临床应用】　临床主要用于急性支气管炎[1-3]。

急性支气管炎　是儿科临床常见病、多发病，年龄越小，发病率越高，一年四季均可发病，尤以冬春季为多。常见症状有咳嗽，发热，咳痰，气喘等。宝咳宁颗粒辅助治疗支气管炎能缩短病程，降低对抗生素的耐药性。

【不良反应】　尚不明确。

【使用注意】　①本品用于外感风寒，肺热内蕴所致的感冒咳嗽，暑邪感冒、肺虚久咳或阴虚燥咳者不宜使用。②服药期间忌食生冷、油腻、辛辣食物。③医师注意掌握 1～14 岁不同年龄的适当剂量。④本品不宜长期过量服用。⑤运动员慎用。

【用法与用量】　开水冲服，1 次半袋（2.5g），一日 2 次；周岁以内小儿酌减。

参考文献

[1] 周代志. 宝咳宁颗粒治疗小儿急性支气管炎 60 例[J]. 中国药业，2011，20（12）：77-78.
[2] 本刊编辑部. 宝咳宁颗粒临床应用解析[J]. 中国社区医师，2010，26（4）：12.
[3] 李国兵. 宝咳宁颗粒治疗小儿急性支气管炎 120 例[J]. 浙江中西医结合杂志，2009，19（1）：41.

（辽宁中医药大学附属医院　王雪峰、张秀英）

儿童咳液

【药物组成】　紫菀、百部、枇杷叶、麻黄、苦杏仁、前胡、蓼大青叶、桔梗、甘草。

【处方来源】　研制方。国药准字 Z20003389。

【功能与主治】　清热润肺，祛痰止咳。用于咳嗽气喘，吐痰黄稠或咳痰不爽，咽干喉痛。

【药效】　主要药效如下[1]：

1. 抗炎　药效学实验研究表明，在小鼠耳二甲苯致炎法中不同剂量儿童咳液均能明显减轻炎症反应。

2. 解热　药效学实验研究表明，不同剂量的儿童咳液对伤寒、副伤寒甲乙三联菌苗感染的家兔有明显的发热抑制作用。

3. 镇咳　药效学实验研究表明，不同剂量的儿童咳液对接受氢氧化氮刺激的小鼠引起的咳嗽能明显延长咳嗽潜伏期，减少咳嗽次数。

4. 祛痰　药效学实验结果显示，儿童咳液大剂量组有明显的祛痰作用，苯酚红排出量明显增加。其中枇杷叶含有皂素、维生素 B，具有清热化痰止咳作用；桔梗内含桔梗皂苷，宣肺祛痰，促进痰液排出；百部含有生物碱，起理气化痰止咳、抗菌的作用。

【临床应用】　临床主要用于支气管炎。

支气管炎[2-4]　本品主治因痰热壅肺，肺失清肃，热灼津液，凝聚为痰，阻滞气道所致的急、慢性支气管炎，症见咳嗽气喘，痰黄，胸闷等。对呼吸道感染所致咳嗽有较好的临床疗效，可缩短病程。

【不良反应】　尚不明确。

【使用注意】　①忌食生冷、辛辣食物。②服用本药时不宜同时服用滋补性中成药。

③按照用法用量服用，服药 3 天症状无改善者，应及时去医院就诊。④运动员慎用。⑤对本品过敏者禁用，过敏体质者慎用。⑥本品性状发生改变时禁止使用。⑦儿童必须在成人监护下使用。⑧请将本品放在儿童不能触及的地方。⑨如正在使用其他药品，使用本品前请咨询医师或药师。

【用法与用量】 口服，1～3 岁 1 次半支，4 岁以上 1 次 1 支，1 日 4 次。

参考文献

[1] 李建荣，林娜，高晓山. 儿童咳液的主要药效学研究[J]. 中国实验方剂学杂志，1999，(4)：49-51.
[2] 陈宇辉，顾倩茹. 贝得宁儿童咳液治疗小婴儿咳嗽 120 例疗效观察[J]. 河南医药信息，2000，(7)：59.
[3] 孙杰. 儿童咳液治疗小儿痰热咳嗽 30 例临床观察[J]. 中国民间疗法，1999，(3)：35-36.
[4] 沈小芬，黄金诚，余峰. 贝得宁儿童咳液治疗小儿肺热咳嗽 328 例疗效观察[J]. 中国中医药科技，2000，(2)：115-116.

（辽宁中医药大学附属医院　王雪峰、张秀英）

二、宣肺祛痰止咳类

清宣止咳颗粒

【药物组成】 桑叶、薄荷、苦杏仁、桔梗、白芍、紫菀、枳壳、陈皮、甘草。

【处方来源】 研制方。国药准字 Z19990066。

【功能与主治】 疏风清热，宣肺止咳。用于外感风热所致的支气管炎。

【药效】 主要药效如下[1]：

1. 抗菌　支气管炎初期主要是病原微生物的复制对气道黏膜造成损伤。清宣止咳颗粒对金黄色葡萄球菌有明显的抑制作用，同时能明显增加白细胞移动指数，提高白细胞趋向功能，发挥抗菌效应。

2. 修复气道黏膜　支气管炎时呼吸道黏膜损伤，清宣止咳颗粒能减轻气道黏膜的损伤，同时促进损伤修复。

【临床应用】 临床主要用于支气管炎、支气管肺炎。

1. 支气管炎[2]　清宣止咳颗粒治疗支气管炎，可有效改善患儿咳嗽、咯痰、发热等症状，缩短肺部听诊恢复时间，减少并发症的发生。

2. 支气管肺炎[3]　清宣止咳颗粒可缩短咳嗽、痰鸣音及肺部湿啰音的持续时间，可用于支气管肺炎的治疗。

【不良反应】 尚未发现有肝、肾功能损害的报道。

【使用注意】 ①忌食辛辣、生冷、油腻食物。②婴儿应在医师指导下服用。③脾虚易腹泻者慎服。④风寒袭肺咳嗽不适用，症见发热恶寒、鼻流清涕、咳嗽痰白等。⑤服药 3 天症状无缓解，应去医院就诊。⑥对本品过敏者禁用，过敏体质者慎用。⑦本品性状发生改变时禁止使用。⑧儿童必须在成人监护下使用。⑨请将本品放在儿童不能触及的地方。⑩如正在使用其他药品，使用本品前请咨询医师或药师。⑪糖尿病患儿禁服。

【用法与用量】 开水冲服，1～3 岁 1 次 1/2 包，4～6 岁 1 次 3/4 包，7～14 岁 1 次 1 包，1 日 3 次。

参 考 文 献

[1] 阮斌，胡还甫，余林岚. 清宣止咳颗粒对急性支气管炎模型大鼠的影响[J]. 首都医药，2010，3（3）：43-45.
[2] 齐永福. 清宣止咳颗粒治疗小儿急性咳嗽病（风热证）疗效观察[J]. 中国中西医结合儿科学，2015，7（1）：62-65.
[3] 纪秀照，郑晓云，别慧玲，等. 清宣止咳颗粒佐治小儿支气管肺炎疗效观察[J]. 中国实用医药，2011，6（16）：138.

（辽宁中医药大学附属医院　王雪峰、张秀英）

小儿宣肺止咳颗粒

【药物组成】 麻黄、竹叶、防风、黄芩、桔梗、芥子、苦杏仁、葶苈子、马兰、黄芪、山药、山楂、甘草。

【处方来源】 研制方。国药准字 Z20054203。

【功能与主治】 宣肺解表，清热化痰。用于小儿外感咳嗽，痰热壅肺所致的咳嗽痰多、痰黄黏稠、咳痰不爽。

【药效】 主要药效如下[1]：

1. 抗病毒　急性呼吸道感染，尤其是小儿病毒性肺炎至今仍是发展中国家小儿死亡的主要原因。病原以呼吸道病毒为主。在国内近年来也有报道，柯萨奇 B 组病毒可引起婴幼儿肺炎和细支气管炎。药效学实验中选用 FM_1、A_3 京科 95-30 和 CVB_6 病毒株分别感染小鼠和 MDCK、Hep-2 细胞，对小儿宣肺止咳颗粒进行抗病毒实验，结果表明小儿宣肺止咳颗粒在体外培养细胞及小鼠体内均显示出抗病毒的作用。

2. 抗菌、抗炎　本品有抗菌和抗炎作用。

3. 镇咳祛痰平喘　本品有镇咳、祛痰、平喘作用。

【临床应用】 临床上主要用于急性支气管炎、咳嗽变异性哮喘、毛细支气管炎。

1. 急性支气管炎[2, 3]　是由感染、物理化学刺激或过敏反应引起的气管–支气管黏膜的急性炎性反应，病原体侵入呼吸道以后，由于机体抵抗力较弱，导致其直接进入支气管、毛细支气管及肺泡当中，致使通气和换气功能出现各种障碍，从而引起咳嗽等症状。现代药理学研究表明，小儿宣肺止咳颗粒具有解热镇痛、抗菌、抗病毒、镇咳祛痰、调节免疫功能。

2. 咳嗽变异性哮喘[4]　是儿科常见慢性病，常因过敏原、药物、运动、粉尘等引起慢性气管炎性病变和气道高反应性，从而诱发气道痉挛，引起咳嗽，反复发作不利于儿童成长发育。研究显示宣肺止咳颗粒联合糖皮质激素类药来治疗小儿咳嗽变异性哮喘，优于单独使用糖皮质激素类药物。

3. 毛细支气管炎[5]　多由呼吸道合胞病毒引起的毛细支气管炎性改变，为婴幼儿下呼吸道常见疾病。由于小婴儿气道狭窄，缺乏软骨支持，排异能力差，细小管腔因炎性分泌物、水肿及平滑肌收缩而发生梗阻，引起缺氧及二氧化碳潴留，因此患儿有不同程度的喘憋咳嗽。小儿宣肺止咳颗粒配合抗生素治疗毛细支气管炎效果更优，无不良反应。

【不良反应】 尚不明确。

【使用注意】 ①忌食辛辣、生冷、油腻食物。②按照用法用量服用，服药 3 天症状无改善或服药期间症状加重者，应及时就医。③对本品过敏者禁用，过敏体质者慎用。④本品性状发生改变时禁止使用。⑤儿童必须在成人监护下使用。⑥请将本品放在儿童不能触及的地方。⑦如正在使用其他药品，使用本品前请咨询医师或药师。⑧运动员慎用。

【用法与用量】 温开水冲服，1岁以内1次1/3袋，1～3岁1次2/3袋，4～7岁1次1袋，8～14岁1次1.5袋，1日3次，3天为1个疗程；或遵医嘱。

参考文献

[1] 徐燕，孙文敏. 小儿宣肺止咳颗粒抗流感及 CVB_6 病毒药效学的实验观察[J]. 天津医药，2000，(7)：416-417.
[2] 王晓敏，蔡建新，徐和祥，等. 小儿宣肺止咳颗粒治疗小儿急性支气管炎的理论发微[J]. 世界中医药，2016，11(5)：917-918.
[3] 杨雪，王伟光，卢云宏. 小儿肺咳颗粒治疗儿童急性支气管炎痰热壅肺证随机平行对照研究[J]. 实用中医内科杂志，2014，28(1)：34-36.
[4] 马世清，张玉香. 宣肺止咳颗粒配合西药治疗小儿咳嗽变异性哮喘56例[J]. 陕西中医，2012，33(7)：869.
[5] 杜学丽，尹清澄. 小儿宣肺止咳颗粒佐治毛细支气管炎疗效观察[J]. 医药论坛杂志，2007，(12)：85-87.

（辽宁中医药大学附属医院　王雪峰、张秀英）

鹭鸶咯丸

【药物组成】 麻黄、苦杏仁、石膏、甘草、细辛、炒紫苏子、炒芥子、牛蒡子、瓜蒌皮、射干、青黛、蛤壳、天花粉、栀子（姜制）、人工牛黄。

【处方来源】 研制方。《中国药典》（2010年版）。

【功能与主治】 宣肺，化痰，止咳。用于百日咳，痰浊阻肺，阵阵咳嗽，痰鸣气促，咽干声哑。

【药效】 主要药效如下[1, 2]：

1. *抑菌* 实验结果表明，本品对流感杆菌有很好的抑菌作用，药物浓度在8g/100ml以上；对金黄色葡萄球菌抑菌作用较强，药物浓度在16g/100ml以上；对肺炎双球菌、肺炎杆菌、甲型链球菌、乙型链球菌抑菌作用较强；但对大肠杆菌和绿脓杆菌只在高药物浓度下才有一定的抑菌作用。

2. *活化免疫细胞* 实验结果阐明，鹭鸶咯口服液在一定药物浓度下可诱导小鼠中性粒细胞和巨噬细胞大量增生，并可活化小鼠淋巴细胞、中性粒细胞和巨噬细胞。通过小鼠腹腔巨噬细胞吞噬鸡红细胞试验测定鹭鸶咯口服液对小鼠腹腔巨噬细胞吞噬功能的影响，结果表明鹭鸶咯口服液在一定药物浓度下能明显增强小鼠巨噬细胞吞噬功能，提高吞噬百分比和吞噬指数，从而证明本药可增强免疫功能，提高机体的抗菌作用。

3. *镇咳祛痰* 本品有镇咳、祛痰作用。

【临床应用】 临床主要用于小儿百日咳。

小儿百日咳[1, 2] 本品对小儿百日咳有较好的临床疗效，可缩短咳嗽时间，有效缓解小儿百日咳痉挛性咳嗽的临床症状。

【不良反应】 尚不明确。

【使用注意】 ①孕妇及体弱虚寒者忌服。②当本品性状发生改变时禁用。③请将此药品放在儿童不能触及的地方。④如正在服用其他药品，使用本品前请咨询医师或药师。

【用法与用量】 梨汤或温开水送服，1次1丸，1日2次。

参考文献

[1] 柯岩，陈哲生，刘振龙. 鹭鸶咯口服液对八种常见细菌抑菌作用及对小鼠免疫细胞的作用[J]. 中华微生物学和免疫学杂志，1997，(3)：32-33.

[2] 柯岩，刘振龙，陈哲生. 鹭鸶咯口服液对 8 种常见致呼吸道感染细菌抑菌作用的研究[J]. 首都医科大学学报，1997，(2)：68-69.

（辽宁中医药大学附属医院 王雪峰、张秀英）

三、补肺健脾止咳类

小儿肺咳颗粒

【药物组成】 人参、茯苓、白术、陈皮、鸡内金、大黄（酒炙）、鳖甲、地骨皮、北沙参、炙甘草、青蒿、麦冬、桂枝、干姜、附子（制）、瓜蒌、紫菀、款冬花、桑白皮、胆南星、黄芪、枸杞子、蔗糖。

【处方来源】 研制方。国药准字 Z20027416。

【功能与主治】 健脾益肺，止咳平喘。用于肺脾不足，痰湿内壅所致咳嗽或痰多稠黄，咳吐不爽，气短，喘促，动辄汗出，食少纳呆，周身乏力，舌红苔厚；小儿支气管炎见以上证候者。

【药效】 主要药效如下[1-5]：

1. 抗炎[1] 小儿肺咳颗粒能调控感染后咳嗽患儿血清降钙素原基因相关肽（CGRP）、半胱氨酰白三烯（Cys LTs）、TNF-α、IL-8 水平，发挥抗炎作用。

2. 止咳[2-5] 小儿肺咳颗粒对支气管炎、肺炎及感染后引起的咳嗽均有较好的止咳作用。

【临床应用】 临床主要用于急性支气管炎、支气管肺炎、感染后咳嗽。

1. 急性支气管炎[3-6] 小儿肺咳颗粒能明显改善急性支气管炎患儿咳嗽、咯痰的症状，缩短肺部体征及发热消失时间。

2. 支气管肺炎[2] 小儿肺咳颗粒能缩短支气管肺炎患儿住院天数、肺部听诊啰音减少或消失时间，缓解咳嗽咳痰症状。

3. 感染后咳嗽 小儿肺咳颗粒能明显改善感染后咳嗽患儿的咳嗽、咯痰症状，缓解咽痒、神疲、纳呆、肢倦等症状。

【不良反应】 尚不明确。

【使用注意】 ①高热咳嗽者慎用。②请仔细阅读说明书并遵医嘱使用。

【用法与用量】 开水冲服，周岁以内 1 次 2g，1～4 岁 1 次 3g，5～8 岁 1 次 6g，1 日 3 次。

参考文献

[1] 马文建，鲁玉芬，刘永新，等. 小儿肺咳颗粒治疗儿童感染后咳嗽的疗效与作用机制[J]. 中国实验方剂学杂志，2017，23（14）：204-209.

[2] 宋贝，杨丽元. 小儿肺咳颗粒联合阿奇霉素治疗儿童支原体肺炎的疗效及对其肺功能、Th1/Th2 免疫平衡的影响[J]. 中国妇幼保健，2019，34（24）：5658-5661.

[3] 陈元珠，顾婷婷，尚莉丽. 小儿肺咳颗粒辅助治疗小儿支气管肺炎的临床疗效观察及对血清 hs-CRP 水平的影响[J]. 世界最新医学信息文摘，2019，19（61）：187-189.

[4] 于冬海. 小儿肺咳颗粒佐治婴幼儿急性支气管炎的临床疗效研究[J]. 名医，2019，（3）：234+298.

[5] 孟巧霞. 小儿肺咳颗粒联合阿莫西林克拉维酸钾治疗小儿急性支气管炎的疗效观察[J]. 现代诊断与治疗，2019，30（8）：1249-1250.

[6] 王勤，赵义红，王会丽. 小儿肺咳颗粒对痰热壅肺证急性支气管炎患儿的疗效和安全性[J]. 中国实验方剂学杂志，2015，21（7）：171-173.

（辽宁中医药大学附属医院　王雪峰、张秀英、赫　昊）

第八章

儿童支气管肺炎中成药名方

第一节 概 述

一、概 念

支气管肺炎（bronchopneumonia）属于中医学“肺炎喘嗽”范畴。它是由不同病原体或其他因素所致的肺部炎症。临床以发热、咳嗽、气促、呼吸困难及肺部固定湿啰音为主要表现。

二、病因及发病机制

（一）病因

支气管肺炎的病因分为感染因素和非感染因素。常见的感染因素为细菌、病毒、肺炎支原体、衣原体等。非感染因素有吸入性肺炎、坠积性肺炎、过敏性肺炎等。

（二）发病机制

病原体主要由呼吸道入侵，少数经血行入肺。当炎症蔓延到细支气管和肺泡时，支气管黏膜和肺泡充血、水肿，管腔变窄，炎性分泌物增多，通气和换气功能障碍，引起缺氧和 CO_2 潴留，临床表现为呼吸频率加快，呼吸深度加强，呼吸辅助肌参与活动，出现鼻翼煽动和三凹征。

三、临 床 表 现

支气管肺炎起病急，发病前多数有上呼吸道感染表现。以发热、咳嗽、气促为主要症状。肺部体征早期可不明显或仅有呼吸音粗糙，以后可闻及固定的中、细湿啰音；若病灶融合，出现肺实变体征，则表现为语颤增强、叩诊浊音、听诊呼吸音减弱或管状呼吸音。重症肺炎可出现循环、消化、神经系统表现。

四、诊　　断

根据临床有发热、咳嗽、气促或呼吸困难，肺部有较固定的中、细湿啰音，一般不难诊断。胸片有斑片影，可协助诊断。

五、治　　疗

（一）常用化学药物及现代技术

1. 抗生素类　如青霉素或阿莫西林为肺炎链球菌感染首选；苯唑西林钠、氯唑西林钠、万古霉素为金黄色葡萄球菌感染首选；阿莫西林加克拉维酸（或加舒巴坦）为流感嗜血杆菌感染首选；头孢曲松或头孢噻肟为大肠杆菌和肺炎杆菌感染首选；大环内酯类抗生素，如红霉素、罗红霉素、阿奇霉素等为肺炎支原体、衣原体感染首选。

2. 抗病毒类　如利巴韦林对合胞病毒、腺病毒有效；干扰素则能抑制病毒在细胞内复制，早期使用疗效好。

化学药物治疗肺炎主要是针对感染病原体的种类给药，适用于有明确病原感染的情况，其药效多以抗病原体为主。

支气管肺炎除了药物治疗外，对重症肺炎或难治性肺炎也可通过纤维支气管镜对其局部进行检测和分析，从而获得下呼吸道病变的特点和活动程度，同时通过钳取、灌洗等技术也对病变部位进行干预治疗。

（二）中成药治疗

中医药防治肺炎不同于化学药物单一靶点治疗，是多靶点、多环节治疗。中药治疗不仅能抗病原体，改善临床症状和生存质量，还能大大缩短病程，减少并发症的发生。中医药治疗肺炎的原则是标本兼治，急当治其标，缓则治其本。但当肺炎出现相关并发症时，中成药只是配合治疗。

第二节　中成药名方的辨证分类与药效

中药治疗支气管肺炎的辨证分类及主要药效如下[1-2]：

一、辛凉清肺开闭类

支气管肺炎风热闭肺者主要表现为发热恶风，微有汗出，咳嗽气急，痰多，痰黏稠或黄，口渴咽红，舌红，苔薄白或黄，脉浮数。重证者则见高热，咳嗽微喘，气急鼻煽，喉中痰鸣，面赤，便干尿黄，舌红，苔黄，脉滑数，指纹浮紫或紫滞。

支气管肺炎风热闭肺证主要是支气管肺炎早期，病原微生物复制阶段。

辛凉清肺开闭中成药可抑制病原体复制等。

常用中成药：小儿肺热咳喘口服液（颗粒）、小儿咳喘灵浓缩型口服液（颗粒、泡腾片）等。

二、清热涤痰开肺类

支气管肺炎痰热闭肺者主要表现为发热，烦躁，咳嗽喘促，气急鼻煽，喉间痰鸣，口唇青紫，面赤口渴，胸闷胀满，泛吐痰涎，舌质红，舌苔黄腻，脉弦滑。

支气管肺炎痰热闭肺证主要是炎症渗出阶段。

清热涤痰开肺中成药可改善肺血管通透性，减轻肺内中性粒细胞聚集，提高抗氧化应激能力及下调炎症反应等。

常用中成药：小儿清肺化痰颗粒、儿童清肺口服液、猴枣牛黄散、小儿麻甘颗粒等。

三、清热解毒泻肺类

支气管肺炎毒热闭肺者主要表现为高热持续，咳嗽剧烈，气急鼻煽，喘憋，涕泪俱无，鼻孔干燥，面赤唇红，烦躁口渴，小便短黄，大便秘结，舌红而干，舌苔黄，脉滑数。

支气管肺炎毒热闭肺证主要是炎症渗出的极期阶段。

清热解毒泻肺类中成药具有有效的抗病原微生物的作用，能减少炎症因子的释放，减轻炎症反应。

常用中成药：小儿肺炎散、喜炎平注射液、炎琥宁注射液、热毒宁注射液等。

参 考 文 献

[1] 陈奇，张伯礼. 中药药效研究方法学[M]. 北京：人民卫生出版社，2016：14-27.
[2] 王雪峰. 中西医结合儿科学[M]. 北京：中国中医药出版社，2012：77-86.

（辽宁中医药大学附属医院　王雪峰、张秀英）

第三节　中成药名方

一、辛凉清肺开闭类

小儿肺热咳喘口服液（颗粒）

【药物组成】 麻黄、苦杏仁、石膏、金银花、连翘、知母、黄芩、板蓝根、麦冬、鱼腥草。

【处方来源】 研制方。《中国药典》（2015 年版）。

【功能与主治】 宣肺化痰，清热解毒。用于热邪犯肺所致的支气管肺炎。

【药效】 主要药效如下[1-3]：

1. 抑制流感病毒复制，抗病毒　支气管肺炎初期发病主要是病原微生物的复制对机体造成损伤。小儿肺热咳喘口服液（颗粒）能有效抑制流感病毒复制，发挥抗流感病毒效应。

2. 调节 Th1/Th2 细胞，增强免疫功能　毛细支气管炎是由多种炎性细胞、炎性介质和细胞因子参与形成的气道炎症，其发病过程与 Th1/Th2 失衡密切相关。小儿肺热咳喘口服液可以通过调节 Th1/Th2 细胞水平，使两者恢复平衡而治疗毛细支气管炎。

【临床应用】　主要用于支气管肺炎、毛细支气管炎。

1. 支气管肺炎[4, 5]　本品用于治疗支气管肺炎，临床症状见发热、咳嗽、气促，肺部固定性的中、细湿啰音。小儿肺热咳喘口服液治疗支气管肺炎，可缩短退热时间、咳嗽及肺部啰音消失时间、血常规和肺功能指标恢复正常时间，改善患者的临床症状，减少并发症的发生。

2. 毛细支气管炎[6]　本品适用于毛细支气管炎，临床常见症状为持续性干咳和发热，体温以中、低度发热为主，发作喘憋为其特点。小儿肺热咳喘口服液治疗毛细支气管炎有明显的退热、止咳、平喘及祛痰作用，可明显缩短肺部体征改善的时间。

【不良反应】　尚未见报道。

【使用注意】　①忌辛辣、生冷、油腻食物。②不宜在服药期间同时服用滋补性中药。③婴儿应在医师指导下服用。④风寒闭肺、内伤久咳者不适用。⑤高血压、心脏病患儿慎用。脾虚易腹泻者应在医师指导下服用。⑥发热体温超过 38.5℃的患者，应去医院就诊。⑦服药 3 天症状无缓解，应去医院就诊。⑧对本品过敏者禁用，过敏体质者慎用。⑨本品性状发生改变时禁止使用。⑩儿童必须在成人监护下使用。⑪请将本品放在儿童不能触及的地方。⑫如正在使用其他药品，使用本品前请咨询医师或药师。如与其他药物同时使用可能会发生药物相互作用，详情请咨询医师或药师。

【用法与用量】　口服液：口服，1～3 岁 1 次 1 支，1 日 3 次；4～7 岁 1 次 1 支，1 日 4 次；8～12 岁 1 次 2 支，1 日 3 次，或遵医嘱。颗粒：开水冲服，3 岁以下 1 次 4g，1 日 3 次；3 岁以上 1 次 4g，1 日 4 次；7 岁以上 1 次 8g，1 日 3 次。

参考文献

[1] 郭姗姗，刘颖，高英杰，等. 小儿肺热咳喘口服液防治甲型 H1N1 流感病毒感染免疫低下小鼠的研究[J]. 中国实验方剂学杂志，2010，16（17）：172-175.

[2] 郭姗姗，刘颖，高英杰，等. 小儿肺热咳喘口服液对甲型 H1N1 流感病毒感染小鼠的影响[J]. 中国实验方剂学杂志，2011，17（2）：152-153.

[3] 李静，董艳，张晶洁，等. 小儿肺热咳喘口服液对小儿毛细支气管炎 Th1/Th2 细胞的影响研究[J]. 实用心脑血管病杂志，2015，23（4）：114-115.

[4] 李宜海. 探讨小儿肺热咳喘口服液在治疗小儿肺炎中的临床疗效[J]. 中国卫生标准管理，2010，139：139-140.

[5] 孙晓清. 小儿肺热咳喘口服液佐支气管肺炎的疗效观察[J]. 当代医学，2008，16（17）：172-175.

[6] 陈书琴，陈桃，王珉，等. 小儿肺热咳喘口服液治疗毛细支气管炎疗效观察[J]. 中国中医急症，2009，18（2）：190-192.

（辽宁中医药大学附属医院　王雪峰、张秀英）

小儿咳喘灵浓缩型口服液（颗粒、泡腾片）

【药物组成】　麻黄、金银花、苦杏仁、板蓝根、石膏、甘草、瓜蒌。

【处方来源】　研制方。药品标准编号：YBZ15392009。

【功能与主治】　疏风清热，宣肺化痰。用于外感风热所致的支气管肺炎。

【药效】 主要药效如下[1]：

1. 抗菌　支气管肺炎初期主要是病原微生物复制引起肺组织病理损伤。小儿咳喘灵口服液对金黄色葡萄球菌、溶血性链球菌、福氏痢疾杆菌、肺炎链球菌及绿脓杆菌有明显的抑制作用。

2. 止咳平喘　小儿咳喘灵口服液可明显松弛气道，抑制组胺和对抗组胺及乙酰胆碱的气道刺激作用，降低气道高反应，同时能明显延长由组胺所引起的豚鼠哮喘潜伏期，减轻喘息症状。此外，其还能减少由氨水引起的小鼠咳嗽次数，起到镇咳作用。

【临床应用】 主要用于支气管肺炎、支气管炎[2-4]。

1. 支气管肺炎　小儿咳喘灵泡腾片可明显缩短咳嗽、痰鸣音及肺部湿啰音的持续时间，用于支气管肺炎的治疗。

2. 支气管炎　研究显示，小儿咳喘灵泡腾片能明显改善患儿咳嗽、发热等症状及胸部X线等情况。

【不良反应】 尚未发现有肝、肾功能损害的报道。

【使用注意】 ①运动员慎用：运动员应在医师指导下使用。②忌食生冷、辛辣食物。③在服用咳嗽药时应停止服用补益类中成药。④本品以清宣肺热，止咳平喘为主，可以在小儿发热初起，咳嗽不重的情况下服用，若见高热痰多，气促鼻煽者应及时去医院就诊。⑤咳嗽久治不愈，或频咳伴有呕吐，应去医院就诊。⑥按照用法与用量服用，服药3天症状无改善或服药期间症状加重者，应及时就医。⑦对本品过敏者禁用，过敏体质者慎用。⑧本品性状发生改变时禁止使用。⑨儿童必须在成人的监护下使用。⑩请将本品放在儿童不能触及的地方。⑪如正在服用其他药品，使用本品前请咨询医师或药师。

【用法与用量】 泡腾片：先把药片放入杯中，加温开水使药物完全溶解后口服。1～3岁1次1片，用温开水30ml溶解后口服；3～5岁1次1.5片，用温开水60ml溶解后口服；5～7岁1次2片，用温开水100ml溶解后口服，一日3次。颗粒：开水冲服，2岁以内1次1g，3～4岁1次1.5g，5～7岁1次2g，1日3～4次。浓缩型口服液：口服，2岁以内1次2.5ml，3～4岁1次3.75ml，5～7岁1次5ml，1次3～4次。

参考文献

[1] 胡仁寿，赵延轱，李德爱，等. 小儿咳喘灵口服液治疗小儿支气管肺炎的临床与实验研究[J]. 中国中西医结合杂志，1992，12（12）：729-737.

[2] 李星虹，唐海燕. 小儿咳喘灵泡腾片佐治支气管肺炎的疗效观察[J]. 临床合理用药，2011，4（9A）：30-31.

[3] 郭小燕，钟成梁，胡思源. 小儿咳喘灵泡腾片治疗小儿咳嗽风热犯肺证（急性支气管炎）临床研究[J]. 中国中医药信息杂志，2006，13（6）：15-17.

[4] 黄舒，张茂. 小儿咳喘灵颗粒治疗支气管炎疗效观察[J]. 激光杂志，2006，27（3）：54.

（辽宁中医药大学附属医院　王雪峰、张秀英）

二、清热涤痰开肺类

小儿清肺化痰颗粒

【药物组成】 麻黄、石膏、苦杏仁、前胡、黄芩、苏子、葶苈子、竹茹。

【处方来源】 研制方。国药准字 Z13020794。

【功能与主治】 清热化痰，止咳平喘。用于肺热所致的支气管肺炎。

【药效】 主要药效如下[1]：

1. 抗菌 支气管肺炎初期主要是病原微生物复制引起肺组织损伤。清肺化痰颗粒对金黄色葡萄球菌、肺炎双球菌及乙型溶血性链球菌均有一定的抑制作用。

2. 止咳祛痰平喘 清肺化痰颗粒能够有效地减少咳嗽频率及次数，增加呼吸道酚红排出量，降低由内毒素造成的体温升高，抑制二甲苯引起的小鼠耳郭肿胀，发挥止咳、祛痰、平喘、降温及抗炎作用。

【临床应用】 主要用于支气管肺炎、慢性鼻窦炎。

1. 支气管肺炎[2, 3] 本品适用于支气管肺炎，临床表现为发热、咳嗽、气促，肺部固定性的中、细湿啰音。清肺化痰颗粒治疗支气管肺炎，可明显缩短发热、咳嗽及肺部湿啰音消失时间。

2. 慢性鼻窦炎[4] 本品适于慢性鼻窦炎，临床可见易倦、精神抑郁、萎靡不振、纳差、失眠、记忆力减退、注意力不集中、头部沉重压迫感。清肺化痰颗粒具有清肺热、抗炎消肿、抗变态反应、稀释痰液、增加鼻部血液循环、促进黏膜再生、恢复纤毛功能及调节机体免疫力的作用。

【不良反应】 尚未见报道。

【使用注意】 ①忌食辛辣、生冷、油腻食物。②婴儿应在医师指导下服用。③患有高血压、心脏病等疾患者均应慎用。脾虚易腹泻者慎服。④风寒袭肺咳嗽者不适用，症见发热恶寒、鼻流清涕、咳嗽痰白等。⑤服药 3 天症状无缓解，应去医院就诊。⑥对本品过敏者禁用，过敏体质者慎用。⑦本品性状发生改变时禁止使用。⑧儿童必须在成人监护下使用。⑨请将本品放在儿童不能触及的地方。⑩如正在使用其他药品，使用本品前请咨询医师或药师。⑪运动员慎用。⑫糖尿病患儿禁服。

【用法与用量】 开水冲服，周岁以下 1 次 3g，1～5 岁 1 次 6g，5 岁以上 1 次 9～12g，1 日 2～3 次。

参考文献

[1] 刘锦泉，李凤金，刘弘涛，等. 清肺化痰颗粒药学研究[J]. 中医药信息，2013，2（30）：99-100.
[2] 董朝，陆宏进，时骏英. 清肺化痰颗粒治疗小儿支气管肺炎 30 例临床观察[J]. 北京医学，2015，37（1）：82-83.
[3] 张兆兰，冯少宇，明立华，等. 清肺化痰颗粒佐治小儿支原体肺炎的临床观察[J]. 中国医药指南，2015，13（33）：10-12.
[4] 王保霞，卢新阁. 小儿清肺化痰颗粒治疗儿童慢性鼻窦炎 90 例疗效观察[J]. 河北中医，2012，34（8）：1211-1212.

（辽宁中医药大学附属医院 王雪峰、张秀英）

儿童清肺口服液

【药物组成】 麻黄、苦杏仁（去皮炒）、石膏、甘草、桑白皮（蜜炙）、瓜蒌皮、黄芩、板蓝根、法半夏、浙贝母、橘红、紫苏子（炒）、葶苈子、紫苏叶、细辛、薄荷、枇杷叶（蜜炙）、白前、前胡、石菖蒲、天花粉、青礞石（煅）。

【处方来源】 汉·张仲景《伤寒论》麻杏石甘汤加减化裁方。国药准字 Z10890006。

【功能与主治】　清肺，化痰，止咳。用于痰热所致的支气管肺炎。

【药效】　主要药效如下[1-2]：

1. 抑菌　支气管肺炎初期主要是病原微生物复制对肺组织造成病理损伤。儿童清肺口服液对金黄色葡萄球菌、绿脓杆菌、肺炎球菌、肺炎杆菌有明显抑制作用，具有明显的抗菌效应。

2. 解热、抗炎　支气管肺炎时炎性介质释放可出现发热，肺部毛细血管通透性增高，肺部听诊可闻及湿啰音，儿童清肺口服液具有降温、抗炎、减轻毛细血管通透性的作用。

3. 镇咳、祛痰、平喘　儿童清肺口服液能延长咳嗽及哮喘潜伏期，减少咳嗽次数，增加痰液的排出，发挥止咳、平喘及祛痰作用。

【临床应用】　主要用于呼吸道合胞病毒肺炎。

呼吸道合胞病毒肺炎[3]　本品适用于呼吸道合胞病毒肺炎，临床可见咳嗽、鼻堵塞、高热、呼吸困难等症状。儿童清肺口服液治疗呼吸道合胞病毒肺炎，可迅速改善患儿临床症状，发热、咳嗽、肺部啰音消失时间缩短，可提高临床疗效及明显缩短住院时间。

【不良反应】　尚未见报道。

【使用注意】　①服用本药时不宜同时服用滋补性中成药。②按照用法与用量服用，服药 3 天症状无改善者，应去医院就诊。③对药品过敏者禁用，过敏体质者慎用。④药品性状发生改变时禁止使用。⑤儿童必须在成人监护下使用。⑥请将药品放在儿童不能触及的地方。⑦如正在使用其他药品，使用本品前请咨询医师或药师。⑧久咳、汗出、体虚者忌用。

【用法与用量】　口服，1 次 2 支，6 岁以下 1 次 1 支，1 日 3 次。

参考文献

[1] 陈会丛，杨海润，杜硬接，等. 同仁堂儿童清肺口服液解热、抗炎、抑菌作用研究[J]. 中华中医药杂志，2016，31（10）：4291.

[2] 陈会丛，杨海润，钟雨秋，等. 同仁堂儿童清肺口服液的镇咳、祛痰、平喘作用的实验研究[J]. 中医药导报，2010，33（6）：37-38.

[3] 哈斯花. 儿童清肺口服液治疗小儿呼吸道合胞病毒肺炎效果评价[J]. 社区医学杂志，2014，12（5）：28-30.

（辽宁中医药大学附属医院　王雪峰、张秀英）

猴枣牛黄散

【药物组成】　猴枣、猪牙皂、体外培育牛黄、细辛、珍珠（水飞）、川贝母（蛇胆汁制）、琥珀（水飞）、石菖蒲、朱砂（水飞）、草豆蔻、人工麝香、硝石、冰片、白矾（煅）、甘草、全蝎（制）。

【处方来源】　研制方。国药准字 Z44022791。

【功能与主治】　除痰镇惊，通窍。用于小儿惊风，痰湿壅盛证。

【药效】　主要药效如下：

1. 止咳化痰　猴枣牛黄散能改善支气管肺炎患儿的咳嗽、咯痰症状，同时促进肺部啰音吸收，具有较好的止咳化痰作用。

2. 抗菌抗炎　本品有抗菌抗炎作用。

【临床应用】　临床主要用于支气管肺炎、急性支气管炎。

1. 支气管肺炎[1-3]　猴枣牛黄散能改善支气管肺炎患儿高热、咳嗽、痰鸣、肺部湿啰音等情况，对小儿支气管肺炎有较好的治疗作用。

2. 急性支气管炎[4]　猴枣牛黄散能改善急性支气管炎患儿的咳嗽等临床症状，对小儿支气管炎有较好的治疗作用。

【不良反应】　尚不明确。

【使用注意】　①运动员慎用。②请仔细阅读说明书并遵医嘱使用。

【用法与用量】　口服，1岁以上1次0.36g，未满周岁1次0.18g，1日2～3次。

参考文献

[1] 张艳. 猴枣牛黄散辅助治疗毛细支气管炎效果观察[J]. 中国乡村医药，2018，25（5）：33-34.
[2] 严伟，陈萍. 猴枣牛黄散联合常规西药治疗小儿肺炎喘嗽痰热闭肺证临床观察[J]. 新中医，2016，48（11）：133-134.
[3] 虞军勇，郑旭红，赵彬泉. 猴枣牛黄散辅助治疗支气管肺炎50例的疗效观察[J]. 海峡药学，2011，23（2）：132.
[4] 徐文流，余善强. 猴枣牛黄散治疗痰热壅肺证疗效总结[J]. 中药材，2001，（2）：153-155.

（辽宁中医药大学附属医院　王雪峰、张秀英）

小儿麻甘颗粒

【药物组成】　石膏、麻黄、黄芩、桑白皮、紫苏子、苦杏仁、地骨皮、甘草。

【处方来源】　研制方。国药准字Z42020897。

【功能与主治】　平喘止咳，利咽祛痰。用于小儿肺炎喘咳，咽喉炎症。

【药效】　主要药效如下：

1. 镇咳平喘[4-5、7]　经实验证实本品有明显的抑制过敏豚鼠的支气管平滑肌收缩幅度和收缩频率的作用，并且对组胺导致气管痉挛也有松弛解痉作用，还可显著延长小鼠咳嗽发作潜伏期及减少咳嗽发作次数。麻黄中麻黄碱有解热、平喘、镇咳作用，通过对支气管平滑肌发挥解痉作用、对气道炎性反应产生抑制作用、对病毒产生抑制作用，减轻黏膜水肿。甘草可明显促进咽部及支气管黏膜分泌而稀释痰液，使其易于咳出，增加支气管纤毛蠕动，发挥祛痰作用，甘草次酸有镇咳作用。

2. 抗感染[4]　麻杏石甘汤对鸡胚流感病毒有显著抑制作用；研究表明，用不同方法提取的水提取液和乙醇提取液均有抗病毒及退热作用。同时麻杏石甘汤煎剂对金黄色葡萄球菌、绿脓杆菌有较明显的抗菌作用；对陕西61-1珠甲型流感病毒也有明显的抑制作用。

3. 抗炎、抗变态反应[4]　麻杏石甘汤对Ⅰ型变态反应具有治疗作用，实验研究表明该方可抑制肥大细胞脱颗粒，减少致敏肠管释放组胺，减轻大鼠足跖炎症肿胀度，降低二甲苯所致小鼠耳郭肿胀程度，以及降低大鼠蛋清性足跖肿胀程度。

4. 提高机体免疫能力[4]　相关免疫研究表明，本方能提高巨噬细胞吞噬能力，增加溶菌酶数量，促进淋巴细胞活化，使特异性和非特异性免疫功能提高；还可减少哮喘患者体内IgE含量及抑制肥大细胞脱颗粒。其中石膏的主要成分为硫酸钙，对机体产生解热和增强免疫等相关作用。地骨皮能治肺热喘咳，含甜菜碱，能解热，又能抗过敏。

【临床应用】　临床主要用于毛细支气管炎、小儿上下呼吸道感染所致咳嗽。

1. 毛细支气管炎[1-5]　是婴幼儿特有的呼吸道感染性疾病，多由呼吸道合胞病毒感染所致，多见于2岁以下婴儿，表现为咳嗽喘促，呼吸困难，痰稠色黄，气急鼻煽，喉间痰鸣，或见口唇青紫，胸闷胀满，泛吐痰涎，舌质红，苔黄腻，脉弦滑。小儿麻甘颗粒中麻杏石甘汤、泻白散皆有清肺平喘作用，另有黄芩清肺热，紫苏子降肺气，所以在治疗以里热实证主的痰热闭肺型毛细支气管炎时联合治疗疗效优于单纯西医雾化、抗生素治疗。

2. 小儿上下呼吸道感染所致咳嗽[6, 7]　小儿上呼吸道感染、气管炎、肺炎是儿科常见病、多发病，以咳嗽为主要症状，由于小儿的生理及病理特点，大多由风热袭肺或风寒郁而化热阻遏于肺所致，治以清肺泄热，止咳化痰，宣肺平喘。现代药效学研究证实，麻黄、苦杏仁通过抑制咳嗽中枢而镇咳；石膏具有抗感染作用；甘草镇咳祛痰，具有激素样作用，能减轻炎症反应。因此，小儿麻甘颗粒与抗病毒、抗生素联合应用，发挥协同作用，使症状、体征改善快，病程缩短，并可减少抗病毒和抗生素药物的剂量，延缓耐药性的产生。

【不良反应】　有报道称少数患儿出现轻度腹泻[8]。

【使用注意】　尚不明确。

【用法与用量】　口服，小儿1岁以下1次0.8g，1～3岁1次1.6g，4岁以上1次2.5g，1日4次。

参考文献

[1] 吴会伶. 小儿麻甘颗粒治疗毛细支气管炎的临床效果分析[J]. 医学理论与实践，2017，30（12）：1774-1775.

[2] 余强，袁浩宇. 小儿麻甘颗粒治疗小儿毛细支气管炎41例[J]. 中国药业，2016，25（2）：116-118.

[3] 戚清，曾步力，李娟. 小儿麻甘颗粒辅助西医常规治疗毛细支气管炎（痰热闭肺证）的疗效观察[J]. 中医药导报，2015，21（20）：46-48.

[4] 段哲. 小儿麻甘颗粒治疗风热和痰热闭肺毛细支气管炎疗效观察[D]. 广州：广州中医药大学，2013.

[5] 庞金敏，周云兰. 小儿麻甘颗粒佐治毛细支气管炎疗效观察[J]. 临床医学，2009，29（9）：72-73.

[6] 李旭敏. 小儿麻甘颗粒的临床应用[J]. 内蒙古中医药，2009，28（23）：11-12.

[7] 李朝平，张解军. 小儿麻甘颗粒佐治小儿急性下呼吸道感染疗效观察[J]. 实用药物与临床，2008，（5）：300-301.

[8] 苏洽玉. 口服小儿麻甘颗粒致小儿腹泻的临床分析[J]. 科技创新导报，2007，（35）：194.

（辽宁中医药大学附属医院　王雪峰、张秀英）

三、清热解毒泻肺类

小儿肺炎散

【药物组成】　朱砂、牛黄、冰片、生石膏、天麻、川贝母、黄连、法半夏、胆南星、桑白皮、甘草。

【处方来源】　研制方。国药准字Z52020206。

【功能与主治】　清热解毒，清火祛痰，止咳定喘。用于小儿肺热咳喘，喘息痰盛。

【药效】　主要药效如下：

退热止咳　小儿肺炎散能降低支气管肺炎患儿体温，发挥退热作用；减少咳嗽次数，发挥止咳作用。

【临床应用】 临床主要用于支气管肺炎。

支气管肺炎[1] 小儿肺炎散平均用药3～7天，可使支气管肺炎患儿的体温恢复正常，咳嗽次数明显减少，呼吸速度减缓，肺部啰音消失，总体疗效较好。

【不良反应】 尚不明确。

【使用注意】 ①尚不明确。②请仔细阅读说明书并遵医嘱使用。

【用法与用量】 口服，1次0.6～0.9g，1日2次，3岁以下小儿酌减。

参考文献

[1] 李洋. 小儿肺炎散治疗小儿肺炎疗效观察[J]. 世界最新医学信息文摘，2015，15（77）：64，74.

（辽宁中医药大学附属医院 王雪峰、赫 昊）

喜炎平注射液

【药物组成】 穿心莲内酯磺化物。

【处方来源】 研制方。国药准字Z20026249。

【功能与主治】 清热解毒，止咳止痢。用于支气管炎、扁桃体炎、细菌性痢疾。

【药效】 主要药效如下：

1. 抗病毒[1, 2] 本品对呼吸道合胞病毒、鼻病毒、甲型流感病毒、乙型流感病毒、副流感病毒、腺病毒、肠道病毒71型有抑制作用。喜炎平注射液通过抑制流感病毒血凝素的吸附作用阻断病毒进入宿主细胞复制。

2. 抗细菌、肺炎支原体[3-6] 本品对伤寒杆菌、肺炎双球菌、流感杆菌、金黄色葡萄球菌、溶血性链球菌、变形杆菌、致病性大肠杆菌、痢疾杆菌等有一定的抑制作用，对肺炎支原体有直接抑制作用，可将红霉素对肺炎支原体的最低抑菌浓度降低至单独用药时的1/8～1/2。

3. 抗炎[7, 8] 通过抑制胞内MAPK（p38）、STAT3通路，抑制核内NF-κB（p65）通路，抑制多种炎性因子释放，诱导线粒体自噬，阻断Nod样受体蛋白-3（NLRP3）炎症小体合成等途径，使促炎因子/抗炎因子趋向平衡，改善炎症状态。

4. 退热 通过减少内生性致热源降低IL-1β、TNF-α的含量，通过减少发热中枢PGE_2、5-HT等正调节介质的生成而产生退热作用。

【临床应用】 主要用于支气管肺炎、急性扁桃体炎、急性支气管炎。

1. 支气管肺炎[9] 本品适用于支气管肺炎，临床表现为双肺啰音、气促、发热和咳嗽等，严重情况下还会出现三凹征、鼻翼煽动和发绀等症状，若未及时接受有效治疗，将会引起弥散性血管内凝血、中毒性脑病和心力衰竭等并发症。喜炎平注射液治疗支气管肺炎可明显缩短咳嗽咳痰缓解、体温恢复正常、肺部啰音消失时间，并且能够有效抑制患儿机体炎症反应，提高抑炎因子水平。

2. 急性扁桃体炎[10] 本品适用于急性扁桃体炎，临床表现为高热、咽喉肿痛、食欲降低。感染性并发症包括扁桃体周围脓肿、下呼吸道感染、中耳炎及淋巴结炎；非感染性并发症包括急性肾小球肾炎、风湿热等。喜炎平注射液治疗急性扁桃体炎能有效减轻急性化脓性扁桃体炎患儿的发热、咽痛症状，促进扁桃体肿大及脓性分泌物等体征转阴，减少患儿住院天数。

3. 急性支气管炎[11]　本品适用于急性支气管炎，临床表现为咳嗽、肺部啰音，伴有腹痛、腹泻、发热和呕吐等症状。喜炎平注射液辅助常规方法治疗急性支气管炎能有效改善患儿的临床症状、减少不良反应及缩短病程，具有很好的临床效果。

【不良反应】 偶有过敏反应，可见皮肤风团、瘙痒、心慌、腹泻。

【使用注意】 ①过敏体质者慎用。②孕妇禁用。③药物性状发生改变时禁用。④如果出现过敏反应及时停药并做相应处理。⑤婴幼儿应慎重使用。

【用法与用量】 肌内注射：成人 1 次 50～100mg，1 日 2～3 次；小儿酌减或遵医嘱。静脉滴注：儿童按体重 5～10mg/kg（0.2～0.4ml/kg），最高剂量不超过 250mg，以 5%葡萄糖注射液或 0.9%氯化钠注射液 100～250ml 稀释后静脉滴注，控制滴速每分钟 30～40 滴，每日 1 次；或遵医嘱。

参 考 文 献

[1] 王思源，平静，谢宁，等. 穿心莲内酯磺化物体外抗流感病毒药效学研究[J]. 中南药学，2013，11（5）：331.

[2] 平静，王思源，谢宁，等. 穿心莲内酯磺化物体外抗腺病毒药效学研究[J]. 中国实验方剂学杂志，2012，18（21）：175.

[3] 余洋，丛艳，权晓丹，等. 注射用喜炎平药效学研究[J]. 辽宁中医药大学学报，2009，11（7）：198.

[4] 马长沙，段成军，马静洁. 穿心莲内酯及其衍生物药理活性研究[J]. 吉林中医药，2014，34（1）：77.

[5] 李曙光，叶再元. 穿心莲内酯的药理活性作用[J]. 中华中医药学刊，2008，（5）：984.

[6] 吴振起，马融，平静，等. 喜炎平对肺炎支原体感染 A549 细胞分泌炎症因子的影响[J]. 中成药，2016，38（11）：2484.

[7] Peng Shuang，Hang Nan，Liu Wen，et al. Andrographolide sul-fonate ameliorates lipopolysaccharide—induced acute lung injuryin mice by down-regulating MAPK and NF-κB pathways[J]. ActaPharm Sin B，2016，6（3）：205.

[8] Peng S，Gao J，Liu W，et al. Andrographolide ameliorates OVA—induced lung injury in mice by suppressing ROS-mediated NF-κB signaling and NLRP3 inflammasome activation[J]. Oncotar-get，2016，7（49）：80262.

[9] 齐娟. 喜炎平注射液对支气管肺炎患儿临床症状及炎性介质水平的影响[J]. 北方药学，2018，15（8）：114-115.

[10] 欧阳学认，刘华，许华. 喜炎平注射液治疗小儿急性化脓性扁桃体炎的临床研究[J]. 广州中医药大学学报，2017，34（4）：492-495.

[11] 齐娟. 喜炎平注射液对支气管肺炎患儿临床症状及炎性介质水平的影响[J]. 北方药学，2018，15（8）：114-115.

（辽宁中医药大学附属医院　王雪峰、赫　昊）

炎琥宁注射液

【药物组成】 主要成分为炎琥宁。

【处方来源】 研制方。国药准字 H20064637。

【功能与主治】 清热解毒，抗病毒。主要用于病毒性肺炎和病毒性上呼吸道感染。

【药效】 主要药效如下：

1. 抗病毒[1]　研究表明，炎琥宁注射剂对流感病毒、呼吸道合胞病毒（RSV）、腺病毒 3 型（ADV3）、CVB、EV71、疱疹病毒、RV、DEN、HIV、HRV、CHIKV、HCV 等都具有良好的抑制作用。

2. 退热[2]　研究表明，炎琥宁注射剂有明显的抗炎解热作用，退热作用快，症状缓解明显，能抑制早期毛细血管通透性增高、炎症渗出和水肿；持续性地兴奋垂体-肾上腺皮质功能，促进促肾上腺皮质激素（ACTH）释放，增加垂体前叶中 ACTH 的生物合成。炎琥宁注射剂对上呼吸道感染、支气管肺炎、病毒性肠炎的退热作用明显。

【临床应用】 临床主要用于小儿病毒性肺炎、小儿上呼吸道感染、病毒性流感、小儿疱疹性咽峡炎、小儿麻疹。

1. *小儿病毒性肺炎*[3] 本品适用于病毒性肺炎，临床表现为全身酸痛、发热、咳痰、流涕、咳嗽等。研究结果显示，炎琥宁注射剂能缩短患儿退热时间、咳嗽停止时间、痰鸣消失时间、肺部啰音消失时间，有效改善患儿临床症状和体征，加快患儿病情恢复，治疗效果明显，且安全可靠。

2. *小儿上呼吸道感染*[4] 本品适用于小儿上呼吸道感染，临床表现较轻者可出现鼻塞、打喷嚏及流涕等，重者出现全身症状，起病 1～2 天可引起高热惊厥。炎琥宁注射剂的主要成分为炎琥宁，具有清热解毒与抗病毒的作用，可抑制毛细血管炎性渗出与水肿，降低痰液的黏度，有效促进痰液咳出。研究表明，炎琥宁注射剂治疗小儿急性上呼吸道感染的临床疗效显著，不仅能有效改善患儿咳痰咳嗽、头痛发热等症状，还能够减少细菌感染，值得临床推广使用。

3. *病毒性流感*[5] 本品适用于病毒性流感，常见的病毒类型有甲型 H1N1 流感病毒、禽流感病毒、猪流感病毒等。临床表现为发热、喉痛、咳嗽、头痛等。炎琥宁注射剂的主要成分为炎琥宁，现代药理学研究指出炎琥宁注射剂可以促进中性粒细胞、巨噬细胞的吞噬能力，增加对病原体的杀伤作用。研究表明，炎琥宁注射剂治疗病毒性流感能缩短体温恢复正常时间、咳嗽好转时间及咳痰好转时间。

4. *小儿疱疹性咽峡炎*[6] 本品适用于疱疹性咽峡炎，临床表现以黏膜出现疱疹性溃疡为主。研究结果显示，炎琥宁注射剂能缩短患儿热退时间、疱疹消退时间、住院时间。

5. *小儿麻疹*[7] 本品适用于小儿麻疹，临床症状主要为皮肤出疹后出现流涕、咳嗽、发热，严重者出现分泌物增加、眼结膜充血、麻疹黏膜斑，血清可检出麻疹病毒。研究结果显示，炎琥宁注射液治疗小儿麻疹具有显著疗效，能明显缓解临床症状，降低并发症发生率，改善临床指标。

【不良反应】 偶见皮疹等过敏反应。

【使用注意】 ①小儿酌减或遵医嘱。②对本品过敏者禁用。③孕妇禁用。

【用法与用量】 临用前加适量灭菌注射用水溶解。肌内注射：1 次 40～80mg，1 日 1～2 次。静脉滴注：用 5%葡萄糖注射液或 5%葡萄糖氯化钠注射液稀释后静脉滴注，1 次 0.16～0.4g，1 日 1～2 次。小儿酌减或遵医嘱。

参考文献

[1] 王刚，孙丹丹，耿子凯，等. 穿心莲抗病毒作用研究进展[J]. 辽宁中医药大学学报，2019，21（7）：108-111.

[2] 戴红. 炎琥宁治疗小儿发热 184 例疗效观察[J]. 山东医药，2008，（34）：103.

[3] 肖强，张金凤. 羚羊清肺散联合炎琥宁治疗小儿病毒性肺炎的临床研究[J]. 现代药物与临床，2019，34（6）：1735-1739.

[4] 曾丽韫，陈召金，陆映昭，等. 清宣止咳颗粒联合炎琥宁治疗小儿急性上呼吸道感染的效果分析[J]. 中外医学研究，2019，17（22）：3-5.

[5] 费飞，刘菊. 磷酸奥司他韦联合炎琥宁治疗儿童病毒性流感的临床效果分析[J]. 中外医疗，2019，38（21）：106-108.

[6] 尤瑞峰. 炎琥宁注射液治疗婴幼儿疱疹性咽峡炎的疗效[J]. 中国医药科学，2019，9（13）：49-51.

[7] 赵淑清，赵艳荣，张王梅. 炎琥宁注射液联合阿昔洛韦治疗小儿麻疹的临床研究[J]. 现代药物与临床，2019，34（6）：1748-1751.

（辽宁中医药大学附属医院 王雪峰、赫 昊）

热毒宁注射液

【药物组成】 青蒿、金银花、栀子。

【处方来源】 研制方。国药准字 Z20050217。

【功能与主治】 清热，疏风，解毒。用于外感风热所致感冒、咳嗽，症见高热、微恶风寒、头痛身痛、咳嗽、痰黄；上呼吸道感染、急性支气管炎见上述证候者。

【药效】 主要药效如下：

1. 解热[1] 常秀娟等在家兔注射内生致热源后，观察并记录平均体温变化并测定发热1小时后家兔血清中 IL-1β、TNF-α 水平，以及脑脊液、下丘脑中 cAMP 的含量，证实了热毒宁注射液对家兔内生致热源性发热有显著的解热作用，作用机制为通过降低下丘脑中 cAMP 及脑脊液的量，减少血清中 IL-1β、TNF-α 的量来发挥解热作用。

2. 抗炎[2] 卢协勤等通过建立呼吸道合胞病毒（RSV）感染哮喘小鼠模型，比较各组小鼠气道的反应性、小鼠支气管肺泡灌洗液（BALF）中炎性细胞计数及小鼠 BALF 和血浆中细胞因子水平，研究结果显示热毒宁注射液能够显著抑制 RSV 诱导的哮喘小鼠模型的气道炎症、降低气道高反应性。

3. 抗病毒[3] 热毒宁注射液对 Cox A16、甲型 H1N1 流感病毒、肺内鼠巨细胞病毒及 EV71 病毒均有一定的抑制作用。王振中等研究热毒宁注射液体内抗甲型 H1N1 流感病毒的作用及其机制时，采用甲型 H1N1 流感病毒滴鼻感染 BALB/c 小鼠制备肺炎模型，结果发现热毒宁注射液能提高病毒感染小鼠的存活率、延长小鼠平均存活时间，其作用机制可能与提高 IFN-γ 水平，降低 IL-6、TNF-α 水平有关。该实验证明热毒宁注射液对甲型 H1N1 流感病毒存在一定的抑制作用，对甲型 H1N1 流感病毒感染小鼠具有一定的保护作用。

【临床应用】 临床主要用于小儿肺炎、上呼吸道感染、小儿手足口病、小儿腹泻、登革热。

1. 小儿肺炎[3-6] 本品适用于小儿病毒性肺炎、支原体肺炎、支气管肺炎、麻疹合并肺炎，临床表现主要为发热、咳嗽、气促、喘憋、呼吸困难等。通过观察退热时间、咳嗽症状消失时间、啰音消失时间、痊愈时间、不良反应的发生情况和临床疗效等指标，研究证实热毒宁注射液治疗小儿肺炎的临床效果显著。

2. 上呼吸道感染[7] 本品适用于上呼吸道感染，早期主要表现为上呼吸道感染症状，包括发热、咳嗽、咽痛、流涕、鼻塞等。采用热毒宁注射液治疗小儿急性上呼吸道感染，能清热解毒，抗病毒感染，增强机体免疫力，促使细菌死亡，提高治疗效果，促进患儿各症状较快恢复，快速减轻病痛折磨，减轻各症状对患儿的损害，效果显著。

3. 小儿手足口病[8] 本品适用于小儿手足口病，临床表现主要为口咽部、手、足、臀等多处出现皮疹及发热等。中医学认为，该病属于“时疫”、“温病”范畴，为时邪疫毒侵体，湿热蕴结于内，心肝火盛，病机在心、脾、肺等脏器，治疗关键在于解毒祛湿清热。采用热毒宁注射液治疗退热时间、手足疱疹消退时间、口腔溃疡和疱疹愈合时间及总病程均明显减少。

4. 小儿腹泻[9] 本品适用于小儿腹泻，临床表现为发热、多频次的腹泻水样便或蛋花汤样便等，严重者可出现电解质紊乱、营养不良、脱水休克等。研究表明，热毒宁注射液能提高疗效，缩短退热、大便次数复常、大便性状复常、粪便镜检复常、平均出院时间，建议临床推广使用。

【不良反应】 ①个别患者可出现头晕、胸闷、口干、腹泻、恶心呕吐。②偶见全身发红、瘙痒或皮疹等过敏反应。

【使用注意】 ①本品不宜与其他药物在同一容器内混合使用，与青霉素类、氨基苷类和大环内酯类等药物配伍使用时可产生浑浊或沉淀。②临床试验曾有给药后实验室检查血 T-BIL、D-BIL 增高，与药物可能相关，用药后请定期检测血 T-BIL、D-BIL。③既往有溶血（血胆红素轻度增高或尿胆原阳性者）现象发生者慎用。④溶液配制浓度不低于 1：4（药液：溶媒）。⑤本品是纯中药制剂，保存不当可能影响产品质量，使用前请认真检查，如发现本品出现浑浊、沉淀、变色、漏气或瓶身细微破裂者，均不能使用。

【用法与用量】 静脉滴注：成人 1 次 20ml，以 5%葡萄糖注射液或 0.9%氯化钠注射液 250ml 稀释后使用，滴速为每分钟 30～60 滴，1 日 1 次。上呼吸道感染患者疗程为 3 日，急性气管–支气管炎患者疗程为 5 日；或遵医嘱。3～5 岁儿童最高剂量不超过 10ml，以 5%葡萄糖注射液或 0.9%氯化钠注射液 50～100ml 稀释后静脉滴注。滴速为每分钟 30～40 滴，1 日 1 次。6～10 岁，1 次 10ml，以 5%葡萄糖注射液或 0.9%氯化钠注射液 100～200ml 稀释后静脉滴注。滴速为每分钟 30～60 滴，1 日 1 次。

参 考 文 献

[1] 常秀娟，孙晓萍，李威，等. 热毒宁注射液对内生致热原性发热家兔的解热作用及其机制研究[J]. 现代药物与临床，2015，30（11）：1307-1310.

[2] 卢协勤，杜强，高天明，等. 热毒宁对呼吸道合胞病毒感染哮喘模型小鼠的影响[J]. 药学与临床研究，2014，22（6）：499-501.

[3] 赵凤玉，李迎春. 热毒宁辅助治疗小儿肺炎支原体肺炎临床观察[J]. 中国现代药物应用，2015，9（22）：118-119.

[4] 庄新荣. 热毒宁辅助治疗小儿支气管肺炎的疗效分析[J]. 中国医药指南，2015，13（5）：202-203.

[5] 邹文凯. 应用热毒宁注射液治疗小儿病毒性肺炎的效果观察[J]. 当代医药论丛，2014，12（21）：167-169.

[6] 王振中，鲍琳琳，孙兰，等. 热毒宁注射液抗甲型 H1N1 流感病毒作用机制研究[J]. 中草药，2014，45（1）：90-93.

[7] 张艳冬. 热毒宁和利巴韦林治疗小儿急性上呼吸道感染的临床效果比较[J]. 中国现代药物应用，2016，10（5）：132-133.

[8] 潘宇贵，潘雅芳，韦红梅，等. 热毒宁治疗手足口病疗效分析[J]. 中国处方药，2015，13（9）：67-68.

[9] 冯绍连. 热毒宁联合思密达治疗小儿秋季腹泻的疗效观察[J]. 临床合理用药杂志，2013，6（3）：75.

（辽宁中医药大学附属医院　王雪峰、赫　昊）

第九章

支气管哮喘中成药名方

第一节 概　　述

一、概　　念

支气管哮喘（bronchial asthma）[1, 2]，属中医学“哮喘”、“哮证”、“齁喘”等范畴，是一种以慢性气道炎症和气道高反应性为特征的异质性疾病，这种慢性炎症常导致广泛多变的可逆性气流受限，临床以反复发作的喘息、咳嗽、气促、胸闷等为主要表现，常在夜间和（或）凌晨发作加剧。

二、病因及发病机制

（一）病因[1, 2]

1. 遗传因素　遗传过敏体质（特异反应性体质）与本病的形成关系很大，多数患者有婴儿湿疹、过敏性鼻炎或食物（药物）过敏史。部分患儿伴有轻度免疫缺陷。

2. 环境因素　目前公认的环境致病因素有接触或吸入蟑螂、尘螨、霉菌、动物皮毛、花粉、食物添加剂等。

3. 其他因素　强烈的情绪变化、剧烈运动、冷空气、药物等因素可不同程度诱发哮喘，呼吸道感染也是诱发儿童哮喘的重要危险因素。

（二）发病机制[1, 2]

支气管哮喘的发病机制为气道慢性炎症、气流受限及气道高反应性。支气管哮喘的气道炎症是特殊类型的慢性气道炎症，甚至在轻度哮喘也存在。以肥大细胞的激活、嗜酸性粒细胞与活化T淋巴细胞浸润、许多炎性介质产生为特点。急性支气管痉挛、气道壁肿胀、慢性黏液栓形成、气道壁重塑致使气流受限。气道高反应表现为患者接触过敏原后会出现即刻或迟发反应。即刻反应为支气管平滑肌痉挛所致；迟发反应是由于黏液产生增加、黏膜水肿及炎症所致。

三、临床表现

临床以发作性的喘息、咳嗽、气促、胸闷等呼吸道症状为主要表现，遇有呼吸道感染、变应原暴露、剧烈运动、大笑、哭闹、气候变化等诱因时会突然发作或发作性加重，常在夜间及凌晨或秋冬季节或季节更替时发作或加重，平喘药通常可以缓解症状，有明显的缓解期。此外，本病可伴有其他过敏性疾病如湿疹、变应性鼻炎等。呼气相哮鸣音为特异性体征，但在重症哮喘急性发作时，由于气道堵塞严重，哮鸣音反而会减弱甚至消失。肺功能检测可表现为可变性呼气气流受限和气道反应增加[1, 2]。

四、诊断

根据与某些诱因相关的反复发作的咳喘病史，痰鸣气促、呼气延长等症状，呼气相哮鸣音等肺部体征，一般不难诊断。此外，家族有哮喘史或婴儿期湿疹史，以及理化检查见嗜酸性粒细胞增高、肺功能异常等，可协助诊断[1, 2]。

五、治疗

（一）常用化学药物及现代技术[1-3]

1. *糖皮质激素类* 是治疗哮喘的首选药物，临床常用吸入、口服和静脉给药。吸入型糖皮质激素有布地奈德、丙酸氟替卡松和丙酸倍氯米松。病情较重者口服给药。严重哮喘发作时应早期静脉给予琥珀酸氢化可的松或氢化可的松，症状缓解后即停止静脉给药，若需持续使用糖皮质激素者，可改为口服泼尼松。

2. *β_2受体激动剂类* 速效吸入型β_2受体激动剂是缓解哮喘急性发作的首选药。如沙丁胺醇（万托林）、特布他林（博利康尼），此外尚有口服剂型丙卡特罗（美普清）。长效吸入型β_2受体激动剂如福莫特罗和沙美特罗仅作为吸入糖皮质激素的联合用药。

3. *茶碱类* 氨茶碱和控释型茶碱可解除支气管痉挛，还有抗炎、兴奋呼吸中枢和呼吸肌等作用。

4. *抗胆碱类* 溴化异丙托溴铵对气道平滑肌有较强的松弛作用，临床常用作β_2受体激动剂的辅助剂。

5. *色酮类* 如色甘酸钠。

6. *抗过敏类* 酮替芬、氯雷他定、孟鲁斯特钠等，可抑制白三烯、血小板活化因子等。

7. *其他药物* 包括特异性免疫治疗、免疫调节剂等。如合并细菌感染时，可使用抗生素。出现严重持续性呼吸困难者应进行机械呼吸，以及给予吸氧、镇静、祛痰、强心等对症治疗。

化学药物的优势是针对哮喘几大病理环节如气道炎症、气道高反应性、气道痉挛等进行针对性的治疗。在哮喘控制及风险降低方面，参照新版 GINA 方案进行阶梯治疗。

（二）中成药治疗[1-3]

中医药防治哮喘不同于化学药物的单一靶点治疗，其作用于多靶点、多环节。中药治疗不仅能在发作期缓解支气管痉挛，减轻气道炎症，减少气道分泌物，改善临床症状和生存质量，还能通过在缓解期辨证论治，降低发作频率，减轻发作症状，缩短病程，改善患儿体质，增强抗病能力，减少呼吸道感染，进而降低诱发哮喘发生的风险，并减少并发症的发生。中医药治疗哮喘的原则是标本兼治，急当治其标，缓则治其本。但哮喘严重或出现相关并发症时，中成药只起配合治疗作用。

（辽宁中医药大学附属医院　王雪峰，上海中医药大学附属上海市中医院　张新光）

第二节　中成药名方的辨证分类与药效

中成药治疗支气管肺炎的辨证分类及主要药效如下：

一、温肺平喘类

寒性哮喘（发作期）者的主要症状是咳嗽气促，喉间哮鸣，咳痰清稀，鼻流清涕，鼻塞打喷嚏，形寒无汗，面白肢冷，咽不红，口不渴，或渴喜热饮，舌淡红，苔薄白或白腻，脉浮紧，指纹红[1,2,4]。

寒性哮喘（发作期）主要由外感风寒或内伤生冷引动伏痰而发，多发生于哮喘初期，临床多见。与热性哮喘者相比，寒性哮喘者表现为嗜酸性粒细胞（EOS）升高，气道局部嗜酸性细胞阳离子蛋白（ECP）和 IL-4 水平升高，IFN-γ/IL-4 显著降低，部分存在辅助型 T 细胞 2（TH2）优势的趋势[4]。

温肺平喘类中成药可抑制气道炎症、调节免疫反应、调节气道神经-受体机制、干预气道重构等[3]。

常用中成药：小青龙颗粒（合剂）等。

二、清肺平喘类

热性哮喘（发作期）者的主要症状是咳嗽喘促，声高息涌，喉间痰吼哮鸣，咳痰黄稠，发热面红，烦躁口渴，大便干结，小便短黄，舌红，苔黄腻，脉滑数，指纹紫[1,2,4]。

热性哮喘（发作期）主要由感受风热，夹痰内阻，痰热蕴肺而成，病程较久。与寒性哮喘相比，热性哮喘者表现为气道局部中性粒细胞（NEU）升高明显[4]。

清肺平喘类中成药可解热、缓解支气管痉挛，具有抗变态反应、抗菌、抗病毒、减少炎性渗出、促进痰液排出等作用[3]。

常用中成药：肺力咳合剂等。

三、补肺健脾类

哮喘（缓解期或稳定期）肺脾两虚者的主要症状是面白少华，气短自汗，咳嗽无力，神疲懒言，形瘦纳差，大便溏薄，易于感冒，舌质淡，苔薄白，脉细软，指纹淡[2,3]。

哮喘（缓解期或稳定期）肺脾两虚证者主要是免疫功能低下，可见于哮喘合并反复呼吸道感染者。

补肺健脾类中成药能增强机体免疫细胞的活性，改善肺功能[1]。

常用中成药：玉屏风颗粒（胶囊、口服液）（见“反复呼吸道感染中成药名方”）等。

四、益气养阴类

哮喘（缓解期或稳定期）气阴两虚者的主要症状是面色潮红，夜间盗汗，消瘦气短，手足心热，干咳少痰，喘促乏力，舌淡红，苔少或花剥，脉细数，指纹淡红[2,3]。

哮喘（缓解期或稳定期）气阴两虚者主要是免疫功能紊乱，可表现为慢性咳嗽、咳嗽变异性哮喘等，或见于治疗剂量激素应用过程早期[3-5]。

益气养阴类中成药能调节机体免疫功能，具有抗炎、抗过敏、改善微循环、促进组织修复的作用[3-5]。

常用中成药：槐杞黄颗粒等。

参考文献

[1] 王雪峰. 中西医结合儿科学[M]. 北京：中国中医药出版社，2012：77-86.
[2] 虞坚尔. 中西医结合儿科学[M]. 北京：人民卫生出版社，2012：190-192.
[3] 陈奇，张伯礼. 中药药效研究方法学[M]. 北京：人民卫生出版社，2016：14-27.
[4] 孙树起，刘世新. 支气管哮喘寒痰、热痰证型的微观辨证指标及其炎症特点探讨[J].转化医学电子杂志（E-J Transl Med），2016，3（6）：13-14.
[5] 沈白尹，张玲娟，陈素珍. 滋肾阴、温肾阳中药拮抗短程地塞米松反馈抑制作用临床观察[J]. 中西医结合杂志，1983，3（4）：199-202.

（辽宁中医药大学附属医院　王雪峰，上海中医药大学附属上海市中医院　张新光）

第三节　中成药名方

一、温肺平喘类

小青龙颗粒（合剂）

【药物组成】 麻黄、桂枝、白芍、干姜、细辛、甘草（蜜炙）、法半夏、五味子。

【处方来源】 汉·张仲景《伤寒论》。《中国药典》（2015 年版）。

【功能与主治】 解表化饮，止咳平喘。用于风寒水饮，恶寒发热，无汗，喘咳痰稀等。

【药效】 主要药效如下[1-3]：

1. 抑制气道炎症　小青龙合剂可降低哮喘患者外周血嗜酸性粒细胞及 IL-5 水平，降低血清一氧化氮（NO）及支气管肺泡灌洗液中内皮素-1（ET-1）含量。

2. 调节免疫反应　小青龙颗粒可有效调节辅助性T细胞17/调节性T细胞（Th17/Treg）失衡，改善患者临床症状，在支气管哮喘发作期治疗和调节免疫上有应用价值。

3. 干预气道重构　小青龙汤可通过调控细胞周期调节蛋白（CCRP）的表达影响平滑肌细胞（ASMC）通过G1/S细胞周期限制点而抑制哮喘ASMC的增殖和气道平滑肌层的增厚，减缓气道重构的发展。

【临床应用】　主要用于支气管哮喘、支气管肺炎。

1. 支气管哮喘[4, 5]　本品适用于治疗支气管哮喘，症见恶寒发热，无汗，喘咳，痰多而稀，鼻塞流涕，舌苔白滑，脉浮滑；喘息性支气管炎见上述证候者。小青龙颗粒能改善哮喘急性期患儿哮鸣音，减轻发作症状及肺部体征，缩短哮喘症状、体征消失时间，升高血 $CD3^+$、$CD8^+$水平，降低 $CD4^+/CD8^+$。

小青龙颗粒治疗儿童哮喘急性发作期（寒哮证），可改善寒性哮喘患儿的临床症状，如咳嗽、咯白痰、流清涕、畏寒肢冷、四肢欠温等，并能有效改善患儿的肺功能，降低外周血嗜酸性粒细胞数量。

2. 支气管肺炎[6, 7]　本品适用于治疗支气管肺炎，可缩短喘息性支气管肺炎患儿的咳嗽、肺部哮鸣音、肺部湿啰音消失时间。

【不良反应】　尚不明确。

【使用注意】　①忌烟、酒及辛辣、生冷、油腻食物。②不宜在服药期间同时服用滋补性中药。③内热咳喘及虚喘者不适用。④支气管扩张、肺脓疡、肺源性心脏病、肺结核患者出现咳嗽时应去医院就诊。⑤高血压、心脏病患者慎用。肝病、糖尿病、肾病等慢性病严重者应在医师指导下服用。⑥儿童、孕妇、哺乳期妇女、年老体弱者应在医师指导下服用。⑦服药期间，若患者发热，体温超过38.5℃，或出现喘促气急者，或咳嗽加重、痰量明显增多者应去医院就诊。⑧严格按用法与用量服用，不宜长期服用。⑨用药3天症状无缓解，应去医院就诊。⑩对本品过敏者禁用，过敏体质者慎用。⑪本品性状发生改变时禁止使用。⑫儿童必须在成人监护下使用。⑬请将本品放在儿童不能触及的地方。⑭如正在使用其他药品，使用本品前请咨询医师或药师。

【用法与用量】　合剂：口服，1次10～20ml，1日3次，用时摇匀。颗粒：开水冲服，1次1袋，1日3次。

参考文献

[1] 张武军. 小青龙合剂治疗支气管哮喘72例临床分析[J]. 上海中医药杂志，2009，43（9）：21-23.

[2] 朱立成，尚云飞，姜水菊. 小青龙颗粒对支气管哮喘患者外周血Th17/Treg平衡影响的研究[J]. 现代中西医结合杂志，2012，21（20）：2173-2176.

[3] 高雪，曲敬来，邱晨，等. 小青龙汤改善冷哮型支气管哮喘气道重塑的临床研究[J]. 中医药学报，2006，34（6）：20-22.

[4] 王凯，吴晓燕，王淑臻，等. 小儿支气管哮喘急性发作期呼吸道感染的临床诊断与治疗[J]. 中华医院感染学杂志，2014，24（23）：5951-5953.

[5] 豆红玉. 小青龙颗粒治疗小儿哮喘急性发作期（寒哮证）的临床观察[D]. 济南：山东中医药大学，2015.

[6] 丁睿. 小青龙汤加减治疗喘息型支气管肺炎37例[J]. 光明中医，2016，31（23）：3443-3445.

[7] 张玉珍，王丹妹. 小青龙汤为主治疗小儿支气管肺炎102例[J]. 辽宁中医杂志，1993，（1）：33-34.

（辽宁中医药大学附属医院　王雪峰，上海中医药大学附属上海市中医院　张新光）

二、清肺平喘类

肺力咳合剂

【药物组成】 黄芩、前胡、百部、红花龙胆、梧桐根、白花蛇舌草、红管药。

【处方来源】 研制方。《中国药典》(2015年版)。

【功能与主治】 清热解毒，镇咳祛痰。用于痰热犯肺所致的咳嗽痰黄；支气管哮喘、气管炎见上述证候者。

【药效】 主要药效如下[1-3]：

1. 缓解支气管痉挛 肺力咳合剂可对抗乙酰胆碱、组胺所致的气管痉挛，能有效缓解气管平滑肌紧张，降低气管阻力。

2. 抗变态反应、抗菌、抗病毒 肺力咳合剂有良好的抗变态反应、抗菌、抗病毒作用，可改善患儿呼吸功能，与抗生素有协同作用，能减少因抗生素引发的不良反应。

3. 减少炎性渗出，促进痰液排出 肺力咳合剂可减少炎性渗出，消除呼吸道充血与水肿，溶解痰液，增强支气管纤毛运动，促进痰液排出，抑制咳嗽反射。

4. 改善肺功能 肺力咳合剂可显著改善患者呼吸功能及肺活量，适用于治疗常见病因引起的呼吸功能不全，以及常见病因引起的肺活量下降。

【临床应用】 主要用于支气管哮喘、咳嗽变异性哮喘、支气管肺炎。

1. 支气管哮喘[4-6] 肺力咳合剂具有止喘镇咳、清热解毒、理肺祛痰、顺气安神的功效，能减轻咳嗽、口唇发绀、肺部哮鸣等症状体征，适用于支气管哮喘及肺气肿、肺源性心脏病、急慢性支气管炎和咳嗽痰黏者。但对哮喘的急性发作，建议首先采用激素或其他方案施行急救。

2. 咳嗽变异性哮喘 肺力咳合剂能有效缓解咳嗽变异性哮喘患儿咳嗽症状，并降低中医证候积分。

3. 支气管肺炎 肺力咳合剂能有效缓解支气管肺炎患儿体温、咳嗽、咯痰等临床症状，改善肺部湿啰音、X线和血常规等异常。但对细菌感染引起的呼吸道疾病，建议合并使用抗生素等西药；对病毒或其他病原引起的喘、咳、痰等症状，可单独使用进行治疗。

【不良反应】 如与其他药物同时使用可能会发生药物相互作用，详情请咨询医师或药师。

【使用注意】 ①忌食辛辣、生冷、油腻食物。②婴儿及糖尿病患儿应在医师指导下服用。③脾虚易腹泻者慎服。④风寒袭肺咳嗽者不适用，症见发热恶寒、鼻流清涕、咳嗽痰白等。⑤本品应摇匀后服用。⑥服药3天症状无缓解，应去医院就诊。⑦对本品过敏者禁用，过敏体质者慎用。⑧本品性状发生改变时禁止使用。⑨儿童必须在成人监护下使用。⑩孕妇慎服。⑪本品辅料阿司帕坦，苯丙酮酸尿症患者不宜使用。⑫请将本品放在儿童不能触及的地方。⑬如正在使用其他药品，使用本品前请咨询医师或药师。⑭本品可显著改善患者的呼吸功能，改善肺活量，适用于治疗常见病因引起的呼吸功能不全，以及常见病因引起的肺活量下降。⑮本品可用于预防哮喘发作，用量为常规用量的1/2。

【用法与用量】 口服，7 岁以内 1 次 10ml，7～14 岁 1 次 15ml，成人 1 次 20ml，1 日 3 次；或遵医嘱。

参 考 文 献

[1] 何廷. 新型镇咳祛痰药——肺力咳合剂[J]. 中南药学，2009，7（7）：554-556.
[2] 许悠悠. 肺力咳合剂在治疗小儿急性支气管炎中的应用[J]. 中国现代药物应用，2015，9（5）：121-122.
[3] 龙兴浩，谢玉惠. 肺力咳合剂治疗小儿支气管肺炎的系统评价[J]. 临床合理用药杂志，2016，9（1A）：39-40.
[4] 谢真达. 肺力咳合剂治疗哮喘症 135 例临床验证总结[J]. 海峡药学，2004，16（5）：139-140.
[5] 高佩琦. 探讨小儿肺力咳合剂治疗儿童咳嗽变异性哮喘的疗效及安全性[J]. 中国继续医学教育，2015，7（2）：192-193.
[6] 赵昱. 肺力咳合剂治疗小儿急性支气管炎及肺炎的临床观察[J]. 医学信息，2013，26（2）：119.

（辽宁中医药大学附属医院　王雪峰，上海中医药大学附属上海市中医院　张新光）

第十章

反复呼吸道感染中成药名方

第一节 概 述

一、概 念

反复呼吸道感染（recurrent respiratory tract infections，RRTIs）是指 1 年以内发生上、下呼吸道感染的次数频繁，超出正常范围[1]。

小儿反复呼吸道感染在中医典籍中未见明确记载，与其相类似的描述有“虚人感冒”、“自汗易感”等。近年来常将患有此种疾病或处于此种状态的患儿通称为“易感儿”或“反复呼吸道感染患儿”（简称“复感儿”）。

二、病因及发病机制[1-4]

（一）病因

反复上呼吸道感染多与护理不当、入托幼机构起始阶段、缺乏锻炼、迁移住地、被动吸入烟雾、环境污染、微量元素缺乏等因素有关，部分与鼻部慢性病灶有关。反复下呼吸道感染多由反复上呼吸道感染治疗不当，使病情向下蔓延所致。多数由致病微生物引起，少数与原发免疫功能缺陷及气道畸形有关。

（二）发病机制

反复呼吸道感染患儿可有免疫功能紊乱、屏障破坏、营养物质缺乏等。①患儿免疫功能紊乱可见到 T 细胞抑制功能亢进、T 淋巴细胞亚群紊乱、$CD8^+$升高、$CD4^+/CD8^+$下降、体液免疫功能低下等。②呼吸道生理屏障破坏，主要是病原微生物长期入侵呼吸道，使呼吸道分泌物中的溶菌酶、乳铁蛋白、补体、干扰素等含量降低；长期滥用抗生素，破坏了呼吸道“正常菌群”平衡，机体防御抵抗能力下降，这时内源性细菌侵袭机体或者外源性病原体侵袭机体，可以诱发呼吸道感染疾病。③维生素 A 缺乏可导致免疫器官萎缩、B 细胞及 NK 细胞功能低下。另外，不少研究均表明反复呼吸道感染患儿存在锌缺乏。

三、临 床 表 现

一年内频繁发生呼吸道感染，超出正常范围。平素可伴有多汗，厌食，面色萎黄或苍白；或手足心热，咽干，地图舌；咽红，口臭或口舌易生疮，大便干，舌苔厚等表现。其间急性上呼吸道感染时可出现急性鼻炎、咽炎、扁桃体炎等表现；急性下呼吸道感染时可出现急性气管支气管炎、肺炎的表现。

四、诊　　断[1]

根据年龄、潜在的原因及部位不同，将反复呼吸道感染分为反复上呼吸道感染和反复下呼吸道感染，后者又可分为反复气管支气管炎和反复肺炎。2007 年 12 月中华医学会儿科学分会呼吸学组修订的反复呼吸道感染的诊断条件见表 10-1。

表 10-1　反复呼吸道感染的诊断条件

年龄	反复上呼吸道感染（次 / 年）	反复下呼吸道感染（次 / 年）	
		反复气管支气管炎	反复肺炎
0～2 岁	7	3	2
2～5 岁	6	2	2
5～14 岁	5	2	2

注：反复肺炎是指 1 年内反复患肺炎 2 次，肺炎需由肺部体征和影像学证实，两次肺炎诊断期间肺炎体征和影像学改变应完全消失。

五、治　　疗[5-8]

（一）常用化学药物及现代技术

1. 化学药物　如左旋咪唑可刺激 T 淋巴细胞，调节 B 淋巴细胞产生抗体，还可控制异常的 B 细胞，从而调整 IgE 浓度，防止变态反应发生，提高单核巨噬细胞趋化与吞噬能力，使机体的细胞及体液免疫功能得到改善。

2. 生物制剂　如干扰素、丙种球蛋白、转移因子、细菌溶解产物等。干扰素具有明显的免疫调节活性，可增强巨噬细胞功能，使病毒的繁殖受到抑制。丙种球蛋白可提高血清 IgG 水平，补充多种抗体，防治感染或控制感染。细菌溶解产物（泛福舒）可提高患儿 IgA 和 IgG 水平，促进体液免疫功能的恢复。Meta 分析显示，与安慰剂相比，泛福舒可显著减少患儿的呼吸道感染次数，缩短抗菌药物使用时间、感染持续时间和发热时间，显著提高总有效率、儿童血清 IgG 和 IgA 水平及 T 细胞亚群（$CD4^+$和 $CD8^+$）水平，且两组患儿不良反应发生率相当。脾氨肽冻干粉可通过触发和增强机体细胞免疫功能，促进机体免疫平衡。目前主要临床使用药物包括细菌溶解产物、胸腺肽提取物、中草药制剂等。其间，若发生呼吸道感染，适当予以抗感染治疗：上呼吸道感染大部分系病毒感染，不应滥用抗生素；支气管炎应根据病原学检测结果和机体的免疫状态合理选用抗生素；肺炎主张基于循证基础上的经验性选择抗感染药物，针对病原体检查和药敏试验结果的目标性用药，强调高度疑似病毒感染者不滥用抗生素。

积极寻找病因，治疗基础疾病。在常规疾病诊治基础上，注意除外呼吸系统生理结构的变化，必要时行肺部CT，气道、血管重建，以及支气管镜检查；注意除外呼吸系统相关局部疾病，必要时可行耳鼻咽喉科检查；必要时行基因等检查以查找原因，以期做到针对性治疗。

（二）中成药治疗

中药作用于多靶点、多环节，有整体调控、辨证施治的特点。针对患儿不同体质及其他相关因素施予不同的治法方药，在改善小儿体质、增强抗病能力、扶正祛邪方面有一定优势，尤其在控制"反复发作"这一环节上。但在应用中成药之前，应该先寻找病因，治疗基础疾病。除外器质性疾病后，可给予中成药治疗。中医药治疗反复呼吸道感染患儿，不仅能够减少呼吸道感染次数，改善平素的多汗、厌食，或者食积纳呆、消谷善饥等表现，还能减轻急性感染时的临床症状，缩短病程。

参 考 文 献

[1] 中华医学会儿科学分会呼吸学组，中华儿科杂志编辑委员会. 反复呼吸道感染的临床概念和处理原则[J]. 中华儿科杂志，2008，46（2）：108-109.

[2] 马风桐，李江全. 小儿反复呼吸道感染中西医发病机制研究[J]. 河南中医，2013，33（5）：812-813.

[3] 高雅，郑春燕. 锌与小儿肺脾气虚型反复呼吸道感染关系探讨[J]. 北京中医药大学学报，2003，10（2）：51-52.

[4] 吴碧卉. 儿童反复呼吸道感染的影响因素 Logistic 回归分析[J]. 江西医药，2016，51（3）：263-265.

[5] 马融，韩新民. 中医儿科学[M]. 2 版. 北京：人民卫生出版社，2012：45-48.

[6] 江载芳，申昆玲，沈颖. 诸福堂实用儿科学[M]. 8 版. 北京：人民卫生出版社，2015：1288-1290.

[7] 戎萍，马融，张喜莲，等. 细菌溶解产物胶囊防治儿童反复呼吸道感染有效性和安全性 Meta 分析[J]. 中国药房，2018，29（12）：1702-1706.

[8] 中国医师协会儿科医师分会过敏专业委员会，中华医学会儿科学分会呼吸学组，中国医师协会儿科医师分会风湿免疫专业委员会，等. 反复呼吸道感染临床诊治路径[J]. 中国实用儿科杂志，2016，31（10）：721-725.

（辽宁中医药大学附属医院　王雪峰，天津中医药大学第一附属医院　戎　萍、刘向亮）

第二节　中成药名方的辨证分类与药效

中成药治疗反复呼吸道感染是在中医辨证论治理论指导下的用药。中成药名方的常见辨证分类及主要药效如下[1-4]：

一、补肺健脾类

反复呼吸道感染肺脾两虚证者，主要症状是反复外感，气短，多汗，唇口色淡，面黄少华，纳呆食少，大便不调，舌质淡红，脉细无力，指纹淡。

反复呼吸道感染肺脾两虚证者主要是体液免疫功能低下，细胞免疫功能紊乱，分别表现为血清 IgG、IgA 水平显著下降，IgE 水平升高，CD3、CD4、CD4/CD8 下降及 CD8 增高，说明患儿 T 细胞亚群比例失调[3]。

补肺健脾类中成药能调节 T 细胞亚群，升高免疫球蛋白含量[4]。

常用中成药：童康片、复方黄芪健脾口服液、玉屏风颗粒（口服液、胶囊、丸、滴丸、袋泡茶）、黄芪精（黄芪精口服液、颗粒）。

二、益气养阴类

反复呼吸道感染气阴两虚证者，主要症状是反复外感，手足心热，或低热，盗汗，口干，神疲乏力，纳呆食少，大便偏干，舌质红，苔少或花剥，脉细无力，指纹淡红。

反复呼吸道感染气阴两虚证者主要是机体免疫功能失调。

益气养阴类中成药能调节机体免疫功能。

常用中成药：芪斛楂颗粒、虚汗停颗粒（糖浆、胶囊）、贞芪扶正颗粒（胶囊、片）。

三、清泻肺胃类

反复呼吸道感染肺胃实热证者，主要症状是反复外感，咽微红，口臭、口舌易生疮，汗多而黏，夜寐欠安，大便干，舌质红，苔黄，脉滑数。

反复呼吸道感染肺胃实热证者主要是机体免疫功能紊乱。

清泻肺胃类中成药能调整患儿肺胃实热证的相关证候。

常用中成药：清降片。

参 考 文 献

[1] 马融，韩新民. 中医儿科学[M]. 2 版. 北京：人民卫生出版社，2012：98-102.

[2] 杨常泉，马融，李新民，等. 小儿反复呼吸道感染中医治疗优化方案临床研究[J]. 中华中医药杂志，2012，27（4）：1136-1140.

[3] 冯晓纯，樊慧，冯晓娜. 反复呼吸道感染患儿肺脾气虚证与免疫功能及 T 细胞亚群相关分析[J]. 中华中医药杂志，2010，25（2）：315-316.

[4] 刘薇薇，陈慧，宫淑琴，等. 培土生金法对小儿反复呼吸道感染缓解期肺脾气虚证相关免疫机制研究[J]. 中国临床药理学杂志，2014，30（9）：776-779.

（辽宁中医药大学附属医院　王雪峰，天津中医药大学第一附属医院　戎　萍、刘向亮）

第三节　中成药名方

一、补肺健脾类

童　康　片

【药物组成】　黄芪、白术、防风、山药、牡蛎、陈皮。

【处方来源】　研制方。国药准字 Z44021330。

【功能与主治】 补肺固表，健脾益胃，提高机体免疫功能。主治体虚多汗，易患感冒，倦怠乏力，食欲不振。

【药效】 主要药效如下：

1. 提高血清免疫球蛋白含量，促进淋巴细胞转化率[1, 2] 童康片可提高反复呼吸道感染患儿血清平均 IgG 和 IgA 水平，促进植物血凝素诱导体内淋巴细胞转化率，对反复呼吸道感染患儿机体体液免疫和细胞免疫均有不同程度的影响。

2. 提高血红蛋白含量，改善贫血状态[1] 童康片对于血红蛋白低的轻中度贫血有改善作用。

【临床应用】 临床主要用于反复呼吸道感染。

反复呼吸道感染[2, 3] 童康片能够使反复呼吸道感染患儿发病次数减少，病程缩短，病情减轻；改善反复呼吸道感染肺脾气虚证患儿自汗、面色少华、倦怠乏力等临床症状。

【不良反应】 尚不明确。

【使用注意】 ①忌油腻食物。②本品宜饭前服用。③按照用法与用量服用，小儿应在医师指导下服用。④服药 2 周或服药期间症状未明显改善，或症状加重者，应立即停药并到医院就诊。⑤对本品过敏者禁用，过敏体质者慎用。⑥本品性状发生改变时禁止使用。⑦儿童必须在成人监护下使用。⑧请将本品放在儿童不能触及的地方。

【用法与用量】 口服，1 次 3～4 片，1 日 4 次，嚼碎后吞服，需连服 3 个月。

参考文献

[1] 兰常肇，王红，马少杰，等. 童康片治疗小儿反复呼吸道感染的疗效观察[J]. 临床肺科杂志，2014，19（11）：2090-2091.
[2] 张凤霞，鲍旭东. 童康片治疗反复呼吸道感染临床观察[J]. 中国实用医药，2008，3（4）：120-121.
[3] 杨常泉，马融，李新民，等. 小儿反复呼吸道感染中医治疗优化方案临床研究[J]. 中华中医药杂志，2012，27（4）：1136-1140.

（辽宁中医药大学附属医院 王雪峰，天津中医药大学第一附属医院 戎 萍、郭 婷）

玉屏风颗粒（口服液、胶囊、丸、滴丸、袋泡茶）

【药物组成】 防风、黄芪、白术（炒）。

【处方来源】 元·朱震亨《丹溪心法》。《中国药典》（2015 年版）。

【功能与主治】 益气，固表，止汗。用于表虚不固，自汗恶风，面色㿠白，或体虚易感风邪者。

【药效】 主要药效如下[1, 2]：

1. 增强机体免疫功能 动物体外研究表明，不同浓度的玉屏风颗粒可显著促进小鼠脾细胞增殖，且与浓度呈正相关。临床研究表明，玉屏风颗粒能提高血清 IgA、IgG、IgM 及 T 细胞亚群 $CD3^+$、$CD4^+$、$CD4^+/CD8^+$水平，改善患儿的体液免疫和细胞免疫功能。

2. 抗变态反应 动物实验表明，玉屏风颗粒可降低哮喘小鼠模型 IL-4 和 IL-5 水平，纠正 Th1/Th2 失衡，提高哮喘小鼠血清及肺组织中 IFN-γ 水平，降低血清 IgE 水平，抑制肥大细胞释放活性物质；可减低过敏性鼻炎小鼠模型血清组胺（histamine，HIS）、IgE、IL-4、TNF-α 水平，病理检测存在上皮细胞变性和炎性细胞浸润的鼻黏膜得到了改善。

【临床应用】 主要用于反复呼吸道感染、小儿支气管哮喘缓解期、过敏性鼻炎、儿童过敏性紫癜、单纯性肾病综合征继发性免疫功能低下[1-7]。

1. 反复呼吸道感染　玉屏风颗粒能改善反复呼吸道感染患者的临床症状、T 细胞亚群功能，提高免疫球蛋白水平，提高免疫力，在改善体质、减少发病次数、减轻急性感染期病情、缩短病程方面具有作用。反复呼吸道感染缓解期建议应用玉屏风颗粒以降低呼吸道感染的发生次数。

2. 小儿支气管哮喘缓解期　详见“支气管哮喘中成药名方”章。

3. 过敏性鼻炎　有研究报道，玉屏风颗粒联合西药（抗组胺药或白三烯受体拮抗剂）具有明显缓解过敏性鼻炎患儿临床症状、减少复发及改善免疫功能的作用。

4. 儿童过敏性紫癜[6]　玉屏风散能有效控制和缓解症状，明显改善淋巴细胞亚群异常活化状态，减少复发，且复发病例中多为少量瘀血点，对患儿生活质量无影响。

5. 单纯性肾病综合征继发性免疫功能低下[7]　玉屏风散治疗单纯性肾病综合征不会直接缓解单纯性肾病综合征病情，但能够使单纯性肾病综合征患儿的免疫情况得到明显改善，使继发性复发与感染的概率得到明显降低。

【不良反应】　尚不明确。

【使用注意】　①忌油腻食物。②本品宜饭前服用。③按照用法与用量服用，小儿应在医师指导下服用。④服药 2 周或服药期间症状无明显改善，或症状加重者，应立即停药并去医院就诊。⑤对本品过敏者禁用，过敏体质者慎用。⑥本品性状发生改变时禁止使用。⑦儿童必须在成人监护下使用。⑧请将本品放在儿童不能触及的地方。⑨如正在使用其他药品，使用本品前请咨询医师或药师。

【用法与用量】　颗粒剂：开水冲服，1 次 1 袋，1 日 3 次。口服液：口服，1 次 10ml，1 日 3 次。胶囊剂：口服，1 次 2 粒，1 日 3 次。丸：1 次 6g，1 日 3 次。滴丸：口服，1 次 2.1g，1 日 3 次。袋泡茶：开水浸泡 15 分钟后饮服，1 次 2 袋，1 日 2～3 次。

参考文献

[1] 中华医学会儿科分会呼吸学组，中华中医药学会儿科分会，中国中药协会药物临床评价研究专业委员会，等. 玉屏风颗粒在儿童呼吸系统疾病中的临床应用专家共识[J].中华实用儿科临床杂志，2018，33（4）：241-246.

[2] 符士林，应小明，赵蓓. 玉屏风颗粒对反复呼吸道感染儿童免疫功能的影响[J]. 浙江中西医结合杂志，2012，22（9）：714-716.

[3] 李青灵，巨慧，薛燕茹. 玉屏风颗粒对反复呼吸道感染患儿的疗效观察[J]. 中药材，2016，39（5）：1176-1178.

[4] 曹继军. 玉屏风颗粒的药效学研究[J]. 中国临床药理学杂志，2010，26（5）：390+394.

[5] 杨娜，胡思源，李新民，等. 玉屏风胶囊与童康片对照治疗小儿反复呼吸道感染肺脾气虚证临床研究[J]. 辽宁中医杂志，2013，40（7）：1388-1390.

[6] 许洲斌，曾萍，曾华松. 玉屏风散对儿童过敏性紫癜淋巴细胞亚群的影响[J]. 中华中医药杂志，2013，28（2）：513-516.

[7] 朱香兰. 玉屏风散治疗单纯性肾病综合征儿童继发性免疫功能低下临床研究[J]. 辽宁中医杂志，2014，41（4）：749-750.

（辽宁中医药大学附属医院　王雪峰，天津中医药大学第一附属医院　戎　萍、郭　婷）

黄芪精（黄芪精口服液、颗粒）

【药物组成】　黄芪。

【处方来源】　研制方。国药准字 Z32020370。

【功能与主治】　补血养气，固本止汗。用于气虚血亏，表虚自汗，四肢乏力，精神不足或久病衰弱，脾胃不壮。

【药效】 主要药效如下[1-4]：

1. 增强免疫力 黄芪精能明显提高血清免疫球蛋白 IgA、IgG、IgM 的含量，增强免疫力。

2. 增强抗疲劳能力 黄芪精能显著增加小鼠红细胞数量，显著提高气虚模型小鼠游泳时间，增强小鼠抗疲劳能力。

【临床应用】 主要用于反复呼吸道感染及儿童心肌炎的辅助治疗。

1. 反复呼吸道感染[1, 3] 黄芪精可提高机体免疫功能，增强抗病能力，降低反复呼吸道感染的发病率。

2. 儿童心肌炎[5] 本品适用于治疗儿童心肌炎，一般表现为面色苍白或者浮现青紫色，皮肤发冷，胸闷，呼吸困难等症状或者心功能不全者表现为心跳加快而且脉搏减弱，同时心律失常和血压下降等。黄芪精治疗儿童心肌炎疗效较好，能够改善心功能与心肌酶谱。

【不良反应】 尚不明确。

【使用注意】 ①忌油腻食物。②感冒患者不宜服用。③本品宜饭前服用。④按照用法与用量服用，小儿、高血压患者应在医师指导下服用。⑤服药 2 周或服药期间症状无改善，或症状加重，或出现新的严重症状，应立即停药并去医院就诊。⑥对本品过敏者禁用，过敏体质者慎用。⑦本品性状发生改变时禁止使用。⑧儿童必须在成人监护下使用。⑨请将黄芪精放在儿童不能触及的地方。

【用法与用量】 口服液：1 次 10ml（1 支），1 日 2 次，早晚服用。颗粒：开水冲服，1 次 1 袋，1 日 2 次，早晚服用。

参考文献

[1] 杨善浦，董虹，吴月超，等. 黄芪精口服液防治小儿反复呼吸道感染的临床观察[J]. 中国中西医结合杂志，2008，28（6）：544-547.
[2] 毕爱华. 医学免疫学. 第 3 版[M]. 武汉：同济医科大学出版社，1986：277.
[3] 林秀珍. 黄芪精口服液治疗小儿反复呼吸道感染 130 例疗效观察[J]. 河南中医，2001，21（1）：57-58.
[4] 林新艳，殷书梅，王宓，等. 黄芪精对血虚症、气虚症模型小鼠的药效学研究[J]. 中国药业，2012，21（6）：19-20.
[5] 牛丽英. 浅议黄芪精口服液治疗儿童心肌炎的疗效观察[J]. 中西医结合心血管病电子杂志，2016，4（8）：55-56.

（辽宁中医药大学附属医院 王雪峰，天津中医药大学第一附属医院 戎 萍、郭 婷）

二、益气养阴类

虚汗停颗粒（糖浆、胶囊）

【药物组成】 黄芪、浮小麦、大枣、糯稻根、牡蛎（煅）。

【处方来源】 研制方。国药准字 Z44020783。

【功能与主治】 益气养阴，固表敛汗。主治气阴不足之自汗、盗汗及小儿盗汗。

【药效】 主要药效如下[1-4]：

1. 提高非特异性免疫功能 气阴虚证与免疫功能密切相关，当免疫器官功能低下时，其器官功能指标常异常，表现为器官重量下降，非特异性免疫学指标下降。虚汗停颗粒可提高试验小鼠的胸腺重和脾重，提示虚汗停颗粒可增强小鼠的非特异性免疫功能。

2. 止汗　虚汗停颗粒不同剂量均能抑制毛果芸香碱所致的大鼠出汗亢进；对大鼠在偏高温环境下出汗较多有抑制作用，且呈量效关系，表明虚汗停有较好的止汗作用。

3. 抗疲劳　虚汗停颗粒能延长小鼠常温和高温水浴游泳时间，有提高网状内皮系统功能的作用。

【临床应用】　临床主要用于反复呼吸道感染、汗证。

1. 反复呼吸道感染[5]　虚汗停颗粒能改善患儿的细胞免疫功能，升高 CD_3^+、CD_4^+，提高防病能力，减少呼吸道感染的发生，适用于治疗反复呼吸道感染，尤其能改善反复呼吸道感染，中医辨证为肺脾气虚证患儿的多汗症状。

2. 汗证[3, 4]　研究表明，虚汗停颗粒治疗自汗、盗汗总显效率和总有效率较高；一项纳入 4 篇 RCT 文献，849 名患者的荟萃分析显示，虚汗停颗粒治疗自汗盗汗的临床疗效及安全性确切。

【不良反应】　尚不明确。

【使用注意】　①忌辛辣、生冷、油腻食物。②感冒发热患者不宜服用。③本品宜饭前服用。④服药 2 周症状无缓解，应去医院就诊。⑤儿童应在医师指导下服用。⑥对本品过敏者禁用，过敏体质者慎用。⑦本品性状发生改变时禁止使用。⑧儿童必须在成人监护下使用。⑨请将本品放在儿童不能触及的地方。

【用法与用量】　颗粒：开水冲服，成人 1 次 10g，1 日 3 次；4 岁以下儿童，1 次 5g，1 日 2 次；4 岁以上儿童，1 次 5g，1 日 3 次。糖浆：口服，成人 1 次 20ml，1 日 3 次；4 岁以下儿童，1 次 10ml，1 日 2 次；4 岁以上儿童，1 次 10ml，1 日 3 次。胶囊：口服，成人 1 次 4 粒，1 日 3 次；4 岁以上儿童，1 次 2 粒，1 日 3 次。

参 考 文 献

[1] 刘声波，朱柏华，王汝俊，等. 虚汗停颗粒的药效学研究[J]. 中医研究，2002，15（1）：16-18.
[2] 李征，林杰. 虚汗停颗粒对试验性小鼠免疫器官重量的影响[J]. 郴州医学高等专科学校学报，2004，6（1）：12-13.
[3] 余善强，王波，颜美婷. 虚汗停颗粒治疗自汗、盗汗的临床研究[J]. 实用医学杂志，2001，15（6）：565-566.
[4] 夏伟，卢磊，邱勇，等. 虚汗停颗粒治疗自汗盗汗临床疗效及安全性荟萃分析[J]. 辽宁中医药大学学报，2013，15（9）：100-102.
[5] 曹艳艳. 虚汗停防治小儿反复呼吸道感染的临床研究[J]. 中国医药指南，2017，15（10）：8-9.

（辽宁中医药大学附属医院　王雪峰，天津中医药大学第一附属医院　戎　萍、郭　婷）

贞芪扶正颗粒（胶囊、片）

【药物组成】　女贞子、黄芪。

【处方来源】　研制方。国药准字 Z22023966。

【功能与主治】　补气养阴。用于久病虚损，气阴不足，配合手术、放射治疗、化学治疗，促进正常功能的恢复。

【药效】　主要药效如下：

1. 增强免疫[1]　贞芪扶正胶囊可显著促进小鼠腹腔巨噬细胞吞噬功能，提高吞噬率和吞噬指数；显著增强二硝基氯苯所致迟发型超敏反应；提高血清溶血素抗体水平。

2. 肝炎的辅助治疗[2] 贞芪扶正颗粒联合恩替卡韦治疗慢性乙型肝炎，能够显著提高HBeAg阴转率和HBeAg/HBeAb、血清转换率，明显提高T淋巴细胞亚群，改善患者免疫状态。

【临床应用】 临床主要用于反复呼吸道感染、哮喘的辅助治疗。

1. 反复呼吸道感染[3, 4] 贞芪扶正胶囊治疗反复呼吸道感染有较好疗效，可使呼吸道感染的次数明显减少，病程明显缩短，广谱抗生素使用减少。

2. 哮喘的辅助治疗[5] 贞芪扶正颗粒对哮喘患儿免疫功能（IgA、IgE、EOS）有改善作用，对于哮喘缓解期有较好的临床疗效。

【不良反应】 尚不明确。

【使用注意】 本品极易吸潮，用后请立即加盖并拧紧。

【用法与用量】 颗粒：口服，1次1袋，1日2次。胶囊：口服，1次6粒，1日2次。片剂：1次6片，1日2次。

参考文献

[1] 李红，任远，吴国泰. 贞芪扶正胶囊对免疫力低下小鼠免疫功能的影响研究[J]. 中国药房，2009，20（24）：1853-1854.

[2] 巨煜华，李发旺，陈旭文. 恩替卡韦联合贞芪扶正颗粒治疗 HBeAg 阳性慢性乙型肝炎的临研究[J]. 昆明理工大学学报（自然科学版），2019，44（2）：81-85.

[3] 吴昀蓉，刘永生，贾少军. 贞芪扶正胶囊治疗小儿反复呼吸道感染疗效观察[J]. 中国医学文摘（儿科学），2008，27（5）：367-368.

[4] 曹建华. 贞芪扶正颗粒治疗小儿反复呼吸道感染 60 例[J]. 中国医学前沿，2009，4（14）：28+23

[5] 陈康桂，肖波，黄群英. 经穴自血疗法联合贞芪扶正颗粒防治缓解期小儿支气管哮喘临床研究[J]. 新中医，2016，48（2）：21-23.

（辽宁中医药大学附属医院　王雪峰，天津中医药大学第一附属医院　戎　萍、郭　婷）

三、清泻肺胃类

清 降 片

【药物组成】 蚕沙、大黄、青黛、玄参、皂角子、赤芍、板蓝根、麦冬、连翘、牡丹皮、地黄、甘草、白茅根、金银花、薄荷脑、川贝母。

【处方来源】 研制方。国药准字 Z12020287。

【功能与主治】 清热解毒，利咽止痛。用于肺胃蕴热所致咽喉肿痛，发热烦躁，大便秘结；小儿急性咽炎、急性扁桃腺炎见以上证候者。

【药效】 主要药效如下[1]：

1. 增强机体细胞免疫功能 动物试验证明，清降片可增强机体的细胞免疫功能。

2. 抑菌 药理实验结果证明，清降片具有明显的抗炎、解热、镇痛及体外抑菌作用。

【临床应用】 临床主要用于呼吸道感染、便秘。

1. 呼吸道感染[2, 3] 清降片治疗呼吸道感染有较好疗效，可缩短中医症状消失时间，使呼吸道感染的次数明显减少，病程明显缩短，减少广谱抗生素的使用。

2. 便秘[4] 清降片可用于小儿便秘证属肺胃蕴热者。

【不良反应】 尚未见报道。

【使用注意】 ①忌辛辣、鱼腥食物。②本病不宜长期服用。③按照用法用量服用，服药 1～3 天症状无改善或加重者，应及时就医。④对本品过敏者禁用，过敏体质者慎用。⑤本品性状发生改变时禁止使用。⑥儿童必须在成人监护下使用。⑦请将本品放在儿童不能触及的地方。⑧如正在使用其他药品，使用本品前请咨询医师或药师。

【用法与用量】 口服，周岁 1 次 3 片，1 日 2 次；3 岁 1 次 4 片，1 日 3 次；6 岁 1 次 6 片，1 日 3 次。

参 考 文 献

[1] 张熔，李戈，李兰，等. 清降片辅助治疗小儿化脓性扁桃体炎临床疗效分析[J]. 北京中医药，2011，30（4）：297-298.
[2] 杜春雁，马融，胡思源. 清降片治疗小儿肺胃蕴热证咽喉肿痛的疗效观察[J]. 现代药物与临床，2015，30（11）：1332-1336.
[3] 贺爱燕，杜春雁，王卉. 清降片治疗学龄前儿童急性咽炎肺胃蕴热证的临床研究[J]. 内蒙古中医药，2010，29（14）：2-3.
[4] 杜春雁，刘玉珍. 通便宝口服液治疗小儿习惯性便秘 100 例[J]. 河北中医，2003，25（1）：31.

（辽宁中医药大学附属医院　王雪峰，天津中医药大学第一附属医院　戎　萍、郭　婷）

第十一章

病毒性心肌炎中成药名方

第一节　概　　述

一、概　　念[1-4]

病毒性心肌炎（viral myocarditis）是病毒侵犯心脏所致的，以心肌炎性病变为主要表现的疾病，有的可伴有心包或心内膜炎症改变。最常见于柯萨奇病毒，以柯萨奇 B 组病毒引起的心肌炎最重要、最常见，约占急性心肌炎的半数。其次为埃可（ECHO）病毒、腺病毒、流感病毒、风疹病毒、脊髓灰质炎病毒、腮腺炎病毒、麻疹病毒、肝炎病毒、水痘病毒、带状疱疹病毒、传染性单核细胞增多症病毒（EB 病毒）等。

二、病因及发病机制

（一）病因

本病可由多种病毒引起，其中以柯萨奇 B 组病毒及埃可病毒最多见。

（二）发病机制

其发病机制除病毒直接侵犯心肌外，免疫反应亦起重要作用。发病诱因包括劳累、营养不良、缺氧、心肌损害、细菌感染、贫血、妊娠分娩、手术等。

三、临 床 表 现[5-9]

临床上多有发热、周身不适、咽痛、肌痛、腹泻及皮疹等前驱症状。本症病情轻重取决于病变部位、范围及程度，轻者可无症状；重者在短时间内出现心脏扩大、急性心力衰竭，甚至猝死。其临床症状如下：

（1）病毒感染症状：发病前 1～3 周有呼吸道或消化道感染的病史。表现为发热、全身酸软、乏力、咽痛、易出汗，或腹痛、腹泻等。

（2）心脏受累症状：表现为心悸、胸闷、心前区隐痛。严重者可出现心力衰竭或心源性休克，个别可因严重的心律失常而猝死。

（3）心脏一般为轻、中度增大，第一心音减弱，持续性心动过速或过缓，严重者可出现奔马律。

（4）常有各种心律失常，以期前收缩和传导阻滞最多见。

四、诊　断

1. 临床诊断依据

（1）主要指标：①急、慢性心功能不全或心脑综合征；②有心脏扩大、奔马律或心包炎表现之一（临床表现、心电图、X 线、超声心动图）；③心电图（包括 Holter 监测）有明显心律失常、ST-T 段改变（持续 4 天以上，伴动态变化）、心肌梗死样图形或运动试验阳性之一；④发病 1 个月内血清肌酸激酶增高；⑤心脏同位素扫描发现异常。

（2）次要指标：①发病的同时或前 1 个月内有病毒感染史；②有明显乏力、面色苍白、多汗、心悸、气短、胸闷、头晕、心前区不适、手足凉或腹痛等症状（至少 2 项），小婴儿可有厌食、发绀、四肢凉等，新生儿可结合流行病史考虑诊断；③心尖区第一心音明显低钝，或安静时心动过速；④心电图有轻度异常；⑤发病数月内血清乳酸脱氢酶-1（LDH-1）、α-羟基丁酸脱氢酶（α-HBDH）或谷草转氨酶增高。

2. 病原学诊断依据　①自患儿心包穿刺液、心包、心肌或心内膜分离到病毒，或特异性抗体阳性；②自患儿粪便、咽拭子或血液中分离到病毒，且恢复期血清同型抗体滴度较第一份血清升高或降低 4 倍以上；③病程早期患儿血中特异性免疫球蛋白 M（IgM）抗体滴度在 1∶128 以上；④用聚合酶链反应或病毒核酸探针原位杂交法，自患儿心肌或血中查到病毒核酸。

3. 确诊条件　①具有主要指标 2 项，或主要指标 1 项及次要指标 2 项者（含心电图指标 1 项），可临床诊断为心肌炎。②具备病原学指标 1 项者，可诊断为病毒性心肌炎。在发病同时伴有其他系统病毒感染者（如腮腺炎等），而无条件进行病原学检查时，结合病史可考虑心肌炎亦系病毒引起。③凡不具备确诊条件，但临床怀疑为心肌炎时，可作为“疑似心肌炎”给予必要的治疗，并长期随诊。

五、治　疗

（一）常用化学药物及现代技术

1. 一般治疗　充分休息，应用促进心肌营养、代谢药物如辅酶 A、三磷酸腺苷、肌苷及大量维生素 C 等。

2. 抗感染治疗　应用抑制病毒核酸复制的药物如干扰素、阿糖胞苷、利巴韦林等；如合并细菌感染可使用抗生素。

3. 肾上腺皮质激素的应用　因激素可加速病毒的扩散，故早期不宜应用，但如果患者病情危重，可短期应用。常用地塞米松每日 10mg，或氢化可的松每日 100～200mg，加入葡萄糖溶液中静脉滴注。

4. 纠正心力衰竭及心律失常　有心力衰竭者可用强心剂、利尿剂及血管扩张剂。有心律失常者可选用相应的抗心律失常药物。

（二）中成药治疗

中医学认为，本病以外感温热邪毒为主要发病因素，而劳累过度、情志损伤等亦可致病。病位主要在心，涉及肺、脾、肾，病机主要是邪犯人体，心气受损，痰饮内停或瘀血阻络。主要病理产物为痰饮及瘀血，究其病性，在本为心气不足，属虚；在标为热毒、痰饮、瘀血，属实。临证治疗宜标本兼治，祛邪扶正并重，急性期以清热解毒、益气养心为法，恢复期则以逐痰祛瘀、养心安神为要。

第二节　中成药名方的辨证分类与药效

病毒性心肌炎属中医学"风温"、"时行毒"、"心悸"、"胸痹"等范畴。中药治疗病毒性心肌炎的目的是清热解毒，宁心复脉。常见辨证分类及主要药效如下：

一、清热解毒类

病毒性心肌炎起病初期主要是热毒攻心，常表现为头痛流涕，恶寒发热，咳嗽，咽痛，心悸气短，胸闷胸痛，肌肉酸痛，舌质红，苔薄黄，脉浮数或促。

此证多由感受外邪而发，热毒上扰则头痛；侵犯于心，故见心悸。

清热解毒药可表里双解，清热解毒。

常用中成药：葛根素注射液、双黄连注射液[注射用双黄连（冻干）]、甘露消毒丸、银翘解毒丸（片、颗粒、胶囊、软胶囊）。

二、活血化瘀类

病毒性心肌炎气滞血瘀证常表现为心悸不安，胸闷胸痛，如针刺样疼痛，善太息，性情急躁，两胁胀痛，舌质紫暗或有瘀点，脉细涩或结、代、促。

主要病理变化是心肌供血不足，气滞则血瘀。

活血化瘀药可扩张冠脉，增加心肌供血，改善血液流变及微循环等。

常用中成药：玉丹荣心丸、丹参注射液。

三、益气养阴类

病毒性心肌炎后期患儿常伴气虚证，表现为面白少华，心悸气短，倦怠乏力，动则汗出，舌淡胖嫩，脉弱无力或结、代；或阴虚证，表现为口干唇燥，渴而欲饮，心悸胸闷，五心烦热，盗汗，便干，舌红少苔，脉细数或促。

主要病理变化是心肌缺血及心功能减退。

益气养阴药可在抗心肌缺血的同时改善心功能及血流动力。

常用中成药：黄芪生脉饮、心肌康颗粒、生脉注射液（生脉饮口服液）、参麦注射液、参附注射液、芪冬颐心口服液。

参考文献

[1] 陈奇. 中成药名方药理与临床应用[M]. 香港：香港雅艺出版公司-深圳：海天出版社联合出版，1991：450-527.

[2] 陈奇. 中成药名方药理与临床应用[M]. 台北：台北南天出版社，1993：1-50.

[3] 陈奇. 中成药名方药理与临床[M]. 北京：人民卫生出版社，1998：683-818.

[4] 陈奇，张伯礼. 中药药效研究方法学[M]. 北京：人民卫生出版社，2016：79-83.

[5] 宋晓东. 柯萨奇病毒致病毒性心肌炎分子生物学机制[J]. 中国分子心脏病学杂志，2002，2（3）：4652.

[6] 马沛然. 病毒性心肌炎病因和发病机制研究进展[J]. 临床儿科杂志，2004，22（3）：133-134.

[7] Calabrese F，Thiene G. Myocarditis and inflammatory cardiomyopathy：microbiological and molecular biological aspects[J]. CardiovascRes，2003，60（1）：11-25.

[8] Bowles NE，Ni J，Kearney D L，et al. Detection of viruses in myocardial tissues by polymerase chain reaction. Evidence of adenovirus as a common cause of myocarditis in children and adults[J]. J Am Coll Cardiol，2003，42（3）：466-472.

[9] Zack F， Klingel K， Kandolf R，et al. Sudden cardiac death in a 5-year-old girl associated with parvovirus B19 infection[J]. Forensic science international，2005，155（1）：13-17.

（江西省儿童医院 陈 强、卢庆红）

第三节 中成药名方

一、清热解毒类

葛根素注射液

【药物组成】 葛根素。

【处方来源】 研制方。国药准字 H44020958。

【功能与主治】 对冠状动脉和脑血管有扩张作用，可降低心肌耗氧量。用于治疗冠心病、各型心绞痛、心肌梗死、视网膜动静脉阻塞、突发性耳聋及缺血性脑血管病。

【药效】 主要药效如下[1-4]：

1. *抗病毒性心肌炎* 目前普遍认为病毒感染直接导致的心肌损伤、感染后引起的免疫应答及自身免疫反应是病毒性心肌炎的主要发病原因。氧化应激是病毒性心肌炎的发病机制之一。核因子 2（Nrf2）是机体抗氧化应激的重要调节因子。Nrf2 在病毒性心肌炎中表达增高，参与病毒性心肌炎的发生、发展过程。Fas 系统介导的心肌细胞凋亡是病毒性心肌炎导致心肌损伤的机制之一。病毒性心肌炎各期主要病理变化之一为心肌纤维化，转化生长因子-β1（TGF-β1）是组织纤维化的关键因子。葛根素可激活 Nrf2 的表达，从而上调抗氧化酶、血红素加氧酶-1（HO-1）达到抗氧化作用；抑制 Fas/FasL 信号通路实现抗心肌细胞凋亡作用；抑制 TGF-β1 的转录及蛋白表达，抑制心肌纤维化，进而达到治愈病毒性心肌炎的目的（图 11-1）[5]。

葛根素治疗病毒性心肌炎患儿 14 天后可观察到血清 CK-MB、心肌肌钙蛋白（cTnT）、超敏 C-反应蛋白（hs-CRP）的表达明显下降，IL-35、总抗氧化能力（T-AOC）、超氧化物歧化酶（SOD）、谷胱甘肽（GSH）的表达显著升高，提示其治疗病毒性心肌炎与抑制机体的炎症反应，提高心肌抗氧化能力有关[6]。

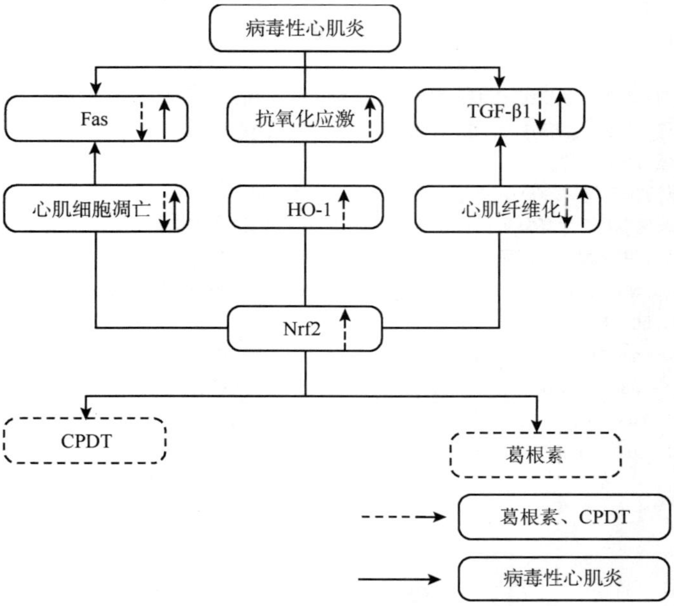

图 11-1　葛根素治疗病毒性心肌炎的作用机制

CPDT 是能够激活 Nrf2 的两大化学激活剂之一的异硫氰酸类。葛根素具有类似异硫氰酸的作用，可以激活 Nrf2，上调 HO-1，激活机体的抗氧化应激反应；抑制 Fas/FasL 信号通路抗心肌细胞凋亡；抑制 TGF-β1 的表达，抑制心肌纤维化，从而治愈病毒性心肌炎

2. *抗心律失常*　葛根素可抑制大鼠心肌细胞 L 型钙离子通道电流，使钙离子内流减少，起到抗心律失常作用；通过影响细胞膜对钾、钠、钙离子的通透性而降低心肌兴奋性。

3. *扩张冠状动脉、增加冠状动脉血流量*　心肌梗死犬动脉模型研究证实，葛根素可明显减轻心肌梗死损伤，增加缺血区和梗死区毛细血管及供血血管密度，促进犬急性心肌侧支循环开放与形成，保护缺血心肌。葛根素还可修复动脉血管内皮细胞，阻止动脉粥样硬化，防止血栓形成。

4. *减轻心肌再灌注、脑缺血再灌注损伤*　动物实验研究证实，葛根素对垂体后叶素引起的大鼠急性心肌缺血具有保护作用，可抬高 ST 段，降低心律失常发生率；降低血清天门冬氨酸氨基转移酶、肌酸激酶和乳酸脱氢酶含量；促进大鼠缺血心肌血管新生，促进血管内皮生长因子 mRNA 表达；减少缺血再灌注损伤大鼠心肌细胞凋亡，且呈明显的剂量依赖性，最终减少心肌梗死面积。通过对脑缺血再灌注损伤大鼠动物模型进行试验证明，葛根素可以促进抗炎因子的表达，并且抑制促炎因子的产生从而调节抗炎因子与促炎因子的比值，使炎症得以缓解。

【临床应用】 临床主要用于病毒性心肌炎、儿童过敏性紫癜、心血管疾病。

1. *病毒性心肌炎* 小儿病毒性心肌炎是以病毒感染引起的细胞免疫和体液免疫反应介导的心肌细胞损害为主的疾病。葛根素注射液治疗组在心功能恢复、心室容积缩小、LEVF 升高、心室重构逆转等方面效果比较满意，葛根素注射液通过保护心肌免受自由基损害的抗氧化作用，促进心肌细胞修复，增加心输出量及冠脉流量，降低心肌耗氧，防止急性心肌梗死的梗死面积延展，改善心肌缺血，促进心功能恢复等，从而达到治愈小儿病毒性心肌炎的效果，同时临床总有效率高于能量合剂治疗组[7]。葛根素注射液联合二丁酰环磷腺苷钙可增强机体的免疫功能，消除心肌内残存病毒，缩短病程，减少疾病复发，疗效确切[8]。此外，葛根素注射液联合生脉注射液或参麦注射液治疗病毒性心肌炎，疗效都优于单用治疗组[9, 10]。

2. *儿童过敏性紫癜*[11] 过敏性紫癜是一种全身无菌性小血管性疾病，可累及皮肤、胃肠道、肾脏、关节，甚至心脑等多个器官，是临床常见多发病。目前虽发病机制还不明确，但患儿体内免疫功能紊乱在其中起到重要作用。常规治疗的基础上联用葛根素治疗儿童过敏性紫癜，可缓解临床症状，促进患儿机体免疫功能恢复，明显提高临床总有效率，不良反应少。

3. *心血管疾病* 心血管疾病的发病机制主要是由于血液黏稠度改变、血管痉挛、心肌缺血、血管粥样硬化等病理改变，导致心脏及循环系统障碍，引起心血管疾病的发生。在常规治疗基础上联用葛根素注射液治疗心血管疾病，联用葛根素注射液组的临床疗效明显优于常规治疗组[12]。在治疗冠心病心绞痛方面，葛根素注射液联合稳心颗粒可显著缓解心绞痛及其他临床症状，改善心电图 ST 段，疗效优于对照组[13]。葛根素注射液用于冠心病的辅助治疗，治疗后联用葛根素注射液组活化血小板水平降低，表明葛根素注射液具有抗血小板活化作用，疗效也优于常规治疗组[14]。

【不良反应】 ①个别患者在用药开始时出现暂时性腹胀、恶心等消化道反应，继续用药可自行消失。②少数患者可出现皮疹及发热。③偶见急性血管内溶血、寒战、发热、黄疸、腰痛、尿色加深等。

【使用注意】 ①有出血倾向者慎用。②本品长期低温（10℃以下）存放可能析出结晶，此时可将安瓿置于温水中，待结晶溶解后仍可使用。③血容量不足者应在短期内补足血容量后使用本品。④合并糖尿病者，应用生理盐水稀释本品后静脉滴注。⑤使用本品者应定期监测胆红素、网织红细胞、血红蛋白及尿常规。⑥出现寒战、发热、黄疸、腰痛、尿色加深等症状者，需立即停药，及时治疗。⑦儿童慎用。

【用法与用量】 静脉滴注，1 次 200～400mg，加入 5%葡萄糖注射液 500ml 中静脉滴注，1 日 1 次，10～20 天为 1 个疗程，可连续使用 2～3 个疗程。儿童用法用量遵医嘱。

参考文献

[1] 徐兆景. 葛根素药理作用机制探讨及临床应用[J]. 中国现代药物应用，2016，10（8）：256-257.
[2] 唐辉雄. 葛根素预处理对缺氧复氧心肌细胞自噬的影响及其分子机制[D]. 广州：南方医科大学，2016.
[3] 窦思奇，江培. 葛根素对脑缺血再灌注损伤的抗炎作用[J]. 黑龙江科技信息，2014，(36)：74.
[4] 王玮. 葛根素对缺血-再灌注损伤器官保护作用的研究进展[J]. 实用心脑肺血管病杂志，2013，21（9）：6-7，15.

[5] 张晓梅，孙景辉，朱华，等. 葛根素对病毒性心肌炎的保护机制研究[J]. 国际儿科学杂志，2019，46（2）：140-143，封 3.
[6] 张黎静，黄峥嵘，万晓群，等. 葛根素注射液对病毒性心肌炎患者抗氧化能力的影响[J]. 中华实验和临床病毒学杂志，2018，32（6）：628-631.
[7] 李桂兰. 葛根素对小儿心肌炎的作用及心功能影响[J]. 医学文选，2005，24（4）：487-489.
[8] 蒋景晔. 葛根素联合二丁酰环磷腺苷钙治疗病毒性心肌炎 30 例疗效分析[J]. 海峡药学，2010，22（10）：125-126.
[9] 刘兵，兰永玲，苗晓艳. 葛根素联合参麦注射液辅助治疗小儿病毒性心肌炎的疗效观察[J]. 中外医疗，2011，30（34）：140.
[10] 彭拥军，易岂建. 葛根素联合生脉注射液治疗小儿病毒性心肌炎的疗效分析[J]. 中国当代医药，2012，19（21）：146-147.
[11] 张景秀，孙相国，徐本福. 葛根素治疗儿童过敏性紫癜的疗效观察及对免疫功能的影响[J]. 河北医药，2016，38（1）：91-93.
[12] 赵启林. 葛根素治疗心血管疾病 46 例[J]. 中国中医药现代远程教育，2012，10（24）：103.
[13] 胡健，王东雁，丁俊，等. 葛根素注射液联合稳心颗粒治疗冠心病心绞痛疗效观察[J]. 中国中医药信息杂志，2011，18（9）：76.
[14] 曾跃华，陈云龙. 葛根素治疗冠心病及对活化血小板的影响[J]. 长春中医药大学学报，2011，27（6）：997.

（江西省儿童医院　卢庆红、许俐娜）

双黄连注射液[注射用双黄连（冻干）]

【药物组成】 金银花、黄芩、连翘。

【处方来源】 研制方。《中国药典》（2015 年版）。

【功能与主治】 清热解毒，疏风解表。用于外感风热所致的发热、咳嗽、咽痛；上呼吸道感染、轻型肺炎、扁桃体炎见上述证候者。

【药效】 主要药效如下：

1. 抗病毒[1] 体外试验表明，双黄连粉针剂具有明显的抗流感病毒、呼吸道合胞病毒、腺病毒Ⅲ型、单纯疱疹病毒Ⅰ型及Ⅱ型、柯萨奇病毒 B3 与 A16、新型肠道病毒 71 型作用，对脊髓灰质炎病毒Ⅲ型、埃可病毒 6 型、麻疹病毒、水疱性口炎病毒有一定的抑制作用。同时动物模型试验表明，双黄连粉针剂可有效抑制流感病毒性肺炎、病毒性心肌炎、胰腺炎的发生，有较好的疗效。

2. 抗菌[2] 体外、体内抑菌试验表明，双黄连粉针剂对金黄色葡萄球菌、大肠杆菌、绿脓杆菌、肺炎双球菌均有不同程度的抑制作用。

3. 抗炎[2] 双黄连粉针剂能显著抑制腹腔注射乙酸所致小鼠腹腔毛细血管通透性增加，且与剂量呈正相关。双黄连粉针剂还能显著抑制二甲苯所致的小鼠耳郭肿胀，呈明显的量效关系。

【临床应用】 临床主要用于病毒性心肌炎、小儿急性上呼吸道感染。

1. 病毒性心肌炎[3-7] 是指病毒侵犯心脏引起以心肌炎性病变为主要表现的疾病，目前尚无特效治疗药物，主要是对症及支持治疗，急性期是心肌炎恢复的关键期。双黄连粉针剂具有清热解毒，辛凉解表等作用，可针对心肌炎邪毒犯心证。双黄连注射液能有效抑制心肌毒性反应，提高机体免疫力，抑制心肌炎症反应，促进心肌细胞新陈代谢，加快心肌细胞自身修复，可有效改善病毒性心肌炎患者的症状，使心肌酶谱、肌钙蛋白下降，改善心电图。

2. 小儿急性上呼吸道感染[8-10] 双黄连粉针剂主要组分为金银花、连翘及黄芩，金银花和连翘合用能产生抗菌范围互补的作用，使抗菌效用增强，黄芩、连翘除具有抗菌作用外，同时具有抗流感病毒的作用，其方具有清热解毒之功效，主清上焦之热，故常用于急性上呼吸道感染。

【不良反应】 ①静脉滴注过程中偶见轻微血管疼痛，减慢滴速后消失。②皮肤反应：以荨麻疹最多，皮疹，面红，少数出现花斑样血斑，偶见剥脱性皮炎。③药物热：偶见高热、寒战。④血管神经性水肿：眼睑开始充血、水肿，继而扩展至鼻梁、鼻眼、口唇、喉部，表现为声嘶、喉喘鸣、剧烈咳嗽、呼吸困难。⑤过敏性休克：一般于注射后数秒至 5 分钟内发生，先是局部瘙痒、皮疹，继而心慌、胸闷、呼吸困难、发绀、血压下降，很快出现意识丧失和肢体抽搐，个别出现呼吸、心跳骤停。⑥消化系统：恶心、呕吐、胃肠不适、肠痉挛、腹泻、黄疸等，一般为一过性，停药或常规处理即可恢复。⑦循环系统：静脉炎、血管疼痛、血压升高、心房颤动、短暂心跳过速，停药后对症治疗均能恢复。⑧神经系统：神志不清、头晕、头痛。⑨呼吸系统：咳嗽、哮喘。⑩罕见一过性尿蛋白、锥体外系反应、多脏器功能损害、溶血性贫血、急性再生障碍性贫血。

【使用注意】 ①用药前要认真询问患者对本品的过敏史，对本品有过敏史的患者应慎用，过敏体质者应避免使用。②咳喘、严重血管神经性水肿、静脉炎、年老体弱、心肺严重疾患者应避免使用。③使用本品时不应与其他药品混用，最好单用。④15 岁以下，50 岁以上患者使用本品时应注意监护。⑤不得超剂量或浓度（建议静脉滴注时药液浓度不应超过 12%）应用，尤其是儿童，要严格按体重计算用量。⑥静脉滴注双黄连注射液应遵循先慢后快的原则。开始滴注时应为 20 滴/分，15～20 分钟后，患者无不适，可改为 40～60 滴/分，并注意监护患者有无不良反应发生。⑦本品与生理盐水或 5%～10%葡萄糖溶液配伍时如出现沉淀，请勿使用（双黄连注射液的最佳配伍 pH 为 6～8）。⑧首次用药应密切注意观察，一旦出现皮疹、瘙痒、颜面充血，特别是出现心悸、胸闷、呼吸困难、咳嗽等症状应立即停药，及时给予脱敏治疗。⑨4 周岁以下儿童禁用。

【用法与用量】 静脉注射，1 次 10～20ml，1 日 1～2 次。静脉滴注，每千克体重 1ml，加入生理盐水或 5%～10%葡萄糖溶液中。肌内注射，1 次 2～4ml，1 日 2 次。

注射用双黄连（粉针）：静脉滴注。每次每千克体重 60mg，1 日 1 次；或遵医嘱。临用前，先以适量灭菌注射用水充分溶解，再用氯化钠注射液或 5%葡萄糖注射液 500ml 稀释。

参考文献

[1] 李凡，易世红，赵春艳，等. 双黄连粉针剂抗病毒作用[J]. 中草药，2002，33（1）：52-55.

[2] 廖群，杨小妹，张俐伟. 双黄连粉针主要药效及安全性的研究[J]. 中兽医医药杂志，2007，26（1）：41-43.

[3] 林国珍，刘冬梅，朱霖，等. 注射用双黄连治疗小儿病毒性心肌炎疗效观察[J]. 中国中西医结合杂志，1998，（10）：601-602.

[4] 周光中. 双黄连佐治小儿病毒性心肌炎 50 例疗效观察[J]. 邯郸医学高等专科学校学报，2004，17（6）：514-515.

[5] 任勤，陈宝，马融. 双黄连粉针剂治疗小儿急性病毒性心肌炎 126 例临床观察[J]. 中国社区医师，2004，20（17）：33.

[6] 欧阳长安. 双黄连粉针剂治疗急性病毒性心肌炎 24 例临床观察[J]. 时珍国医国药，2001，12（1）：71.

[7] 孙永琦. 双黄连粉针剂治疗病毒性心肌炎的疗效观察[J]. 实用心脑肺血管病杂志，2011，19（8）：1381.

[8] 牟锦刚，薛萍. 双黄连粉针治疗上呼吸道感染 200 例疗效观察[J]. 贵州医药，2000，24（4）：233.

[9] 吴嘉瑞，张丹，张晓朦，等. 双黄连注射剂治疗急性上呼吸道感染的系统评价研究[J]. 药物流行病学杂志，2016，25（5）：269-274.

[10] 白云苹，王明航，王至婉，等. 双黄连注射剂治疗急性上呼吸道感染随机对照试验的系统评价[J]. 中华中医药杂志，2012，27（10）：2734-2739.

（江西省儿童医院　卢庆红、许俐娜）

甘露消毒丸

【药物组成】 滑石、茵陈、黄芩、石菖蒲、豆蔻、藿香、薄荷、射干、川贝母、木通、连翘。

【处方来源】 清·王孟英《温热经纬》，又名普济解疫丹。《中国药典》(2015年版)。

【功能与主治】 芳香化湿，清热解毒。用于暑湿蕴结，身热肢酸，胸闷腹胀，尿赤黄疸。

【药效】 主要药效如下：

1. 抗病毒 肠道病毒属引起的传染病，轻者表现为倦怠、乏力和低热；重者可波及心、脑、肝及脊髓等全身重要器官，引起无菌性脑膜炎、瘫痪、心肌炎及新生儿败血症[1]。甘露消毒丹全方、残方及加味方对细胞的最高无毒浓度均为1∶40(即25g/L)，该浓度对柯萨奇病毒B2、B3、B4株在培养细胞内的增殖有明显的抑制作用，抑制指数均＞2；全方对柯萨奇病毒B2、B3、B4株在培养细胞中的增殖量明显低于对照组，表明甘露消毒丹全方、残方及加味方水煎液，均能抑制柯萨奇病毒在培养细胞内的复制[2]。全方及拆方具有比利巴韦林更好的抑制EV71病毒的作用，清热解毒法在方中发挥了更强的抗EV71作用[3]。

2. 免疫调节 甘露消毒丹丸可通过调节miR-146a、Toll样受体4(TLR4)mRNA表达从而影响EV71感染所致免疫反应[4]；促进肠道益生菌的生长，改善肠道微生态平衡，从而降低病毒CAV16、EV71对机体的损害[5]。甘露消毒丹可上调miR-155的表达，提示可通过调节miR-155而调控免疫反应[6]。

3. 细胞保护 甘露消毒丹对D-氨基半乳糖氨(D-Gal N)和脂多糖(LPS)所致的大鼠急性肝衰竭有保护作用。作用机制可能与抑制炎性细胞因子TNF-α和IL-6的产生，从而保护肝细胞、恢复肝功能有关[7-9]。

【临床应用】 临床主要用于病毒性心肌炎、小儿重症手足口病等。

1. 病毒性心肌炎 病毒性心肌损伤是指病毒感染引起心肌细胞变性、坏死和间质炎性细胞浸润及纤维渗出的过程。部分肠道病毒感染后心肌损伤的患儿，临床表现为乏力、纳差、便溏、苔腻等。用甘露消毒丹治疗病毒性心肌损伤(湿热型)患儿，治疗7天后甘露消毒丹组可有效改善患儿的临床症状及心肌酶学指标，具有一定的保护心肌细胞的功能，临床疗效优于常规西药治疗组[10]。

2. 小儿重症手足口病 手足口病属中医学“温病”“湿温”“瘟疫”等范畴，每年5～7月为发病高峰，时值夏季，外感时疫，邪毒壅滞，气机不畅，内蕴化热，与气血相搏，外发四肢，上熏口咽，发为疱疹。运用甘露消毒丹治疗危重型手足口病疗效优于对照组，热退时间、皮疹消退时间、口腔疱疹消退时间、精神和食欲好转时间等短于对照组[11, 12]。

3. 其他 甘露消毒丹辅助治疗小儿重症支原体肺炎(湿热证)，可明显改善临床症状，缩短病程，降低治疗费用[13]。疱疹性咽峡炎由柯萨奇A组病毒感染引起，传染性强，流行快，夏季发病率高，主要表现为急骤发热，可持续高热或反复发热，多数患儿没有咳嗽、流涕等症状，在中医辨证中属“湿热喉痹”，甘露消毒丹具有清热解毒、利湿退热的功效，治疗小儿疱疹性咽峡炎疗效满意[14]。急乳蛾是以起病急骤，发热，咽痛，喉核红肿胀大，形如蚕蛾，或表面呈黄白色脓点等为主要表现的小儿常见疾病，运用甘露消毒丹治疗小儿急乳蛾疗效较佳[15]。

【不良反应】 马兜铃酸相关性肾损害[16]。

【使用注意】 ①寒湿内阻者慎用。②服药期间忌食辛辣、生冷、油腻食物。

【用法与用量】 口服，1 次 6～9g，1 日 2 次。

参考文献

[1] Benjamin J，Cowling Vicky J，Fang Hiroshi Nishiura，et al. Detection of non-polio enteroviruses in Hungary 2000-2008 and molecularepidemiology of enterovirus71，coxsackievirus A16，and echovirus30[J]. Viruse Genes，2010，40（2）：163-173.

[2] 贺又舜，伍参荣，赵国荣，等. 甘露消毒丹对柯萨奇病毒体外抑制作用的实验研究[J]. 中国中西医结合杂志，1998，18（12）：737-740.

[3] 艾碧琛，贺又舜，赵国荣，等. 甘露消毒丹及其拆方体外抗肠道病毒 EV71 型作用[J]. 中医杂志，2014，55（8）：695-698.

[4] 艾碧琛，何宜荣，曹蓉，等. 甘露消毒丹及其拆方对感染肠道病毒 71 型细胞 miR-146a 和 Toll 样受体 4 mRNA 表达的影响[J]. 中国中医药信息杂志，2017，24（3）：61-65.

[5] 肖新云，刘又嘉，谢梦洲，等. 甘露消毒丹对 CAV16、EV71 感染小鼠肠道微生物的影响[J]. 湖南中医杂志，2016，32（6）：170-171.

[6] 何宜荣，贺又舜，曹蓉，等. 甘露消毒丹对感染肠道病毒 71 型细胞 miRNA-155 表达的影响[J]. 中国中医急症，2016，25（10）：1840-1843+1858.

[7] 杨平. 甘露消毒丹对急性肝衰竭大鼠保护作用的实验研究[J]. 湖北中医药大学学报，2011，13（2）：6-8.

[8] 田展飞. 甘露消毒丹抗大鼠肝纤维化的实验研究[J]. 中国中医急症，2011，20（3）：423-424.

[9] 田展飞. 甘露消毒丹对急性肝衰竭大鼠肝细胞凋亡的影响[J]. 中国中医急症，2011，20（5）：754+776.

[10] 谢静，赵鸿. 甘露消毒丹治疗病毒性心肌损伤（湿热型）临床研究[J]. 中医药导报，2012，18（3）：21-23.

[11] 张静，李春丽，侯红丽. 甘露消毒丹加味治疗危重型手足口病患儿 60 例疗效观察[J]. 中医儿科杂志，2015，11（2）：34-36.

[12] 代晶，宋维海. 甘露消毒丹辅助治疗小儿急性重症手足口病临床研究[J]. 四川中医，2016，34（10）：124-126.

[13] 杜洪喆，李新民，晋黎，等. 甘露消毒丹辅助治疗小儿重症支原体肺炎（湿热证）临床研究[J]. 天津中医药，2015，32（8）：477-480.

[14] 马生莲，田雨河. 甘露消毒丹加减治疗小儿疱疹性咽峡炎 96 例[J]. 中国民间疗法，2011，19（4）：40.

[15] 李兰，王晓梅. 甘露消毒丹治疗小儿急乳蛾临床心得[J]. 新疆中医药，2012，30（4）：139-140.

[16] 汪延辉，许菲菲，林凡，等. 甘露消毒丸致大鼠肾损害的初步研究[J]. 中国中西医结合肾病杂志，2005，6（10）：573-575.

（江西省儿童医院　卢庆红、许俐娜）

银翘解毒丸（片、颗粒、胶囊、软胶囊）

【药物组成】 金银花、连翘、薄荷、荆芥、淡豆豉、牛蒡子（炒）、桔梗、淡竹叶、甘草。

【处方来源】 清·吴瑭《温病条辨》银翘散方。《中国药典》（2015 年版）。

【功能与主治】 辛凉解表，清热解毒。用于风热感冒，发热头痛，咳嗽口干，咽喉疼痛。

【药效】 主要药效如下：

1. *抗病毒* 银翘解毒软胶囊对甲型流感病毒有良好的治疗作用，通过下调小鼠肺组织内病毒载量 M1 蛋白相对表达量，来发挥抗病毒作用[1]；可在病毒感染早期增加小鼠肺组织 β-防御素 1（β-defensin1）mRNA 的表达[2]；也可通过降低炎性因子的表达、抑制流感病毒唾液酸酶的活性、抑制膜融合[3]等方式发挥抗病毒作用。

2. 提高巨噬细胞吞噬能力　研究结果显示，银翘散可提高机体巨噬细胞的吞噬能力、诱生 IL-2[4]、上调肺组织内 IFN-γ mRNA 相对表达量[5]。

3. 解热、镇痛　银翘解毒液及银翘解毒片对三联菌苗引起的家兔发热有一定的解热作用，两剂型在家兔致热后第 5、6 小时的解热作用最明显，两剂型之间无明显差别[6]。腹腔注射银翘解毒片低、高剂量均能明显延长由热刺激引起疼痛反应的潜伏期，并有明显的量-效关系[7]。

4. 抗菌　体内抑菌试验发现，感染前试验小鼠连续给予银翘解毒液及银翘解毒片 4 天后，再腹腔注射肺炎双球菌造模，可明显减少感染小鼠的死亡数，可能与其提高动物的抗感染能力有关[6]。银翘解毒液及银翘解毒片在体外均可抑制肺炎球菌，银翘解毒片对革兰氏阳性菌和阴性菌有广泛的抑制作用，高浓度时可完全抑制金黄色葡萄球菌、表皮葡萄球菌、枯草杆菌、变形杆菌、沙门氏菌属绿脓杆菌[7]。

【临床应用】

1. 病毒性心肌炎　多为病毒感染后发病，早期是由于感冒或肠道病毒直接侵犯心肌所致，后期是病毒在心肌内持续存在及免疫失调损害心肌。

有学者认为病毒性心肌炎是由于体质素虚，复感温热之邪，耗伤气阴，致心失所养，心脉不畅；病位在心，但常与肺脏有密切关系，本病证候特点是虚实相兼。以银翘散抗病毒治疗，调整全身微循环和提高免疫功能，辅以大剂量维生素 C 保护心肌，待症状、体征改善后，停维生素，仍服中药至症状、体征消失，心电图可恢复正常，总有效率明显提高[8]。

运用银翘散加减方对 58 例小儿风热犯心型病毒性心肌炎进行治疗，治疗组总有效率显著高于对照组，其心肌酶谱改善优于对照组，表明银翘散可有效治疗小儿病毒性心肌炎[9]。

2. 手足口病　手足口病在中医属于“时疫”和“温病”范畴，由外感风热实邪，热阻肺胃二经，蕴郁于肌肤而发病。银翘解毒丸具有辛凉解表的功效，对手足口疗效良好。银翘解毒汤[10]口服治疗手足口病，与口服阿昔洛韦对比，总有效率显著提高，皮疹消退、溃疡消退、水疱结痂、体温恢复时间、平均病程均显著缩短。

【不良反应】 尚不明确。

【使用注意】 ①本品疏风解表，清热解毒，风寒感冒者慎用。②孕妇慎用。③服药期间忌烟酒及辛辣、生冷、油腻食物。

【用法与用量】 丸剂：口服，1 次 1 丸，1 日 2～3 次。片剂：口服，1 次 4 片，1 日 2～3 次。颗粒剂：开水冲服，1 次 1 袋，1 日 3 次。胶囊剂：1 次 4 粒，1 日 2～3 次。软胶囊：1 次 2 粒，1 日 3 次。

参 考 文 献

[1] 刘颖，时宇静，时瀚，等. 银翘解毒软胶囊对流感病毒感染小鼠肺炎模型肺组织病毒载量及 M1 蛋白表达的影响[J]. 药学学报，2011，46（6）：650-655.

[2] 杨红亚，张天娥，刘伟伟，等. 银翘解毒丸对流感病毒感染小鼠肺组织 β-defensin1 表达的影响[J]. 成都中医药大学学报，2013，36（1）：33-36.

[3] 石钺，石任兵，刘斌，等. 银翘散抗流感病毒有效部位群中黄酮类成分研究[J]. 中国中药杂志，2001，26（5）：320-323.

[4] 邓文龙，王文烈，刘家玉，等. 银翘散的药理作用研究[J]. 中医杂志，1986，27（3）：59-62.
[5] 时宇静，赵晔，姜晶，等. 银翘散对流感病毒感染小鼠模型肺组织病毒载量和 IFN-γ mRNA 表达的影响[J]. 中国药学杂志，2008，43（19）：1475-1478.
[6] 邢富强，何建国，曹永才. 银翘解毒口服液药理实验研究[J]. 中国中药杂志，1990，15（10）：46-48+64-65.
[7] 周远鹏，江京莉，严少敏，等. 银翘解毒片的药理研究[J]. 中成药，1990，12（1）：22-25.
[8] 刘芳. 银翘散治疗病毒性心肌炎 52 例[J]. 湖南中医杂志，1997，13（4）：29-30.
[9] 田明明，王雪峰. 银翘散加减治疗小儿风热犯心型病毒性心肌炎临床观察[J]. 辽宁中医药大学学报，2015，17（1）：186-188.
[10] 李赤坤. 银翘解毒汤治疗小儿手足口病 38 例临床观察[J]. 湖南中医杂志，2017，33（1）：62-63.

（江西省儿童医院　卢庆红、许俐娜）

二、活血化瘀类

玉丹荣心丸

【药物组成】 玉竹、五味子、丹参、降香、山楂、蓼大青叶、苦参、炙甘草。

【处方来源】 研制方。国药准字 Z10970095。

【功能与主治】 益气养阴，活血解毒。用于气阴两虚或气阴两虚兼瘀阻所致的胸闷、心悸、气短、乏力、头晕、多汗、心前区不适或疼痛；轻、中型小儿病毒性心肌炎见上述证候者。

【药效】 主要药效如下[1-5]：

1. *抗病毒*　病毒性心肌炎是由病毒感染引起的一种心肌局灶性或弥漫性病变，柯萨奇 B 组病毒（CVB）感染是病毒性心肌炎的主要病原，本品对 CVB 感染 BALB/c 小鼠所致急性病毒性心肌炎，能显著减轻心肌组织的病理改变，有良好的疗效。

2. *增强免疫*　本品能增强环磷酰胺所致免疫功能低下小鼠腹腔巨噬细胞吞噬功能，增强 2, 4-二硝基氯苯所致小鼠迟发性超敏反应，促进鸡红细胞致敏小鼠血清溶血素抗体生成，同时还可提高非特异性免疫功能，促进小鼠特异性体液免疫。玉丹荣心丸对 IgG、IgA 和 CK-MB 恢复有促进作用，可明显改善患儿的症状，减少发病次数，缩短病程。

【临床应用】 主要用于病毒性心肌炎和冠心病。

1. *病毒性心肌炎*　小儿病毒性心肌炎是临床上最常见的一种，西医认为本病与病毒感染和自身免疫有关，中医学认为本病是风热湿毒导致气滞血瘀，心脉失养所致。玉丹荣心丸具有益气养阴、活血化瘀、清热解毒、强心复脉之功效，对病毒性心肌炎有较好的疗效[6-9]。

针对荣心丸治疗儿童病毒性心肌炎（气阴两虚或兼心脉瘀阻证）的有效性及安全性进行了多中心的临床研究，研究发现本品疗效优于辅酶 Q10，荣心丸可改善病毒性心肌炎患儿的心电图异常、CK-MB 异常，提高射血分数，减少 Holter 期前收缩次数，提高心肌炎疾病痊愈率[10]。

针对玉丹荣心丸对 1362 例病毒性心肌炎患者的疗效和安全性研究发现，荣心丸可保护和改善病毒感染损伤的心肌组织，提高心肌细胞耐缺氧能力，扩张冠状动脉和增强心脏供血，改善心电图缺血样改变和减少心律失常的发生，减轻病毒感染后所致的自身免疫反应，同时无明显不良反应[11]。

2. *冠心病*[12]　是由冠状动脉粥样硬化导致心肌缺血、缺氧而引起的临床综合征。气虚血瘀型冠心病心绞痛临床表现为胸闷隐痛、心悸气短、倦怠懒言、头晕目眩等。现代药理研究证明，玉丹荣心丸具有益气养阴、活血化瘀、通络止痛、改善微循环、调节凝血系统、防止血栓形成、改善供血、调节心肌代谢和机体免疫、缓解心绞痛作用。玉丹荣心丸能缓解心绞痛患者的临床症状，改善心功能，降低患者血中总胆固醇、三酰甘油水平，增高高密度脂蛋白水平，尤其对气虚血瘀型冠心病心绞痛疗效显著。

【不良反应】 文献报道，该药可致胃肠道轻微不适。

【使用注意】 ①心胆气虚、水饮不振之心悸者慎用。②饮食宜清淡，忌食辛辣、刺激性食物。

【用法与用量】 口服，1～3岁1次2丸，3～6岁1次3丸，6岁以上1次4丸，成人1次6丸，1日3次；或遵医嘱。

参考文献

[1] 马沛然，黄磊，姜宏磊，等. 玉丹荣心丸对改善小鼠病毒性心肌炎心肌病理改变的实验研究[J]. 山东医药，2004，44（22）：22-23.
[2] 赵晶，张中海，刘剑，等. 玉丹荣心丸抗急性病毒性心肌炎的实验研究[J]. 齐齐哈尔医学院学报，2007，28（5）：521-523.
[3] 孙京惠，许鹏飞，高福云，等. 玉丹荣心丸对小鼠免疫调节功能影响的实验研究[J]. 北京中医药大学学报（中医临床版），2007，14（1）：6-8.
[4] 许鹏飞，孙京惠，高福云，等. 玉丹荣心颗粒对小鼠免疫功能的影响[J]. 中国中医药信息杂志，2008，15（2）：16-17.
[5] 孙京惠，肖和印. 玉丹荣心丸治疗儿童反复呼吸道感染气阴两虚型的临床和实验研究[C]//中华中医药学会. 2007年中华中医药学会中成药学术研讨会论文集，2007.
[6] 郝幼敏. 中西医结合治疗病毒性心肌炎临床观察[J]. 中西医结合心脑血管病杂志，2003，1（11）：625-626.
[7] 谢桥涛，杨秀慧. 玉丹荣心丸治疗急性病毒性心肌炎的疗效观察[J]. 中国医药科学，2013，（15）：93-94.
[8] 胡林春，刘雁飞，王娜，等. 中西医结合治疗病毒性心肌炎的临床观察[J]. 中国地方病防治杂志，2009，24（3）：230-231.
[9] 杨霏霏. 玉丹荣心丸治疗儿童病毒性心肌炎疗效观察[J]. 医学研究杂志，2006，35（3）：76-77.
[10] 范帅，崔宏，胡思源，等. 荣心丸治疗儿童病毒性心肌炎（气阴两虚或兼心脉瘀阻证）的多中心临床研究[J]. 药物评价研究，2017，40（1）：68-74.
[11] 张俊清，张军平. 玉丹荣心丸治疗病毒性心肌炎疗效的系统评价[J]. 天津中医药，2009，26（2）：162-166.
[12] 高萍. 荣心丸治疗气虚血瘀型冠心病心绞痛50例临床观察[J]. 中西医结合心脑血管病杂志，2013，11（5）：539-540.

（江西省儿童医院 卢庆红、许俐娜）

丹参注射液

【药物组成】 丹参。

【处方来源】 研制方。国药准字Z20044133。

【功能与主治】 活血化瘀，通脉养心。用于瘀血痹阻所致的胸痹心痛；冠心病心绞痛见上述证候者。

【药效】 主要药效如下：

1. 抗心肌缺血[1, 2] 心肌缺血是指心脏的血液灌注减少，导致心脏的供氧减少，心肌能量代谢不正常，不能支持心脏正常工作的一种病理状态。心肌缺血患者往往存在不同程度的血液流变学异常。丹参口服液对血瘀模型大鼠和心肌缺血模型大鼠具有活血化瘀及保护作用。丹参水提物对动物实验性心肌缺血有保护作用。

2. 抗脑缺血[3] 脑缺血系指脑血管损伤所致短暂的局限性脑功能障碍。缺血所致的组织损伤是致死性疾病的主要原因，对组织造成损伤的主要因素不是缺血本身，而是恢复血液供应后，过量的自由基攻击这部分重新获得血液供应的组织内的细胞造成的，这种损伤称作“组织缺血再灌注损伤”。丹参既能改善脑梗死区血流，又能减少脑梗死体积，并可清除氧自由基，达到促进大鼠神经功能恢复，通过多个环节来发挥其抗脑缺血再灌注损伤的作用。

3. *抑制血管平滑肌细胞增殖*[4]　血管平滑肌细胞是心血管疾病药物治疗作用的靶细胞之一，体内局部血管损伤后产生的过量活性氧能刺激血管平滑肌细胞增殖，有效阻断或抑制血管平滑肌细胞增殖与凋亡。体外培养条件下，过氧化氢能够促进血管平滑肌细胞增殖；丹参能够抑制过氧化氢刺激的血管平滑肌细胞增殖作用，促进血管平滑肌细胞凋亡。

4. *抗肝损伤*　HepG2 人肝肿瘤细胞株因与肝细胞具有相同的生物学活性，对研究肝脏疾病发病机制及其临床应用有重要意义。丹参水提取物能够抑制 HepG2 细胞的增殖并引起细胞凋亡，从而发挥抗肝癌作用[5]。

正常情况下，丙氨酸转氨酶、天门冬氨酸转氨酶在血清中含量很少，但当肝细胞损伤时，细胞内的这两种酶大量漏出，使得血清中两种酶的含量明显升高，这是肝细胞损伤的最敏感指标。丹参注射液可明显减少肝损伤小鼠血清中这两种酶的含量，形态学检查也显示给药组小鼠肝组织的炎性浸润明显减轻，肝细胞变性和坏死也少于模型组，说明丹参注射液对肝损伤有良好的保护作用[6]。

5. *其他*　腰椎间盘突出症是临床常见的腰部疾病，其内因是椎间盘自身的退行性变，外因则是外伤或慢性劳损，以及外感风、寒、湿邪等因素引起纤维环破裂，髓核突出所产生的一系列症状。丹参注射液可减轻非压迫性髓核突出神经根损伤所导致的组织形态病理学改变，改善或抑制炎症反应，对神经根有保护作用[7]。

早产儿视网膜病变是指发生于早产儿的以视网膜血管异常增生为特征的视网膜血管疾病，其发病率有逐年上升的趋势。丹参注射液能抑制氧诱导的幼鼠视网膜细胞增生[8]。

【临床应用】

1. *病毒性心肌炎*[9-11]　多由柯萨奇病毒感染所致，发病机制主要是病毒侵犯心肌，引起氧自由基过氧化反应，直接导致心肌细胞损害并侵犯传导系统，导致各种心律失常的发生。病毒性心肌炎患儿心肌酶谱有较大的变化，与疾病的分期和严重程度有很大的相关性，其治疗可导致患儿血清 AST、CK、LDH、CK-MB 水平变化。

在常规治疗的基础上联用丹参注射液辅助治疗病毒性心肌炎患儿，治疗后丹参注射液辅助治疗组患儿血清 IL-1β、IL-17、IL-23、IL-6、TNF-α 水平明显低于常规治疗组，血清丙二醛（MDA）、晚期氧化蛋白（AOPP）、一氧化氮（NO）值低于常规治疗组，超氧化物歧化酶（SOD）、总抗氧化能力（T-AOC）值高于常规治疗组，肌钙蛋白 T（cTnT）、CK-MB、单核细胞趋化蛋白（MCP-1）、脂肪酸结合蛋白（H-FABP）值均低于常规治疗组，以上结果提示丹参注射液辅助治疗病毒性心肌炎具有抗炎、抗氧自由基、保护心肌细胞、改善心功能的作用。

2. *心绞痛*　本品适用于瘀血阻滞所致的胸痹证，临床表现为胸闷疼痛、痛处固定。胸痹总属本虚标实之证。本虚乃阴阳气血亏虚，标实为阴寒、痰浊、血瘀交互为患。益气活血为治疗胸痹的基本原则。丹参注射液可活血化瘀、理气开窍[12]。

3. 冠心病　是指由于脂质代谢不正常，血液中的脂质沉着于动脉内膜，堆积成类似粥样白色斑块，这些斑块渐渐增多造成动脉管腔狭窄，使血流受阻，导致心脏缺血。临床主要表现为心绞痛和心肌梗死等，治疗以增加冠状动脉血供和氧供为原则。丹参能祛瘀止痛，联合西药基础治疗，可提高冠心病心绞痛患者的治疗效果[13-15]。急性心肌梗死患者的炎症因子显著高于常人，升高的炎症因子损伤血管，从而加重症状。丹参注射液可显著改善急性心肌梗死患者炎症因子紊乱状态，继而改善急性心肌梗死患者预后[16]。

4. 其他　慢性肺源性心脏病是由多种慢性肺病或肺血管疾病导致肺动脉高压，进而引起右心室肥大，最终导致心力衰竭的心血管疾病。丹参注射液可改善肺源性心脏病患者的血液黏滞度，抑制血小板凝集，有效改善肺功能[17-19]。

【不良反应】　①偶见变态反应：如皮肤变态反应，可表现为表皮大小不等的斑丘疹。罕见过敏性休克。②偶见静脉炎、心动过速或过缓、心慌等。

【使用注意】　①对本品过敏者禁用。②孕妇及过敏体质者慎用。③本品不宜与其他药物在同一容器中混用。

【用法与用量】　肌内注射，1 次 2～4ml，1 日 1～2 次。静脉注射，1 次 4ml（用 50%葡萄糖注射液 20ml 稀释后使用），1 日 1～2 次。静脉滴注，1 次 10～20ml（用 5%葡萄糖注射液 100～500ml 稀释后使用），1 日 1 次。或遵医嘱。

参考文献

[1] 杨巧巧，桑勤，张璐，等. 丹参口服液抗心肌缺血活性的作用[J]. 中国实验方剂学杂志，2015，21（15）：102-106.
[2] 邓惠英. 丹参及其有效成份的药理研究概况[J]. 现代医药卫生，2007，23（12）：1812-1813.
[3] 张景秋，赵喜庆，吉训明，等. 丹参抗脑缺血再灌注损伤的作用[J]. 河北医药，2010，32（24）：3501-3503.
[4] 张秀萍. 丹参对血管平滑肌细胞增殖、凋亡的影响[D]. 武汉：湖北中医药大学，2012.
[5] 袁媛，吴芹，石京山，等. 丹参及其主要成分保肝作用的研究进展[J]. 中国中药杂志，2015，40（4）：588-593.
[6] 瞿慧，周继法. 丹参注射液对急性肝损伤小鼠的保护作用[J]. 海峡药学，2017，29（3）：40-42.
[7] 何元诚，王志威，吴国林，等. 丹参注射液对 SD 大鼠非压迫性腰椎间盘退变的实验研究[J]. 中医临床研究，2014，(31)：1-2+6.
[8] 曹美玲，吴红敏. 丹参注射液对氧诱导幼鼠视网膜增生变性的保护作用[J]. 现代中西医结合杂志，2016，25（11）：1174-1176.
[9] 梁文宝，陈简. 丹参注射液辅助治疗病毒性心肌炎的抗炎及抗氧自由基的效应研究[J]. 海南医学院学报，2016，22（15）：1630-1632+1636.
[10] 孙远南，陆帅，陆明荣. 丹参注射液对病毒性心肌炎的临床诊治效果分析[J]. 中华中医药学刊，2013，31（7）：1617-1619.
[11] 赵继斌，马雷，靳永成，等. 丹参注射液联合西医治疗小儿病毒性心肌炎的疗效观察[J]. 中国当代医药，2013，20（22）：72-73.
[12] 王松珍. 丹参注射液辨证配伍治疗胸痹 82 例[J]. 中国民间疗法，2002，10（7）：53-54.
[13] 徐孝艳. 丹参注射液对冠心病心绞痛的治疗效果及药理探析[J]. 中国继续医学教育，2016，8（5）：197-198.
[14] 张洋，王俊峰，曹鸿雁，等. 灯盏花素和丹参注射液治疗冠心病心绞痛患者有效性及安全性的 Meta 分析[J]. 吉林大学学报（医学版），2017，43（2）：317-321.
[15] 郝瑞军. 丹参注射液与丹参多酚酸盐治疗冠心病心绞痛的疗效比较[J]. 西南国防医药，2017，27（4）：385-387.
[16] 杨亚莉，李艳红，刘艳琼. 丹参注射液对急性心肌梗死患者炎症因子的影响[J]. 陕西中医，2015，36（3）：282-283.
[17] 聂颖，段芙蓉，蒲平. 丹参注射液治疗 245 例慢性肺源性心脏病临床分析[J]. 现代医药卫生，2009，25（23）：3546-3547.
[18] 丁刚，王志敏，吕宇航. 丹参注射液联合硝酸甘油治疗慢性肺源性心脏病心力衰竭临床观察[J]. 上海中医药杂志，2014，48（3）：31-33.
[19] 劳若平. 丹参注射液配合西药治疗慢性肺源性心脏病 79 例临床观察[J]. 中医药导报，2012，18（2）：62-63.

（江西省儿童医院　卢庆红、张孟孟）

三、益气养阴类

黄芪生脉饮

【药物组成】　黄芪、党参、麦冬、五味子、南五味子。

【处方来源】　金·张元素《医学启源》。国药准字 Z33020235。

【功能与主治】　益气滋阴，养心补肺。用于气阴两虚所致的心悸气短、胸闷心痛、心烦倦怠；冠心病见上述证候者。

【药效】　主要药效如下[1-4]：

1. 抗心肌缺血　心肌发生缺血时，代谢出现紊乱，导致心肌细胞内多种酶如 LDH、CK、AST 释放入血，血液中酶活性升高，进而加重缺血对心肌的损伤。黄芪生脉饮有效部位具有益气养阴，养心复脉之功，能有效降低尾静脉注射垂体后叶素引起的大鼠心肌缺血模型血清 AST、CK 活力。

冠心病是由于冠状动脉循环改变引起冠脉供血和心肌氧需求失衡所致的心肌损害。黄芪生脉饮能增加心肌的顺应性，改善缺血心肌的血流灌注，增强心肌收缩力，缩小心肌梗死面积，对小型猪心肌缺血与缺血再灌注损伤有明显的保护作用。

2. 抗炎　病毒性心肌炎是多种病毒感染所致的心肌及间质局灶或弥漫性炎症，目前机制不明，一般认为与病毒直接损伤及机体免疫有关。拆方研究发现，黄芪甲苷能抑制柯萨奇病毒 B3 感染小鼠心肌组织中 TLR4、NF-κB 的表达，同时降低血清中 TNF-α 含量，从而减轻急性病毒性心肌炎心脏的病理损伤。

3. 增强免疫功能　本品联合参苓白术散能调节反复上呼吸道感染患儿细胞免疫与体液免疫，增强患儿的免疫力，有利于减少呼吸道感染次数，提高临床疗效。

【临床应用】　临床主要用于病毒性心肌炎、心绞痛、心力衰竭。

1. 病毒性心肌炎[5-10]　对于病毒性心肌炎患者，西医常规采用调节免疫、营养心肌和抗病毒等手段治疗，中医治疗更注重患者心脏功能的改善。黄芪生脉饮可有效抑制血小板凝集及释放，增强机体耐缺氧作用，促进患者的细胞免疫功能及机体活动，从而有效增强患者的新陈代谢能力。其中，黄芪具备强心作用，能够使心脏收缩加强，并使冠状血管得到有效扩张。黄芪生脉饮与磷酸肌酸钠、维生素 C 联合治疗儿童病毒性心肌炎，具有协同作用，总有效率及治愈率均较单纯应用磷酸肌酸钠及维生素 C 有明显提高，临床效果明显，可改善心电图异常状况，使用中未发现任何毒副作用及不良反应。

2. 心绞痛[11]　不稳定型心绞痛主要是由易损斑块发生破裂、糜烂、溃疡继而引发血栓形成，如果不能恰当及时治疗，可能会发展成急性心肌梗死。在常规硝酸甘油治疗的基础上，加入益气活血的黄芪生脉饮，以益气为主，对胸痹心痛气虚之本有针对性，其疗效明显优于单纯使用硝酸甘油，能显著改善不稳定型心绞痛的临床症状，减少心绞痛发作频率，提高患者的生活质量。

3. 心力衰竭[12-16]　黄芪生脉饮辅助治疗慢性心力衰竭可显著改善患者胸闷胸痛、心慌心悸、乏力气短、少气懒言、畏寒肢冷等临床症状，同时改善患者的心功能，增强心肌收缩力，改善预后，提高患者的生活质量。

【不良反应】　少数患者有轻微胃肠道反应，尚未出现严重不良反应。

【使用注意】　本品久置有轻微沉淀，摇匀后服用。

【用法与用量】　口服，1 次 10ml，1 日 3 次，宜饭后服用。

参考文献

[1] 吕圭源，陈素红，李立文，等. 黄芪生脉饮有效部位对心肌缺血大鼠血清 CK、LDH、AST 的影响[J]. 浙江中医药大学学报，2006，30（2）：208-210.

[2] 林斌. 黄芪生脉饮对在体猪急性心肌缺血的保护效应及其可能机制[J]. 现代中西医结合杂志，2004，13（17）：2260-2261，2264.

[3] 郑诗华，陈华伟. 中西医结合治疗小儿反复上呼吸道感染[J]. 中国实验方剂学杂志，2013，（13）：342-345.

[4] 周欣，刘春梅，胡安娜，等. 黄芪甲苷对病毒性心肌炎小鼠 TLR4、NF-κB 及 TNF-α 表达的影响[J]. 中华临床医师杂志（电子版），2012，6（13）：3659-3662.

[5] 刘梓玄. 黄芪生脉饮辅助治疗病毒性心肌炎的疗效观察[J]. 中西医结合心血管病电子杂志，2016，4（14）：112-113.

[6] 刘燕娟，王飞雪，郝建峰，等. 黄芪生脉饮临床应用及基础研究进展[J]. 现代中西医结合杂志，2009，18（16）：1961-1963.

[7] 夏进，徐臻. 黄芪生脉饮佐治病毒性心肌炎的临床效果观察[J]. 中医临床研究，2015，（27）：79-80.

[8] 田荣静，毕云峰. 黄芪生脉饮佐治病毒性心肌炎临床效果分析[J]. 吉林中医药，2014，34（7）：689-691.

[9] 李慧琴，武宇莉. 黄芪生脉饮配合西药治疗病毒性心肌炎 56 例[J]. 陕西中医，2010，31（2）：143-144.

[10] 葛盘春. 中西医联合治疗小儿病毒性心肌炎 43 例疗效分析[J]. 内蒙古中医药，2016，35（13）：63.

[11] 丁峣. 黄芪生脉饮治疗不稳定型心绞痛 56 例的疗效分析[J]. 中国卫生标准管理，2016，7（16）：133-134.

[12] 柴艺汇，蔡玉杰. 黄芪生脉饮联合西药治疗慢性充血性心力衰竭的临床疗效观察[J]. 中西医结合研究，2013，（6）：304-305.

[13] 张春辉，王增良. 黄芪生脉饮联合小剂量多巴胺治疗老年性慢性心力衰竭 34 例临床观察[J]. 中医药导报，2015，（12）：51-53.

[14] 阚佑骞. 中西医结合治疗慢性心力衰竭 39 例疗效观察[J]. 新中医，2007，39（8）：19-20.

[15] 陈向东，陈建良. 黄芪生脉饮联合倍他乐克治疗慢性心力衰竭临床观察[J]. 中国现代医生，2015，53（1）：25-27.

[16] 黄黎英，章琴莺，包斐丰，等. 黄芪生脉饮与倍他乐克联合治疗舒张性心力衰竭临床观察[J]. 新中医，2016，48（1）：30-32.

（江西省儿童医院　卢庆红、许俐娜）

心肌康颗粒

【药物组成】　黄芪、麦冬、当归、白芍、川芎、丹参、红花、金银花、大青叶、葛根、防风、枳壳、甘草。

【处方来源】　研制方。国药准字 Z20040018。

【功能与主治】　益气养阴，活血解毒。用于病毒性心肌炎病程超过 1 个月的急性期轻型和恢复期、迁延期轻中型属气阴两虚兼有瘀热证者，症见心悸、气短、胸闷或胸痛、乏力、失眠、多梦。

【药效】　主要药效如下[1,2]：

1. 保护心肌　乳鼠心肌细胞缺氧缺糖后其心搏速率明显减低，心肌细胞间的电偶联受到影响，心肌康注射液能够明显减轻缺氧缺糖引起的心肌细胞搏动的改变，有显著的保护心肌细胞搏动功能的作用。

在缺氧条件下心肌细胞主要靠糖酵解供能，而在缺氧又缺糖时，心肌细胞缺少糖酵解底物，导致心肌细胞对缺氧的耐受性进一步降低，大量消耗高能磷酸键的贮备，由于 ATP 减少和细胞内酸中毒，可降低溶酶体膜的稳定性，使溶酶体酶释放，从而引起细胞变性、坏死，形态发生相应改变，LDH 由细胞内液大量释放到培养基中。心肌康注射液可减少 LDH 的释放量，从而减轻缺氧缺糖对心肌细胞的损害。

琥珀酸脱氢酶（SDH）活性降低，引起心肌细胞的三羧酸循环代谢障碍，是心肌坏死发生的征兆。心肌康注射液可明显减轻缺氧引起的 SDH 损害程度。

2. *抗病毒性心肌炎* 病毒性心肌炎多发生于儿童和青少年，目前发病机制还不明确，但与病毒感染和机体的自身免疫反应有重要关系。心肌康颗粒治疗病毒性心肌炎小鼠，可清除机体柯萨奇病毒 B3，减轻心肌病变，明显降低心肌酶释放。

在心肌炎病毒感染初期，NK 细胞活性缺陷，可引起心肌损害的扩散。干扰素是 NK 细胞活性的主要免疫调节信号，具有增强 NK 细胞杀伤活性的作用。心肌康颗粒可促进小鼠体内干扰素的产生，促进中和抗体的产生，调节机体的细胞免疫和体液免疫，有助于机体建立有效的抗病毒体系。

【临床应用】 临床主要用于小儿病毒性心肌炎。

小儿病毒性心肌炎[3-6] 心肌康颗粒具有益气养阴、活血解毒的功效，可用于病毒性心肌炎病程超过 1 个月的急性期轻型和恢复期、迁延期轻中型患儿。采用注射用重组人干扰素 α2b 联合心肌康颗粒治疗小儿病毒性心肌炎 2 周后，心电图 ST 段降低有所改善，心功能指标 CO、SV、EF 均显著提高，还可降低患儿血清 iNOS、MDA，显著增高 SOD、GSH，快速缓解患儿临床症状，改善心肌酶指标，具有协同保护心肌细胞过氧化和氧化损伤，促进心功能恢复的作用。

病毒性心肌炎患儿接受磷酸肌酸联合心肌康颗粒治疗，相对于常规治疗，可提高治疗有效率，改善患儿心电图，改善 AST、CPK、LDH、CK-MB、HBDH、cTnI 水平，保护心肌功能。

【不良反应】 个别患者服药期间可出现胃部不适。

【使用注意】 ①急性期 1 个月内或病情较重者非本品的适应证。②合并严重心律失常和心力衰竭者应配合其他治疗措施。③忌辛辣、油腻食物。

【用法与用量】 冲服，3 岁 1 次 1/4 袋，4～6 岁 1 次 1/2 袋，7～10 岁 1 次 3/4 袋，10 岁以上及成年人 1 次 1 袋，1 日 2 次，饭后服用。4 周为 1 个疗程。

参考文献

[1] 孙伟夫，刘洋，康永亮，等. 心肌康注射液对体外培养乳鼠心肌细胞缺氧缺糖性损伤保护作用的实验研究[J]. 中国中医药科技，2016，23（4）：413-415.

[2] 杨文军，赵孔华，丁书文，等. 心肌康颗粒对病毒性心肌炎小鼠模型治疗作用的实验研究[J]. 辽宁中医杂志，2005，32（6）：610-612.

[3] 李松，张娟. 注射用重组人干扰素 α2b 联合心肌康颗粒治疗小儿病毒性心肌炎的效果观察[J]. 中南医学科学杂志，2019，47（5）：472-474，511.

[4] 袁泉，张萍. 磷酸肌酸钠联合心肌康颗粒治疗小儿病毒性心肌炎实效性分析[J]. 重庆医学，2016，45（10）：1343，1347.

[5] 李鑫杰. 心肌康颗粒对病毒性心肌炎（VMC）急性期患儿的疗效[J]. 中国保健营养（下旬刊），2013，23（8）：4589.

[6] 范红玲，张会超，韩丽华，等. 心肌康颗粒对病毒性心肌炎急性期患儿的疗效[J]. 实用儿科临床杂志，2011，26（13）：1056-1057.

（江西省儿童医院 卢庆红、许俐娜）

生脉注射液（生脉饮口服液）

【药物组成】 人参、麦冬、五味子。

【处方来源】 金·张元素《医学启源》。《中国药典》（2015 年版）。

【功能与主治】 益气养阴，复脉固脱。用于气阴两亏，脉虚欲脱的心悸、气短、四肢厥冷、汗出、脉欲绝，以及心肌梗死、心源性休克、感染性休克等具有上述证候者。

【药效】 主要药效如下：

1. 保护心肌[1] 目前认为心室重构是慢性心力衰竭（CHF）不断进展的基本机制，采用腹主动脉缩窄法建立 CHF 大鼠模型评价生脉注射液对其心室重构的影响，生脉注射液可以显著降低 CHF 大鼠的心脏重量指数（HW/BW）和左心室重量指数（LVW/BW），提示生脉注射液对慢性心力衰竭大鼠心肌重构有一定的改善作用。

2. 增强免疫力[2] 生脉注射液可增加胸腺 Thy-1$^+$细胞百分率，明显增强刀豆蛋白 A（ConA）诱导的脾细胞增殖，增加腹腔巨噬细胞的吞噬功能，提高外周血 T 淋巴细胞酯酶染色率，使血清 IgG 含量增加，明显增加胸腺、脾脏的重量。生脉注射液具有提高小鼠免疫功能的作用，为免疫增强剂。

3. 抗缺血再灌注损伤[3] 运用在体动物模型研究生脉注射液抗缺血再灌注损伤的作用，生脉注射液可以明显提高模型大鼠左室射血分数（LVEF），具有保护心功能的作用，可能与其减少 CK-MB 释放，减少肌钙蛋白 T、心肌肌钙蛋白 I 的分泌，减少心肌细胞损伤有关。生脉注射液可提高心肌 SOD 水平、减少脂质氧化的产生，具有一定抗氧化应激损伤作用；同时可抑制单核细胞趋化蛋白 1（MCP-1）、TNF-α、IL-6、IL-8 等炎症因子的表达，从而减轻炎症因子诱导的心肌损伤，还可抑制细胞间黏附分子-1（ICAM-1）和血管细胞黏附分子-1（VCAM-1）表达以减轻缺血再灌注的炎性浸润。提示生脉注射液可通过减少炎性趋化因子或者炎性因子的表达，而从炎性反应的多个环节减轻心肌缺血再灌注损伤（图 11-2）。

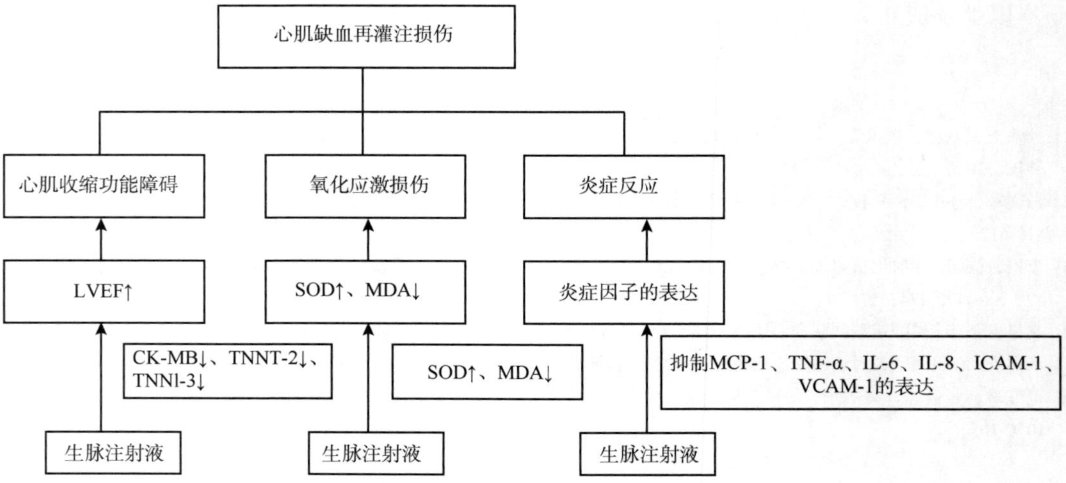

图 11-2 生脉注射液抗缺血再灌注损伤的作用

【临床应用】 临床主要用于病毒性心肌炎、冠心病、感染性休克。

1. *病毒性心肌炎*[4-7] 生脉注射液具有益气养阴，复脉固脱，改善心肌功能，改善免疫，增加冠状动脉供血，抗病毒等作用，常被用作病毒性心肌炎的辅助治疗。生脉注射液联合能量合剂治疗病毒性心肌炎 1 个疗程后患者临床症状大多消失，心肌酶谱大多降至正常，心肌劳累缓解。

病毒性心肌炎的发病与免疫功能紊乱和炎性细胞因子有密切关系。在常规治疗的基础上联用生脉注射液和丹参注射液治疗病毒性心肌炎，能降低 IL-6、单核-巨噬细胞移动抑制因子（MIF）、TNF-α、IFN-γ、NO、心肌酶水平，升高 SOD、谷胱甘肽过氧化物酶（GSH-Px）活性，显著改善心肌功能，降低自由基反应，并能通过减少炎性因子的过表达，达到对心肌细胞的保护作用，减少心肌细胞炎性坏死，并降低心肌酶的释放[8]。生脉注射液联用磷酸肌酸治疗病毒性心肌炎患儿临床总有效率提高了，还可改善 CK、LDH 水平，继而改善微循环，提高患者生存质量[9]。

2. *冠心病* 现代医学认为冠状动脉狭窄且脂肪物质在血管壁中堆积导致了动脉硬化的出现。冠状动脉狭窄加重会导致流入心肌的血流变小，心脏供养不足。在常规治疗的基础上给予生脉注射液治疗冠心病，生脉注射液具有抗心肌缺氧、减轻心肌炎症损伤、保护心肌、增强机体免疫力等功效，临床疗效优于对照组，心电图改善也明显优于对照组[10]。

冠心病发展到后期易引起心力衰竭。联用生脉注射液治疗冠心病合并心力衰竭患者左心室射血分数、左心室舒张末直径、左心室收缩末直径、每搏输出量、左心室短轴缩短率等指标改善更为显著，总有效率高于对照组[11]。

3. *感染性休克* 是由于感染源未彻底清除造成全身炎症反应，引发机体组织细胞缺氧缺血，造成器官灌注不足，引发多器官功能衰竭。生脉注射液联合乌司他丁治疗感染性休克患者 72 小时后 C 反应蛋白、降钙素原水平明显低于乌司他丁对照组；可有效降低血清炎症因子水平，抑制病情进展，疗效优于乌司他丁组，且无明显不良反应[12]。

【不良反应】 据文献报道本品偶见红色斑丘疹、瘙痒、面色潮红、角膜水肿、低血压过敏性休克、呕吐、腹胀、静脉炎、多型性室性心动过速、窦性停博。

【使用注意】 ①医护人员应在用药前仔细询问患者的过敏史，使用该药品曾发生过不良反应的患者、过敏体质的患者（包括对其他药品易产生过敏反应的患者）禁用。②临床使用应辨证用药，严格按照药品说明书规定的功能主治使用，禁止超功能主治用药。③本品应单独使用，禁忌与其他药品混合配伍使用。谨慎联合用药，如确需联合使用其他药品时，应谨慎考虑与本品的间隔时间及药品相互作用等问题。④医护人员应严格按照说明书规定用量用药，不得超剂量、高浓度应用；儿童、老人应按年龄或体质情况酌情减量；本品稀释前温度应达到室温并现配现用。⑤本品是纯中药制剂，保存不当可能影响产品质量。本品使用前必须对光检查，如发现药液出现浑浊、沉淀或瓶身有漏气、裂纹等现象时不得使用。如经 5%葡萄糖注射液稀释后，出现浑浊亦不得使用。⑥严格控制滴速，一般控制在 40～50 滴/分，耐受者方可逐步提高滴速，不宜超过 60 滴/分。⑦加强用药监护。用药过程中，应密切观察用药反应，特别是开始 30 分钟。发现异常，立即停药，采用积极救治措施。⑧对老人、儿童、肝肾功能异常者等特殊人群和初次使用本品的患者应慎重使用，加强监测。对长期使用者在每疗程间要有一定的时间间隔。⑨新生儿、婴幼儿禁用。

【用法与用量】 注射液，肌内注射，1次2～4ml，1日1～2次。静脉滴注，1次20～60ml，用5%葡萄糖注射液250～500ml稀释后使用，或遵医嘱。本品大剂量高浓度对心脏表现为先抑制后兴奋作用。故用药宜慢，并适量稀释。因含皂苷及挥发油，最好不与其他药合用。口服液：口服，1次10ml，1日3次。儿童用法用量遵医嘱。

参考文献

[1] 张兴平，陈庆伟. 生脉注射液对慢性心力衰竭大鼠心室重构的影响[J]. 中药药理与临床，2007，23（4）：8-10.
[2] 杜丽华，邓学瑞，张才军，等. 生脉注射液对小鼠免疫功能的影响[J]. 上海免疫学杂志，2001，21（4）：247-248.
[3] 刘璇，李正，华声瑜，等. 生脉注射液抗大鼠心肌缺血再灌注损伤的药理学研究[J]. 中成药，2015，37（2）：251-255.
[4] 吕靖怡. 生脉注射液辅助治疗病毒性心肌炎临床疗效分析[J]. 中国现代药物应用，2007，1（4）：16-17.
[5] 马小白. 生脉注射液治疗病毒性心肌炎127例疗效观察[J]. 中国社区医师（医学专业半月刊），2008，10（23）：132.
[6] 陈胜德. 生脉注射液联合果糖二磷酸钠治疗病毒性心肌炎的疗效观察[J]. 实用心脑肺血管病杂志，2009，17（11）：960-961.
[7] 蔡银河，温俊茂，鲁可，等. 生脉注射液治疗病毒性心肌炎有效性与安全性的Meta分析[J]. 中国循证心血管医学杂志，2017，9（6）：644-649.
[8] 陈保红，耿亚，孟平英，等. 生脉注射液联合丹参注射液对小儿病毒性心肌炎的保护作用及机制研究[J]. 中国实验方剂学杂志，2013，19（15）：317-320.
[9] 陈保娣. 生脉注射液联合磷酸肌酸治疗小儿病毒性心肌炎的疗效观察[J]. 甘肃医药，2017，36（4）：282-283.
[10] 高焰. 生脉注射液治疗冠心病疗效与安全分析[J]. 中西医结合心血管病电子杂志，2018，6（13）：176-177.
[11] 戎伟，蒋青青. 生脉注射液辅助治疗冠心病合并心力衰竭的效果分析[J]. 现代实用医学，2018，30（1）：44-45.
[12] 凌世讳. 生脉注射液联合乌司他丁对感染性休克患者血清炎症因子水平的影响[J]. 临床医药文献电子杂志，2018，5（8）：148-149.

（江西省儿童医院　卢庆红、许俐娜）

参麦注射液

【药物组成】 红参、麦冬。

【处方来源】 明·秦景明《症因脉治》之麦冬饮。《中国药典》（2015年版）。

【功能与主治】 益气固脱，养阴生津，生脉。用于治疗气阴两虚型休克、冠心病、病毒性心肌炎、慢性肺源性心脏病、粒细胞减少症；能提高肿瘤患者的免疫机能，与化疗药物合用时，有一定的增效作用，并能减少化疗药物所引起的毒副作用。

【药效】 主要药效如下：

1. 抗休克[1] 脓毒性休克主要发生机制为血流分布异常。病理性的动脉系统扩张是其血流动力学改变的主要特征，即由于阻力血管扩张导致体循环阻力下降，使有效循环血量相对或绝对不足，组织和器官灌注失衡，进而组织和细胞出现缺血、缺氧及代谢功能障碍，最终可致多器官功能衰竭。参麦注射液能增加心肌收缩力、改善外周血管阻力、降低肺毛细血管通透性，对脓毒性休克有显著疗效。

2. 抗炎 机体的炎症反应对心室重塑起着重要作用，其中超敏C-反应蛋白（Hs-CRP）等炎症因子参与了心室重塑的发生和发展。Hs-CRP为常见的急性时相反应蛋白，与心血管疾病的发生密切相关。参麦注射液可抑制Hs-CRP水平，减少促炎因子的释放，改善心肌重塑，减轻心肌损伤[2]。

病毒性心肌炎是病毒侵犯心脏所致的以心肌炎性病变为主要表现的疾病。病毒介导的免疫作用所致的机体细胞免疫功能及免疫调节机制的改变是引发病毒性心肌炎的重要因素。在常规治疗的基础上加用本品，可抑制病毒性心肌炎患者血清 TNF-α 和 IL-6 的合成与释放，改善患者的心功能和心肌酶谱指标，提高临床治疗有效率[3, 4]。灯盏花注射液联合本品辅助治疗病毒性心肌炎，可降低 TNF-α 和 IL-6 水平，升高 SOD 活性，增强机体抗炎能力和清除氧自由基的能力，从而保护受损的心肌细胞[5]。

3. *抗多脏器缺血再灌注损伤*　心肌缺血再灌注损伤临床常见于心肌梗死、冠脉搭桥术、冠脉溶栓术、再通术等。临床主要表现为心律失常及血清心肌酶谱升高等。本品尾静脉注射给药，可抑制缺血再灌注大鼠血清 MDA、CK 的释放，并使 NO 及 ET-1 达到动态平衡，从而缩小心肌缺血梗死范围，减轻心肌缺血程度[6]。

T 细胞是再灌注损伤的主要效应细胞，且参与心肌持续损伤过程。钙神经磷酸酶（CaN）作为 T 细胞活化调节中枢，其过度表达可促进心肌细胞凋亡，导致心肌损伤，抑制其表达可对缺血再灌注心肌产生保护作用。本品可降低缺血再灌注损伤大鼠 CaN 活性，减轻心肌损伤，同时明显降低 MDA 含量，升高 SOD，降低 Na^+-K^+-ATP 酶、Ca^{2+}-Mg^+-ATP 酶活性，减轻脂质过氧化及对心肌细胞的不良反应，平衡心肌细胞膜和线粒体膜对 Ca^{2+}浓度的调节，降低心肌细胞钙超载程度，使心肌纤维兴奋性和收缩性恢复至正常，再灌注性心律失常发生率明显下降[7]。参麦注射液对缺血再灌注损伤心肌细胞的保护作用可能与维持细胞内钙离子稳态尤其是解除受磷蛋白的抑制有关[8]。

4. *免疫调节*　呼吸道反复炎症是慢性阻塞性肺疾病的临床特点之一，而长期反复发作的气道炎症，最终导致不可逆的气道阻塞性通气功能障碍。提高机体的免疫力、调节免疫水平及抗感染能力，有可能有利于急性发作的慢性阻塞性肺疾病患者的康复，延缓气道功能障碍的发生。本品可升高 CD3、CD4、IgA、IgG 水平，增强机体免疫功能，减轻炎症反应，促进疾病康复[9]。在基础综合治疗的基础上给予参麦注射液对老年慢性阻塞性肺疾病进行治疗，本品可通过作用于 T 细胞亚群和自然杀伤细胞来提高机体的免疫力，改善心功能[10]。

5. *抗肿瘤*　机体的免疫功能与肿瘤的发生发展有着密切的联系，当机体发生肿瘤后，机体的免疫系统可通过各种形式对肿瘤细胞发生应答，并将其清除。正常情况下细胞的增殖与凋亡保持平衡，当细胞的正常增殖与凋亡被打乱时，有可能诱发疾病。参麦注射液可提高 Lweis 荷瘤小鼠血清 TNF-α 含量，大剂量时可促进基因蛋白 Bax 和 caspase-9 的表达，同时抑制 Bcl-2 的表达，提示本品通过增强荷瘤机体免疫功能及诱导细胞凋亡而发挥抗肿瘤作用[11]。参麦注射液对阿霉素、紫杉醇治疗结肠癌 BALB/c 荷瘤裸鼠有协同作用，其作用可能与阿霉素和紫杉醇在血浆及肿瘤组织中的累积有关。同时体外研究也发现，其对阿霉素和紫杉醇的化疗增敏作用与改善阿霉素和紫杉醇的亚细胞分布有关[12]。

【临床应用】　临床主要用于病毒性心肌炎、慢性心力衰竭、休克、肺源性心脏病。

1. *病毒性心肌炎*　是指以病毒感染引起的心肌细胞变性、坏死和间质炎性细胞浸润及纤维渗出为主要病理变化的一种常见病。对于大多数病毒性心肌炎，尤其是慢性心肌炎，目前认为主要通过变态反应而致病。因此清除细胞感染、调节免疫、清除自由基、改善心肌代谢及保证心肌能源供应是治疗的关键[1]。申浩等[13]、施敏等[14]分析了几百篇参麦注射液治疗病毒性心肌炎文献，共纳入 12 个 RCT 共 640 名受试者，结果显示参麦注射液联合常规用药治疗小儿病毒性心肌炎患者的临床综合疗效、LDH 变化情况、CK-MB 变化情况均优于常规用药组。

2. 慢性心力衰竭　本品辅助治疗 CHF 可进一步改善慢性心力衰竭患者的心功能和中医证候、疗效，同时能更有效地降低血浆脑钠肽（BNP）的水平，更有效地保护心肌功能，减缓 CHF 的发生和发展[15, 16]。

3. 休克　在常规治疗基础上加用参麦注射液可缩短烧伤休克患者的休克持续时间、心率恢复正常时间、意识恢复时间、指压改善时间、排汗停止时间，提高临床治疗有效率[17]。

4. 肺源性心脏病　参麦注射液可改善肺源性心脏病患者血流动力学指标，改善心、肺功能，增加心脏收缩力，提高机体耐氧能力和抗应激能力[18]。

【不良反应】　据文献报道，参麦注射液的不良反应以过敏反应和输液反应为主。症状主要有皮疹、潮红、心悸、胸闷、口唇紫绀等过敏样反应，以及发热、寒战等输液反应，严重者可致过敏性休克。

【使用注意】　①本品含有皂苷，不宜与其他药物同时滴注。②抢救危急重症时每日用量不宜低于 200ml，剂量太小可能影响疗效。③若发现浑浊、沉淀、变色、漏气或瓶身细微破裂，均不得使用。④新生儿、婴幼儿禁用。

【用法与用量】　肌内注射，1 次 2～4ml，1 日 1 次。静脉滴注，1 次 20～100ml（用 5%葡萄糖注射液 250～500ml 稀释后应用）。或遵医嘱。儿童用法用量遵医嘱。

参考文献

[1] 张高峰，陈薇. 参麦注射液对脓毒性休克患者血流动力学的影响[J]. 中医药导报，2016，22（14）：84-86.

[2] 刘宏杰. 参麦注射液对慢性充血性心力衰竭患者的心功能和超敏 C 反应蛋白的影响[J]. 中医临床研究，2015，7（28）：63-64.

[3] 陈炜炜，陈超群，蒋功达. 参麦注射液治疗病毒性心肌炎的临床疗效及其对血清 TNF-α、IL-6 的影响研究[J]. 现代实用医学，2012，24（5）：511-513.

[4] 罗进光，张嘉宁，王智彬，等. 参麦注射液与曲美他嗪和左卡尼汀联合治疗急性病毒性心肌炎的临床疗效及对血清 TNF-α 和 IL-6 水平的影响[J]. 中华医院感染学杂志，2017，27（3）：576-579.

[5] 付生弟，谢辉，邹昌群. 灯盏花素注射液联合参麦注射液辅助治疗对病毒性心肌炎的临床疗效及机制研究[J]. 医学综述，2016，22（7）：1424-1426.

[6] 李云，邹佩霞，姚远，等. 参麦注射液对大鼠心肌缺血再灌注损伤的保护作用[J]. 现代中西医结合杂志，2015，24（9）：933-935.

[7] 卢国良. 参麦注射液对心肌缺血再灌注损伤大鼠钙调神经磷酸酶活性的影响[J]. 中国老年学杂志，2012，32（14）：2999-3000.

[8] Ye L F，Zheng Y R，Wang L H. Effects of Shenmai injection and its bioactive components following ischemia/reperfusion in cardiomyocytes[J]. Exp Ther Med，2015，10（4）：1348-1354.

[9] 周雨田，李小惠，李蔚，等. 参麦注射液对慢性阻塞性肺病急性发作患者免疫功能的影响[J]. 西部医学，2011，23（1）：39-41.

[10] 王晓宇，楼滟. 参麦注射液对慢性阻塞性肺疾病患者心功能及免疫细胞的影响[J]. 海峡药学，2012，24（6）：85-86.

[11] 薛瑞，李瑞生，曹军华，等. 参麦注射液对 LWEIS 肺癌小鼠的抗肿瘤及作用机制研究[J]. 临床肺科杂志，2014，19（5）：880-882.

[12] Liu W Y，Zhang J W，Yao X Q，et al. Shenmai injection enhances the cytotoxicity of chemotherapeutic drugs against colorectal cancers via improving their subcellular distribution[J]. Acta Pharmacol Sin，2017，38（2）：264-276.

[13] 申浩，李昕雪，杨靖，等. 参麦注射液联合常规用药治疗小儿病毒性心肌炎的系统评价[J]. 中国中医基础医学杂志，2014，20（11）：1534-1539.

[14] 施敏，沈毅. 参麦注射液治疗病毒性心肌炎的 Meta 分析[J]. 中成药，2012，34（10）：1882-1886.
[15] 叶剑飞. 参麦注射液治疗慢性心力衰竭的临床疗效及对血浆脑钠肽的影响[J]. 现代实用医学，2015，27（2）：201-203.
[16] Xian S, Yang Z, Lee J, et al. A randomized, double-blind, multicenter, placebo-controlled clinical study on the efficacy and safety of Shenmai injection in patients with chronic heart failure[J]. Journal of Ethnopharmacology，2016，186：136-142.
[17] 米芷颉. 参麦注射液治疗烧伤休克患者的临床效果观察[J]. 基层医学论坛，2016，（4）：451-453.
[18] 傅磊，祁宝成. 参麦注射液对肺心病患者血流动力学和心功能的影响[J]. 海峡药学，2015，27（5）：82-84.

（江西省儿童医院　卢庆红、许俐娜）

参附注射液

【药物组成】 红参、附片。

【处方来源】 明·薛己《正体类要》。国药准字 Z51020664。

【功能与主治】 回阳救逆，益气固脱。用于阳气暴脱所致的厥脱，症见四肢厥冷、面色苍白、冷汗不止、脉微细弱；感染性休克、失血性休克、失液性休克见上述证候者。

【药效】 主要药效如下：

1. 抗休克　感染性休克，亦称脓毒性休克，是指脓毒症合并器官功能障碍或灌注不足，以及当给予液体复苏后血压下降仍不能得到改善。常规治疗的基础上加用参附注射液对脓毒症大鼠心肌的泵血与抗炎作用显著，可以改善大鼠休克症状[1]。

2. 抗心肌缺血　心肌缺血是指心脏的血液灌注减少，导致心脏的供氧减少，心肌能量代谢不正常，不能支持心脏正常工作。缺血心肌在恢复血流再灌注后，反而引起细胞死亡，同时由于缺血缺氧造成心肌损伤，导致梗死范围扩大。参附注射液可保护大鼠、犬和兔受损心肌，对心肌缺血再灌注损伤有明显的保护作用[2-5]。

3. 抗心律失常　缓慢性心律失常是临床常见的心律失常性疾病，目前西医常用阿托品、麻黄碱、异丙肾上腺素治疗，若长期应用效果不确切并有严重的不良反应；安装起搏器为最适宜的方法，但价格昂贵，难以普及，而且还有不良反应。参附注射液可通过减弱大鼠氧自由基对心肌的损伤而起到抗心动过缓的作用[6]。

4. 抗缺血再灌注损伤　胃肠道参与休克及多器官功能不全综合征的病理生理过程，肠缺血再灌注使肠黏膜完整性受到破坏，导致全身炎症反应综合征的发生，炎症的级联反应可造成远隔脏器受损，其中以急性肺损伤尤为突出，参附注射液可改善肺部微循环，减轻肺组织的病理损伤，改善肺功能[7]。

脑缺血后继发性损伤、炎性反应可导致神经功能缺损甚至致残。参附注射液对脑缺血再灌注损伤具有明显的保护作用[8]。

心肌持续性缺血导致组织损伤和细胞死亡，早期再灌注能够减轻心肌缺血的损伤程度，但再灌注后在改善心肌供血的同时又加重了单纯心肌缺血所造成的损伤。参附注射液预处理能保护大鼠心肌缺血再灌注损伤，并且抑制室性心律失常的发生[9]。

5. 改善微循环和改善血液流变性　肝脏的缺血再灌注损伤首先表现为微循环障碍，继而导致肝实质损伤。参附注射液通过保护大鼠肝窦内皮细胞，减轻肝窦内炎性反应，扩张微血管，改善微循环灌注，从而保护肝脏缺血再灌注损伤[10]。

心源性休克是由急性心肌梗死所致心力衰竭，最终导致终末器官低灌注状态，有效循环血量减少而致微循环障碍。参附注射液早期注射可有效改善休克大鼠肠微循环[11, 12]。

心肌缺血再灌注后由于血流动力学不稳定、胃肠道持续低灌注、氧合障碍，使胃肠道组织微循环障碍。参附注射液能有效地改善和预防兔心肌缺血再灌注后胃肠道微循环[13]。

6. 提高免疫　脓毒症是指由感染引起的全身炎症反应综合征，其发病率和病死率均很高。研究表明，免疫系统和神经内分泌系统参与机体炎症反应的各个过程。参附注射液可多靶点、多环节调节神经内分泌免疫网络系统，对腹腔感染诱发的脓毒症有良好的治疗作用[14]。

骨髓抑制毒性是抗肿瘤药物最常见的不良反应，低剂量参附注射液可对抗大剂量 5-氟尿嘧啶对小鼠所造成的骨髓抑制作用，提高化疗的耐受性[15]。

7. 其他　本品静脉给药，可延长正常小鼠及异丙肾上腺素负荷小鼠缺氧条件下的存活时间，还可延长断头小鼠呼吸停止的时间。本品可抑制肝匀浆脂质过氧化物 MDA 的生成，还可对抗过氧化物致家兔血浆 MDA 的增加；能降低二甲苯所致正常小鼠及去肾上腺小鼠耳郭肿胀，减少乙酸所致小鼠扭体反应次数；延长低温冷冻和高温环境所致小鼠死亡时间。

【临床应用】 临床主要用于病毒性心肌炎、感染性休克、心力衰竭、气喘、关节炎。

1. 病毒性心肌炎[16-20]　是由各种嗜心肌病毒引起的心肌细胞及间质的局灶性或弥漫性病变，是儿科的急重症之一。目前尚无针对病毒性心肌炎的特效疗法，一般采取综合性的治疗策略，如休息、营养心肌、抗心律失常、抗病毒等治疗。在常规治疗的基础上联用参附注射液，参附注射液的主要成分是乌头类生物碱和人参皂苷，两者都有增强心肌收缩力、加快心率的作用，同时人参皂苷还具有清除氧自由基、抑制脂质过氧化物的产生，从而起到保护心肌、促进损伤心肌修复的作用。参附注射液联合 1，6-二磷酸果糖治疗小儿病毒性心肌炎，可明显降低患儿心肌酶谱 CK、CK-MB、LDH 水平，改善心功能，缓解临床症状，提高临床总有效率。

2. 感染性休克　被认为是由细菌、内毒素及细菌的构成物质等激活机体免疫反应系统，导致体内多种细胞释放介质，这些介质释放入血液后使微血管痉挛，导致微循环发生障碍，引起重要器官灌注不足。参附注射液能降低感染性休克患者的血乳酸浓度，改善感染性休克患者的预后[21]。

3. 心力衰竭　急性左心衰竭指急性发作或加重的左心功能异常所致的心肌收缩力明显降低，心脏负荷加重，造成急性心排血量骤降、肺循环压力突然升高，周围循环阻力增加，引起肺循环充血而出现急性肺淤血、肺水肿并可伴组织器官灌注不足和心源性休克的临床综合征。参附注射液可以显著改善患者心功能，对急性左心衰竭患者的治疗效果显著[22, 23]。临床上采用西药常规治疗联合参附注射液治疗心力衰竭，能够显著提高临床有效率[24, 25]。

4. 气喘　多因心气不足，阳虚欲脱所致。症见呼吸困难，甚则张口抬肩，鼻翼煽动，不得平卧，口唇紫绀，而成喘脱，舌暗淡，脉细数或微弱；支气管哮喘、慢性阻塞性肺疾病、慢性肺源性心脏病、心力衰竭见上述证候者。

参附注射液可通过调节炎性介质释放改善支气管哮喘患儿的肺功能；对慢性阻塞性肺疾病患者有明显的治疗作用，可缩短机械通气时间，改善患者的临床症状。

5. 关节炎　多因阳气不足，寒邪痹阻经络所致，症见关节疼痛较剧，痛有定处，得热痛减，遇寒痛增，屈伸不利，甚则关节肿大变形，苔薄白，脉弦紧；风湿性关节炎、类风湿关节炎等见上述证候者。

类风湿关节炎是以关节病变引起肢体严重畸形，关节滑膜炎，以及浆膜、心肺、皮肤、眼、血管等结缔组织广泛性炎症为主要表现的慢性全身性自身免疫性疾病。参附注射液可改变类风湿因子指标，缓解其症状[26]。

【不良反应】 据文献报道参附注射液的主要不良反应为过敏反应，包括过敏性休克、皮疹、过敏性胃肠炎等；并可导致以下不良反应，如头痛、面色潮红、恶心、轻度口干、胸闷、憋气、皮肤瘙痒、局部疼痛、便结、高血压患者血压升高现象等。

【使用注意】 ①神昏闭证者慎用。②不宜与其他药物同时滴注。③过敏体质者慎用。④本品含附子，有小毒，过量易致心血管毒性作用，不宜长期使用。⑤治疗期间，心绞痛持续发作，宜加服硝酸酯类药物。如果出现剧烈心绞痛、心肌梗死等，应急诊救治。⑥若发现浑浊、沉淀、变色、漏气或瓶身细微破裂，均不得使用。⑦儿童初次使用中药注射剂应慎重。⑧新生儿、婴幼儿禁用。

【用法与用量】 肌内注射，1 次 2～4ml，1 日 1～2 次；静脉滴注，1 次 20～100 ml，（用 5%～10%葡萄糖注射液或 0.9%氯化钠注射液 250～500ml 稀释后使用）；静脉注射，1 次 5～20ml（用 5%～10%葡萄糖注射液 20ml 稀释后使用），或遵医嘱。儿童用量遵医嘱。

参 考 文 献

[1] 刘霖，朱梦莉，王智超，等. 参附注射液治疗脓毒症休克大鼠前后 sCD163 的变化[J]. 中国医院药学杂志，2016，36（13）：1059-1062.

[2] 王松柏. 参附注射液对大鼠心肌缺血再灌注损伤的影响分析[J]. 河南医学研究，2016，（1）：115-116.

[3] 王海燕，韩冲芳，刘保江. 参附注射液预处理对犬心肌缺血–再灌注损伤的保护作用[J]. 临床麻醉学杂志，2010，26（5）：433-435.

[4] 郑曙云，赵振中. 参附注射液对大鼠心肌缺血再灌注损伤的影响[J]. 中国中西医结合杂志，2004，24（6）：541-544.

[5] 苏天生，罗继红，卢静，等. 参附注射液对家兔心肺复苏后心肌细胞凋亡基因 caspase-3 的影响[J]. 中国现代医生，2016，54（36）：18-20.

[6] 陶虹，周永忠. 参附注射液预防心动过缓的实验观察[J]. 宁夏医学院学报，2005，27（5）：363-365.

[7] 刘志刚，付湘云，刘永芳，等. 参附注射液对大鼠肠缺血再灌注致急性肺损伤的影响[J]. 河南中医，2016，36（11）：1906-1909.

[8] 江承平，刘福，李毅，等. 参附注射液对脑缺血再灌注大鼠 MDA、SOD、TXB_2 及 6-keto-PGF1a 的影响及意义[J]. 中国医科大学学报，2012，41（2）：124-127.

[9] 李瑞庆. 参附注射液对大鼠心肌缺血再灌注损伤心电图的影响[J]. 广东医学院学报，2009，27（4）：371-372.

[10] 彭松林，戴朝六，黄勇，等. 参附注射液对肝缺血再灌注大鼠微循环的影响[J]. 中国医科大学学报，2006，35（4）：353-356.

[11] 姜丽，余兰彬，姚蓉，等. 参附注射液抗早、中期心源性休克大鼠微循环效应指标量效关系研究[J]. 中药新药与临床药理，2017，28（1）：55-60.

[12] 姜丽，余兰彬，姚蓉，等. 参附注射液对心脏结扎大鼠肠微循环的影响[J]. 中药药理与临床，2017，33（1）：2-6.

[13] 宋力，周赞宫. 不同剂量参附注射液对兔心肌缺血再灌注损伤时胃肠微循环的保护作用[J]. 中国临床康复，2005，9（11）：128-129.

[14] 李钢，赵金锋，王凯诚，等. 参附注射液对实验性脓毒症大鼠部分神经内分泌免疫因子的影响[J]. 中国中西医结合外科杂志，2011，17（2）：185-189.

[15] 刘天浩. 参附注射液治疗化疗后小鼠造血和免疫功能损害的实验研究[A]. 第三届世界中西医结合大会论文摘要集[C]. 2007.

[16] 车丹. 曲美他嗪与参附注射液应用于病毒性心肌炎治疗效果研究[J]. 中西医结合心血管病电子杂志，2016，4（34）：107.

[17] 雷波，徐艳梅，马爱兰. 参附注射液联合磷酸肌酸钠治疗小儿病毒性心肌炎临床观察[J]. 中国实用医药，2015，10（21）：159-160.

[18] 陈春宝，宋自强，王敏，等. 参附注射液治疗小儿急性病毒性心肌炎疗效观察[J]. 现代中西医结合杂志，2009，18（29）：3558-3560.

[19] 孟志萍，顾晓明，吴金根，等. 参附注射液治疗急性病毒性心肌炎 43 例[J]. 中西医结合心脑血管病杂志，2005，3（7）：644.
[20] 孙广斌. 参附注射液联合 1, 6-二磷酸果糖治疗小儿病毒性心肌炎的疗效观察[J]. 当代医学，2012，18（16）：62-63.
[21] 岳胜，朱平，岳磊，等. 参附注射液在感染性休克的疗效分析[J]. 北方药学，2017，14（1）：100-101.
[22] 王俊辉，郝浩，韩宁，等. 参附注射液对急性左心衰（心肾阳虚证）患者血流动力学指标的影响[J]. 中国中医急症，2017，26（4）：693-695.
[23] 文建霞，何璇，杨玉雪，等. 参附注射液治疗心力衰竭的系统评价[J]. 中国医院用药评价与分析，2017，17（2）：145-151.
[24] 黄富军，陈秀娣，朱锦辉. 参附注射液应用于儿童支气管哮喘治疗的临床研究[J]. 中国现代医生，2014，52（31）：70-72.
[25] 迟永生. 参附注射液辅助治疗慢性阻塞性肺疾病急性加重期疗效观察[J]. 中国中医急症，2015，24（3）：553-554.
[26] 李涛，沈建民. 参附注射液治疗类风湿性关节炎 22 例[J]. 实用中医药杂志，2010，26（1）：37.

（江西省儿童医院　卢庆红、张孟孟）

芪冬颐心口服液

【药物组成】 黄芪、麦冬、人参、茯苓、地黄、龟甲（烫）、煅紫石英、桂枝、淫羊藿、金银花、丹参、郁金、枳壳（炒）。

【处方来源】 研制方。《中国药典》（2015 年版）。

【功能与主治】 益气养心，安神止悸。用于气阴两虚所致的心悸、胸闷、胸痛、气短乏力、失眠多梦、自汗、盗汗、心烦；病毒性心肌炎、冠心病心绞痛见上述证候者。

【药效】 主要药效如下：

1. *增加冠脉流量、降低心肌耗氧量* 心肌梗死是指在冠状动脉病变的基础上，冠状动脉血液中断，使相应的心肌出现严重而持久的急性缺血，最终导致心肌缺血性坏死。芪冬颐心口服液可以降低麻醉犬冠脉阻力，增加冠脉流量，降低心肌耗氧量及氧利用率[1, 2]。

2. *抗病毒* 柯萨奇 B 组病毒是导致病毒性心肌炎的主要病毒。芪冬颐心口服液对该病毒感染所致的小鼠心肌炎模型有一定的治疗作用，有明显的心脏保护作用[3]。

3. *抗心肌缺血* 芪冬颐心口服液给药组可延长常压下抗缺氧试验小鼠存活时间，明显延长减压条件下小鼠的存活时间，呈剂量依赖关系；使氯仿诱发的小鼠心室颤动率明显下降；降低血浆黏度，改善微循环，具有抗心肌缺血作用[4]。

【临床应用】 临床主要用于病毒性心肌炎、呼吸道感染、心绞痛。

1. *病毒性心肌炎* 目前没有创新性的药物，临床上以清除病毒和缓解心肌炎为主，辅以维生素 C、辅酶 Q10、维生素 B_{12} 营养心肌。在保护心肌和改善心功能方面传统中药有独特的优势。芪冬颐心口服液具有抗柯萨奇病毒，抗心肌缺氧，增加冠脉流量，降低心肌耗氧量作用，在常规治疗基础上加用芪冬颐心口服液能够明显减少心肌耗氧量，改善患儿的心肌功能，疗效明显优于单用常规西药，且安全性高[5-7]。常规治疗联合芪冬颐心口服液治疗小儿病毒性心肌炎 4 周后，患儿 $CD3^+$、$CD4^+$ 及 $CD4^+/CD8^+$ 水平明显升高，炎症因子水平明显下降，表明芪冬颐心口服液可改善患儿免疫功能，提高机体抵抗力，抑制体内炎性反应过程，改善患儿心肌酶谱和心电图[8]。

2. *呼吸道感染* 中医学认为呼吸道感染引起的心肌损伤是由气阴两虚、瘀血阻滞所致。芪冬颐心口服液具有活血化瘀、滋养心肝的功效，用于治疗小儿下呼吸道感染合并心肌损伤，可显著降低患儿的 LDH、CK、CK-MB，改善患儿的心肌损伤[9-11]。

3. *心绞痛* 心绞痛作为冠心病的一个最常见类型，基本病理基础是冠状动脉粥样硬化所致管腔狭窄及冠状动脉痉挛而引起的心肌缺血。芪冬颐心口服液对冠心病心绞痛的治疗，临床总有效率高于对照组，同时可显著改善心绞痛患者的心电图，减少心绞痛发作次数和疼痛持续时间[12]。

【不良反应】 偶见服药后胃部不适，饭后服用可减轻或避免。

【使用注意】 ①痰热内盛者不宜使用。②孕妇慎用，月经期及有出血倾向者禁用。③饮食宜清淡、低盐、低脂。勿食过饱。忌食生冷、辛辣、油腻之品，忌烟酒、浓茶。④保持心情舒畅，忌过度思虑、避免恼怒、抑郁等不良情绪。⑤在治疗期间，心绞痛持续发作，宜加用硝酸酯类药物。若出现剧烈心绞痛，心肌梗死，或见有气促、汗出、面色苍白者，应及时急诊救治。⑥心肌炎危重者，应当结合其他方法治疗。⑦注意生活起居，寒温适宜。

【用法与用量】 口服，1 次 20ml，1 日 3 次，饭后服用，或遵医嘱，28 天为 1 个疗程。

参 考 文 献

[1] 王秋静，路航，杨世杰，等. 芪冬颐心口服液对麻醉犬急性心肌梗死的保护作用[J]. 中国中药杂志，2003，28（5）：69-72.

[2] 路航，王秋静，崔新明，等. 芪冬颐心口服液对急性心肌梗死犬的实验研究[J]. 中国现代医学杂志，2007，17（20）：2466-2468.

[3] 许新. 芪冬颐心口服液对小鼠病毒性心肌炎模型的影响[A]. 第五届中国中医药实验动物科技交流会论文集[C]. 2009：348-350.

[4] 杜雪荣，李红，刘芬，等. 芪冬颐心口服液抗缺氧实验研究[J]. 白求恩医科大学学报，1999，（5）：597-598.

[5] 付永昕. 芪冬颐心口服液对病毒性心肌炎的临床治疗效果分析[J]. 世界复合医学，2016，2（4）：34-37.

[6] 杨溢，李林芝. 芪冬颐心口服液对病毒性心肌炎患者临床疗效的影响[J]. 中国实用医药，2017，12（9）：116-117.

[7] 何南，王亚龙. 辅酶 Q-10 联合芪冬颐心口服液治疗小儿心肌炎疗效观察[J]. 现代中西医结合杂志，2014，23（23）：2540-2542.

[8] 赵洁. 芪冬颐心口服液对病毒性心肌炎患儿细胞免疫功能和血清炎性因子水平的影响[J]. 中国医学前沿杂志，2016，8（7）：77-79.

[9] 穆莉芳，赵红立，任尚申，等. 芪冬颐心口服液在小儿下呼吸道感染心肌损伤中的治疗作用研究[J]. 中医儿科杂志，2008，4（1）：17-18.

[10] 何南，王亚龙. 芪冬颐心口服液在小儿下呼吸道感染心肌损伤中的治疗作用探讨[J]. 中国实用医药，2014，（16）：156-157.

[11] 王晓红，穆莉芳. 芪冬颐心口服液在小儿下呼吸道感染心肌损伤中的治疗作用研究[J]. 齐齐哈尔医学院学报，2008，28（18）：2196-2197.

[12] 彭玮. 芪冬颐心口服液对冠心病心绞痛的临床效果研究[J]. 世界复合医学，2016，2（4）：38-40.

（江西省儿童医院　卢庆红、张孟孟）

第十二章

病毒性脑炎中成药名方

第一节 概　　述[1-8]

一、概　　念

病毒性脑炎（viral encephalitis）是由多种病毒侵犯患者脑部从而引起脑部实质性炎症的中枢神经系统感染性疾病。当病毒进入人体后，首先进入血液，可引起病毒血症，随后可侵入中枢神经系统；也可由病毒直接侵犯中枢神经系统。

病毒性脑炎属中医学“痉病”、“温病”、“暑温”范畴，若以精神症状为主，可归入“癫病”、“狂病”范畴。本病以发热、头痛、呕吐、反复惊厥、不同程度意识障碍及脑膜刺激征等为主要临床表现。

二、病因及发病机制

（一）病因

病毒性脑炎与多种病毒感染有关。其中最常见的病毒为肠道病毒如埃可病毒、柯萨奇病毒和脊髓灰质炎病毒，其他还包括单纯疱疹病毒、腮腺炎病毒、麻疹病毒、EB 病毒等。

（二）发病机制

病毒性脑炎的发病机制涉及多个感染途径，主要取决于病毒、宿主及病毒入侵的门户。病毒性脑炎感染的主要途径：呼吸道、皮肤、结膜、肠道、泌尿生殖系统及神经系统等。病毒入侵脑组织并大量复制增生直接破坏神经细胞，也可激发宿主免疫反应损伤神经系统。

病理表现为脑膜或脑实质的广泛性水肿、充血，并伴有淋巴细胞和浆细胞浸润。在小血管周围可见到炎细胞呈弥漫性套袖样分布，以淋巴细胞为主，血管壁纤维素样变性，血管周围的组织神经细胞发生变性、坏死和髓鞘崩解。

三、临床表现

由肠道病毒引起的中枢神经系统急性感染儿童多见，无明显地域或季节限制，发病率占脑炎发病率的30%以上。

虽然感染病毒具有多样性，但临床表现具有相似性。临床表现多为意识障碍、发热、惊厥、精神行为异常（包括兴奋行为或抑郁行为），神经系统症状可表现为偏瘫、失语等。

四、诊　　断

病毒性脑炎因感染病毒多样，临床表现虽具有相似性，但也具有差异性，目前临床上缺乏可靠的方法对感染病毒进行区分、鉴别。

目前多通过前驱感染史、流行病学特点、临床表现，结合脑脊液常规生化检查及脑电图、头颅影像学等辅助检查的方法对病毒性脑炎进行诊断治疗。

五、治　　疗

（一）常用化学药物及现代技术

1. 针对病因进行抗病毒治疗　阿昔洛韦、利巴韦林、更昔洛韦、静脉免疫球蛋白、干扰素等。

2. 控制炎症反应　使用肾上腺皮质激素，以地塞米松静脉滴注为首选。

3. 对症治疗

（1）控制惊厥：地西泮、氯硝西泮等。

（2）颅内压和呼吸循环功能障碍：20%甘露醇，也可联合应用呋塞米、白蛋白、糖皮质激素等；出现呼吸功能障碍时可给予氧气疗法。

（二）中成药治疗

从中医角度来看，病毒性脑炎属中医学“湿温”“暑温”等范畴，多由于温、热、邪毒或湿浊等外邪致病，痰热内阻为病机。中医药防治病毒性脑炎讲究标本兼治，急则治标，缓则治本；且中药治疗不仅着力于改善临床症状和生存质量，还兼顾提高患者的远期疗效及生存率。但需注意对于急性发作者，需立即采用化学药物进行抢救治疗。

第二节　中成药名方的辨证分类与药效[9-13]

病毒性脑炎属“温病”、“暑温”、“湿温”等范畴，多因外受暑、温、热、毒之邪，病机以热、痰为主，病位在心、肝、脑。急性发作者，热毒炽盛，治以清热解毒为主，辅以息风止痉（定惊）；发病缓者，无发热，痰浊内阻，以精神神经症状为主，治以豁痰开窍为主，辅以息风止痉。

一、清热解毒类

病毒性脑炎热毒炽盛者，起病急骤，热势多高，神识不清，或谵语妄动，或昏愦不省，项背强直，阵阵抽搐，唇干渴饮，喉中痰鸣，恶心呕吐，大便秘结或泄泻，舌红绛，苔黄或黄腻，脉数。

主要病理变化是一般急性或亚急性起病，病毒或细菌直接感染脑组织的神经细胞，产生细胞溶解，初期表现为发热、头痛、恶心、全身不适等症状。

清热解毒类药物具有抗菌，抗病毒，降温，增强机体免疫力等药效。

常用中成药：双黄连注射液[注射用双黄连（冻干）]、紫雪（散、颗粒、胶囊）、安宫牛黄丸（胶囊、散）、莪术油注射液（莪术油葡萄糖注射液）、炎琥宁注射液（注射用炎琥宁）等，以及一些经典名方如白虎汤、清瘟败毒饮加减等。

二、涤痰开窍类

病毒性脑炎痰浊内阻者，起病缓慢，症见神志抑郁，表情淡漠，目光呆滞，喃喃自语，或无由哭闹，饮食少思，小便自遗，肢体乏力，苔白，脉滑；也可表现为狂躁，症见神识昏乱，烦闹不安，目瞪怒视，不知秽洁，善惊易怒，骂詈叫喊，甚至毁物伤人，舌红，苔腻或黄，脉滑数。

主要病理变化是因早期细胞溶解，引起局灶性或弥漫性脑症状（神经元丧失或灰质脱髓鞘改变），可呈意识障碍（嗜睡、昏迷等）、精神异常、偏瘫、失语等。

涤痰开窍类药物具有解毒，化痰，止咳止痢，消炎等药效。

常用中成药：痰热清注射液、醒脑静注射液等，以及一些经典名方如涤痰汤加减、生铁落饮加减等。

参 考 文 献

[1] 吴保敏，王华，叶露梅，等. 小儿病毒性脑炎的诊断与治疗[J]. 中国实用儿科杂志，2004，19（7）：385-402.
[2] 谢艺红，杨进业，谭毅，等. 病毒性脑炎临床特征分析及临床诊断质量评价[J]. 疾病监测，2012，27（4）：256-262.
[3] 卓仪，陈怡禄，谢燕如. 国内儿童病毒性脑炎的临床治疗进展[J]. 现代食品与药品杂志，2006，16（4）：43-45.
[4] 张海霞. 中西医结合治疗小儿病毒性脑炎临床观察[J]. 新中医，2016，48（8）：195-196.
[5] 冯晶，肖咏，林跃梅，等. 中西医结合治疗小儿病毒性脑炎 30 例临床观察[J]. 中医儿科杂志，2009，5（4）：20-21.
[6] Garcíaribes A，Martínezgonzález M J，Pratsviñas J M. Suspected herpes encephalitis and opercular syndrome in childhood[J]. Pediatric Neurology，2007，36（3）：202-206.
[7] 沈晓明，王卫平，常立文，等. 儿科学. 第 7 版[M]. 北京：人民卫生出版社，2008：406.
[8] 董静静，彭晓音，朱汝南，等. 儿童病毒性脑炎的临床特征研究[J]. 中国实用神经疾病杂志，2014，（19）：1-3.
[9] 张敏. 病毒性脑炎中医证候规律分析及清热化湿、豁痰开窍法的疗效评价[D]. 广州：广州中医药大学，2009.
[10] 谢涛. 病毒性脑炎的临床电生理和影像学检查与中医辨证的相关性研究[D]. 石家主：河北医科大学，2006.
[11] 刘志勇，赵丽娜，孟毅，等. 病毒性脑炎中医证型分布规律研究[J]. 辽宁中医杂志，2016，（3）：534-536.
[12] 李志山，桂玉萍. 小儿病毒性脑炎辨证论治初探[J]. 光明中医，1998，（2）：5-6.
[13] 刘志勇，赵丽娜，孟毅，等. 基于文献对病毒性脑炎用药规律研究[J]. 中国中医急症，2016，25（4）：598-600.

（四川省人民医院 李晋奇，电子科技大学医学院 张舒涵）

第三节　中成药名方

一、清热解毒类

双黄连注射液[注射用双黄连（冻干）]

【药物组成】　金银花、黄芩、连翘。

【处方来源】　研制方。国药准字 Z23020785。

【功能与主治】　清热解毒，清宣风热。用于外感风热引起的发热、咳嗽、咽痛。适用于病毒及细菌感染引起的上呼吸道感染、肺炎、扁桃体炎、咽炎等。

【药效】　主要药效如下[1-4]：

1. *抗病毒*　小儿病毒性脑炎多由肠道病毒、单纯疱疹病毒（HSV）引发，除此之外，病原体还有柯萨奇病毒、巨细胞病毒（CMV）、腮腺炎病毒等。体外双黄连粉针剂实验证明具有明显抗流感病毒、呼吸道合胞病毒、腺病毒Ⅲ型、单纯疱疹病毒Ⅰ型及Ⅱ型、柯萨奇病毒 B3 及 A11、新型肠道病毒 71 型的作用（图 12-1）。

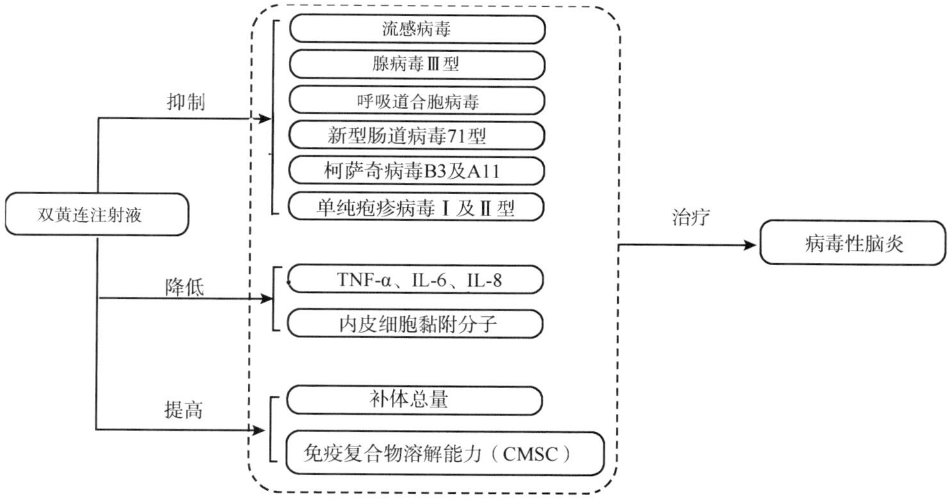

图 12-1　双黄连注射液治疗病毒性脑炎的作用机制

2. *抑制炎症因子表达*　颅内感染时，病原菌刺激中枢神经系统产生免疫反应，炎症刺激物作用于巨噬细胞和单核细胞，产生 TNF-α。TNF-α 诱导 IL-6、IL-8 等炎症介质的过度表达和释放，增强中性粒细胞及单核细胞的黏附作用，并促进内皮细胞黏附分子产生，增加血管通透性，导致脑水肿。双黄连注射液联合阿昔洛韦治疗病毒性脑炎，炎症因子、TNF-α 和 IL-6 表达水平均明显降低，表明双黄连注射液可通过降低炎症因子表达减轻脑水肿，治疗颅内感染性疾病。

3. *增强免疫功能*　病毒性脑炎发生时患者免疫功能有一定降低。双黄连注射液可以拮抗氢化可的松所致的免疫功能低下，增高补体总量、免疫复合物溶解能力（CMSC），是一种多功能的免疫增强剂。

【临床应用】 临床主要用于病毒性脑炎[5, 6]。

病毒性脑炎 由多种病毒引发，双黄连注射液不仅可以直接作用于血液中的病毒，还可透过血脑屏障，对侵入中枢神经的病毒起作用。对多例患者的治疗研究表明，双黄连注射液对病毒性脑炎有缩短病程、减少后遗症与降低病死率的作用。

【不良反应】 ①过敏反应：潮红、寒战、发热、皮疹、瘙痒、呼吸困难、憋气、心悸、紫绀、血压下降、喉水肿、过敏性休克等。②全身性损害：畏寒、寒战、发热、疼痛、乏力、苍白、多汗、水肿、颤抖等。③呼吸系统：呼吸急促、咳嗽、憋气、咽喉不适等。④心血管系统：胸闷、心悸、心律失常、血压升高等。⑤消化系统：恶心、呕吐、腹痛、腹泻、口麻木等。⑥神经精神系统：头晕、头痛、麻木、抽搐、烦躁、意识模糊等。⑦皮肤及附件：皮疹、荨麻疹、斑丘疹、红斑疹、发红、肿胀、瘙痒、皮炎等。⑧用药部位：皮疹、瘙痒、疼痛、红肿等。⑨其他：眼充血、静脉炎等。

【使用注意】 ①肝肾功能异常者、老人、儿童（4 周岁以上）、过敏体质者等特殊人群及初次使用本品的患者应慎用，并加强监测。②严禁混合配伍，谨慎联合用药。本品应单独使用，忌与其他药物混合配伍使用。本品禁止与氨基糖苷类（如阿米卡星、庆大霉素、卡那霉素、链霉素等）、大环内酯类（如红霉素、白霉素等）、喹诺酮类（如环丙沙星、头孢曲松钠、利巴韦林等）联合用药，如确需与其他药品联合使用时，应谨慎考虑间隔时间及药物相互作用等问题。③4 周岁及以下儿童、孕妇禁用。儿童用药要严格按体重计算用量。④本品的最佳稀释溶媒 pH 为 6～8，本品用 pH 低于 4 的 5%～10%葡萄糖注射液稀释时，易产生浑浊或沉淀，禁止使用。建议用 0.9%氯化钠注射液稀释使用。静脉滴注每 20ml 药液稀释溶媒不应少于 100ml，稀释后，必须在 4 小时以内使用。⑤静脉滴注应遵循先慢后快的原则。开始滴注时应为 20 滴/分，15～20 分钟后，患者无不适，可改为 40～60 滴/分，儿童及年老体弱者以 20～40 滴/分为宜，并注意有无不良反应发生。⑥加强用药监护，特别是开始 30 分钟，如出现过敏反应或其他严重不良反应，应立即停药并及时救治。⑦首次用药应密切注意观察，一旦出现皮疹、瘙痒、颜面充血，特别是出现心悸、胸闷、呼吸困难、咳嗽等症状应立即停药，及时给予脱敏治疗。⑧儿童及成人在肌内注射给药 1 小时后，确认无过敏反应后可改为静脉给药（同批号）。⑨风寒感冒者忌用；脾胃虚寒者慎用。⑩本品与复方葡萄糖注射液同用，使本品疗效降低；与地塞米松联合使用，治疗小儿病毒性肺炎时，影响疗效，使病程延长。

【用法与用量】 注射液：静脉注射，1 次 10～20ml，1 日 1～2 次；静脉滴注，每次每千克体重 1ml，加入生理盐水或 5%～10%葡萄糖溶液中；肌内注射，1 次 2～4ml，1 日 2 次。注射用双黄连（冻干）：静脉滴注，每次每千克体重 60mg，1 日 1 次；或遵医嘱。临用前，先以适量灭菌注射用水充分溶解，再用氯化钠注射液或 5%葡萄糖注射液 500 ml 稀释。

参考文献

[1] 高春联，苗明三. 双黄连注射液药理与临床研究分析[J]. 时珍国医国药，2010，21（12）：3066-3070.
[2] 李薇，蒋丽敏，郭岩，等. 中药双黄连对单纯疱疹病毒的抑毒作用[J]. 中国现代医学杂志，2006，16（3）：378-380.
[3] 李安泰，顾乃兵，田晔，等. 双黄连注射液对病毒性脑炎炎症因子表达的影响[J]. 陕西中医，2015，36（9）：1109-1110.

[4] 杨雪冰，于柏龙，毕文彩，等. 双黄连对免疫功能低下鼠补体系统的影响[J]. 中国煤炭工业医学杂志，1999，2（3）：275-276.
[5] 马亚虹. 双黄连治疗病毒性脑炎 146 例疗效观察[J]. 青海医药杂志，2000，30（3）：65.
[6] 张玉先，傅秀敏，商金萍. 双黄连治疗病毒性脑炎 146 例疗效观察[J]. 中国中西医结合杂志，1997（11）：684.

（电子科技大学附属医院·四川省人民医院　李晋奇，电子科技大学医学院　王佳凤）

紫雪（散、颗粒、胶囊）

【药物组成】　石膏、北寒水石、滑石、磁石、玄参、木香、沉香、升麻、甘草、丁香、芒硝（制）、硝石（精制）、水牛角浓缩粉、羚羊角、人工麝香、朱砂。

【处方来源】　宋·太平惠民和剂局《太平惠民和剂局方》。《中国药典》（2015 年版）。

【功能与主治】　清热开窍，止痉安神。用于热入心包、热动肝风证，症见高热烦躁、神昏谵语、惊风抽搐、斑疹吐衄、尿赤便秘。

【药效】　主要药效如下：

1. 抗炎[1]　病毒性脑炎是由多种病毒侵犯脑部从而引起脑部实质性炎症的中枢神经系统感染性疾病，多伴有急性炎症表现。紫雪散具有明显的抗炎作用，对大鼠胶原诱导性关节炎损伤具有治疗效果，能明显减轻滑膜细胞增生和滑膜组织充血水肿，显著降低血清炎症因子血小板活化因子（PAF）水平、环氧合酶-2（COX-2）活性、肿瘤坏死因子 α（TNF-α）水平和血清循环免疫复合物（CIC）水平。

2. 解热、抗惊厥、镇静[2-6]　病毒性脑炎的主要临床表现为发热、头痛、呕吐、反复惊厥、不同程度意识障碍及脑膜刺激征等。紫雪散有明显的解热、抗惊厥和镇静作用，能显著控制酵母引起的大鼠发热反应、伤寒副伤寒疫苗引起的兔发热反应；明显降低血液中致热物质 cAMP、PGE_2 的含量；明显对抗戊四氮及硝酸士的宁引起的惊厥，延长小鼠惊厥发生时间，降低惊厥率和死亡率。紫雪口服液和紫雪对戊巴比妥钠致小鼠的中枢抑制作用无明显影响。紫雪丹有显著的镇静作用，与三溴合剂比较无显著性差异，但持续时间较长。用生理盐水及紫雪散混悬剂对小鼠直肠给药，同时用抖笼法在平衡记录仪上描记小鼠正常活动曲线，研究发现紫雪散混悬剂有明显的镇静作用。

【临床应用】　临床主要用于病毒性脑炎、高热。

1. 病毒性脑炎[7, 8]　热毒炽盛者，起病急骤，热势多高，神识不清，治以清热解毒为主，辅以息风止痉（定惊）。紫雪丹具有解热、抗惊厥、镇静的作用，可用于治疗病毒性脑炎出现的高热痉厥症状。用清营汤加紫雪散治疗病毒性脑炎，效果较显著，恢复后无任何后遗症。

2. 高热[9-13]　紫雪丹敷脐治疗小儿高热，疗效显著，可以使高热在短时间内得到控制，减少患儿痛苦，避免并发症的发生。

清宣导滞汤合紫雪用于治疗小儿外感高热，疗效优于西药常规治疗。紫雪加安乃近敷脐治疗小儿顽固性高热，疗效较好。紫雪丹配合柴胡注射液保留灌肠，广泛应用于急性扁桃体炎、急性喉炎、急性咽炎、口腔炎、水痘、猩红热、腮腺炎等多种疾病所致的小儿高热，收到较好的治疗效果。紫雪丹清热解毒凉血，柴胡注射液疏风清热解表，两药合用，具有表里双解之功效，也适用于单纯的表证发热或里证发热，是治疗小儿高热较为理想的联合配方。清热饮加紫雪丹用于治疗高热的患儿，效果较好。

【不良反应】 本品服用过量可出现心悸、气促、大汗、肢冷。

【使用注意】 ①本品含朱砂，不宜过量久服，肝肾功能不全者慎用。②运动员慎用。③本品用于里热证候疗效显著，为治温热时疫神昏窍闭之常用急救要药。

【用法与用量】 散剂、颗粒剂、胶囊剂用法用量相同。口服，1 次 1.5～3g，1 日 2 次；周岁小儿 1 次 0.3g，5 岁以内小儿每增 1 岁，递增 0.3g，1 日 1 次；5 岁以上小儿酌情服用。

参考文献

[1] 李莉，刘静，张杰，等. 紫雪散对大鼠胶原诱导性关节炎的治疗作用及其机制研究[J]. 现代药物与临床，2016，31（8）：1135-1140.

[2] 张红梅，李长龄，郭胜昔，等. 紫雪散及改良方的药效学比较[J]. 中国药学杂志，1999，（8）：25-27.

[3] 李云谷，董玉秀，郭占峰，等. 紫雪散质量标准及药理作用的研究[J]. 中成药研究，1985，（1）：12-14.

[4] 王钦茂，姚道云，宿秀兰，等. 紫雪口服液和紫雪的药理作用及急性毒性试验[J]. 安徽中医学院学报，1992，（4）：50-52.

[5] 许俊杰，孟庆棣. 紫雪丹的解热镇静和抗惊厥作用的实验研究[J]. 第一军医大学学报，1985，（3）：211-212.

[6] 王菊英，刘继兰，刘萍. 紫雪散混悬剂不同途径给药药理作用的比较[J]. 中药药理与临床，1998，（3）：11-12.

[7] 姚立丹，张铭传. 邢鹂江老中医治疗病毒性脑炎昏迷的经验[J]. 江苏中医杂志，1983，（3）：12-15.

[8] 李瑞，贺耀. 清营汤合紫雪散治愈病毒性脑炎 1 例[J]. 内蒙古中医药，1995，（1）：13.

[9] 文益华. 紫雪丹敷脐治疗小儿高热 200 例[J]. 河北中医，1991，（4）：12.

[10] 谢利，刁本恕. 清宣导滞汤合紫雪治疗小儿外感高热 32 例疗效观察[J]. 中医儿科杂志，2007，（3）：37-39.

[11] 李济川，吕超，杨晓辉.紫雪加安乃近敷脐治疗小儿顽固性高热 6 例观察[J]. 中国乡村医生，2001，（2）：37-11.

[12] 紫雪丹配合柴胡注射液保留灌肠治疗小儿高热[J]. 山东中医杂志，1992，（3）：57.

[13] 赵金兰. 清热饮加紫雪丹治疗小儿高热 30 例[J]. 江西中医药，1996，（S2）：20.

（电子科技大学附属医院·四川省人民医院　李晋奇，电子科技大学医学院　唐荣霜）

安宫牛黄丸（胶囊、散）

【药物组成】 牛黄或人工牛黄、水牛角浓缩粉、麝香或人工麝香、珍珠、朱砂、雄黄、黄连、黄芩、栀子、郁金、冰片。

【处方来源】 清·吴瑭《温病条辨》。《中国药典》（2015 年版）。

【功能与主治】 清热解毒，镇惊开窍。用于热病，邪入心包，高热惊厥，神昏谵语；中风昏迷及脑炎、脑膜炎、中毒性脑病、脑出血、败血症见上述证候者。

【药效】 主要药效如下[1-6]：

1. 解热、镇静、抗惊厥　病毒性脑炎以发热、反复惊厥、不同程度意识障碍及脑膜刺激征等为主要临床表现。安宫牛黄丸对伤寒、副伤寒甲乙三联菌苗引起的家兔发热有明显的解热作用，可减少小鼠活动次数，增强硫喷妥钠的催眠作用。安宫牛黄丸与戊巴比妥钠合用，具有协同镇静作用，可显著延长小鼠睡眠时间，对睡眠潜伏期无明显影响。安宫牛黄丸可对抗苯丙胺的兴奋作用，能显著延缓小鼠戊四氮性阵挛发作，明显对抗戊四氮性惊厥和降低死亡率。

2. 抗炎　病毒性脑炎是由多种病毒侵犯患者脑部，引起脑部实质性炎症的中枢神经系统感染性疾病。安宫牛黄丸对小鼠腹腔巨噬细胞的吞噬功能有明显的激活作用，还能抑制大鼠蛋清性踝关节肿胀和二甲苯所致小鼠耳部炎症，证明其对血管通透性增加期的炎症有显著的抑制作用。安宫牛黄散可降低百日咳菌造成的感染性大鼠脑损伤模型和酵母菌造成的大鼠发热模型血清炎症因子 IL-1β、IL-6 和 TNF-α 水平。

3. 保护脑组织　小儿病毒性脑炎的病理改变一般为脑水肿、神经细胞变性及坏死、脑软化，病死率高，预后差，容易留有神经系统后遗症。目前认为与中枢神经系统炎症和脑水肿关系最为密切的细胞因子是 TNF-α。在西医常规综合治疗的基础上联合运用安宫牛黄丸治疗小儿病毒性脑炎，治疗组总有效率明显高于对照组，能明显缩短患儿发热、头痛、呕吐、抽搐、昏迷等症状持续时间及住院天数，降低脑脊液中 TNF-α 水平。安宫牛黄丸能降低百日咳杆菌所致脑水肿模型家兔的脑脊液及脑组织化学 LDH 活性，能使 SDH、ATP 酶活性趋于增强，减轻水肿脑组织含水量和伊文思蓝蓝染的范围及程度，保护血脑屏障，减少毛细血管通透性，提高脑组织对细菌毒素及缺血缺氧的耐受性，减轻脑组织损伤，从而达到对脑细胞的保护作用。

【临床应用】　临床主要用于病毒性脑炎、小儿高热惊厥。

1. 病毒性脑炎[7-12]　是一种由各种病毒引起的中枢神经系统感染性疾病，主要表现为脑实质损害征象，并伴有不同程度的脑膜反应和颅内压增高征，临床常以高热、昏迷、抽搐为特征。安宫牛黄丸佐治病毒性脑膜脑炎，具有退热快，抽搐持续时间短，吞咽反射恢复快，昏迷清醒早，语言功能与肢体运动功能恢复好，后遗症少的优点。

在西医常规治疗的基础上，采用安宫牛黄丸治疗小儿病毒性脑炎，观察组 Glasgow 评分高于对照组，观察组发热、昏迷、头痛及抽搐症状消失时间与住院时间均短于对照组，说明安宫牛黄丸联合西药治疗小儿病毒性脑炎可有效降低昏迷程度，促使脑功能尽快恢复，利于改善临床症状，缩短病程。安宫牛黄丸保留灌肠治疗小儿病毒性脑炎，两组总疗效有显著性差异，观察组患儿体温升高、意识障碍持续、锥体束征消失、抽搐停止、肢体瘫痪恢复所需时间都显著短于对照组。

安宫牛黄丸联合单唾液酸四已糖神经节苷脂钠注射液治疗儿童病毒性脑炎，可显著提高病毒性脑炎临床疗效，改善患儿的临床症状和神经功能，减轻炎症反应。双黄连注射液、安宫牛黄丸佐治重症病毒性脑炎，对于重症病毒性脑炎造成的脑缺氧有明显的缓解作用，减少了后遗症发生率和死亡率，且未出现毒副作用。在传统抗病毒、脱水、激素治疗的基础上，联合应用安宫牛黄丸、清开灵及脑活素等药物，对治疗重症病毒性脑炎显示出较好的疗效，且无明显不良反应。

2. 小儿高热惊厥[13-15]　来势迅猛，是儿科常见的危急重症之一，凡时行疫病、内伤杂病在病情恶化时均可出现。病毒性脑炎发作时，往往伴有高热、惊厥等症状。安宫牛黄丸治疗小儿高热惊厥 20 例，全部病例给药 2～3 次，病情稳定，无惊厥发作，故控制惊厥取得良好疗效。在西医常规治疗的基础上，常规口服或经鼻饲管给予安宫牛黄丸治疗小儿高热惊厥，效果甚佳。

【不良反应】　有文献报道不当使用本品致体温过低，亦有个别患者引起过敏反应或汞毒性肾病。

【使用注意】　①本品为热闭神昏所设，寒闭神昏不得使用。②本品处方中含麝香，芳香走窜，有损胎气，孕妇慎用。③服药期间饮食宜清淡，忌食辛辣、油腻之品，以免助火生痰。④本品处方中含朱砂、雄黄，不宜过量久服，肝肾功能不全者慎用。⑤在治疗过程中如出现肢寒畏冷，面色苍白，冷汗不止，脉微欲绝，由闭证变为脱证时，应立即停药。⑥高热神昏，中风昏迷等口服本品困难者，当鼻饲给药。⑦孕妇及哺乳期妇女、儿童、老年人使用本品应遵医嘱。⑧运动员慎用。⑨过敏体质者慎用。

【用法与用量】 丸剂：口服，1次1丸，1日1次；小儿3岁以内1次1/4丸，4～6岁1次1/2丸，1日1次；或遵医嘱。胶囊剂：口服，1次2粒，1日3次，小儿酌减；或遵医嘱。散剂：口服，1次1.6 g，1日1次；小儿3岁以内1次0.4g，4～6岁1次0.8 g，1日1次；或遵医嘱。

参 考 文 献

[1] 刘启泰. 两种安宫牛黄丸药理作用的研究[J]. 中成药研究，1982，(5)：25- 28.
[2] 叶祖光，王金华，梁爱华，等. 安宫牛黄丸及其简化方的药效学比较研究[J]. 中国中药杂志，2003，(7)：53-56.
[3] 汤毅珊，王宁生，张银卿. 雄黄及含雄黄复方对炎症介质 IL-1β、IL-6、TNF-α 和 NO 的影响[J]. 中药药理与临床，2007，(5)：107-110.
[4] 喻平丽. 安宫牛黄丸联合治疗小儿病毒性脑炎的临床观察[D]. 湖北中医学院，2006.
[5] 黄玉芳，郑樨年，何原惠，等. 安宫牛黄丸对脑水肿家兔脑内酶的影响[J]. 南京中医学院学报，1991，(2)：92-94+128.
[6] 何原惠，黄玉芳，郑栖年，等. 安宫牛黄丸对实验性脑水肿动物肝脏的影响[J]. 江苏中医，1992，(12)：38-40.
[7] 吕三科. 安宫牛黄丸佐治病毒性脑炎的临床观察[J]. 中国乡村医药，2004，(5)：46.
[8] 庞善坤. 安宫牛黄丸联合治疗小儿病毒性脑炎的临床观察[J]. 中国合理用药探索，2019，16(6)：110-112.
[9] 林顺利，林东浩. 安宫牛黄丸保留灌肠治疗小儿病毒性脑炎[J]. 中国医药指南，2013，11(30)：177-178.
[10] 付艳. 安宫牛黄丸联合神经节苷脂治疗儿童病毒性脑炎的临床研究[J]. 现代药物与临床，2019，34(3)：755-760.
[11] 王世全. 双黄连、安宫牛黄丸佐治重症病毒性脑炎疗效观察[J]. 实用儿科临床杂志，2002(S1)：138.
[12] 要建民，白爱林，刘金梅. 安宫牛黄丸、清开灵及脑活素治疗重症病毒性脑炎疗效观察[J]. 中国误诊学杂志，2009，9(19)：4608-4609.
[13] 刘祥泉，刘德馨. 安宫牛黄丸防治小儿高热惊厥 20 例[J]. 重庆中医药杂志，1988，(2)：9-10.
[14] 黄坚. 小儿高热惊厥中医治法探析[J]. 新中医，1995，(8)：4-5.
[15] 唐红玉. 中西医结合治疗小儿高热惊厥 80 例[J]. 实用中西医结合临床，2008，(1)：58-59.

（电子科技大学附属医院·四川省人民医院　李晋奇，电子科技大学医学院　唐荣霜）

莪术油注射液（莪术油葡萄糖注射液）

【药物组成】 莪术油注射液：莪术油。莪术油葡萄糖注射液：莪术油、葡萄糖。

【处方来源】 研制方。《中国药典》(2015年版)。

【功能与主治】 莪术油注射液：用于病毒引起的感冒、上呼吸道感染、小儿病毒性肺炎；消化道溃疡，甲型病毒性肝炎，小儿病毒性肠炎及病毒性心肌炎、脑炎等。莪术油葡萄糖注射液：用于小儿病毒性肺炎。

【药效】 主要药效如下[1-3]：

1. 抗菌、抗病毒　病毒性脑炎是由多种病毒侵犯脑部从而引起的中枢神经系统感染性疾病。莪术油有效成分之一莪术醇在试管中能抑制金黄色葡萄球菌、β-溶血性链球菌、伤寒杆菌、大肠杆菌等的生长，对呼吸道合胞病毒（RSV）有直接抑制作用，对流感病毒A1和A3型有直接灭活作用，尚对风疹、水痘病毒有抑制作用，同时可能对副流感病毒、副黏病毒、柯萨奇病毒等也有抑制作用。它以病毒颗粒溶解方式抗病毒，长期应用对主要脏器无危害，具有低毒、安全的优点。

2. 抗炎　病毒性脑炎是多种病毒引起的脑部实质性炎症。莪术挥发油能抑制多种致病菌生长。温莪术油对小鼠醋酸腹膜炎、烫伤小鼠局部水肿、巴豆油引起的小鼠局部炎症、大鼠棉球肉芽胞均有明显的治疗作用。

3. 增强免疫　病毒性脑炎发作时，患儿的免疫力降低。给小白鼠腹腔注射莪术油浓缩液与生理盐水对照，实验组鼠胸腺重量、脾脏重量、淋巴细胞绝对值、巨噬细胞吞噬功能、溶菌酶活性、血清抗体滴度、Ea 和 Et 花环形成率均高于对照组，显示莪术油对小鼠有免疫增强作用。

【临床应用】　临床主要用于病毒性脑炎。

病毒性脑炎[4-7]　是儿科常见的中枢神经系统感染性疾病，可由各种病毒感染引起。莪术油注射液具有广谱抗病毒作用，能抑制多种病毒 DNA、RNA 在细胞内复制，从而有效控制病毒增殖、提高机体免疫功能；并能行气破瘀，消积止痛，改善微循环，消除血小板积聚，修复小血管损伤，减轻脑水肿；还能抗氧自由基，减少组织损害，宁心安神，从而治疗病毒性脑炎。

在对症支持治疗的基础上，采用莪术油葡萄糖注射液治疗小儿急性病毒性脑炎，临床症状及体征的改善明显优于利巴韦林，具有退热快、中毒症状改善迅速、病程短等特点。莪术油可能通过抑制病毒性脑炎小鼠 TNF-α、TLR2 mRNA、S100B 蛋白表达，有效降低炎症因子的水平从而发挥疗效。

更昔洛韦联合莪术油治疗小儿病毒性脑炎，观察组有效率明显高于对照组，观察组各项症状、体征改善时间均少于对照组。更昔洛韦联合莪术油治疗病毒性脑炎，可相互弥补抗病毒谱不足的缺点，减少药物用量，减轻不良反应。

【不良反应】　①主要是过敏反应，表现为皮疹、全身发痒、面部潮红，并伴有胸闷，心前区不适，喉头发紧，恶心，呕吐，腹痛，严重者可能出现呼吸困难、过敏性休克。②体外试验中观察到本品高浓度有溶血现象，临床使用中应密切观察可能的溶血不良反应。③莪术油制剂输注或局部注射，会引起刺激性疼痛或静脉炎，静注过快会出现胸闷、面部潮红、呼吸困难等症状。④有个案报道，莪术油制剂引起消化道出血。极个别患者转氨酶一度升高，但停药不久即恢复正常。

【使用注意】　①不可与丁香配伍使用。②忌与头孢曲松、头孢拉定、头孢哌酮、庆大霉素、呋塞米配伍。③对本品过敏者禁用。④静脉滴注速度不宜过快，控制在每分钟 30～40 滴。⑤儿童用药，必须在医护人员的监护下使用。

【用法与用量】　莪术油注射液：静脉滴注，用 250～500ml 5%葡萄糖注射液或 0.9%氯化钠注射液稀释后滴注。成人或 12 岁以上儿童 1 日 1 次，1 次 0.2～0.4g；6 个月以上婴幼儿 1 次 0.1g，6 个月以下减半或遵医嘱，7～10 天为 1 个疗程。莪术油葡萄糖注射液：静脉滴注，1 次 10mg/kg，1 日 1 次，7～10 天为 1 个疗程，重度感染患者或婴幼儿请遵医嘱。

参考文献

[1] 赵艺，杨汝刚，罗岷. 莪术油的药理作用及临床应用研究进展[J]. 实用中医内科杂志，2006，(2)：125-126.
[2] 林光勇. 莪术油的药理作用及临床用药的研究进展[J]. 广东药学，2002，(1)：12-14.
[3] 卞长武，王东荣，郭文来，等. 莪术对小白鼠免疫功能的影响[J]. 中国中医药信息杂志，1997，4(2)：29.

[4] 许美娟，张素兰. 更昔洛韦联合莪术油治疗儿童病毒性脑炎疗效观察[J]. 中国乡村医药，2005，(7)：49-50.
[5] 田慧玲，杨翠娜，沈艳丽. 莪术油葡萄糖注射液治疗急性病毒性脑炎 250 例[J]. 中国药业，2000，(4)：51-52.
[6] 吴建敏. 莪术油葡萄糖注射液治疗急性病毒性脑炎疗效观察[J]. 海峡药学，2003，(1)：49-50.
[7] 王芳，侯自立，韩冰，等. 莪术油对病毒性脑炎小鼠 TNF-α、TLR2 mRNA 和 S100B 蛋白表达的影响[J]. 中国现代应用药学，2019，36(23)：2919-2922.

（四川省人民医院　李晋奇，电子科技大学医学院　唐荣霜）

二、涤痰开窍类

痰热清注射液

【药物组成】 黄芩、熊胆粉、山羊角、金银花、连翘。

【处方来源】 研制方。国药准字 Z20030054。

【功能与主治】 清热，化痰，解毒。用于风温肺热病痰热阻肺证，症见发热、咳嗽、咯痰不爽、咽喉肿痛、口渴、舌红、苔黄；肺炎早期、急性支气管炎、慢性支气管炎急性发作及上呼吸道感染见上述证候者。

【药效】 主要药效如下[1-4]：

1. *抗病毒* 病毒性脑炎是由多种病毒侵犯脑部从而引起脑部实质性炎症的中枢神经系统感染性疾病；研究发现痰热清注射液可降低流感病毒感染小鼠的病死率，有明显的抗病毒作用；能诱导流感病毒感染小鼠体内产生 α-干扰素，对 T、B 淋巴细胞增殖及腹腔巨噬细胞的吞噬功能具有明显促进作用。

2. *解热、消炎* 病毒性脑炎多伴有炎症，痰热清注射液能抑制炎症反应，减少内毒素的产生和释放，从而减轻发热症状，且可阻断炎性介质产生，有效抑制体内免疫病理过程，防止全身炎症反应综合征。

3. *镇惊* 病毒性脑炎会引发一系列精神行为异常，包括兴奋、惊厥等；现代医学研究认为，痰热清注射液可缓解平滑肌痉挛、改善气管狭窄、提高通气功能，对支气管哮喘有效。

【临床应用】 主要用于治疗病毒性感染相关疾病[5-7]。

病毒性脑炎 由多种病毒引起，发病率较高，临床多表现为颅高压、脑脊液细胞数增高、头痛、呕吐、烦躁、失语，重者昏迷、抽搐等。痰热清注射液主要成分为黄芩、熊胆粉、山羊角、金银花、连翘，五药合用具有清热解毒、化痰镇惊的功效。痰热清注射液能迅速进入血液发挥药效，抑制病毒生长繁殖及机体炎症反应，退热明显，减轻头痛及呕吐，镇静止惊，减少后遗症，降低病死率，且不良反应少。

【不良反应】 个别患者可出现头晕、胸闷、恶心呕吐、腹泻，偶见皮肤潮红、皮疹或瘙痒等过敏反应，罕见心悸、寒战、呼吸困难，极其罕见过敏性休克。其他不良反应：过敏样反应、口干、发热、眶周颜面水肿、输液部位不适等。

【使用注意】 ①用药过程中应密切观察用药反应，特别是开始 5～30 分钟；一旦出现过敏反应或其他严重不良反应，应立即停药并及时救治。②本品用于风温肺热病属痰热阻肺证及风热感冒等，对寒痰阻肺和风寒感冒属不对症治疗范畴。③药液稀释倍数不低于 1∶10（药液∶溶媒），稀释后必须在 4 小时内使用。④本品禁止与其他药物混合配伍使用。如需联合用药，在换药时需先用 5%葡萄糖注射液或 0.9%氯化钠注射液冲洗输液管或更换新的输液器，以免药物相互作用产生不良反应。⑤儿童以 30～40 滴/分为宜，成年人以 30～60 滴/分为宜，滴速过快或有渗漏可引起头晕、胸闷或局部疼痛。⑥对老年人、肝肾功能异常者、哺乳期妇女等特殊人群应慎重使用，并加强监测。

【用法与用量】 静脉滴注，按体重 0.3～0.5ml/kg，最高剂量不超过 20ml，加入 5%葡萄糖注射液或 0.9%氯化钠注射液 100～200ml 稀释，控制滴数每分钟 30～60 滴，1 日 1 次；或遵医嘱。

参考文献

[1] 杨武韬. 痰热清注射液药理与临床作用观察[J]. 中医临床研究，2015，7（1）：22-23.
[2] 吴桂琴，邸春阳，龚丽，等. 红霉素联合痰热清治疗小儿毛细支气管炎 32 例临床观察[J]. 淮海医药，2008，26（1）：41-42.
[3] 朱育红，王怡，方庆霞，等. 痰热清注射液联合阿奇霉素治疗老年性肺炎痰热阻肺证 40 例临床观察[J]. 北京中医药，2014，33（7）：535-536.
[4] 徐颖惠. 痰热清注射液治疗支气管哮喘的机制探讨[J]. 中国药事，2012，26（2）：201-202.
[5] 陈放初. 痰热清注射液治疗病毒性脑炎 38 例临床观察[J]. 中医药导报，2009，15（5）：20-22.
[6] 李薇，李奇玉，唐英. 痰热清注射液佐治小儿病毒性脑炎疗效观察[J]. 现代中西医结合杂志，2010，19（5）：577-578.
[7] 牛宛柯. 痰热清注射液用于小儿病毒性脑炎临床观察[J]. 中国现代药物应用，2011，5（3）：127-128.

（四川省人民医院　李晋奇，电子科技大学医学院　张舒涵）

醒脑静注射液

【药物组成】 麝香、郁金、冰片、栀子。

【处方来源】 清·吴瑭《安宫牛黄丸》加减化裁方。国药准字 Z32020563。

【功能与主治】 清热解毒，凉血活血，开窍醒脑。用于气血逆乱，脑脉瘀阻所致中风昏迷，偏瘫口㖞；外伤头痛，神志昏迷；酒毒攻心，头痛呕恶，昏迷抽搐。脑栓塞、脑出血急性期、颅脑外伤、急性酒精中毒见上述证候者。

【药效】 主要药效如下[1-3]：

1. 稳定血脑屏障，减轻脑水肿　脑膜或脑实质的广泛性水肿、充血是病毒性脑炎的主要病理表现。脑水肿治疗的首要原则就是稳定血脑屏障，维持血脑屏障正常的通透性，以防止渗出物大量流入组织间隙或者细胞间隙。醒脑静注射液能稳定血脑屏障，防止渗出物流入组织间隙或细胞间隙，从而减轻脑水肿的发生。

2. 调节中枢神经系统　病毒性脑炎的发病机制涉及多个感染途径，主要取决于病毒、宿主及病毒入侵的门户。病毒入侵脑组织并大量复制增生直接破坏神经细胞，也可激发宿主免疫反应损伤神经系统。醒脑静注射液可有效调节中枢神经系统，对中枢神经系统具有小剂量兴奋、大剂量抑制的作用。

3. 改善脑微循环　醒脑静注射液可有效降低患者全血比黏度、血浆比黏度、湿质量、干质量、血栓长度、红细胞电泳时间等，从而有效改善患者的微循环，提升治疗效果。

【临床应用】 临床主要用于病毒性脑炎。

病毒性脑炎[4, 5]　通常合并高热、昏迷和抽搐等症状。使用醒脑静注射液可有效治疗病毒性脑炎，纠正患者发热、昏迷、嗜睡等症状。此外，还可明显缩短昏迷持续时间，促进患者康复。

醒脑静注射液用于或辅助用于小儿病毒性脑炎的治疗时，发现醒脑静注射液佐治儿童病毒性脑炎疗效好，相对安全。

【不良反应】 ①过敏反应：皮肤潮红、皮疹、瘙痒、呼吸困难、憋气、心悸、紫绀、血压下降、过敏性休克等。②全身性损害：畏寒、寒战、发热、乏力、疼痛、面色苍白、多汗等。③呼吸系统：咳嗽、呼吸急促等。④心血管系统：心悸、胸闷、血压升高等。⑤神经精神系统：头晕、头痛、抽搐、昏迷、肢体麻木、烦躁等。⑥皮肤及其附件：风团样皮疹、丘疹、红斑等。⑦胃肠道系统：恶心、呕吐、腹痛、腹泻等。⑧用药部位：注射部位疼痛、红肿、麻木、皮疹、静脉炎等。

【使用注意】 ①用药过程中应密切观察用药反应，特别是开始 30 分钟，若出现过敏反应或严重不良反应立即停药并及时救治。②本品为芳香性药物，开启后应立即使用，防止挥发。③本品应单独使用，严禁与其他药品混合配伍使用。如确需联合使用其他药品时，应谨慎考虑本品的间隔时间及药物相互作用等问题。④过敏体质者、运动员、肝肾功能异常者、老人、哺乳期妇女、初次使用中药注射剂的患者应慎重使用，并加强监测。⑤监测数据显示，有与本品相关的肝生化指标异常病例报告，建议在临床使用过程中注意监测。

【用法与用量】 肌内注射，1 次 2～4 ml，1 日 1～2 次。静脉滴注，1 次 10～20ml，用 5%～10%葡萄糖注射液或氯化钠注射液 250～500ml 稀释后滴注；或遵医嘱。

参 考 文 献

[1] 崔景修，袁正光，于吉友，等. 醒脑静联合依达拉奉对急性脑梗死早期神经功能恶化患者临床疗效的影响[J]. 河北医学，2010，16（9）：1090-1092.

[2] 傅强，崔华雷，孙中吉，等. 醒脑静注射液对脑缺血再灌注诱导的脑神经细胞凋亡防治作用的实验研究[J]. 中国中西医结合急救杂志，2000，7（3）：144-146.

[3] 李爱民. 醒脑静注射液治疗缺血性脑血管病疗效观察[J]. 中西医结合心脑血管病杂志，2007，5（7）：593-594.

[4] 苏学文. 小儿病毒性脑炎 46 例的临床分析与研究[J]. 大家健康（学术版），2014，8（11）：213.

[5] 宋建坤，朱晓东. 醒脑静佐治病毒性脑炎的临床观察[J]. 重庆医学，2003，32（1）：91-92.

（四川省人民医院　李晋奇，电子科技大学医学院　何　丹）

第十三章

抽动症中成药名方

第一节 概　　述

一、概　　念[1-4]

抽动症即抽动障碍（tic disorder），是起病于儿童和青少年时期，以不主动、反复、快速的一个或者多部位肌肉（群）运动或者发声抽动，甚至猥秽语言为主要表现的慢性神经精神疾病，包括短暂性抽动障碍、慢性运动或发声抽动障碍、发声与多种运动联合抽动障碍（Tourette 综合征）。

中医古籍中无相应病名，多根据临床表现将抽动症的病机归于肝风内动，病位主要在肝，同时与脾、肾、心、肺又有一定的关系，病理产物多有风、痰、瘀。它是以不自主、反复、突发、快速、重复、无节律性的一个或多个部位运动抽动和（或）发声抽动为主要特征的一组综合征。

中医古代文献中无本病记载，根据临床表现，可归于“肝风”、“抽搐”、“瘛疭”、“痉风”、“梅核气”、“郁证”等范围。

二、病因及发病机制

（一）病因

抽动症的病因尚未完全明确，可能是遗传因素、神经生理、神经生化及环境因素等相互作用的结果。可因应激、焦虑、疲劳、兴奋、感冒发热而加重，也可因放松、全身心投入某事而减轻。使用中枢兴奋剂、抗精神病药等药物可诱发本病。

（二）发病机制

抽动症确切的发病机制不清。中枢神经递质失衡，纹状体多巴胺活动过度或突触后多巴胺受体超敏感可能是其发病机制的关键环节。

三、临床表现

抽动症临床表现为运动抽动和发声抽动。运动抽动，主要是眼部、面部、颈部、上下肢及躯干部位的肌肉抽动；发声抽动，表现为异常声音，如干咳声、吼叫声，或不停地吐唾沫，或口吃、重音不当等。

短暂性抽动障碍是最多见的一种类型，病情最轻，表现为一种或多种运动性抽动和（或）发声性抽动，病程在 1 年之内。慢性抽动障碍是指仅表现为运动性抽动或发声性抽动（二者不兼有），病程在 1 年以上。发声与多种运动联合抽动障碍即 Tourette 综合征，是病情相对较重的一型，既表现有运动性抽动，又兼有发声性抽动，但二者不一定同时出现，病程在 1 年以上。

四、诊　断

目前抽动症的诊断尚缺乏特异性诊断指标，主要依据患儿抽动症状及相关伴随精神行为表现进行诊断。因此，详细的病史询问是正确诊断的前提，而体格检查包括精神检查和必要的辅助检查也是必需的，检查目的主要在于排除其他疾病。

五、治　疗

抽动症治疗原则是药物治疗和心理行为治疗并重，注重治疗的个体化。

（一）常用化学药物及现代技术

多巴胺受体阻滞剂，是治疗抽动症的经典药物。如氟哌啶醇、硫必利等。主要是拮抗多巴胺受体，从而产生镇静作用。中枢性 α 受体激动剂，如可乐定、胍法辛等。选择性 5-羟色胺再摄取抑制剂，为新型抗抑郁药，如氟西汀、帕罗西汀、舍曲林、氟伏沙明等，有抗抽动作用；可用于抽动症伴强迫障碍的治疗。

抽动症除用药物治疗外，还可通过心理行为治疗以改善抽动症状、干预共患病和改善社会功能；通过重复经颅磁刺激、脑电生物反馈和经颅微电流刺激等神经调控疗法，尝试用于治疗药物难治性抽动症患儿。

（二）中成药治疗

中医药治疗抽动症有其独特优势。首先，中医药在辨证施治过程中可兼顾抽动症的基本病机及临床表现，实现标本兼治；其次，相比西药，中医药治疗抽动症的不良反应较小，提高患儿长期用药依从性；此外，治疗过程中合并使用中医药，还可以减轻西药的不良反应，实现中西医协同治疗抽动症。

第二节 中成药名方的辨证分类与药效[5, 6]

抽动症患者中枢神经递质代谢紊乱，以多巴胺系统的功能异常为主要病理学基础。中药治疗抽动症的基本药效是降低多巴胺脑内含量或调节脑内神经递质的平衡。但是不同中药还有其他不同药效，如部分中药还可降低氧化应激损伤，发挥镇静、催眠、抗惊厥等多种药理效应，从而治疗抽动症。中药治疗抽动症的原则是辨证用药，合理利用不同中药的药效特点。治疗抽动症的中成药名方常见辨证分类及主要药效如下：

一、平肝息风类

小儿抽动症除表现不自主抽动外，还兼神志亢奋、心中烦乱，或少言寡语，或喜自乐，或见呻吟声，舌红，苔黄，脉弦数。

小儿脏腑娇嫩，阴阳稚弱，形气未充，心常实，肝常有余、肾常虚。肝体阴而用阳，为风木之脏，主藏血，喜条达而主疏泄，患儿若忧思过多，易致心阴受损，肝气失和，疏泄失常，则言行妄为，不能自主；若肝病及肾，致肾阴虚亏，水不涵木，筋脉失养，虚风内动，则头摇肢搐；脾为后天之本，脾虚化源不足，肾所藏精随之减少，阴精不足，筋脉失其阴液濡养，则阳亢而抽动；同时因心藏神，其声为笑，肾藏志，其声为呻，故病及心肾时，常表现为抽动兼精神行为异常。

平肝息风类药物以平肝阳，滋肾阴为主，兼具健脾、清心、化痰开窍、安神益智的功效。

常用中成药：天麻钩藤颗粒。

二、息风化痰类

小儿抽动症肝风夹痰者表现为头面、躯干、四肢肌肉抽动，频繁有力，喉中痰鸣，或怪声不断，睡眠不安，舌质红，苔黄腻，脉滑数。

小儿脏腑娇嫩，行气未充，肝常有余，脾常不足。肝体阴而用阳，为风木之脏，主藏血，喜条达而主疏泄，若小儿情志失调，气机不畅加之饮食不节，过食辛辣香燥、肥甘厚味，导致痰热内生，上扰心神，则抽动呼叫、秽语不自主。

息风化痰类药物具有平肝息风、豁痰止痉、安神宁志的功效。

常用中成药：菖麻熄风片、九味熄风颗粒等。

参 考 文 献

[1] 江载芳，申昆玲，沈颖. 诸福棠实用儿科学. 8 版[M]. 北京：人民卫生出版社，2015：2089-2092.
[2] 刘智胜，静进. 儿童心理行为障碍[M]. 北京：人民卫生出版社，2007：137-160.
[3] 纪文娜，张喜莲，吴海娇. 小儿抽动障碍的中医治疗研究进展[J]. 中医儿科杂志，2014，10（3）：74-77.
[4] 中华医学会儿科学分会神经学组. 儿童抽动障碍的诊断与治疗建议[J]. 中华儿科杂志，2013，53（1）：72-75.
[5] 佟丹，张文华，张卉. 中药治疗小儿多发性抽动症疗效观察[J]. 辽宁中医杂志，2008，35（5）：711-712.
[6] 赵春玲，李蔷华. 中药熄风祛痰汤治疗小儿多发性抽动症 60 例[J]. 中医儿科杂志，2006，2（1）：33-34.

（四川大学华西第二医院 曾力楠，天津中医药大学第二附属医院 张 莉）

第三节 中成药名方

一、平肝息风类

天麻钩藤颗粒

【药物组成】 天麻、钩藤、石决明、山栀、黄芩、川牛膝、杜仲、益母草、桑寄生、夜交藤、牛茯神。

【处方来源】 胡光慈《杂病证治新义》的天麻钩藤饮。国药准字 Z51021084。

【功能与主治】 清肝泻火，补益肝肾，清热化痰，清心除烦，祛风，活血通络。主治肝阳偏亢、肝风上扰证。

【药效】 主要药效如下[1-3]：

1. 降低多巴胺能神经元凋亡[1] 小儿抽动症分子生物学病因研究显示，中脑、基底节的黑质、纹状体多巴胺受体功能异常。在单侧帕金森病变模型中，天麻钩藤饮能够有效降低细胞凋亡数量，从而起到脑保护作用[1]。

2. 降低氧化应激损伤 抽动症患儿具有较高的氧化应激水平。在大鼠帕金森病模型中，天麻钩藤饮能够降低氧自由基、丙二醛浓度，升高谷胱甘肽、谷胱甘肽过氧化物酶、超氧化物歧化酶浓度，从而使帕金森病大鼠的神经行为学改变，并提高机体抗氧化和清除自由基的能力[2]。

3. 保护神经元 天麻钩藤饮能够提高血管内皮生长因子的表达量，启动神经元保护机制，从而发挥脑保护作用[2]。

【临床应用】 主要应用于高血压，也用于小儿抽动症。

1. 高血压 本品适用于治疗高血压，高血压在中医学中是典型的肝阳上亢类疾病，天麻钩藤饮能够清肝泻火，补益肝肾。同时有研究表明，该汤剂能够降低血清钙离子浓度，调节一氧化氮和内皮素水平、提高机体抗氧化能力、干预心肌纤维化等，从整体上调节血压而达到治疗作用。

2. 抽动症[3] 本品适用于治疗小儿抽动症，主要表现为不自主的、突然的多发性抽动及在抽动的同时伴有暴发性发声和秽语的抽动障碍。天麻钩藤饮有平肝息风、清热活血之功，治疗小儿多发性抽动症风阳上扰证取得了较好疗效，且不良反应少，得到逐步推广运用。

【不良反应】 尚未见报道。

【使用注意】 本品用于肝阳偏亢、肝风上扰型抽动症效果较好。

【用法与用量】 冲服，1 次 5g，1 日 3 次。

参考文献

[1] 隆红艳. 小儿多发性抽动症多巴胺系统的分子机制及静安口服液作用机理研究[D]. 南京：南京中医药大学，2012.

[2] 张斐，杜武勋. 天麻钩藤饮的药理研究[A]. 中华中医药学会心病分会、北京中医药学会心血管病专业委员会 2012·年会论文集[C]. 2012.

[3] 杨苗，魏小维. 天麻钩藤饮治疗小儿多发性抽动症 48 例[J]. 北方药学，2014,（5）：25.

（四川大学华西第二医院 曾力楠）

二、息风化痰类

菖麻熄风片

【药物组成】 白芍、天麻、石菖蒲、珍珠母、远志。

【处方来源】 研制方。国药准字 Z20140013。

【功能与主治】 平肝息风，豁痰止痉，安神宁志。主治小儿多发性抽动症肝风内动夹痰证。

【药效】 主要药效如下[1,2]：

1. 抗惊厥　本品可延长士的宁致惊厥小鼠的惊厥发生潜伏期，改善 IDPN 致抽动模型大鼠的步态，减少抽动模型大鼠不自主旋转圈次数。旷场分析试验提示，本品可改善 IDPN 模型的行为改变，降低苯丙胺模型小鼠纹状体内多巴胺（DA）含量。

2. 镇静　本品可抑制小鼠自主活动，使自发活动次数减少，延长阈剂量戊巴比妥钠小鼠的睡眠时间，缩短小鼠出迷宫时间。本品中的药物活性成分具有抑制脑内多巴胺、苯二氮䓬受体，降低脑内单胺类神经递质含量，增强患儿学习和记忆能力，纠正睡眠功能紊乱等作用。

【临床应用】 临床主要用于儿童多发性抽动症。

儿童多发性抽动症　研究显示菖麻熄风片可以降低患儿眨眼次数、眨眼频率、皱鼻子次数、眨眼强度积分，同时患儿体内多巴胺（DA）、5-羟色胺（5-HT）、去甲肾上腺素（NE）、神经元特异性烯醇化酶（NSE）、谷氨酸（GLU）、天冬氨酸（ASP）表达水平均显著下降（$P<0.05$），γ-氨基丁酸（GABA）水平显著升高，神经递质水平降低[2]。

【不良反应】 个别患者用药后出现头痛、头晕等。

【使用注意】 ①本品尚无用于重度及难治性抽动症和抽动症伴多动症的证据。②本品的临床试验仅支持使用 4 周的安全性，服用不宜超过 4 周。③本品用于 4～14 岁患儿，尚无 4 岁以下患儿用药的安全性和有效性证据。④用药期间有的患儿出现轻度尿蛋白，与药物的关系尚无法确定。⑤本品为片剂，无吞服片剂经验的患儿慎用。⑥感冒发热或腹泻者慎用。⑦过敏体质者慎用。

【用法与用量】 口服，4～6 岁，1 次 1 片，1 日 3 次；7～11 岁，1 次 2 片，1 日 3 次；12～14 岁，1 次 3 片，1 日 3 次。疗程为 4 周。

参考文献

[1] 张伟. 菖麻熄风片治疗儿童多发性抽动症 30 例临床分析[J]. 中国实用神经疾病杂志，2017，20（6）：38-40.
[2] 胡思源，马融，田恬，等. 菖麻熄风片治疗小儿多发性抽动症肝风内动挟痰证Ⅲ期临床研究[J]. 现代药物与临床，2014，29（9）：1044-1049.

（四川大学华西第二医院　曾力楠）

九味熄风颗粒

【药物组成】 熟地黄、龙骨、龟甲、天麻、龙胆、钩藤、僵蚕、青礞石、法半夏。

【处方来源】 研制方。国药准字 Z20120034。

【功能与主治】 滋阴补肾，平肝息风，化痰宁神。主治小儿多发性抽动症（抽搐-秽语综合征），证属肾阴亏损，肝风内动型，喉中发出异常声音，神思涣散，注意力欠集中，小动作多，性情急躁等。

【药效】 主要药效如下[1]：

调控神经递质水平 本品可有效调控血清多巴胺（DA）、5-羟色胺（5-HT）与去甲肾上腺素（NE）等神经递质水平。

【临床应用】 临床主要用于儿童多发性抽动症。

儿童多发性抽动症 研究显示服用九味熄风颗粒后眨眼次数、眨眼频率、眨眼强度积分和《耶鲁抽动症整体严重程度量表》（YGTSS）中抽动评分明显降低[2-4]，患儿手足心热、潮热盗汗、急躁易怒等症状改善。

【不良反应】 尚未见相关报道。

【使用注意】 ①服药期间忌食生凉、辛辣、油腻之物。②感冒发热或腹泻者慎用。③过敏体质者慎用。④肝肾功能不全者慎用。

【用法与用量】 开水冲服，4～7岁，1次6g，1日2次；8～10岁，1次9g，1日2次；11～14岁，1次12g，1日2次；或遵医嘱，疗程6周。

参考文献

[1] 张慧娟，江志拴，李琳，等. 九味熄风颗粒联合可乐定透皮贴片治疗小儿抽动症的临床研究[J]. 现代药物与临床，2019，34（7）：2077-2081.

[2] 熊其江，丁丽红，刘帅. 九味熄风颗粒联合盐酸硫必利片对抽动障碍患儿神经功能及生活质量的影响研究[J]. 基层医学论坛，2018，22（11）：1448-1451.

[3] 尤登攀. 九味熄风颗粒与氟哌啶醇治疗抽动障碍的对照研究[J]. 疾病监测与控制，2017，11（11）：885-886.

[4] 杜春雁，胡思源，赵宾江，等. 九味熄风颗粒治疗小儿抽动障碍肾阴亏损、肝风内动证的疗效观察[J]. 现代药物与临床，2017，32（4）：718-722.

（辽宁中医药大学附属医院 王雪峰、张秀英，四川大学华西第二医院 曾力楠）

第十四章

多动症中成药名方

第一节　概　　述

一、概　　念

儿童多动综合征（childhood hyperkinetic syndrome，简称多动症）又称儿童多动注意缺陷综合征（attention deficit hyperactivity disorder，ADHD），旧称轻微脑功能障碍综合征（minimal brain dysfunction，MBD），是儿童时期一种较常见的行为异常性疾患。本病由多种因素造成，临床症状具有多样性，对个人的学业、工作、人际关系、家庭和社会经济的冲击极大。主要表现为与年龄不相称的注意力易分散、注意广度缩小、不分场合的过度活动、情绪冲动并伴有认知障碍和学习困难、智力正常或接近正常。好发年龄为6～14岁。一般患病率为3%～5%，男女比例（4～9）：1。我国报告的学龄儿童多动症患病率为1.3%～13.4%。本病预后良好，绝大多数患儿到青春期逐渐好转而痊愈，仅少数患儿仍留有轻重不同的多动和注意力涣散症状[1-4]。

中医虽无儿童多动症之名，但从辨证施治的观点来看，儿童多动症与“脏躁”、“躁动”、“健忘”、“失聪”等证有关，属心神之疾，其病多因先天禀赋不足，后天失养，或其他疾病所伤，造成心肾两亏，阴阳失常而致[5]。

二、病因及发病机制

（一）病因

本病确切的病因至今还不清楚，多数研究认为本病是由多种因素协同作用造成的一种综合征，主要有遗传因素、孕期分娩因素、行为心理因素、家庭-社会环境污染等。

（二）发病机制

《素问·生气通天论》曰：“阴平阳秘，精神乃治”，人的精神情志活动正常，有赖于人体阴阳平衡。而人的行为变化，又常呈阴静阳躁，动静平衡必须阴平阳秘才能维持。因此，阴阳平衡失调为本病的主要发病机制。心主血藏神，心气不足，心失所养则致心神失守而情绪多变，注意力不集中；肾精不足、髓海不充则脑失精明而不聪；肾阴不足，水不涵木，肝阳上亢，可有多动、易激动；脾虚失养则静谧不足，兴趣多变，言语冒失，健忘。

三、临床表现

①活动过度：大多始于幼儿早期，表现为睡眠不安、喂养困难等，进小学后表现显著，常表现为多动不宁、惹人生气、课堂小动作多，常干扰别人、不听劝阻等。②注意力不集中：患儿主动注意功能明显减弱，对无关的刺激却给予过分的注意，学习时不专心，上课时专心听课的时间短，做任何事情不能善始善终。③情绪不稳，冲动任性：缺乏自制力，易激动，任性，易于过度兴奋，好与同学争斗。④学习困难：患儿智力正常，但由于多动带来学习上的困难，作业不认真，因而学习成绩落后。⑤其他：可出现某些行为问题，认知功能障碍或合并抽动症等[1, 2]。

四、诊　断

美国精神病学会已经对ADHD的诊断标准进行了定义，且发布了《美国精神障碍诊断与统计手册第五版》(DSM-V)。针对17岁以下患儿，ADHD的诊断需要6个及以上的活动过度或易冲动的症状，或者6个及以上注意力不集中症状；针对17岁及以上患者，ADHD的诊断需要5个及以上的活动过度或易冲动的症状，或者5个及以上注意力不集中症状。

活动过度/易冲动或注意力不集中的症状判断必须满足以下条件：经常发生、多地点出现症状、持续6个月及以上、12岁之前出现症状、学习社会和工作功能减弱等。此外，还应当考虑其他的心理因素和精神健康疾病等[6]。

五、治　疗[1, 7]

若是轻症及学龄前儿童，可采取心理疗法、合理教育、认知行为治疗和社会技能训练等，同时予以中医药辨证治疗；若是重症及学龄期儿童，给予上述疗法症状难以控制的患儿，且多动影响学习或日常生活时，可在服用中药的同时配合西药治疗。

（一）常用化学药物及现代技术

①中枢兴奋类药物，如哌甲酯、莫达非尼和苯丙胺；②抗抑郁症药物，如去甲肾上腺素摄取抑制药和5-羟色胺(5-HT)再摄取抑制药；③其他药物，如抗精神病药物(如氯丙嗪)、肾上腺素α_2受体激动药物(如可乐定)、必需脂肪酸、单胺氧化酶抑制药(如司来吉兰)等。药物治疗必须在临床医师指导下进行，定期随访，注意观察药物的有效性和安全性。

（二）中成药治疗

中成药治疗以调和阴阳为根本治则。肝肾阴虚者，治以滋阴潜阳；心脾两虚者，治以补益心脾；痰火内扰者，治以清热涤痰。虚实夹杂者治以攻补兼施，急则治其标，缓则治其本，或标本兼顾。

第二节　中成药名方的辨证分类与药效

中药治疗多动症以八纲辨证为主，结合脏腑辨证。常用中成药名方的辨证分类及主要药效如下[1]：

一、滋水涵木，平肝潜阳类

多动症肝肾阴虚者主要症状是神思涣散，烦躁多动，冲动任性，难以自控，睡眠不安，遇事善忘，五心烦热，口干唇红，形体消瘦，颧红盗汗，大便干结，舌红少津，苔少，脉弦细数。

临床特征为急躁易怒，冲动任性，注意力不集中，记忆力差，五心烦热。

常用中成药：小儿智力糖浆、静灵口服液、小儿黄龙颗粒。

二、补心安神，滋阴清热类

多动症心肾不足者主要症状是神思涣散，虚烦少寐，健忘，口舌生疮，舌红少津，苔少，脉弦细数。

临床特征为急躁易怒，虚烦少寐，注意力不集中，记忆力差，口舌生疮。

常用中成药：天王补心丹。

参 考 文 献

[1] 王雪峰. 中西医结合儿科学. 9 版[M]. 北京：中国中医药出版社，2012：193.
[2] 王玉凤. 儿童心理行为及其发育障碍第 12 讲儿童多动综合征[J]. 中国实用儿科杂志，2002，17（12）：763-766.
[3] 朱健，吴旭东，郁宇宏，等. 浅谈中医药治疗儿童多动症的思路和方法[J]. 中国实用医药，2013，（35）：221-222.
[4] 张弛，班慧慧，琚伟，等. 中西医治疗 ADHD 研究进展[J]. 河南中医，2013，33（4）：628-632.
[5] 张亚军. 中医药治疗儿童多动症的思路和方法[J]. 现代中西医结合杂志，2007，16（16）：2211.
[6] American Psychiatric Association. Attention-deficit/hyperactivity disorder// Diagnostic and Statistical Manual of Mental Disorders，Fifth Edition，American Psychiatric Association，Arlington，VA 2013：59.
[7] 李鸿敏，覃耀真，张玉蛟，等. 儿童多动症的病因及中医药防治[J]. 山西中医学院学报，2009，10（2）：76-78.

（兰州大学　田金徽、葛　龙，辽宁中医药大学附属医院　王雪峰、张秀英）

第三节 中成药名方

一、滋水涵木，平肝潜阳类

小儿智力糖浆

【药物组成】 石菖蒲、雄鸡、龙骨、远志、龟甲。

【处方来源】 研制方。《中国药典》(2015年版)。

【功能与主治】 开窍益智，调补心肾，滋养安神。用于心肾不足，痰浊阻窍所致小儿多动，少语，烦躁不安，神思涣散，少寝健忘，潮热盗汗；儿童多动症见上述证候者。

【药效】 主要药效如下[1]：

1. *增强智力* 经智力实验和对离体动物脑组织脂质氧化作用的测定，小儿智力糖浆有明显增强智力思维的作用。

2. *改善智力发育迟缓和脑功能障碍综合征* 本品可以明显降低脑组织脂质过氧化作用，改善小儿智力发育迟缓和脑功能障碍综合征。

【临床应用】 主要用于儿童多动综合征、孤独症。

1. *儿童多动综合征*[2, 3] 李亚平等通过临床试验分析了小儿智力糖浆与静灵口服液治疗儿童多动综合征的疗效，结果显示：小儿智力糖浆对4～6岁患儿的多动冲动症状改善更显著，且有对4～6岁患儿症状及脑功能改善优于7～14岁患儿的趋势。王舒雅等采用系统评价方法评价了小儿智力糖浆与哌甲酯治疗儿童多动综合征的疗效和安全性，小儿智力糖浆治疗儿童多动综合征的总有效率、近期临床显效率等优于哌甲酯，不良反应发生率低于哌甲酯组，安全性高。

2. *孤独症*[4] 孤独症儿童会存在不同程度的社会交际障碍、智力障碍及语言障碍等，小儿智力糖浆与综合康复训练方案联合应用在孤独症儿童的治疗中可显著改善语言障碍。

【不良反应】 尚不明确。

【使用注意】 久置后如有少量轻摇易散的沉淀，可摇匀后服用，不影响疗效。

【用法与用量】 口服，1次10～15ml，1日3次。

参考文献

[1] 谢平，牛建伟. 小儿智力糖浆的益智健脑作用研究[J]. 开封医专学报，2000，19（2）：7.
[2] 李亚平，马融，胡思源，等. 小儿智力糖浆治疗儿童注意缺陷多动障碍36例临床研究[J]. 中医杂志，2015，56（20）：1750-1754.
[3] 王舒雅，欧光顺，陈虹，等. 小儿智力糖浆对比利他林治疗儿童注意缺陷多动障碍疗效和安全性的系统评价[J]. 西部中医药，2015，（2）：67-72.
[4] 张艳敏，段佳丽，高超. 小儿智力糖浆联合综合康复训练对孤独症儿童语言障碍的效果分析[J]. 北方药学，2018，15（8）：193.

（兰州大学 田金徽、葛 龙）

静灵口服液

【药物组成】 熟地黄、山药、茯苓、牡丹皮、泽泻、远志、龙骨、女贞子、黄柏、知母（盐）、五味子、石菖蒲。

【处方来源】 研制方。国药准字 Z10910056。

【功能与主治】 滋阴潜阳，宁神益智。用于儿童多动症，见有注意力涣散，多动多语，冲动任性，学习困难，舌质红，脉细数等肾阴不足，肝阳偏旺者。

【药效】 主要药效如下[1, 2]：

1. 增强智力　动物模型实验结果显示，静灵口服液有明显的抗兴奋和多动作用，同时具有明显的加强记忆及增强智力作用。

2. 保护神经　本品具有保护神经作用。

3. 镇静　本品具有镇静作用。

【临床应用】 主要用于儿童多动综合征、抽动症。

1. 儿童多动综合征　王雨萍等采用临床对照试验评价了静灵口服液与哌甲酯治疗儿童多动综合征的效果，结果显示静灵口服液具有补肾健脑、宁神益智之功效，可缓冲精神紧张，调节情绪[1]。

2. 抽动症　抽动障碍是发生在青少年时期的运动性和发声性阻滞的精神类疾病，患儿会随着病症的发展引起多种行为障碍。氟哌啶醇与静灵口服液联合应用于小儿多发性抽动症，可控制患儿抽动体征，治疗远期预后良好，复发率降低[3, 4]。

【不良反应】 尚不明确。

【使用注意】 忌辛辣刺激食物，外感发热者暂停使用，表证愈后可继服。

【用法与用量】 口服，3～5 岁 1 次半瓶，1 日 2 次；6～14 岁 1 次 1 瓶，1 日 2 次；14 岁以上，1 次 1 瓶，1 日 3 次。

参 考 文 献

[1] 王雨萍，石萍. 静灵口服液治疗儿童多动综合征临床疗效观察[J]. 中草药，2003，34（2）：162-163.
[2] 沈惠娟. 静灵口服液治疗注意缺陷多动障碍的临床研究[D]. 南京：南京中医药大学，2017.
[3] 武婷婷，张兰芹. 氟哌啶醇联合静灵口服液治疗小儿多发性抽动症的临床效果及复发分析[J]. 临床医药文献电子杂志，2018，5（36）：73-74.
[4] 高超，吴永利，魏月琴，等. 静灵口服液联合氟哌啶醇治疗儿童 Tourette 综合征疗效观察[J]. 现代中西医结合杂志，2019，28（2）：192-194.

（兰州大学　田金徽、葛　龙）

小儿黄龙颗粒

【药物组成】 熟地黄、白芍、麦冬、知母、五味子、煅龙骨、党参、石菖蒲、远志、桔梗。

【处方来源】 研制方。国药准字 Z20143009。

【功能与主治】 滋阴潜阳，安神定志。用于注意缺陷多动障碍中医辨证属阴虚阳亢者，症见多动不宁，神思涣散，性急易怒，多言多语，盗汗，口干咽燥，手足心热等。

【药效】 主要药效如下：

1. 调控记忆功能[1]　通过采用跳台法和避暗法观察小儿黄龙颗粒对东莨菪碱、利血平、氯霉素和乙醇分别造成记忆障碍模型小鼠学习记忆能力的影响，结果显示小儿黄龙颗粒能延长东莨菪碱造模小鼠、利血平造模小鼠、氯霉素造模小鼠、乙醇造模小鼠的潜伏期，减少错误次数，降低错误率，对记忆获得障碍模型、记忆巩固不良模型及记忆再现缺失模型小鼠的学习记忆功能有改善作用，能促进和巩固学习记忆。

2. 改善异常行为[2] 小儿黄龙颗粒对正常小鼠自主活动有抑制作用，同时对盐酸阿扑吗啡注射液引起的多动小鼠自主活动、定型活动及攀爬行为具有抑制作用。

【临床应用】 临床主要用于儿童多动综合征[3, 4]。

儿童多动综合征 研究显示小儿黄龙颗粒能改善患儿品行问题、学习问题、心身障碍、冲动-多动、多动指数，显著改善多动不宁、神思涣散、多言多语、性急易怒、盗汗、口干咽燥、手足心热、失眠多梦等症状。

【不良反应】 目前未见相关报道。

【使用注意】 建议在医生指导下使用。

【用法与用量】 口服，1 次 3～5 粒，1 日 3 次；或遵医嘱。

参考文献

[1] 吕姗珊，唐桂英，杨超，等. 小儿黄龙颗粒对记忆障碍模型小鼠学习记忆功能的影响[J]. 中国实验方剂学杂志，2014，20（14）：172-177.

[2] 谯志文，吕姗珊，陈晓雪，等. 小儿黄龙颗粒对 APO 模型小鼠多动异常行为的影响[J]. 中华中医药杂志，2013，28（10）：2914-2916.

[3] 杨萌，孙继超，韩新民，等. 小儿黄龙颗粒联合盐酸托莫西汀治疗注意缺陷多动障碍的临床疗效观察[J]. 世界中西医结合杂志，2019，14（1）：82-85.

[4] 武金霞，武婷婷，高桂香，等. 小儿黄龙颗粒联合哌甲酯治疗儿童注意缺陷多动障碍的临床研究[J]. 现代药物与临床，2018，33（5）：1198-1202.

（辽宁中医药大学附属医院 王雪峰、张秀英，兰州大学 田金徽）

二、补心安神，滋阴清热类

天王补心丹（丸、片）

【药物组成】 酸枣仁、柏子仁、麦冬、天冬、五味子、党参、当归、生地黄、玄参、丹参、茯苓、远志、桔梗。

【处方来源】 元·危亦林《世医得效方》。《中国药典》（2015 年版）。

【功能与主治】 滋阴养血，补心安神。用于阴虚血少，神志不安证，症见心悸失眠，虚烦神疲，梦遗健忘，手足心热，口舌生疮，舌红少苔，脉细数。

【药效】 主要药效如下[1-3]：

1. 改善记忆障碍 天王补心丹具有改善记忆障碍的作用。动物模型实验结果显示，天王补心丹对小鼠记忆获得性障碍、巩固障碍、再现障碍均有明显改善作用。

2. 抗心肌梗死 本品具有抗心肌梗死作用。

3. 增强免疫功能 本品具有增强免疫功能作用。

【临床应用】 临床主要用于儿童多动综合征。

儿童多动综合征 本品现代常用于治疗神经衰弱、精神分裂症、心脏病、甲状腺功能亢进（甲亢）及复发性口腔炎、荨麻疹等见上述证候者；可用于儿童多动综合征。研究发现，在哌甲酯的基础上加用天王补心丹有助于提高临床疗效，改善患儿生活质量，效果明显[4]。

【不良反应】 尚不明确。

【使用注意】 忌食辛辣腥物，虚寒者不宜。

【用法与用量】 丹：口服，1 次 1 丸，1 日 2 次；丸：口服，1 次 8 丸，1 日 3 次；片：口服，1 次 4～6 片，1 日 2 次。

参考文献

[1] 李东腾，叶明远，孙晓明. 天王补心丹对记忆能力影响的实验研究[J]. 中成药，2001，23（4）：296-297.

[2] 山西省中医研究所，冠心病研究组实验室. 补心丹药理研究[J]. 中西医结合研究资料，1976,（6）：7.

[3] 山西省中医研究所. 补心丹药理研究[J]. 中西医结合研究资料，1975,（5）：975.

[4] 朱锦妍. 天王补心丹治疗 56 例小儿多动症气阴两虚证临床观察[J]. 海峡药学，2017，29（2）：187.

（兰州大学 田金徽、葛 龙）

儿 科 卷

消化、代谢及肠道寄生虫病册

第十五章

小儿腹泻中成药名方

第一节 概 述

一、概 念[1]

腹泻（diarrhea）是一组由多病因、多因素引起的以大便次数增多和大便性状改变为特点的儿科常见病，临床上主要是腹泻和呕吐，严重病例伴有脱水、电解质和酸碱平衡紊乱，少数患儿也可有少量血便。本病以 2 岁以下的小儿最为多见。虽一年四季均可发生，但以夏秋季节发病率为高，秋冬季节发生的泄泻容易引起流行，是造成小儿营养不良、生长发育障碍的主要原因之一。

腹泻属中医学“泄泻”范畴。

二、病因及发病机制

（一）病因

本病的病因包括感染因素和非感染因素。感染因素是导致患儿出现腹泻等情况的主要因素，感染因素包括细菌、病毒、真菌、寄生虫等，病原微生物可经粪-口途径感染，寒冷季节的婴幼儿腹泻 80%由病毒感染引起；非感染因素包括饮食、气候等，由于婴幼儿机体各器官尚处于不成熟的阶段，使其体内的消化液以及消化酶的分泌处于较低状态，如果摄入过多营养物质将会导致消化功能紊乱。

（二）发病机制

1. *病毒性肠道感染* 各种病毒侵入肠道后，致使小肠黏膜重吸收水分和电解质的能力受损，肠液在肠腔内大量积聚而引起腹泻。同时，发生病变的肠黏膜细胞分泌双糖酶不足且活性降低，使食物中糖类消化不全而积滞在肠腔内，并被细菌分解成小分子的短链有机酸，使肠液的渗透压增高，进一步产生腹泻。

2. 细菌性肠道感染　主要包括肠毒素性肠炎和侵袭性肠炎。各种产生肠毒素的细菌可引起分泌性腹泻，如霍乱弧菌、产肠毒素性大肠杆菌等。细菌在肠腔释放肠毒素，通过使小肠上皮细胞膜上环磷酸腺苷（cAMP）和环磷酸鸟苷（cGMP）增加，使小肠液总量增多，超过结肠的吸收限度而发生腹泻，排出大量水样便，导致患儿脱水和电解质紊乱；各种侵袭性细菌感染可引起渗出性腹泻，如志贺菌属、沙门菌属、侵袭性大肠杆菌、空肠弯曲菌、耶尔森菌和金黄色葡萄球菌等均可直接侵袭小肠或结肠肠壁，使黏膜充血、水肿，炎症细胞浸润引起渗出和溃疡等病变，结肠由于炎症病变而不能充分吸收来自小肠的液体，并且某些致病菌还会产生肠毒素，故亦可发生水样腹泻。

3. 非感染性腹泻　主要由饮食不当引起，是指当进食过量或食物成分不恰当时，食物发酵和腐败，分解产生的短链有机酸使肠腔内渗透压增高，腐败性毒性产物刺激肠壁使肠蠕动增加导致腹泻，进而发生脱水和电解质紊乱。

三、临床表现

腹泻是小儿常见疾病，主要有两种不同程度的临床表现。

（一）轻型

常由饮食因素及肠道外感染引起，病情可急可缓，以胃肠道症状为主，有食欲不振，偶有溢乳或呕吐，大便次数增多，稀薄或带水，呈黄色或黄绿色，有酸味，常见白色或黄白色奶瓣和泡沫，无脱水及全身中毒症状，多在数日内痊愈。

（二）重型

多由肠道内感染引起，常急性起病，也可由轻型逐渐加重、转变而来，除有较重的胃肠道症状外，还有较明显的脱水、电解质紊乱和全身感染中毒症状，如发热、精神烦躁或萎靡、嗜睡，甚至昏迷、休克；食欲低下，常有呕吐，严重者可吐咖啡色液体；腹泻频繁，大便每日十余次至数十次，多为黄色水样或蛋花样便，含有少量黏液，少数患儿也可有少量血便、水及酸碱平衡失调。

四、诊断[2]

本病的诊断主要根据以下临床症状、体征、实验室检查及大便的性状。

1. 大便次数增多，每日超过3～5次，多者达10次以上，呈淡黄色，如蛋花汤样，或黄绿稀溏，或色褐而臭，可有少量黏液。或伴有恶心、呕吐、腹痛、发热、口渴等症状。

2. 有乳食不节、饮食不洁或感受时邪病史。

3. 重症腹泻及呕吐严重者，可见小便短少、体温升高、烦渴神疲、皮肤干瘪、囟门凹陷、目眶下陷、啼哭无泪等脱水征，以及口唇樱红、呼吸深长、腹胀等酸碱平衡失调和电解质紊乱的表现。

4. 大便镜检可有脂肪球或少量白细胞、红细胞。
5. 大便病原体检查可有致病性大肠杆菌或病毒检查阳性等。

五、治　　疗

（一）常用化学药物及现代技术

腹泻治疗以中西医结合治疗为主，常用西药有蒙脱石、消旋卡多曲、活菌类、盐酸洛哌丁胺等，另外还有对因治疗及补液疗法。

（二）中成药名方治疗

中药治疗小儿腹泻的优势主要体现在疗效稳定、安全，主要从健胃入手，标本兼治。

第二节　中成药名方的辨证分类与药效

中成药治疗小儿腹泻的常见辨证分类及主要药效如下：

一、理气健脾类

小儿腹泻食积气滞者，主要表现是大便溏泄，夹有乳凝块或食物残渣，气味酸臭，或如败卵，脘腹胀满，便前腹痛，泻后痛减，腹痛拒按，嗳气酸馊，或有呕吐，不思饮食，夜卧不安，苔白厚腻或微黄，脉滑实，指纹滞。

主要病理变化是小儿消化系统发育不成熟，胃酸分泌减少，消化酶活性降低，消化吸收不良导致。

理气健脾类中成药可增加胃蛋白酶分泌，提高消化酶活性，调节胃肠动力。

常用中成药：小儿复方鸡内金散（咀嚼片）、小儿康颗粒、清胃保安丸、健儿止泻颗粒、保儿安颗粒、婴儿健脾颗粒（口服液、散）、宝儿康散、婴儿素、小儿止泻片、克痢痧胶囊、小儿止泻安颗粒、小儿利湿止泻颗粒、参苓白术散（丸、颗粒）。

二、祛风散寒类

风寒泄泻的患儿主要表现为大便清稀，色淡夹泡沫，臭味不甚，肠鸣腹痛，或伴恶寒发热，鼻流清涕，咳嗽，舌淡，苔薄白，脉浮紧，指纹淡红。

主要病理变化是由于各类细菌、病毒侵入肠道后，细胞发生空泡变性和坏死，肠黏膜上皮细胞脱落，肠液在肠腔内大量积聚而引起腹泻，或发生肠痉挛。

祛风散寒类中成药具有抗菌、抗炎、解热镇痛、解痉、助消化作用。

常用中成药：藿香正气水（口服液、软胶囊）、丁桂儿脐贴。

三、清热除湿类

小儿腹泻湿热并见者，主要表现为大便水样，或如蛋花汤样，泻下急迫，量多次频，气味秽臭，或见少许黏液，腹痛时作，食欲不振，或伴恶心呕吐，神疲乏力，或发热烦闹，口渴，小便短黄，舌红，苔黄腻，脉滑数，指纹紫。

主要病理变化是多由各种病毒、细菌入侵肠道引起。

清热除湿类中成药可抗病毒、抗菌、调节胃肠道功能。

常用中成药：葛根芩连微丸（片）、枫蓼肠胃康颗粒、小儿肠胃康颗粒、苍苓止泻口服液、小儿泻速停颗粒、肠炎宁糖浆、儿泻停颗粒、双苓止泻口服液、胃肠安丸、小儿双解止泻颗粒、珠芽蓼止泻颗粒。

四、温中补虚类

小儿脾胃虚寒或久治误治导致中焦虚寒泄泻者，主要表现为大便稀溏，色淡不臭，多于食后作泻，时轻时重，脘腹冷痛，面色萎黄，形体消瘦，神疲倦怠，舌淡苔白，脉缓弱，指纹淡。

主要病理变化多由免疫功能下降，肠道菌群紊乱，消化功能不足所致。

温中补虚类中成药能增强免疫功能，调节肠道菌群，助消化。

常用中成药：健脾八珍糕、小儿腹泻宁糖浆（颗粒）、小儿敷脐止泻散、幼泻宁颗粒、小儿腹泻外敷散。

五、固肾温阳类

小儿肾阳不足、脾失温煦所致脾肾阳虚泄泻者，主要表现为久泻不止，大便清稀，完谷不化，或见脱肛，形寒肢冷，面色㿠白，精神萎靡，睡时露睛，舌淡苔白，脉细弱，指纹色淡。

主要病理变化是大肠功能失调，表现为腹泻，吸收不良综合征、溃疡性结肠炎常出现或伴有此证。

固肾温阳类中成药可促进血液循环，调节免疫功能，调节大肠功能。

常用中成药：附子理中丸。

参 考 文 献

[1] 郭小明. 枫蓼肠胃康的化学物质基础研究[D]. 太原：山西医科大学，2005.
[2] 叶维法. 消化病学进展[M]. 天津：天津科技出版社，1982：3.

（江西中医药大学　陈兰英）

第三节　中成药名方

一、理气健脾类

小儿复方鸡内金散（咀嚼片）

【药物组成】　鸡内金、六神曲。

【处方来源】　研制方。国药准字 Z13022038。

【功能与主治】　健脾开胃，消食化积。用于小儿因脾胃不和引起的食积胀满，饮食停滞，呕吐泄泻。

【药效】　主要药效如下[1-3]：

1. 促进胃酸分泌、增加胃蛋白酶活性　小儿消化系统发育不成熟，胃酸分泌少，消化酶活性低，消化吸收不良，引起腹泻。小儿复方鸡内金散通过促进胃酸分泌，显著增加胃液量，增加胃蛋白酶活性，进而改善小儿消化吸收不良引起的腹泻症状。

2. 促进胃肠运动　小儿营养需求相对较多，消化系统发育不成熟，胃肠道负担重。小儿复方鸡内金散可改善小鼠胃排空率，明显增强肠胃推动功能，促进胃肠道蠕动。

3. 改善肠道菌群　小儿免疫功能差，胃肠道分泌型 IgA 较低。小儿复方鸡内金散能缩短小鼠首次排便时间，增加排便粒数和排便量，具有增强小肠推进运动，改善肠道菌群的作用。

【临床应用】　主要用于小儿腹泻、小儿功能性消化不良、小儿厌食和小儿功能性便秘等。

1. 小儿腹泻[4-6]　本品适用于治疗小儿腹泻，以大便次数增多、粪质稀薄甚或如水样为特征。小儿复方鸡内金散能够有效止泻，对肠道起保护作用；可增强小肠推进运动，改善肠道菌群。小儿以腹泻为主的胃肠道紊乱综合征，在常规治疗基础上采用复方鸡内金散，疗效显著，见效快，一般用药次日症状即可缓解。

2. 小儿功能性消化不良[7]　本品适用于治疗小儿消化不良，主要表现为上腹胀痛持续或反复发作、早饱厌食、反酸恶心。小儿复方鸡内金咀嚼片联合枸橼酸莫沙必利分散片治疗小儿功能性消化不良，比单独使用枸橼酸莫沙必利分散片疗效显著，缩短了上腹部疼痛消失时间、上腹部灼烧感消失时间，有效缩短了胃部反酸、恶心呕吐等症状消失时间。

3. 小儿厌食[8-12]　本品适用于治疗小儿厌食，症见食欲不振，拒食，脘闷腹胀，面黄体瘦，营养不良。小儿复方鸡内金散可明显改善食欲，使食量恢复到正常同龄儿水平，体重增加。小儿复方鸡内金散联合枯草杆菌二联活菌颗粒或酪酸梭菌活菌散等药物治疗小儿厌食疗效显著，可明显改善患儿食欲与体重情况，其疗效显著优于单用枯草杆菌二联活菌颗粒或酪酸梭菌活菌散。

4. 小儿功能性便秘[13]　本品适用于治疗小儿功能性便秘，主要临床表现为排便不通、大便干燥、排便次数减少、食欲不振及精神萎靡等。小儿复方鸡内金咀嚼片可改善胃肠功能，提高免疫力，联合乳果糖口服液治疗小儿功能性便秘效果确切，其疗效明显优于单独使用乳果糖口服液。

【不良反应】 尚未见报道。

【使用注意】 忌食生冷及油腻食物。

【用法与用量】 散剂：口服，小儿1次0.5g，1日3次，周岁以内酌减。咀嚼片：嚼碎咽下，小儿1次1片，1日3次；或遵医嘱。

参考文献

[1] 李飞艳，李卫先，李达，等. 鸡内金不同炮制品对大鼠胃液及胃蛋白酶的影响[J]. 中国中药杂志，2008，33（19）：2282-2284.

[2] 李卫先，李飞燕，李达，等. 鸡内金不同炮制方法水提液对小鼠胃肠运动比较的研究[J]. 湖南中医杂志，2008，24（2）：100-101.

[3] 迟玉森，马成印，邵允琪，等. 鸡内金有效成分的提取及其改善肠道保健功能的研究[J]. 食品工业科技，1999，20（4）：21-22.

[4] 徐樟箴，王国丽，邱晓红，等. 小儿慢性腹泻流行病学与病因研究[J]. 中国实用儿科杂志，2009，24（2）：112-115.

[5] 官永艳，张志林. 复方鸡内金治疗婴幼儿腹泻疗效分析[J]. 中国误诊学杂志，2012，12（4）：791.

[6] 郭玉莲，段艳霞. 复方鸡内金治疗婴幼儿腹泻100例[J]. 现代中西医结合杂志，2004，（4）：522.

[7] 张志强. 小儿复方鸡内金咀嚼片联合枸橼酸莫沙必利分散片治疗小儿功能性消化不良[J]. 中国中医药现代远程教育，2018，16（21）：60-62.

[8] 姜春侠，段大航，孙丕东等. 小儿复方鸡内金散治疗小儿厌食临床疗效观察[J]. 井冈山医专学报，2006，13（5）：30-31.

[9] 靳红光. 小儿复方鸡内金咀嚼片联合枯草杆菌二联活菌颗粒治疗厌食症74例疗效分析[J]. 医学理论与实践，2019，32（13）：2085-2087.

[10] 朱亚丽，张奥妮. 小儿复方鸡内金咀嚼片联合酪酸梭菌活菌散治疗小儿厌食39例[J]. 中国民族民间医药，2018，27（21）：72-75.

[11] 王素敏，丁明. 小儿复方鸡内金咀嚼片治疗小儿厌食临床疗效分析[J]. 医学理论与实践，2018，31（21）：3259-3261.

[12] 王燕杰. 小儿复方鸡内金咀嚼片联合双歧杆菌三联活菌散治疗小儿厌食症的临床疗效研究[J]. 医学信息，2018，31（15）：76-78.

[13] 高育林. 小儿复方鸡内金咀嚼片联合乳果糖口服液治疗小儿功能性便秘的效果探究[J]. 当代医药论丛，2019，17（13）：98-100.

（江西中医药大学 刘 鹏、李文宏）

小儿康颗粒

【药物组成】 太子参、山楂、葫芦茶、槟榔、麦芽、榧子、白芍、白术、茯苓、乌梅、蝉蜕、陈皮。

【处方来源】 研制方。国药准字Z19993388。

【功能与主治】 健脾开胃，消食导滞，驱虫止痛，安神定惊。用于食滞虫病，烦躁不安，精神疲倦，脘腹胀满，面色萎黄。

【药效】 主要药效如下：

1. 促进消化[1] 小儿消化系统发育不成熟，胃酸分泌少，消化酶活性低，如果营养摄入相对较多，胃肠道负担重。小儿康颗粒能增强胃蛋白酶活性，增强胰脂肪酶活性。

2. 调节胃肠运动[2, 3] 小儿乳食不知自节、饮食结构不当、先天脾胃功能不足或精神刺激等因素，均可导致胃肠运动异常而发生厌食症。小儿康颗粒对胃肠道动力的作用与多潘立酮相当，综合治疗效果反映在进食量、体重、体重指数等指标的改善，优于多潘立酮加胃蛋白酶。

3. 止咳化痰及解热[4] 小儿康颗粒对大鼠、小鼠有明显止咳化痰作用；对大肠杆菌内毒素引起的家兔发热有一定解热作用。

【临床应用】 主要用于小儿腹泻、小儿厌食症、小儿功能性腹痛、小儿功能性便秘等。

1. 小儿腹泻[5, 6]　本品适用于治疗因脾运失司，食不运化，脾虚夹滞所致的小儿腹泻，症见腹泻，便稀，臭秽，食少纳呆，烦躁神疲，脘腹胀满。小儿腹泻是由多种病原及病因引起的常见疾病，以大便次数增多，粪质稀薄甚或如水样为特征。小儿康颗粒对脾胃虚弱引起的腹泻，能促进肠胃蠕动，起到消积止泻作用。

2. 小儿厌食症[7-9]　本品适用于治疗小儿厌食症，小儿乳食不知自节、饮食结构不当、先天脾胃功能不足或精神刺激等因素，均可导致肝脾气机失和，脾胃升降失常而发生厌食症。小儿康颗粒能增加胃消化酶的分泌，增强消化功能，有效促进消化。

3. 小儿功能性腹痛[10, 11]　本品适用于治疗功能性腹痛，多表现为反复发作性腹痛，3 个月内至少有 3 次发作，严重时可影响小儿的正常活动，而在发作间隔期表现正常。小儿康颗粒可显著缓解功能性腹痛患儿的临床症状，在减轻腹痛程度和减少腹痛发作次数方面疗效明显。

4. 小儿功能性便秘[12-14]　本品能有效促进胃液分泌，促进胃酸、胃蛋白酶分泌，双向调节小肠运动，使脾胃运化功能得以恢复，从而大肠传导功能恢复正常，便秘消除。研究发现小儿康颗粒联合乳果糖口服液治疗 4 岁以下小儿功能性便秘有较好疗效，能使患儿肠道功能改善，复发率降低。

【不良反应】 尚未见报道。

【使用注意】 ①脾胃虚寒的消化不良患儿，无积滞患儿勿用。外感寒热或湿热腹泻、腹痛者慎用。②饮食宜清淡，忌食生冷、辛辣、油腻食物。③方中有驱虫之品，不宜久用。

【用法与用量】 温开水送服，周岁以下 1 次 5g，1～4 岁 1 次 1 袋，4 岁以上 1 次 2 袋，1 日 3 次；或遵医嘱。

参考文献

[1] 诸福棠，胡亚美，江载芳. 实用儿科学[M]. 7 版. 北京：人民卫生出版社，2002：1275.

[2] 汪受传. 中医儿科学[M]. 北京：中国中医药出版社，2002：10.

[3] 王志敏，张笑吟. 小儿康颗粒治疗小儿厌食症临床研究[J]. 临床医药实践，2010，19（18）：1248-1250.

[4] 程弘夏，周素文，罗智. 小儿康颗粒主要药效学研究[J]. 医药导报，2007，26（1）：25-26.

[5] 邬吉伟，周曙明. 小儿腹泻治疗中小儿康颗粒的应用效果分析[J]. 中外医学研究，2013，11（4）：16.

[6] 王灵丽，戴永红. 小儿康颗粒对小儿急性腹泻疗效观察[J]. 医学信息（中旬刊），2011，24（7）：3308-3309.

[7] 王利然. 小儿康颗粒治疗小儿厌食症 65 例临床观察[J]. 临床医药实践，2010，19（8）：490-491.

[8] 闫慧敏，舒静. 小儿康颗粒治疗以厌食症为主的胃肠功能失调的临床观察[J]. 中国中药杂志，2008，33（17）：2180-2181.

[9] 李丽嫱，马惠芳，王俊怡，等. 小儿康颗粒治疗小儿厌食症的临床评价[J]. 药品评价，2005，2（6）：459-460+462.

[10] 谭晓丽. 小儿康颗粒治疗再发性腹痛 130 例[J]. 中国中医药现代远程教育，2012，10（5）：27.

[11] 陈永辉，孙吉萍，麻建辉. 小儿康颗粒治疗功能性腹痛 42 例临床观察[J]. 中医儿科杂志，2018，14（1）：26-28.

[12] 钮宜文. 乳果糖口服液联合小儿康颗粒治疗 4 岁以下小儿功能性便秘的效果分析[J]. 中国现代药物应用，2016，10（7）：179-180.

[13] 侯艳苗，王淑芳，戈珍桃，等. 乳果糖口服液联合小儿康颗粒治疗 4 岁以下小儿功能性便秘疗效分析[J]. 中国中西医结合消化杂志，2015，23（7）：502-503+506.

[14] 侯艳苗，王淑芳，戈珍桃. 乳果糖口服液联合小儿康颗粒治疗 4 岁以下小儿功能性便秘 25 例[J]. 中国药业，2015，24（14）：114-115.

（江西中医药大学　刘　鹏，江西中医药大学附属医院　刘　英）

清胃保安丸

【药物组成】 白术、六神曲、陈皮、茯苓、砂仁、青皮、厚朴、麦芽、甘草、槟榔、枳壳、枳实、白酒曲、山楂。

【处方来源】 研制方。国药准字 Z20013169。

【功能与主治】 消食化滞，和胃止呕。用于小儿停食停乳，肚腹胀满，呕吐，心烦、口渴，不思饮食。

【药效】 主要药效如下[1]：

1. 促进胃肠运动 小儿厌食症的发病机制与胃肠蠕动减慢、排空延迟有关。清胃保安丸能促进胃肠蠕动。

2. 促进消化 本品具有促进消化液分泌的作用。

【临床应用】 主要用于婴幼儿腹泻。

婴幼儿腹泻[2] 本品适用于治疗小儿腹泻，症见大便次数增加，呈黄绿色，有黏液，无脓血。清胃保安丸能使患者大便正常甚至痊愈，对治疗婴幼儿腹泻有一定疗效。

【不良反应】 尚不明确。

【使用注意】 ①服用前应除去蜡皮、塑料球壳；本品可嚼服，也可分份吞服。②脾胃虚弱、中焦虚寒者慎用。③服药期间食物宜富有营养，易于消化，忌食生冷、肥腻食物。④服用本品当中病即止，不宜久用。

【用法与用量】 口服，1 次 1 丸，1 日 2 次；小儿酌减或遵医嘱。

参考文献

[1] 陈奇. 中药药理研究方法学[M]. 北京：人民卫生出版社，1993：859-866.
[2] 张春丽. 清胃保安丸治疗婴幼儿腹泻[J]. 基层医学论坛，2003，7（11）：984.

（江西中医药大学附属医院 刘 英，中国中医科学院广安门医院 李 敏）

健儿止泻颗粒

【药物组成】 芋头。

【处方来源】 研制方。国药准字 Z20026073。

【功能与主治】 固脾止泻。用于婴幼儿迁延性慢性腹泻，小儿伤于乳食，寒暖失调，肠炎后久泻不愈，肠道正常菌群失调及营养不良的患儿。

【药效】 主要药效如下[1]：

1. 调节肠胃功能紊乱 健儿止泻颗粒能纠正肠道菌群失调，调整肠胃功能紊乱。

2. 促进营养物质吸收 人体必需的营养物质有蛋白质、碳水化合物、微量元素等。经研究表明本品主要成分除含蛋白质、淀粉外，还含有水溶性多糖、游离氨基酸等成分，可促进小肠对营养物质的吸收。

【临床应用】 主要用于婴幼儿腹泻等。

婴幼儿腹泻[2, 3] 本品适用于治疗婴幼儿腹泻及婴幼儿轮状病毒性腹泻，症见呕吐、发热、腹痛、大便每日数次至十余次，量多、色黄或淡黄色、呈水样或蛋花汤样，寒暖失调、肠炎后久泻不愈，迁延性慢性腹泻。因婴幼儿年龄较小，消化系统未成熟，分泌胃酸和消化酶较少，不能很好地消化体内物质从而导致腹泻。此外，患儿体内防御功能不完善，细菌抵抗能力弱也可导致腹泻。本品联合蒙脱石散治疗婴幼儿腹泻，患儿止泻时间、止吐时间、腹痛改善时间、退热时间、脱水纠正时间均有缩短；联合丁桂儿脐贴治疗小儿腹泻疗效显著，不良反应少。

【不良反应】 尚未见报道。

【使用注意】 ①忌辛辣、生冷、油腻及不易消化等食物。②婴儿及糖尿病患儿应在医师指导下服用。③感染性腹泻如肠炎、痢疾等应立即去医院就诊。④大便次数增多及水分丢失明显，有脱水表现应去医院就诊。

【用法与用量】 开水冲服，周岁以内 1 次 6g，1～5 岁 1 次 6～12g，5 岁以上 1 次 12～18g，1 日 3 次；或遵医嘱。

参 考 文 献

[1] 江苏新医学院. 中药大辞典. 上册[M]. 上海：上海人民出版社，1977：833.
[2] 买吾丽旦・哈力木拉提，亚里坤・亚森，阿迪力江・喀日，等. 健儿止泻颗粒联合蒙脱石散治疗小儿腹泻的临床研究[J]. 现代药物与临床，2017，32（12）：2401-2404.
[3] 邢东文，许志有，韩萍，等. 健儿止泻颗粒联合丁桂儿脐贴对小儿腹泻疗效及血清炎症因子的影响[J]. 中华中医药学刊，2019，37（2）：470-473.

（深圳市中医院　喻闽凤，中国中医科学院广安门医院　李　敏）

保儿安颗粒

【药物组成】 山楂、稻芽、使君子、布渣叶、莱菔子、槟榔、葫芦茶、孩儿草、莲子心。

【处方来源】 研制方。国药准字 Z44020164。

【功能与主治】 健脾消滞，利湿止泻，清热除烦，驱虫治积。用于食滞及虫积所致的厌食消瘦，胸腹胀闷，泄泻腹痛，夜睡不宁，磨牙咬指。

【药效】 主要药效如下[1, 2]：

1. 促进胃酸、胃蛋白酶的分泌　小儿消化系统发育不成熟，胃液分泌量少，容易导致消化吸收不良而引起腹泻。保儿安颗粒可明显增加大鼠的胃液分泌量及游离酸、总酸的含量，同时也可促进胃蛋白酶的分泌。

2. 促进胃肠推进作用　小儿消化系统发育不成熟，容易造成食物积滞。保儿安颗粒能显著增强小鼠的肠推进作用。

3. 抑制肠管痉挛性收缩　保儿安颗粒对氯化钡引起的十二指肠肌痉挛有明显的抑制作用；还可拮抗乙酰胆碱致家兔十二指肠痉挛，降低肠肌紧张力，减慢收缩频率；还可抑制组胺引起的肠肌痉挛性收缩，从而达到止泻作用。

4. 抑制腹泻　保儿安颗粒具有对抗大黄所致的小鼠腹泻的作用，能减少腹泻的动物只数和湿粪点数。

【临床应用】 主要用于小儿腹泻、小儿功能性腹痛、小儿肠系膜淋巴结炎、小儿单纯性消化不良。

1. 小儿腹泻[3, 4] 本品适用于治疗小儿腹泻，以多因素、多病原引起的大便次数增多和大便性状改变为特征。保儿安颗粒能够有效止泻，对肠道起保护作用。临床上采用保儿安颗粒与西药磷霉素合用治疗婴幼儿腹泻，止泻时间、退热时间、全身症状改善时间均有明显缩短，保儿安颗粒与西药联合治疗组总有效率明显高于单纯西药治疗组。

2. 小儿功能性腹痛[5, 6] 本品适用于治疗小儿功能性腹痛，是由于进食生冷食物或腹部受凉等造成气滞血瘀，从而引起脾胃虚弱、气机阻滞。保儿安颗粒联合五维葡钙口服液治疗小儿功能性腹痛，能够增加患儿胃蠕动次数，减少胃排空时间，提高总有效率。

3. 小儿肠系膜淋巴结炎[7] 本品适用于治疗小儿肠系膜淋巴结炎，该病多由病毒感染引起，常与呼吸道感染有关，也与肠道炎症及寄生虫有密切关系。主要表现为腹痛、发热或伴有呕吐、腹泻等症状。采用保儿安颗粒辅助治疗小儿肠系膜淋巴结炎的临床疗效显著，能够有效改善患儿的临床症状，缩短治疗时间，安全性高，不良反应少。

4. 小儿单纯性消化不良[8] 本品适用于治疗小儿单纯性消化不良，主要临床表现为大便次数增多，每日数次或数十次，粪便稀薄，含水分较多，色黄、绿，有酸臭气味，可见少量黏液及白色小块，以致粪便呈蛋花汤样。保儿安颗粒可改善患儿胃肠功能，提高免疫力，使大便次数明显减少，粪便性状恢复正常。对小儿单纯性消化不良加用保儿安颗粒治疗疗效明显。

【不良反应】 尚未见报道。

【使用注意】 ①怀疑有肠道寄生虫者，应先作大便常规检查，避免盲目驱虫。②腹痛、泄泻症状严重，或夜寐不安怀疑为夜惊者，以及长期厌食，体弱消瘦者均应去医院就诊。③服药 7 天症状无缓解，应去医院就诊。④糖尿病患儿禁服。

【用法与用量】 开水冲服，1 岁小儿 1 次 2.5g，2～3 岁 1 次 5g，4 岁以上 1 次 10g，1 日 2 次；或遵医嘱。

参 考 文 献

[1] 张小琼，黄敬辉. 保儿安冲剂的药效学试验[J]. 广东药学，1999，9（2）：55-57.

[2] 房志鑫，王建彬. 中成药辨证治疗小儿腹泻[J]. 河南中医，2013，33（12）：2225-2226.

[3] 陈健. 保儿安颗粒冲剂治疗婴幼儿腹泻的临床观察[J]. 中国中医药现代远程教育，2009，7（1）：31.

[4] 薛筠. 保儿安配合西药治疗婴幼儿感染性腹泻 133 例[J]. 陕西中医，2010，31（3）：291-293.

[5] 时晓. 保儿安颗粒联合五维葡钙治疗小儿功能性腹痛疗效分析[J]. 中国医学装备，2014，11（S1）：396.

[6] 卢永康，王敏，卓飞鹏，等. 五维葡钙联合保儿安颗粒治疗小儿功能性腹痛的临床研究[J]. 中外医学研究，2012，10（15）：19-20.

[7] 占亚海. 保儿安颗粒辅助治疗肠系膜淋巴结炎 60 例临床疗效观察[J]. 现代诊断与治疗，2015，26（14）：3185-3186.

[8] 高水英. 保儿安为主治疗单纯性消化不良 50 例疗效分析[J]. 福建医药杂志，1995，17（3）：62-63.

（江西中医药大学 刘 鹏）

婴儿健脾颗粒（口服液、散）

【药物组成】 白扁豆（炒）、白术（炒）、山药（炒）、木香、鸡内金（炒）、川贝母、人工牛黄、碳酸氢钠。

【处方来源】 研制方。国药准字 Z10960019。

【功能与主治】　健脾，消食，止泻。用于婴儿非感染性腹泻，属脾虚夹滞者，症见大便次数增多，粪质稀，气臭，含有未消化之物，面色不华，乳食少进，腹胀腹痛，睡眠不宁等。

【药效】　主要药效如下[1]：

1. *加快胃排空和小肠推进运动*　上消化道运动障碍是消化不良的主要病理生理基础。婴儿健脾颗粒能加快大黄所致脾虚小鼠的胃蠕动速度，提高胃排空速度，降低甲基橙的残留率；还能改善脾虚小鼠的小肠蠕动，加快小肠推进运动，从而改善消化道平滑肌的运动障碍和脾虚状态。

2. *提高血清淀粉酶活力*　婴儿健脾颗粒能明显提高脾虚小鼠血清淀粉酶活力，对消化有一定作用；但对正常大鼠消化液分泌量和胃酸排出量无明显影响。

3. *改善免疫力，增强耐力*　婴儿健脾颗粒能明显提高脾虚小鼠的胸腺指数，改善脾虚小鼠的一般症状，增加动物体重，使动物在冰浴中游泳时间延长，研究显示婴儿健脾颗粒能提高免疫力、动物耐力和增强体力。

【临床应用】　主要用于小儿腹泻和小儿呼吸道感染。

1. *小儿腹泻*[2-5]　本品适用于治疗婴幼儿腹泻，婴幼儿有“腑脏娇嫩、脾常不足”的特点，若小儿脾虚，消化功能减弱，就会出现偏食、纳差、腹泻。婴儿健脾颗粒能增强胃肠蠕动，提高小儿免疫功能，使肠道不易感染，对胃肠消化液也有调节作用。用于治疗婴幼儿腹泻疗效优于常规西药乳酸菌片。此外，婴儿健脾颗粒与西药利巴韦林合用治疗小儿腹泻能缩短腹泻时间，有利于肠道功能恢复正常。

2. *小儿呼吸道感染*[4-6]　本品适用于治疗小儿呼吸道感染，小儿呼吸道感染具有常年反复发作，病程较长难愈的特点。婴幼儿食欲不振或偏食容易引起营养不良，导致机体抵抗力降低，增加对病原体的易感性。婴儿健脾颗粒可增强小儿体质及抗病能力，治疗小儿呼吸道感染有显著疗效。

【不良反应】　目前尚未见报道。

【使用注意】　①风寒泄泻、湿热泄泻者不宜使用。②服药期间应注意调摄饮食，不宜食肥甘黏腻食物。③泄泻患儿服药后腹泻不止，出现脱水征象者，应及时采取相应治疗措施。④糖尿病患儿禁服。

【用法与用量】　颗粒剂：口服，周岁以内 1 次 1g，1～3 岁 1 次 4g，4～7 岁 1 次 8g，1 日 2 次。口服液：口服，6 个月以内婴儿，1 次 5ml，1 日 3 次；6 个月至 1 岁 1 次 10ml，1 日 3 次；1～2 岁，1 次 15ml，1 日 3 次。散剂：1 次 0.5g，1 日 2 次。或遵医嘱。

参 考 文 献

[1] 周娟妮，赵诗云. 婴儿健脾分散片主要药效学研究[J]. 实用中西医结合临床，2010，10（3）：84-85.

[2] 徐新红，王淑翠，贾曦. 婴儿健脾颗粒治疗小儿腹泻疗效观察[J]. 中国误诊学杂志，2008，8（12）：2836-2837.

[3] 万晓莉，万丽英，秦爱民. 婴儿健脾颗粒配合新博林治疗小儿腹泻病 140 例观察[J]. 安徽中医临床杂志，2003，15（5）：403.

[4] 蒋亚西. 婴儿健脾口服液治疗小儿支气管炎合并腹泻的疗效观察[J]. 世界中西医结合杂志，2016，11（10）：1413-1415.

[5] 顾素芳，王小丽，朱小东. 婴儿健脾口服液治疗毛细支气管炎合并腹泻疗效观察[J]. 吉林医学，2014，35（7）：1452-1453.

[6] 乔学军. 婴儿健脾散治疗小儿反复呼吸道感染 32 例[J]. 陕西中医，2010，31（3）：308-309.

（江西中医药大学　刘　鹏）

宝儿康散

【药物组成】 太子参、茯苓、薏苡仁、白术（炒）、白扁豆（炒）、甘草（炙）、芡实、北沙参、山楂、陈皮、山药、麦芽（炒）、石菖蒲、莲子。

【处方来源】 明·龚廷贤《寿世保元》千金肥儿方加减。国药准字 Z44021152。

【功能与主治】 补气健脾，开胃消食，渗湿，止泻。用于小儿脾胃虚弱，消化不良，食欲不振，大便稀溏，精神困倦。

【药效】 主要药效如下[1]：

1. 止泻 宝儿康能降低离体兔十二指肠和回肠的张力，减慢其收缩频率，抑制回肠的收缩力，明显降低小鼠小肠炭末推进速度，抑制胃肠蠕动，使内容物的转运减慢，停留时间延长，水分吸收增加，大便变干，具有一定止泻作用。

2. 促进吸收、维持消化道正常功能 宝儿康能使离体兔十二指肠在张力降低的基础上，收缩幅度增加，增加十二指肠内食糜的搅拌和混合，本品对帮助消化和促进吸收有一定作用。宝儿康对肠肌的影响不是单纯抑制，而是对胃肠活动具有调节作用。

3. 解痉 宝儿康能对抗乙酰胆碱和氯化钡所致离体兔回肠的痉挛性收缩，具有解痉作用，其解痉机制可能与阻断 M 受体作用和对肠道平滑肌的直接抑制有关，而与阻断肾上腺素 α 受体无关。

4. 抗组胺 宝儿康能对抗磷酸组胺所致离体豚鼠回肠的痉挛性收缩，具有抗组胺作用，且与部分阻断组胺 H1 受体有关。

5. 提高机体非特异性免疫功能 宝儿康能明显提高小鼠腹腔巨噬细胞的吞噬百分率和吞噬指数，增强其吞噬能力，表明宝儿康能提高机体的非特异性免疫机能。

【临床应用】 主要用于小儿腹泻、小儿营养性缺铁性贫血。

1. 小儿腹泻[2-7] 本品适用于小儿腹泻脾虚湿困证的治疗，宝儿康散对于大便稀溏、便次增多、食欲不振的改善明显优于临床常用药物止泻灵颗粒。宝儿康散治疗小儿急性腹泻、小儿秋季腹泻、婴幼儿非感染性腹泻和小儿慢性迁延性腹泻疗效显著。

2. 小儿营养性缺铁性贫血[8, 9] 本品适用于治疗小儿贫血，缺铁性贫血是威胁小儿健康的常见营养缺乏症，症见食欲减退、胃脘不适、倦怠乏力、皮肤黏膜苍白。临床针对缺铁性贫血的治疗主要是补充元素铁。硫酸亚铁以其疗效好、使用方便、价格低廉为首选，但胃肠不良反应较严重。临床研究表明，宝儿康散治疗小儿营养不良和小儿营养性缺铁性贫血疗效较好，治愈率高且不良反应发生率小。

【不良反应】 尚未见报道。

【使用注意】 ①服药期间应注意调摄饮食，不宜食肥甘黏腻食物。②泄泻患儿服药后腹泻不止，出现脱水征象者，应及时采取相应治疗措施。③腹泻者服药 3 天症状不见好转，或厌食者服药 1 周不见好转，应及时去医院诊治。④对本品过敏者禁用，过敏体质者慎用。

【用法与用量】 开水冲服，周岁小儿 1 次 0.25g，2～3 岁 1 次 0.5g，4～6 岁 1 次 1g，1 日 2 次；或遵医嘱。

参考文献

[1] 陈焕昭，李长潮，陈锦香，等. 宝儿康的药理实验研究[J]. 实用医学杂志，1987，(4)：33-34.
[2] 张丽学. 宝儿康散治疗脾虚湿困型小儿腹泻的临床疗效观察[J]. 中国中药杂志，2015，40(8)：1605-1609.
[3] 吴玉燕，张伟. 宝儿康散治疗小儿急性腹泻病的疗效观察[J]. 中国社区医师（医学专业），2012，14(3)：197.
[4] 汪秀云，甄党霞. 中药宝儿康散治疗秋季小儿腹泻 120 例疗效观察[J]. 内蒙古中医药，2011，30(15)：52-53.
[5] 红霞，李喆. 宝儿康散与思连康联用治疗婴幼儿非感染性腹泻 158 例报告[J]. 中国实用医药，2006，(6)：60-61.
[6] 李晓璇，胡思源，李新民，等. 不同剂量的宝儿康散治疗小儿急性水样便腹泻病（脾虚湿困证）有效性和安全性的随机、双盲双模拟、阳性药平行对照、多中心临床试验[J]. 药物评价研究，2018，41(12)：2160-2165.
[7] 钟成梁，胡思源，郭圣璇，等. 宝儿康散剂量加倍治疗小儿慢性迁延性腹泻病脾虚湿困证评价其有效性和安全性的随机双盲、阳性药和原剂量平行对照、多中心临床试验[J]. 天津中医药，2018，35(5)：324-328.
[8] 杨树英，帅普霞. 宝儿康散治疗小儿营养性缺铁性贫血 62 例[J]. 中国药业，2012，21(4)：80.
[9] 陶奕红. 宝儿康散治疗小儿营养不良的疗效观察[J]. 中国基层医药，2010,17(12)：1695-1696.

（江西中医药大学 刘 鹏）

婴儿素

【药物组成】 白扁豆（炒）、山药、白术（炒）、鸡内金（炒）、川贝母、木香（炒）、碳酸氢钠、牛黄。

【处方来源】 研制方。国药准字 Z53020317。

【功能与主治】 健脾、消食、止泻。用于消化不良，乳食不进，腹胀，大便次数增多。

【药效】 主要药效如下[1]：

1. *促进胃肠运动和消化液分泌* 婴儿素可促进胃液分泌，对胃酸酸度和胃蛋白酶活性没有明显影响，但由于整个胃液分泌量增加，总的酸量和胃蛋白酶量相应增加，能起治疗消化不良和增加食欲的作用。

2. *抑制肠自发性收缩* 婴儿素对兔离体肠自发性收缩有抑制作用，能松弛肠平滑肌，但对乙酰胆碱和氯化钡所致痉挛收缩无对抗作用，表明婴儿素有较为温和的松弛平滑肌的作用；在胃肠蠕动实验中，婴儿素能使肠内容物运行速度减慢。

【临床应用】 临床主要用于婴儿腹泻、婴幼儿乳糖不耐受。

1. *婴儿腹泻*[2-6] 婴儿腹泻由多种原因引起，如食物量或质不当，受凉后肠蠕动增强；因湿盛而致脾病者多为急性腹泻，因脾虚湿邪塞滞者多为慢性腹泻，本品对脾失健运之泄泻效果尤佳，亦可生用于暑湿呕吐腹泻。

婴儿素与双八面体蒙脱石联用，可帮助消化道细胞再生修复，提高疗效，缩短病程；婴儿素加推拿疗法治疗婴幼儿腹泻，在止泻、缓解症状等方面优于单用抗生素治疗组；除口服外，婴儿素亦可外敷用药治疗婴儿脾胃虚弱所致腹泻，对于阿奇霉素引起的恶心、呕吐、腹痛、腹泻等胃肠道反应，采用婴儿素与维生素 B_6 联合使用可明显减轻症状。

2. *婴幼儿乳糖不耐受*[7] 婴幼儿常因遗传发育、喂养不当、消化道感染等因素导致乳糖酶绝对或相对缺乏，此时乳糖的消化吸收发生障碍，在肠内发酵产酸、产气，可导致腹部不适及肠鸣、腹泻、腹痛、腹胀等症状。对乳糖不耐受的婴幼儿服用婴儿素可以帮助改善消化吸收，辅以米汤饮食补充水、电解质，可取得很好的疗效。

【不良反应】 尚未见报道。

【使用注意】 ①忌食生冷、辛辣食物。②本品适用于大便次数增多，粪质稀气臭，含有未消化之物，乳食少进的患儿。③服用本品时可用温开水调成羹状后服用，也可与奶共服。

【用法与用量】 口服，1～3 岁 1 次 1～2 袋，周岁以内 1 次半袋，1 日 2 次；或遵医嘱。

参考文献

[1] 符旭东，孙汉清. 婴儿素口服液对消化系统的药理作用[J]. 药学实践杂志，1997，15（5）：273-276.
[2] 史美霞. 婴儿素加推拿疗法治疗婴幼儿腹泻的临床研究[J]. 中国妇幼保健，2005，20（11）：1365-1366.
[3] 毕克丽. 婴儿素外敷治疗小儿脾肾虚弱型腹泻 56 例[J]. 山东医药工业，2000，19（1）：55-56.
[4] 陈彩英，边科颉. 维生素 B_6 联合婴儿素治疗欣普瑞引起胃肠道反应的效果观察[J]. 解放军护理杂志，2005，22（7）：72.
[5] 王德道，王宏培. 思密达联合婴儿素治疗婴儿腹泻疗效观察[J]. 实用医技杂志，1999，6（3）：186.
[6] 陈瑛瑛，侯冰文，李立. 婴儿素辅助治疗婴幼儿秋冬季腹泻疗效观察[J]. 湖北中医杂志，2005，27（1）：32.
[7] 吕锦强. 婴儿素为主治疗婴幼儿乳糖不耐受 80 例[J]. 福建中医药，2001，32（3）：36-37.

（江西中医药大学　段文彬）

小儿止泻片

【药物组成】 山药、白术、枣树皮、罂粟壳、车前子、白矾。

【处方来源】 研制方。国药准字 Z37020816。

【功能与主治】 健脾利水，涩肠止泻。用于脾胃虚弱，腹泻，腹痛。

【药效】 主要药效如下[1]。

1. 抑制胃底条及肠段的自主运动　小儿止泻片的水提液与醇提液对于大鼠、豚鼠的离体胃底条及肠段的自主运动均有显著性抑制作用，并对乙酰胆碱、氯化钡及组胺引起的十二指肠、回肠及结肠痉挛性收缩有明显的拮抗作用，能降低胃肠道推进作用。

2. 促进巨噬细胞的吞噬功能　小儿止泻片能促进巨噬细胞的吞噬功能。

【临床应用】 主要用于婴儿腹泻[2]。

婴儿腹泻　乳食内伤、感受外邪，或脾胃虚寒，均可引起脾失健运，湿浊内生而致泄泻；其治则为健脾燥湿，利水渗湿，涩肠止泻。小儿止泻片临床用于湿热型、伤食型、脾虚型腹泻等均取得较好的疗效，服药 5 天后大便性质好转，次数明显减少，对急性、慢性婴儿腹泻均有效。

【不良反应】 尚未见报道。

【使用注意】 湿热痢疾初起禁用，腹胀者慎用。

【用法与用量】 口服，周岁以内 1 次 2 片，1～2 岁 1 次 3 片，2～4 岁 1 次 4 片，1 日 3 次；或遵医嘱。

参考文献

[1] 王民，王永汉，董宏伟，等. 小儿止泻片的药理研究[J]. 中成药，1992，14（9）：30-32.
[2] 郭孝月，马沛然，康桂云，等. 小儿止泻片治疗婴儿秋季腹泻临床观察[J]. 山东中医杂志，1987，（6）：18-19.

（江西中医药大学　段文彬）

克痢痧胶囊

【药物组成】 白芷、苍术、石菖蒲、细辛、荜茇、鹅不食草、猪牙皂、雄黄、丁香、硝石、枯矾、冰片。

【处方来源】 研制方。《中国药典》(2015 年版)。

【功能与主治】 解毒辟秽，理气止泻。用于泄泻，痢疾和痧气（中暑）。

【药效】 主要药效如下[1]：

1. 抑菌　本品对福氏痢疾杆菌、绿脓杆菌和金黄色葡萄球菌具有抑菌作用。

2. 抗炎　本品具有一定的抗炎作用。

3. 止泻　本品具有止泻作用。

【临床应用】 临床主要用于感染性腹泻、急性小儿腹泻。

1. 感染性腹泻[1, 2]　本品对急性细菌性痢疾和急性肠胃炎有显著效果，对痧气（中暑）的治疗也收到显著的效果；临床治疗由福氏痢疾杆菌引起的菌痢，用药后大便培养转阴，而对大肠杆菌作用较弱。本品较长时间给药不会引起肠道菌群失调。

2. 急性小儿腹泻[2, 3]　本品苦温燥湿，可治疗外湿、内湿所致的胸闷、恶心、呕吐、腹痛、腹泻，对于急性腹泻患儿，服用克痢痧胶囊 3 天后明显好转。本品脐部敷药治疗婴儿腹泻也具有一定疗效。

【不良反应】 尚未见报道。

【使用注意】 ①忌食辛辣、生冷、油腻食物。②不宜在服药期间同时服用滋补性中药。③有慢性结肠炎、溃疡性结肠炎便脓血等慢性病史者，患泄泻后应去医院就诊。④有高血压、心脏病、糖尿病等慢性病严重者应在医师指导下服用。⑤不宜长期服用，服药 3 天症状无缓解，应去医院就诊。

【用法与用量】 口服，1 次 2 粒，1 日 3～4 次，儿童酌减或遵医嘱。

参考文献

[1] 王金魁. 克痢痧胶囊[J]. 浙江医学，1985，(5)：16.
[2] 王家驹. 克痢痧胶囊治疗感染性腹泻 453 例临床疗效观察[J]. 中成药研究，1987，(6)：20-21.
[3] 薛祖娟. 克痢痧胶囊佐治小儿腹泻病 48 例临床观察[J]. 现代中西医结合杂志，2001，10(4)：313-314.

（江西中医药大学　段文彬）

小儿止泻安颗粒

【药物组成】 茯苓、陈皮、木香(煨)、砂仁、肉豆蔻(煅)、赤石脂(煅)、伏龙肝。

【处方来源】 研制方。国药准字 Z11020404。

【功能与主治】 健脾和胃，利湿止泻。用于小儿消化不良性腹泻、脾虚腹泻。

【药效】 主要药效如下[1, 2]：

1. 增强免疫功能　肠上皮细胞分泌的 IL-7 在肠道中发挥促进淋巴细胞成熟、提高免疫功能的作用。机体发病时 IL-7 水平显著下降，抑制 T 淋巴细胞增殖，降低机体免疫力，进而引起腹泻。小儿止泻安颗粒可通过升高 IL-7 水平，改善肠道免疫功能。

2. 止泻　本品具有止泻作用。

3. 保护心肌　小儿急性腹泻改变了机体组织细胞膜的通透性，使患者血清中心肌酶水平显著上升，从而引起不同程度的心肌损伤。小儿止泻安颗粒可改善血清心肌酶水平，有效减轻心肌损伤而改善病情。

【临床应用】　主要用于小儿腹泻。

小儿腹泻[1-4]　小儿止泻安颗粒用于治疗小儿腹泻，症见大便稀溏，食后作泻，大便色淡不臭，面色萎黄，神疲倦怠。在常规治疗基础上加用小儿止泻安颗粒治疗小儿腹泻，可明显缩短腹泻患儿的治疗时间与症状改善时间，治疗有效率明显提高。轮状病毒感染引起的小儿腹泻，在应用小儿止泻安颗粒治疗后，能迅速控制腹泻症状，抑制并清除肠道内病毒，保护肠黏膜。双歧三联活菌片联合小儿止泻安颗粒能够降低小儿急性腹泻患者血清心肌酶、同工酶水平，升高 IL-7 水平，临床疗效较好。

【不良反应】　尚未见报道。

【使用注意】　①不宜用于合并其他感染的小儿腹泻。②外感寒热、内蕴湿热腹泻者不宜服用。③饮食宜清淡，忌生冷、辛辣食物。④若久泻不止、伤津失水者，应及时去医院诊治。

【用法与用量】　开水冲服，1 岁以内 1 次 3g，1～2 岁 1 次 6g，1 日 3 次；2～3 岁 1 次 12g，1 日 2 次；或遵医嘱。

参考文献

[1] 朱莹，王珊，张丹丹，等. 双歧三联活菌片与小儿止泻安颗粒对急性腹泻患儿血清 IL-7、心肌酶及同工酶水平的影响[J]. 现代生物医学进展，2017，17（10）：1938-1940.

[2] 王艳丽. 金双歧联合小儿止泻安颗粒对小儿急性腹泻的临床效果观察[J]. 北方药学，2018，15（6）：95-96.

[3] 蒋华英，张巧月，付俊生，等. 小儿止泻安颗粒治疗小儿腹泻病 40 例临床研究[J]. 北京医学，2015，37（10）：989.

[4] 高存娇. 小儿止泻安颗粒治疗婴幼儿轮状病毒肠炎疗效观察[J]. 中国厂矿医学，2006，19（5）：397.

（江西中医药大学　陈兰英、赖潇筱）

小儿利湿止泻颗粒

【药物组成】　苍术、砂仁、诃子、猪苓、车前子、山楂、乌梅、儿茶。

【处方来源】　研制方。国药准字 Z20025982。

【功能与主治】　利湿，健脾，止泻。用于湿邪困脾所致的小儿泄泻。

【药效】　主要药效如下：

1. 止泻　本品具有止泻作用。

2. 利尿　本品具有一定的利尿作用。

【临床应用】　主要用于小儿轮状病毒肠炎。

小儿轮状病毒肠炎[1, 2]　为感染轮状病毒所致，临床表现为“三多”，即大便量多、水分多、次数多。小儿利湿止泻颗粒可明显停止轮状病毒肠炎腹泻；乳酸菌素、鞣酸蛋白与小儿利湿止泻颗粒联用后能明显缩短病程，加快大便次数和大便性状好转，显效率高。

【不良反应】　尚不明确。

【使用注意】　①糖尿病患儿禁服。②忌食辛辣、生冷、油腻及不易消化等食物。③感染性腹泻如肠炎、痢疾等应立即去医院就诊。④对大便次数增多及水分丢失明显，有脱水表现者应去医院就诊。

【用法与用量】 口服，1 岁以下 1 次 1/6～1/3 袋，1～3 岁 1 次 1/3～1 袋，3 岁以上 1 次 1～1.5 袋，1 日 3～4 次；或遵医嘱。

参考文献

[1] 程彦珍. 乳酸菌素、鞣酸蛋白、小儿利湿止泻颗粒联用治疗小儿轮状病毒肠炎临床疗效观察[J]. 中国社区医师，2012，28（24）：8.

[2] 何钱. 小儿利湿止泻颗粒治疗轮状病毒腹泻 58 例[J]. 中国医药指南，2010，8（29）：259-260.

（江西中医药大学　陈兰英、赖潇筱）

参苓白术散（丸、颗粒）

【药物组成】 人参、茯苓、白术（炒）、山药、白扁豆（炒）、莲子、薏苡仁（炒）、砂仁、桔梗、甘草。

【处方来源】 宋・太平惠民和剂局《太平惠民和剂局方》。国药准字 Z64020033。

【功能与主治】 健脾，益气。用于体倦乏力，食少便溏。

【药效】 主要药效如下：

1. 影响肠道功能[1-3]　参苓白术散对正常动物、胃轻瘫动物均能促进胃肠运动，增强胃肠排空能力，降低胃内固体残留率，对胃肠运动具有双向调节功能；可降低结肠中 P 物质（SP）、血管活性肠肽（VIP）蛋白表达，从而明显抑制脾虚小鼠肠推进功能亢进。

2. 改善肠道菌群[4]　参苓白术散能明显促进肠道益生菌乳酸杆菌、双歧杆菌等生理性细菌的增殖，强烈抑制致病菌或条件致病菌的过度增殖，从而改善肠道菌群紊乱，具有促进厌氧菌和抑制需氧菌的调节作用。

3. 调节肠黏膜机械屏障[5-7]　参苓白术颗粒能够上调功能性腹泻大鼠结肠紧密连接蛋白表达；显著减轻脾虚泄泻幼鼠肠黏膜结构损伤，降低肠黏膜通透性；也可能通过调节肠上皮细胞自噬、病变部位结肠组织内相关基因及蛋白表达水平，对溃疡性结肠炎（UC）大鼠肠黏膜起到较好的抗炎修复作用。

4. 提高免疫功能[8, 9]　参苓白术散可通过增加 CD_4^+表达和改善免疫球蛋白指标调节机体细胞免疫及体液免疫，以抵御病原体的侵袭，加强机体免疫监视效应。单核巨噬细胞吞噬能力的强弱可衡量机体非特异性免疫能力，参苓白术散能明显提高免疫抑制小鼠的单核巨噬细胞的吞噬能力，对免疫抑制小鼠的非特异性免疫功能也具有明显促进作用。

【临床应用】 主要用于小儿腹泻、小儿便秘（脾虚型）、小儿厌食症、小儿反复呼吸道感染等。

1. 小儿腹泻[10-15]　本品适用于治疗小儿腹泻，症见大便溏泻，饮食不消，或大便次数增多，或大便稀薄。参苓白术散单用或辅助西药如蒙石散、双八面体蒙脱石、赖氨葡锌等治疗各种类型的小儿腹泻，如小儿秋季腹泻、非感染性腹泻、小儿消化不良性腹泻，可快速缓解腹泻症状，缩短止泻时间，增加食欲。

捏脊疗法配合参苓白术颗粒治疗新生儿腹泻，可大大改善患者呕吐、脱水、低热及腹泻症状，临床效果显著。

2. 小儿便秘（脾虚型）[16] 本品适用于治疗脾虚型小儿便秘，主要表现为排便次数明显减少，大便干结，排便疼痛或困难，排便时间间隔较久（>2 天），腹痛，腹胀。参苓白术颗粒治疗后大便性状有所改善，排便间隔时间缩短，伴随的腹痛、腹胀、排便困难等症状也随之缓解。

3. 小儿厌食症[17, 18] 本品适用于治疗脾胃气虚，升降失司所致的小儿厌食症，临床应用参苓白术颗粒配合西药或中药敷脐、耳穴贴压治疗小儿厌食症有一定疗效，能够增强患儿食欲，明显改善厌食症状，治疗周期明显缩短。

4. 小儿反复呼吸道感染[19, 20] 本品适用于治疗小儿反复呼吸道感染，反复呼吸道感染通常以每月患呼吸道感染次数超过 3 次或 1 年内患肺炎次数超过 3 次为准，除呼吸道症状外，多伴有厌食、增重缓慢、盗汗、面色不荣等其他机体机能失常的表现。临床使用参苓白术颗粒治疗小儿反复呼吸道感染可加快发热、咳嗽、扁桃体肿大及肺部啰音消失时间，提高免疫球蛋白水平，增强机体免疫功能。本品联合羧甲淀粉钠溶液治疗小儿呼吸道感染的疗效优于羧甲淀粉钠溶液，可明显改善炎症因子水平，缩短临床病症消失时间。

【不良反应】 尚未见报道。

【使用注意】 ①泄泻兼有大便不通畅，肛门有下坠感者忌服。②服本药时不宜同时服用藜芦、五灵脂、皂荚或其制剂。③不宜喝茶和吃萝卜，以免影响药效。④不宜和感冒类药物同时服用。⑤高血压、心脏病、肾脏病、糖尿病患者及孕妇应在医师指导下服用。⑥本品宜饭前服用或进食时服用。⑦湿热内蕴所致泄泻、厌食、水肿及痰火咳嗽者不宜使用。⑧服药期间忌食荤腥油腻，不易消化食物。

【用法与用量】 散剂：口服，1 次 6～9g，1 日 3 次；丸剂：1 次 6g，1 日 3 次；颗粒：开水冲服，1 次 1 袋，1 日 3 次；小儿酌减或遵医嘱。

参考文献

[1] 张仲林，钟玲，臧志和，等. 参苓白术散对动物胃肠动力影响的实验研究[J]. 时珍国医国药，2009，20（12）：3151-3152.
[2] 万国靖，张守堂，车丽萍. 参苓白术散对腹泻小鼠胃肠运动功能的影响及机制探讨[J]. 山东医药，2012，52（48）：48-50，122.
[3] 姜华，杨景明. 参苓白术散对脾虚小鼠肠道功能的影响及其机制研究[J]. 亚太传统医药，2016，12（7）：16-17.
[4] 董开忠，高永盛，秦宁恩加，等. 参苓白术散对抗生素引起肠道菌群失调小鼠的影响[J]. 中国实验方剂学杂志，2015，21（1）：154-157.
[5] 李晶，王垂杰，李玉锋，等. 参苓白术颗粒对功能性腹泻大鼠结肠黏膜紧密连接蛋白表达的作用[J]. 中国实验方剂学杂志，2016，22（12）：102-107.
[6] 黄玉珍. 参苓白术散对脾虚泄泻幼鼠模型肠黏膜屏障的影响[D]. 南京：南京中医药大学，2016.
[7] 贾育新，毕殿勇，段永强，等. 参苓白术散对脾虚湿困型溃疡性结肠炎大鼠结肠 p38MAPK 及 TNF-α、IL-4 的干预作用[J]. 中医药学报，2018，46（5）：11-17.
[8] 郭春华，景玉霞，张学青. 参苓白术散对小儿脾虚泄泻消化吸收与肠道局部免疫功能的影响[J]. 世界中医药，2018，13（10）：2503-2506.
[9] 袁丕瑞. 参苓白术散对免疫抑制小鼠免疫功能的影响研究[J]. 临床合理用药杂志，2011，4（29）：67-68.
[10] 张国英，刘明. 参苓白术散联合思密达治疗小儿腹泻的临床效果观察[J]. 中国中医药现代远程教育，2016，14（17）：92-93.
[11] 陈亮. 参苓白术散治疗小儿秋季腹泻的临床效果[J]. 临床医学研究与实践，2018，3（13）：124-125.
[12] 郭鹏，唐铖，梁勇. 参苓白术散辅助西药治疗小儿秋季腹泻疗效的 Meta 分析[J]. 现代药物与临床，2014，29（10）：1173-1177.
[13] 张勤. 参苓白术丸佐治非感染性腹泻患儿对临床症状及血清 IL-6、IL-17 影响[J]. 中国中西医结合消化杂志，2017，25（10）：772-774，778.

[14] 胡显海. 参苓白术散联合西药治疗小儿消化不良性腹泻随机平行对照研究[J]. 实用中医内科杂志，2015，29（3）：85-86.
[15] 冷冬明，陈蜀. 分析小儿捏脊配合参苓白术颗粒治疗新生儿腹泻的效果[J]. 光明中医，2016，31（14）：2059-2061.
[16] 姚秋园. 参苓白术散治疗脾虚型小儿便秘 47 例临床观察[A]. 中华中医药学会肛肠分会. 中国肛肠病诊疗集萃[C]. 中华中医药学会肛肠分会：中华中医药学会，2014：3.
[17] 蔡恩平. 参苓白术散联合中药敷脐治疗小儿厌食症的疗效评价[J]. 甘肃医药，2018，37（6）：541-542.
[18] 杨蕾，林玉芳. 参苓白术颗粒合耳穴贴压治疗小儿厌食症临床观察[J]. 山西中医，2012，28（4）：23.
[19] 吕明辉. 参苓白术颗粒治疗小儿反复呼吸道感染的临床疗效及对免疫功能的影响分析[J]. 光明中医，2017，32（13）：1859-1860.
[20] 王宗蔚. 参苓白术散联合羧甲淀粉钠溶液治疗小儿反复呼吸道感染的临床观察[J]. 河南医学研究，2018，27（23）：4333-4334.

（江西中医药大学　陈兰英、赖潇筱）

二、祛风散寒类

藿香正气水（口服液、软胶囊）

【药物组成】 苍术、陈皮、厚朴（姜制）、白芷、茯苓、大腹皮、生半夏、甘草浸膏、广藿香油、紫苏叶油。

【处方来源】 宋·太平惠民和剂局《太平惠民和剂局方》。《中国药典》（2015 年版）。

【功能与主治】 解表化湿，理气和中。用于外感风寒、内伤湿滞或夏伤暑湿所致的感冒，症见头痛昏重、胸膈痞闷、脘腹胀痛、呕吐泄泻；胃肠型感冒见上述证候者。

【药效】 主要药效如下：

1. 保护肠屏障功能[1]　小儿腹泻是由各类细菌、病毒侵入肠道后，在小肠绒毛顶端的柱状上皮细胞内复制，使细胞发生空泡变性和坏死，肠黏膜上皮细胞脱落，遗留不规则的裸露病变，肠液在肠腔内大量积聚而引起腹泻。藿香正气口服液可显著降低血清 NO 浓度，抑制肥大细胞数量、细胞因子的释放，减轻相关的病理程度。另外藿香正气液通过增强杯状细胞分泌功能，提高肠道自身防御体系，增强对肠黏膜的保护作用。因此，藿香正气液对肠屏障功能的保护是多方位、多靶点立体发挥作用，其作用既有对肠组织形态结构等机械屏障的保护作用，又有抑制细胞因子释放，加强免疫屏障作用，同时可直接对肠上皮细胞起稳定作用。

2. 抑制肠道痉挛[2, 3]　腹泻剧烈易引起肠道痉挛，藿香正气液对组胺、乙酰胆碱、氯化钡所引起的回肠收缩均有明显的抑制作用。其组胺、乙酰胆碱的作用成量效关系；抑制率随藿香正气水的浓度增高而加大；藿香正气水对肠平滑肌的抑制作用不受妥拉唑林对抗，说明其抑制作用并非通过兴奋 α 受体。

3. 调节胃肠运动[4]　本品能增强正常小鼠的小肠推进功能，对阿托品抑制小鼠小肠运动有明显的兴奋作用，对新斯的明所致小鼠小肠运动有明显的抑制作用，表明藿香正气口服液对小鼠小肠具有双向调节作用。藿香正气口服液还能明显延长番泻叶所致小鼠腹泻潜伏期，减少小鼠腹泻次数。藿香正气口服液可以延长家鸽呕吐的潜伏期，减少呕吐次数，说明藿香正气口服液可以改善外感风寒、内伤湿滞所致的胃肠功能紊乱。

【临床应用】 主要用于小儿腹泻、小儿功能性消化不良、小儿胃肠型感冒、小儿暑湿呕吐、细菌性痢疾、手足口病等。

1. 小儿腹泻[5-8] 本品适用于治疗小儿腹泻，症见湿阻气机所致的泄泻暴作，便下清稀，肠鸣，腹痛，脘闷，纳呆，伴见恶寒发热，周身酸楚。

小儿感染性腹泻（夏季腹泻、秋季腹泻）为小儿腹泻的一种，双八面体蒙脱石联合藿香正气口服液治疗小儿感染性腹泻可较快缓解病情，体温、呕吐、大便等恢复至正常的时间明显缩短。藿香正气口服液联合西药消旋卡多曲颗粒及西咪替丁治疗婴幼儿秋季腹泻的疗效优于单纯西药治疗，可以明显缩短患儿腹泻病程，临床表现如体温、呕吐情况、大便次数、大便性状等恢复时间显著减少，全身症状消失或得到明显改善。藿香正气口服液加推拿治疗小儿腹泻，临床症状得以明显改善，大便成形，大便次数减少，治愈率高。另外，藿香正气口服液也可治疗婴儿母乳性腹泻，使患儿大便性状改善，腹泻次数减少，烦躁、腹胀亦显著减轻。

2. 小儿功能性消化不良[9] 本品适用于治疗小儿功能性消化不良，主要表现为疼痛、腹部不适、早饱、腹胀伴餐后加重、食欲不振等。藿香正气口服液治疗小儿功能性消化不良后临床症状明显改善，且各项症状缓解时间明显提前，综合疗效明显提高。

3. 小儿胃肠型感冒[10] 本品适用于治疗小儿胃肠型感冒，症见外感风寒、内伤湿滞所致的恶寒发热，头身困重疼痛，胸脘满闷，恶心纳呆，舌质淡红，舌苔白腻，脉浮缓。藿香正气口服液治疗小儿胃肠型感冒疗效确切，可提高治疗效果，缓解病情，缩短病程。

4. 小儿暑湿呕吐[11] 本品适用于治疗小儿暑湿呕吐，症见外感暑湿、气机受阻所致的突然恶寒发热，头晕昏沉，胸脘满闷，恶心欲呕，甚则昏仆，舌苔白厚腻；或湿阻中焦所致的呕吐，脘腹胀痛，伴发热恶寒，周身酸困，头身疼痛。藿香正气口服液具有解表化湿之效，对呕吐、泄泻的治疗效果显著，与桑姜感冒注射液合用直肠给药治疗小儿暑湿呕吐疗效明显，且能够短时间控制呕吐症状。

5. 细菌性痢疾[12] 本品适用于治疗细菌性痢疾。细菌性痢疾是由痢疾杆菌引起的以腹泻为主要症状的肠道传染病。主要表现为发热、腹痛、腹泻、里急后重、脓血样大便，伴有发热。藿香正气口服液联合诺氟沙星治疗细菌性痢疾治愈率升高。

6. 手足口病[13] 本品适用于治疗手足口病，症见口痛，厌食，低热，手、足、口腔等部位出现小疱疹或小溃疡。藿香正气口服液治疗小儿手足口病的疗效显著，痊愈率明显提高，临床症状、体征明显好转或消失，皮疹消退。

【不良反应】 偶见腹痛、过敏性皮疹、过量中毒反应[14]。

【使用注意】 ①忌烟酒及辛辣、生冷、油腻食物，饮食宜清淡。②不宜在服药期间同时服用滋补性中药。③风热感冒者慎用。④吐泻严重者应及时去医院就诊。

【用法与用量】 口服液：口服，1 次 5～10ml，1 日 2 次。软胶囊：1 次 2～4 粒，1 日 2 次。小儿酌减或遵医嘱。

参 考 文 献

[1] 刘中煜，袁美娟，聂正慧，等. 藿香正气水解痉、镇痛和抗菌作用实验观察[J]. 中草药，1984，15（12）：15-18.

[2] 周雪仙，王克美. 藿香正气丸（水）对肠平滑肌的作用[J]. 中成药研究，1984，9（5）：18-20.

[3] 谢肄聪，唐方. 藿香正气软胶囊对肠屏障功能保护作用的机理研究[J]. 中国中药杂志，2003，34（3）：252-254.

[4] 陆茵，陈文星，孟政杰，等. 加味藿香正气软胶囊调节胃肠运动功能的作用[J]. 中药新药与临床药理，2003，14（6）：381-383.

[5] 董文渊，王茁伉，陈琦. 思密达联合藿香正气液治疗小儿感染性腹泻观察[J]. 现代临床医学，2014，40（1）：26-27.

[6] 孙秀芹，祝兴超，苏小蔚，等. 藿香正气口服液联合西药治疗婴幼儿秋季腹泻疗效观察[J]. 山西中医，2013，29（1）：30+32.
[7] 丁南生. 推拿加藿香正气口服液治疗小儿泄泻[A]. 中华中医药学会. 第四次全国民间传统诊疗技术与验方整理研究学术会论文集[C]. 中华中医药学会：中华中医药学会，2011：1.
[8] 宋燕琼. 藿香正气口服液在儿科疾病中的运用探讨[J]. 世界最新医学信息文摘，2018，18（78）：171.
[9] 胡芳. 藿香正气口服液治疗小儿功能性消化不良疗效分析[J]. 中国实用医药，2019，14（16）：196-197.
[10] 董春兰. 藿香正气口服液治疗小儿胃肠型感冒[J]. 中外健康文摘，2010，7（30）：45.
[11] 王益畅，林浩杰. 桑姜感冒注射液联合藿香正气口服液直肠给药治疗小儿暑湿呕吐的临床观察[J]. 中国现代药物应用，2016，10（22）：127-128.
[12] 杨玉红，董玉秋，宋永华，等. 藿香正气口服液治疗小儿手足口病疗效观察[J]. 中成药，2009，31（4）：501-503.
[13] 夏小健. 藿香正气液治疗细菌性痢疾 40 例疗效观察[J]. 北方药学，2012，9（4）：12-13.
[14] 杨慧明. 藿香正气水的不良反应[J]. 中国现代药物应用，2010，14（1）：110-111.

（深圳市中医院　喻闽凤，中国中医科学院广安门医院　李　敏）

三、清热除湿类

葛根芩连微丸（片）

【药物组成】　葛根、黄芩、黄连、炙甘草。

【处方来源】　汉·张仲景《伤寒杂病论》。《中国药典》（2010 年版）。

【功能与主治】　解肌透表，清热解毒，利湿止泻。用于湿热蕴结所致的泄泻腹痛、便黄而黏、肛门灼热；以及风热感冒所致的发热恶风、头痛身痛。

【药效】　主要药效如下：

1. 止泻[1]　腹泻多由各种病毒侵入肠道后，致使小肠黏膜回吸收水分和电解质的能力受损，肠液在肠腔内大量积聚，以及肠道功能紊乱致肠肌过强过快蠕动引起。本品对痢疾杆菌等致病菌有不同程度的抑制作用，能抑制肠道的推进功能亢进及肠道的痉挛性收缩，从而发挥止泻作用。

2. 解热抗炎[1, 2]　病原微生物、炎症渗出物等引起吞噬细胞系统产生并释放内源性致热源，引起发热。本品可降低细菌内毒素对机体的致热作用，并可以抑制炎症介质的合成及释放，从而达到解热抗炎作用。

【临床应用】　主要用于小儿腹泻、小儿急性肠炎、急性细菌性痢疾、小儿上呼吸道感染等。

1. 小儿腹泻[3-7]　本品适用于治疗小儿腹泻，尤其是由轮状病毒引起的多发于秋冬季节的秋季腹泻。主要表现为大便呈水样，或如蛋花汤样，泻下急迫，量多次频，气味秽臭，或见少许黏液，腹痛时作，食欲不振，或伴呕恶，神疲乏力，或发热烦闹，口渴，小便短黄，舌质红，苔黄腻，脉滑数，指纹紫，属湿热泄泻，起病后脾胃受损，兼之平素脾虚患儿更易发生本病，故辨证为脾虚湿热泻。

葛根芩连微丸治疗小儿腹泻，症状好转天数明显缩短，腹泻、呕吐、腹痛的持续天数及退热时间均显著减少。24～48 小时大便次数减少至＜2 次/日或恢复到正常次数，大便性状恢复正常的时间明显缩短。葛根芩连微丸与利巴韦林合用治疗小儿秋季腹泻可明显增加疗效，加强抗病毒效果。

2. 小儿急性肠炎[8]　本品适用于治疗小儿急性肠炎，症见胃肠湿热所致下痢臭秽，次数明显增加，气味酸腐臭，身热，烦渴，伴腹痛，恶心呕吐，不思饮食，口干渴。葛根芩连微丸对儿童急性肠炎，尤其是病毒性肠炎具有起效快、疗效高、止泻时间短、无毒副作用等优点。

3. 急性细菌性痢疾[9] 本品适用于治疗急性细菌性痢疾，症见饮食不洁，湿热邪毒壅滞大肠所致脓血样大便，腹痛里急，肛门重坠，身热，烦渴。葛根芩连微丸对细菌性痢疾有显著疗效，且无明显毒副作用。

4. 小儿上呼吸道感染[10] 本品适用于治疗小儿上呼吸道感染风热证，症见发热、恶寒头痛、口渴、咳嗽、鼻塞流涕、咽红肿、舌苔黄。

葛根芩连微丸治疗上呼吸道感染有显著疗效，不仅能明显加快降温起效时间和解热时间，还能有效缓解风热感冒引起的发热、咽痛、头痛、咳嗽、恶寒等症状，显著提高呼吸道病毒转阴率。

【不良反应】 尚未见报道。

【使用注意】 ①脾胃虚寒腹泻、慢性虚寒性痢疾者慎用。②服药期间忌食辛辣、油腻食物。③不可过量、久用。④严重脱水者，应采取相应的治疗措施。

【用法与用量】 丸剂：口服，成人1次3袋，小儿1次1袋，1日3次。片剂：1次3～4片，1日3次。或遵医嘱。

参考文献

[1] 何飞，刘元，韦焕英，等. 葛根芩连微丸止泻止痢药效学实验研究[J]. 中国实验方剂学杂志，2003，(5)：48-50.
[2] 谭晓梅，陈育尧，杨运高，等. 葛根芩连微丸抗炎、清热、化痰、止咳作用的研究[J]. 中国药理与临床，2001，17（4）：5-6.
[3] 顾金珠，雍慧文，吴葆德. 葛根芩连微丸治疗小儿腹泻32例疗效观察[J]. 苏州医学院学报，1998，18（9）：950.
[4] 高艳梅. 婴幼儿秋季腹泻的中药治疗[A]. 第二十届全国儿科药学学术会议论文集[C].2009：164-167.
[5] 闫慧敏，杨燕，舒静. 中药治疗婴幼儿秋季腹泻疗效观察[J]. 中日友好医院学报，2007，21（4）：228-229.
[6] 王励. 葛根芩连微丸、病毒唑、针灸治疗婴儿秋季腹泻124例临床分析[J]. 铁道医学，1996，24（3）：175.
[7] 郭建平. 葛根芩连微丸加病毒唑治疗婴幼儿秋季腹泻42例疗效观察[J]. 厂矿医药卫生，1995，11（1）：29.
[8] 彭勤. 葛根芩连微丸对儿童急性肠炎的疗效观察[J]. 黑龙江中医药，1998，(5)：17.
[9] 本刊编辑部. 葛根芩连微丸临床应用解析[J]. 中国社区医师，2010，26（2）：13.
[10] 陈琦，甘淳，熊翠凤，等. 葛根芩连微丸治疗小儿上呼吸道感染风热证的疗效评价[J]. 中国医院药学杂志，2004，24（12）：46-48.

（深圳市中医院　喻闽凤，江西中医药大学　罗颖颖）

枫蓼肠胃康颗粒

【药物组成】 牛耳枫、辣蓼。

【处方来源】 研制方。国药准字Z10910055。

【功能与主治】 清热，除湿，化滞。用于急性胃肠炎，属伤食泄泻型及湿热泄泻型，症见腹痛腹满、泄泻臭秽、恶心呕腐，或有发热、恶寒、苔黄、脉数等；亦可用于食滞胃痛，症见胃脘痛、拒按、恶食欲吐、嗳腐吞酸、舌苔厚腻、或黄腻，脉滑数。

【药效】 主要药效如下：

1. 抑制肠蠕动[1, 2] 小儿消化系统发育不成熟，胃酸分泌少，消化酶活性低，但营养需要相对较多，胃肠道负担重，易引发肠道痉挛。枫蓼肠胃康颗粒对动物回肠收缩的幅度和频率都有显著的抑制作用，同时具有抑制小肠推进的作用。研究发现枫蓼肠胃康颗粒可能通过作用于平滑肌上胆碱能 M 受体抑制小肠蠕动，发挥止泻的功效。

2. 抗炎、镇痛、解痉[2, 3]　枫蓼肠胃康颗粒能够明显抑制二甲苯致小鼠耳郭肿胀、乙酸致小鼠腹腔毛细血管通透性增高、蛋清致大鼠足跖肿胀等多种炎症，对急慢性炎症均有良好的治疗效果。同时枫蓼肠胃康颗粒能减少 15 分钟内小鼠的扭体次数，明显降低大鼠胃条张力，提高胃条解痉百分率。

3. 抗溃疡性结肠炎[4-6]　溃疡性结肠炎是一种局限于结肠黏膜及黏膜下层的炎症过程。枫蓼肠胃康颗粒具有显著抗溃疡形成和促进溃疡恢复的作用，可抑制超氧化物歧化酶（SOD）活性降低和丙二醛（MDA）升高的作用，可降低炎症过程中脂质过氧化反应，对豚鼠非特异性结肠炎和脾虚型溃疡性结肠炎有防治作用。

4. 保护胃黏膜[3, 7, 8]　枫蓼肠胃康颗粒可以抑制胃酸和胃液的分泌，保护胃肠道黏膜，缓解腹痛。据文献报道，枫蓼肠胃康颗粒可以升高大鼠胃液 pH，降低胃液总酸度和 1 小时总酸排出量。

5. 抗菌[9]　采用体外试管法观察枫蓼肠胃康浸膏 10%水溶液的抗菌活性，发现其对大肠杆菌、痢疾杆菌、金黄色葡萄球菌有抑制作用。

【临床应用】　主要用于小儿腹泻、腹痛、小儿肠系膜淋巴结炎、慢性结肠炎、慢性胃炎等。

1. 小儿腹泻、腹痛[10-15]　本品能迅速有效地缓解腹泻、腹痛、呕吐、腹胀等症状。枫蓼肠胃康颗粒联合蒙脱石散治疗小儿秋季腹泻临床疗效显著，相比于蒙脱石散单独治疗组，病程明显缩短。枫蓼肠胃康颗粒尤其在儿童急性肠胃炎所致腹痛的治疗方面具有一定优势，其药效稳定持久。枫蓼肠胃康颗粒有类似阿托品的抗乙酰胆碱作用，能显著地抑制肠蠕动，解痉止痛，以减少大便次数，缓解腹痛、肠痉挛；体外实验表明，枫蓼肠胃康颗粒对大肠杆菌、金黄色葡萄球菌、痢疾杆菌等均有一定抑制作用。枫蓼肠胃康颗粒对儿科临床常见的腹痛、腹泻、呕吐等胃肠道症状有效。

2. 小儿肠系膜淋巴结炎[16]　本品适用于治疗小儿肠系膜淋巴结炎。现代药理研究表明，枫蓼肠胃康颗粒有非常显著的抗炎作用及较强的镇痛作用，能有效抑制胃肠痉挛，且有一定的抗菌作用。观察表明，枫蓼肠胃康颗粒治疗小儿肠系膜淋巴结炎疗效稳定且持久。

3. 慢性结肠炎[17]　本品适用于治疗慢性结肠炎，联合服用米雅利桑爱儿 A 片（主要成分为酪酸菌），既可直接补充人体生理细菌，调整肠道菌群平衡，抑制并清除肠道中致病菌，减少肠源性毒素的产生；又可促进机体对营养物的消化，合成机体所需的维生素，激发机体免疫力。两者联合治疗慢性结肠炎疗效显著。

4. 慢性胃炎[18]　本品适用于治疗慢性胃炎，枫蓼肠胃康颗粒联合兰索拉唑三联疗法治疗慢性胃炎临床疗效显著，可提高显效率和总有效率。

【不良反应】　尚未见报道。

【使用注意】　①忌食辛辣、油腻食物。②严重脱水者应采取相应的治疗措施。③脾胃虚寒泄泻者禁用。

【用法与用量】　开水冲服，1 次 8g，1 日 3 次。小儿酌减或遵医嘱。

参考文献

[1] 郭小明. 枫蓼肠胃康的化学物质基础研究[D]. 太原：山西医科大学，2005.
[2] 叶维法. 消化病学进展[M]. 天津：天津科技出版社，1982：3.
[3] 茹丽，刘静，张志兰，等. 黎药枫蓼肠胃康颗粒对幼龄大/小鼠的抗炎、镇痛、保护胃黏膜及解痉作用研究[J]. 中国药房，2017，28（1）：67-71.
[4] 国家药品监督管理局安全监管司，国家药品监督管理局药品评价中心. 国家基本药物（中成药）[M]. 北京：人民卫生出版社，2002：412.
[5] JQ Zhang，X Liu，NG Fu，et al. Systemic exposure of quercetin after administration of Feng-Liao-Chang-Wei-Kang granules to rats[J]. Journal of Ethnopharmacology，2011，133（2）：911-913.
[6] 符健，邝少轶，李佩琼，等. 枫蓼肠胃康颗粒对细胞免疫反应性结肠炎中 SOD、MDA 的影响[J]. 中国药理学通报，2003，19（1）：110-112.
[7] 陈奇. 中药药理研究方法学. 2 版[M]. 北京：人民卫生出版社，2006：300.
[8] 张丽青. 枫蓼肠胃康片治疗急性胃肠炎 140 例[J]. 中国中医急症，2011，20（9）：1492.
[9] 刘明生，刘畅，张小坡，等. 中药复方肠胃康化学成分研究[J]. 世界科学技术：中医药现代化，2010，12（4）：614-616.
[10] 诸锦霞. 蒙脱石散与枫蓼肠胃康颗粒合用治疗秋季腹泻疗效观察[J]. 大家健康（学术版），2014，8（13）：200.
[11] 黄建中，蓝丰华. 枫蓼肠胃康颗粒联合蒙脱石散治疗小儿秋季腹泻 58 例[J]. 中国中西医结合消化杂志，2013，21（3）：159-160.
[12] 周益颐. 枫蓼肠胃康颗粒剂治疗小儿腹泻的疗效观察[J]. 海峡药学，2004，16（2）：94-95.
[13] 路元芳. 枫蓼肠胃康颗粒在儿科临床的应用观察（附 100 例病例分析）[J]. 中国实用医药，2011，6（21）：55-56.
[14] 成永，廉云华，陈娟. 枫蓼肠胃康颗粒治疗儿童急性肠胃炎所致腹痛 104 例观察[J]. 亚太传统医药，2014，10(21)：105-106.
[15] 侯允孝. 枫蓼肠胃康颗粒治疗儿童急性肠胃炎所致腹痛 1080 例[J]. 江苏中医药，2004，25（4）：33-34.
[16] 司徒桦，王克华. 枫蓼肠胃康颗粒治疗小儿急性病毒性肠系膜淋巴结炎 75 例[J]. 中国中医急症，2008，17（3）：392-393.
[17] 倪维晨. 枫蓼肠胃康颗粒联合米雅利桑爱儿 A 治疗慢性结肠炎疗效观察[J]. 北方药学，2012，9（5）：10.
[18] 宋思宇. 枫蓼肠胃康颗粒联合兰索拉唑三联疗法治疗慢性胃炎 150 例临床观察[J]. 中国民族民间医药，2016，25（2）：103-105.

（江西中医药大学附属医院　刘　英、裘杨杨）

小儿肠胃康颗粒

【药物组成】 鸡眼草、地胆草、谷精草、夜明砂、蝉蜕、赤芍、蚕沙、党参、玉竹、麦冬、谷芽、木香、甘草、盐酸小檗碱。

【处方来源】 研制方。国药准字 Z20003108。

【功能与主治】 清热平肝，调理脾胃。用于小儿营养紊乱所致的食欲不振，面色无华，精神烦忧，夜寝哭啼，腹泻腹胀。

【药效】 主要药效如下[1, 2]：

1. 促进胃肠蠕动　小儿肠胃康颗粒能明显降低小鼠胃中甲基橙残留率，促进小鼠胃排空，加快小肠对炭末的推进速度。

2. 促进消化　小儿肠胃康颗粒能明显促进大鼠胃液分泌，增加胃蛋白酶活性，改善胃肠功能，增强消化功能。

【临床应用】 主要用于小儿腹泻、小儿厌食症等。

1. 小儿腹泻[3]　本品适用于治疗小儿腹泻。小儿肠胃康颗粒联合葡萄糖酸锌的中西医联合治疗方式治疗小儿腹泻可快速缓解患儿的临床症状，减轻肠胃功能损伤，促进机体改善和恢复，积极改善患儿的预后。

2. 小儿厌食症[4] 本品适用于治疗因肝经郁热，脾胃虚弱，健运失调所致的小儿厌食，症见食欲不振，纳呆食少，面色无华，腹胀，腹泻，大便中夹有不消化残渣，或大便稀溏。小儿肠胃康颗粒可促进消化液分泌，改善胃肠蠕动，适用于治疗小儿厌食症。

【不良反应】 尚未见报道。

【使用注意】 ①忌食生冷、油腻及不易消化食品。②脏腑虚寒者不宜使用。③感冒时不宜服用。④长期厌食，体弱消瘦者，以及腹胀重、腹泻次数增多者应去医院就诊。

【用法与用量】 开水冲服，1 次 5～10g，1 日 3 次。小儿用量酌减或遵医嘱。

参 考 文 献

[1] 匡荣，朱社敏，倪维芳，等. 小儿肠胃康颗粒主要药理学研究[J]. 中国现代应用药学杂志，2005，22（4）：275-278.

[2] 王高翔. 肠胃康颗粒联合西药治疗小儿消化不良性腹泻 30 例疗效观察[J]. 甘肃中医学院学报，2013，30（1）：21-22.

[3] 刘茹，何玉英. 小儿肠胃康颗粒联合葡萄糖酸锌治疗小儿腹泻的效果观察[J]. 齐齐哈尔医学院学报，2016，37（35）：4384-4385.

[4] 包晓锐. 小儿肠胃康颗粒治疗小儿厌食症 120 例疗效分析[J]. 吉林医学，2005，26（12）：1346.

（江西中医药大学附属医院 刘 英、裘杨杨）

苍苓止泻口服液

【药物组成】 苍术、茯苓、金银花、柴胡、葛根、黄芩、马鞭草、金樱子、土木香、槟榔、甘草。

【处方来源】 研制方。国药准字 Z19991042。

【功能与主治】 清热化湿，健脾止泻。用于湿热所致的小儿泄泻，症见水样或蛋花样粪便，或夹有黏液，无热或发热，腹胀，舌红苔黄等；以及小儿轮状病毒性肠炎见以上症状者。

【药效】 主要药效如下[1, 2]：

1. 抗炎 苍苓止泻口服液可以显著抑制二甲苯致小鼠耳郭肿胀，对腹泻时伴发的肠道炎症有一定治疗意义。

2. 止泻 苍苓止泻口服液能明显减少番泻叶引起的小鼠腹泻次数，说明具有涩肠止泻的作用。

3. 抗菌 苍苓止泻口服液既可以直接杀死病原微生物，具有抑菌杀菌的作用。

【临床应用】 主要用于小儿腹泻等。

小儿腹泻[3-11] 本品可治疗小儿腹泻，症见湿热邪毒壅滞，脾失健运，大肠湿热所致水样或蛋花样粪便，或夹有黏液，无热或发热，腹胀，舌红，苔黄。

苍苓止泻口服液治疗小儿腹泻的临床疗效显著，无论是苍苓止泻口服液单独治疗还是联合常规西药如蒙脱石散，枯草杆菌、肠球菌二联活菌，双歧杆菌、嗜酸乳杆菌、肠球菌三联活菌等共同治疗，其止泻效果、起效时间、主症腹泻消失时间及痊愈时间均明显加快，临床症状体征明显减轻，异常理化指标明显改善，轮状病毒转阴率明显提高。

【不良反应】 尚未见报道。

【使用注意】 ①寒性泄泻者慎用。②脱水及重病患儿注意补液等综合治疗。③不宜大量或长期服用。④肾功能不全者禁用。

【用法与用量】 饭前口服，6 个月以下 1 次 5ml，6 个月至 1 岁 1 次 5～8ml，1～4 岁 1 次 8～10ml，4 岁以上及成人 1 次 10～20ml，1 日 3 次，3 天为 1 个疗程；或遵医嘱。

参 考 文 献

[1] 何莎莎，宋世秀，刘明江.苍苓止泻口服液药效学试验[A]. 中国畜牧兽医学会中兽医学分会. 中国畜牧兽医学会中兽医学分会 2013 年学术年会论文集[C]. 中国畜牧兽医学会中兽医学分会：中国畜牧兽医学会，2013：5.

[2] 朱红旗. 苍苓止泻口服液治疗仔猪黄白痢的疗效试验[J]. 畜禽业，2008，(9)：68-69.

[3] 邬颖菲. 苍苓止泻口服液辅助治疗小儿脾虚泻的临床疗效及护理措施[J]. 中医儿科杂志，2015，11(4)：73-75.

[4] 张桂玲，卢青军，李永申. 苍苓止泻口服液治疗小儿慢性腹泻 55 例[J]. 现代中西医结合杂志，2002，11(7)：612-613.

[5] 肖和印，解春湘，赵宪法. 苍苓止泻口服液治疗小儿湿热型泄泻 301 例临床观察[J]. 中医杂志，1998，39(5)：286-287.

[6] 张桂玲，卢青军，李永申. 苍苓止泻口服液为主治疗小儿病毒性肠炎 104 例[J]. 安徽中医临床杂志，2001，13(4)：261-262.

[7] 黄翔. 苍苓止泻口服液治疗婴幼儿秋季腹泻疗效观察[J]. 浙江中西医结合杂志，2006，16(5)：308.

[8] 王海英. 苍苓止泻口服液联合蒙脱石散治疗小儿腹泻临床疗效观察[J]. 亚太传统医药，2014，10(17)：115-116.

[9] 邬颖菲. 苍苓止泻口服液辅助治疗小儿脾虚泻的临床疗效及护理措施[J]. 中医儿科杂志，2015，11(4)：73-75.

[10] 洪如华. 联用喜炎平和苍苓止泻口服液治疗轮状病毒性肠炎的效果分析[J]. 当代医药论丛，2015，13(21)：138-139.

[11] 李艳，刘阳，郑敏，等. 苍苓止泻口服液治疗儿童腹泻的系统评价[J]. 中国医院用药评价与分析，2018，18(1)：74-77，82.

（江西中医药大学 陈兰英、赖潇筱）

小儿泻速停颗粒

【药物组成】 地锦草、茯苓、儿茶、乌梅、焦山楂、白芍、甘草。

【处方来源】 研制方。《中国药典》(2015 年版)。

【功能与主治】 清热利湿，健脾止泻，缓急止痛。用于小儿湿热壅遏大肠所致泄泻，症见大便稀薄如水样、腹痛、纳差；小儿秋季腹泻及迁延性、慢性腹泻见上述证候者。

【药效】 主要药效如下：

1. *抑制肠蠕动、解痉*[1, 2] 本品对正常小鼠、生大黄致脾虚小鼠及大承气汤致泻小鼠大小肠运动均有抑制作用；对正常家兔离体回肠及致痉离体回肠的收缩频率与振幅均有明显抑制作用，且随药物浓度增加，抑制作用增强。

2. *镇痛*[2] 本品可提高小鼠热板法致痛的痛阈值，抑制酒石酸锑钾致小鼠的扭体反应次数。

3. *改善肠功能*[3] 空腹唾液淀粉酶活性作为消化功能的一项指标，尿中 D-木糖排泄量作为吸收功能的一项指标，本品能增强唾液淀粉酶活性和尿中 D-木糖排泄量，从而促进肠道消化吸收功能的恢复。

4. *调节免疫功能*[3] 粪 SIgA（分泌型免疫球蛋白）是肠道中的主要保护性抗体。急性细菌感染及非感染性腹泻粪中 SIgA 升高，急性病毒感染性腹泻 SIgA 下降，慢性腹泻 SIgA 低于正常。本品对机体局部免疫功能具有双向调节作用，能使粪 SIgA 恢复至正常，小儿泻速停颗粒治疗小儿腹泻的调节免疫机制见图 15-2。

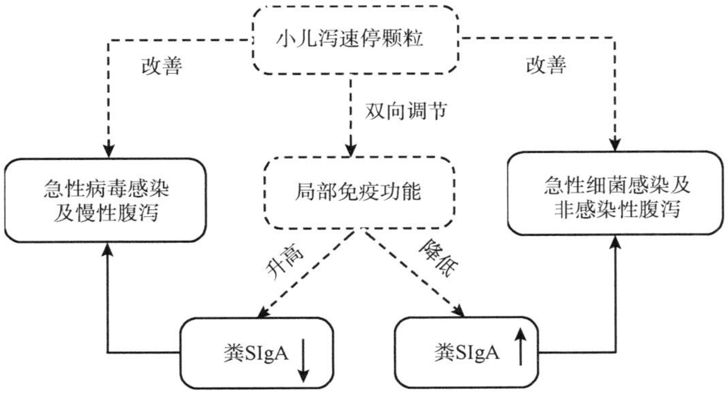

图 15-2　小儿泻速停颗粒调节免疫的机制

——病理机制；－－－－小儿泻速停颗粒

【临床应用】　主要用于小儿腹泻等。

小儿腹泻[4-10]　本品适用于治疗因湿热蕴结脾胃，运化失职，升降失调所致小儿腹泻，症见大便稀溏，或便下不爽，气味秽臭，腹痛，纳差，或肛门灼热。

小儿泻速停颗粒治疗小儿腹泻效果显著，作用面宽，对不同病原所致腹泻（轮状病毒性肠炎、细菌感染性肠炎、非感染性腹泻）及湿热型、脾虚型腹泻都有理想疗效。本品可提高小儿腹泻治愈率，缩短治疗时间，有效缓解腹泻症状，减轻患儿痛苦。采用蒙脱石散，双八面体蒙脱石，枯草杆菌、肠球菌二联活菌等西药联合本品治疗，效果更加显著，能避免病症恶化，退热时间、大便恢复正常时间、呕吐消失时间、腹痛消失时间均明显缩短。

【不良反应】　尚未见报道。

【使用注意】　①忌食生冷、油腻及不易消化食品。②腹泻严重，有较明显脱水表现者应及时就医。③虚寒泄泻者不宜使用。④如病情较重，或服用 1～2 天后疗效不佳者，可酌情增加剂量。⑤有脱水者可口服或静脉补液。

【用法与用量】　口服，6 个月以下 1 次 1.5～3g，6 个月至 1 岁 1 次 3～6g，1～3 岁 1 次 6～9g，3～7 岁 1 次 10～15g，7～12 岁 1 次 15～20g，1 日 3～4 次。或遵医嘱。

参 考 文 献

[1] 苗明三，朱珊，李晏龄. 小儿泻速停的药效学研究[J]. 河南中医，1991，11（5）：27-29.
[2] 苗明三，朱珊，李晏龄. 小儿泻速停的镇痛解痉作用[J]. 河南中医，1993，13（2）：57-58.
[3] 李晏龄，孙国强，杨燕云，等. 小儿泻速停冲剂治疗小儿腹泻 419 例临床与实验研究[J]. 中西医结合杂志，1991，11（2）：79-82.
[4] 李炳灿. 小儿泻速停颗粒治疗小儿腹泻的临床疗效评价[J]. 北方药学，2017，14（6）：186.
[5] 郑建民，朱珊，韩青，等. 小儿泻速停冲剂治疗小儿腹泻 67 例总结报告[J]. 河南中医，1992，12（1）：39-40.
[6] 李波. 泻速停颗粒治疗轮状病毒肠炎 50 例临床观察[J]. 医学信息（中旬刊），2010，5（10）：2915-2916.
[7] 邓戈如. 小儿泻速停颗粒治疗秋季腹泻临床疗效观察[J]. 深圳中西医结合杂志，2017，27（24）：46-47.
[8] 牛俊岩，张磊. 健脾止泻宁颗粒治疗小儿脾虚湿热型急性腹泻 60 例[J]. 陕西中医，2016，37（1）：21-22.
[9] 周青. 分析蒙脱石散联合小儿泻速停颗粒治疗小儿腹泻的效果[J]. 广东蚕业，2017，51（9）：11-12.
[10] 白建忠. 小儿泻速停颗粒佐治轮状病毒性肠炎 35 例临床观察[J]. 中医儿科杂志，2018，14（1）：55-57.

（江西中医药大学　陈兰英、赖潇筱）

肠炎宁糖浆

【药物组成】 金毛耳草、地锦草、枫香树叶、樟树根、香薷。

【处方来源】 研制方。《中国药典》(2015年版)。

【功能与主治】 清热利湿，行气。用于大肠湿热所致泄泻、痢疾，症见大便泄泻或大便脓血、里急后重、腹痛腹胀；以及急慢性胃肠炎、腹泻、细菌性痢疾、小儿消化不良见上述证候者。

【药效】 主要药效如下[1]：

1. 止泻 本品能明显减少小鼠的泻便次数，抑制蓖麻油引起的小鼠腹泻，具有止泻作用。

2. 抗炎 本品能减轻乙酸致毛细血管通透性增高，减少炎症渗出从而达到抗炎作用，也能明显降低蛋清至大鼠足跖肿胀程度，具有明显抗炎作用。

3. 抑菌 本品对志贺痢疾杆菌、大肠杆菌、铜绿假单胞菌、八叠球菌等有抑制作用，且对痢疾杆菌的抑菌效果优于大肠杆菌。

4. 抑制肠运动 肠炎宁糖浆可拮抗乙酰胆碱引起的家兔离体小肠痉挛性收缩，水煎液对家兔离体肠平滑肌具有松弛作用。

【临床应用】 临床主要用于婴幼儿腹泻、小儿急性细菌性痢疾。

1. 婴幼儿腹泻[2-10] 本品适用于治疗婴幼儿腹泻，主要为小儿秋季腹泻（小儿轮状病毒性肠炎）、急性腹泻、慢性腹泻等，症见湿热阻滞胃肠所致大便稀软，甚则如稀水样，次数明显增加，气味酸腐臭，肛门灼热，或完谷不化，伴腹痛，恶心呕吐，不思饮食，口干渴。

蒙脱石散联合肠炎宁糖浆治疗婴幼儿腹泻安全有效，可有效缩短病程，止泻时间、退热时间均显著短于蒙脱石散对照组。肠炎宁糖浆治疗幼儿轮状病毒性肠炎的总有效率、腹泻症状消失时间、治愈时间均显著优于枯草杆菌、肠球菌二联活菌，双歧杆菌、嗜酸乳杆菌、肠球菌三联活菌，在抑制轮状病毒复制方面效果优于蒙脱石粉。本品与更昔洛韦、利巴韦林、米雅等合用治疗有效率明显升高，且发热、呕吐等全身症状的改善、止泻时间、72小时轮状病毒转阴率均优于对照组，疗效比对照组明显提高。肠炎宁糖浆能显著提高对急性腹泻病的显效率，显著增强疗效，减少用药时间，缩短病程。肠炎宁糖浆联合肯特令散剂治疗慢性腹泻有较好疗效。

2. 小儿急性细菌性痢疾[11, 12] 本品适用于治疗小儿急性细菌性痢疾，症见饮食不洁，湿热阻滞胃肠所致泻下脓血样大便，里急后重，腹痛，恶心，呕吐，发热。肠炎宁糖浆联合头孢曲松钠治疗小儿急性细菌性痢疾疗效突出，在退热、大便次数、大便性状、住院天数方面明显优于对照组头孢曲松钠。

【不良反应】 尚未见报道。

【使用注意】 ①忌食辛辣、油腻食物。②本药苦寒，易伤胃气，不可过量、久用。③严重脱水者应采取相应的治疗措施。

【用法与用量】 口服，1次10ml，1日3～4次，小儿酌减或遵医嘱。

参考文献

[1] 龚琴，陈兰英，罗颖颖，等. 肠炎宁糖浆抗炎止泻作用的实验研究[J]. 江西中医药，2012，43（4）：63-65.

[2] 任柳芬，刘芝菊，杨敏. 蒙脱石散联合肠炎宁糖浆治疗婴幼儿腹泻 52 例临床观察[J]. 中国药师，2014，17（6）：991-992.

[3] 王玉芳，袁新华，戚锋锋，等. 肠炎宁糖浆治疗婴幼儿轮状病毒性肠炎[J]. 浙江中西医结合杂志，2006，（3）：174-175.

[4] 周浙生，周优丽，罗维华. 肠炎宁糖浆治疗婴幼儿轮状病毒肠炎疗效观察[J]. 现代中西医结合杂志，2008，（4）：504-505.

[5] 陈适，徐小叶. 肠炎宁糖浆治疗婴幼儿急性轮状病毒性肠炎疗效观察[J]. 中国现代药物应用，2009，3（21）：117.

[6] 朱海蛟. 肠炎宁糖浆治疗小儿轮状病毒性肠炎的临床观察[J]. 中国中药杂志，2009，34（16）：2114-2115.

[7] 占国法. 利巴韦林联合肠炎宁糖浆治疗小儿轮状病毒性肠炎临床研究[J]. 中医儿科杂志，2015，11（1）：49-51.

[8] 王惠庭，汤卫红，池秀卫，等. 肠炎宁糖浆联合米雅治疗小儿轮状病毒性肠炎的临床观察[J]. 海峡药学，2013，25（2）：156-157.

[9] 李晨虹. 肠炎宁糖浆治疗急性腹泻病 112 例临床分析[A]. 浙江省医学会儿科学分会. 2006（第三届）江浙沪儿科学术会议暨浙江省儿科学术年会论文汇编[C]. 浙江省医学会儿科学分会：浙江省科学技术协会，2006：1.

[10] 徐晓军. 肠炎宁糖浆联合肯特令散剂治疗慢性腹泻 70 例[J]. 现代中西医结合杂志，2005，14（18）：2446.

[11] 宋金华. 肠炎宁糖浆联合头孢曲松钠治疗小儿急性细菌性痢疾 54 例[J]. 中国中西医结合消化杂志，2012，20（3）：132-133.

[12] 卢国庆. 用头孢曲松钠联合肠炎宁治疗小儿急性细菌性痢疾的效果探讨[J]. 当代医药论丛，2015，13（12）：170-171.

（江西中医药大学　陈兰英、赖潇筱）

儿泻停颗粒

【药物组成】 茜草藤、乌梅、甘草。

【处方来源】 研制方。国药准字 Z19990025。

【功能与主治】 清热燥湿，固肠止泻。用于湿热内蕴型小儿腹泻，症见大便呈水样或蛋花汤样，或伴有发热，腹痛，恶心，呕吐等。

【药效】 主要药效如下[1, 2]：

1. 抗轮状病毒　轮状病毒主要侵袭小肠绒毛膜顶端的柱状上皮细胞，使之坏死脱落，导致腹泻。研究发现本品具有抑制轮状病毒作用，有助于修复肠道上皮细胞，从而治疗腹泻。

2. 抗炎　本品具有抗炎作用。

【临床应用】 主要用于小儿急性腹泻、小儿诺如病毒肠炎等。

1. 小儿腹泻[3-6]　本品适用于治疗小儿腹泻，症见大便色淡，带有泡沫，无明显臭味，腹痛肠鸣；或伴鼻塞，流涕，低热，舌苔白腻，脉滑；或久泻不止，或反复发作，大便稀薄或呈水样，带有奶瓣或不消化食物残渣，神疲纳呆，面色少华。

儿泻停颗粒联合双八面体蒙脱石治疗小儿腹泻可明显提高疗效，迅速改善全身不适症状。蒙脱石散、消旋卡多曲、锌等西药与儿泻停颗粒联合使用可治疗不同腹泻，如急性腹泻、小儿轮状病毒肠炎（小儿秋季腹泻）、迁移性腹泻等。治疗组患儿临床症状改善明显，体温恢复正常时间、呕吐消失时间、腹痛消失时间及大便恢复正常时间均明显缩短，病程缩短，临床疗效显著。

2. 小儿诺如病毒肠炎[7]　是由诺如病毒感染引起的胃肠道疾病，常起病急，传播快。主要症状为呕吐、腹泻、发热等。联合应用儿泻停颗粒与蒙脱石散能有效治疗小儿诺如病毒肠炎，减轻患儿临床症状，缩短疗程。

【不良反应】 尚未见报道。

【使用注意】 ①重度营养不良、感染性肠炎及大便有脓血者，需配合其他治疗。②虚寒泄泻者不宜服用。③饮食宜清淡，忌食辛辣、油腻食物。④腹泻次数多，尿量明显减少者，应及时到医院就诊。

【用法与用量】 开水冲服，1～6个月1次0.5g，7个月至2岁1次1g，3岁1次2g，4～6岁1次3g，7～14岁1次4g，1日3次，3天为1个疗程。或遵医嘱。

参考文献

[1] 李金松，林琳. 秋泻灵和儿泻停颗粒在体外传代细胞上抗轮状病毒的研究[J]. 生物技术通讯，2016，27（5）：675-678.
[2] 侯显玉. 儿泻停颗粒治疗小儿腹泻病的临床效果[J]. 临床医药文献电子杂志，2014，1（12）：2134，2137.
[3] 崔亚梅，阮志稳，郭丽琴. 儿泻停颗粒联合蒙脱石散剂治疗小儿急性腹泻疗效评价[J]. 中外医疗，2016，35（5）：160-161.
[4] 张秀梅. 消旋卡多曲联合儿泻停颗粒治疗小儿轮状病毒肠炎的疗效及安全性[J]. 临床医学，2018，38（8）：101-103.
[5] 许朝晖. 儿泻停颗粒联合锌治疗婴幼儿迁移性腹泻疗效观察[J]. 吉林医学，2014，35（20）：4441-4443.
[6] 魁艳凤. 儿泻停联合蒙脱石散剂治疗婴幼儿秋季腹泻疗效观察[J]. 中国实用医药，2011，6（21）：182-183.
[7] 刘萍，梅红. 儿泻停颗粒联合蒙脱石散治疗小儿诺如病毒肠炎50例[J]. 中国中医药现代远程教育，2017，15（16）：61-63.

（江西中医药大学 陈兰英、赖潇筱）

双芩止泻口服液

【药物组成】 黄芩（酒炙）、茯苓、猪苓、白术（麸炒）、陈皮、法半夏、贯众、肉桂、地榆（炒炭）。

【处方来源】 研制方。国药准字Z19980219。

【功能与主治】 清热化湿，健脾止泻。用于湿热内蕴，脾虚失健所致小儿腹泻，可伴有发热、腹痛、口渴、尿少。

【药效】 主要药效如下[1]：

1. 止泻 双芩止泻口服液具有较强的抗实验性腹泻作用，可减少小鼠腹泻发生百分率，延长腹泻发生潜伏期，减轻腹泻严重程度。

2. 抑制肠痉挛 本品能显著抑制肠道运动亢进。

【临床应用】 主要用于小儿秋季腹泻、婴幼儿急性腹泻等。

1. 小儿秋季腹泻[1-8] 也称小儿轮状病毒性肠炎，因夏秋感受湿热之邪，蕴结脾胃，下注大肠，运化失司致脾虚湿热，症见水样或蛋花样粪便，可有少量黏液，每日大便数次或数十次，可伴发热、腹痛、口渴、小便短黄、舌红，苔黄腻，脉濡滑或指纹紫滞。

双芩口服液治疗小儿秋季腹泻起效快，能迅速缓解腹泻，使腹泻次数明显减少，腹泻症状明显减轻，病程明显缩短，止泻时间及异常理化指标显著改善，病毒转阴率提高，显效率明显升高。与蒙脱石散联用后疗效提高，疗程明显缩短，腹泻症状明显改善，全身症状消失加快，治疗效果明显优于单独使用蒙脱石散。

2. 婴幼儿急性腹泻[9] 本品适用于治疗小儿急性腹泻，该病多发生急骤，以湿盛为主。双芩口服液用于治疗婴幼儿急性腹泻，疗效优于抗生素组。

【不良反应】 尚未见报道。

【使用注意】 服药期间忌食生冷、油腻及不易消化食品。

【用法与用量】 口服，1岁以下儿童1次3～5ml，1～3岁1次5～7ml，3岁以上1

次 10ml，1 日 3 次，3 天为 1 个疗程，或遵医嘱。

参考文献

[1] 刘红. 双苓止泻口服液治疗小儿秋季腹泻临床观察[J]. 现代医药卫生，2005，21（11）：1331-1332.
[2] 李运璧. 双苓止泻口服液治疗小儿轮状病毒肠炎 58 例[J]. 中国中医急症，2002，11（1）：61.
[3] 黄延风，朱朝敏. 双苓止泻口服液治疗婴幼儿轮状病毒肠炎疗效观察[J]. 儿科药学杂志，2003，（3）：60-61.
[4] 王宝凤. 双苓止泻口服液治疗小儿轮状病毒肠炎疗效观察[J]. 中原医刊，2005，32（2）：48.
[5] 毛晓兰. 双苓止泻口服液治疗小儿秋季腹泻[J]. 四川中医，2007，25（1）：74.
[6] 郭琳，饶小红. 双苓止泻口服液治疗婴幼儿轮状病毒肠炎疗效观察[J]. 现代医药卫生，2004，20（21）：2217.
[7] 古家常，衣京梅，王航雁，等. 双苓止泻口服液治疗小儿肠炎的疗效[J]. 儿科药学杂志，2001，7（2）：48.
[8] 孙晓霞. 双苓止泻口服液、必奇联合治疗婴幼儿轮状病毒肠炎[J]. 青海医药杂志，2004，34（9）：32.
[9] 张姝莉，王桂琴. 双苓止泻口服液治疗婴幼儿急性腹泻 124 例疗效观察[J]. 青岛医药卫生，2000，32（2）：141.

（江西中医药大学　陈兰英、赖潇筱）

胃肠安丸

【药物组成】　木香、沉香、檀香、麝香、朱砂、枳壳（麸炒）、厚朴（姜制）、川芎、大黄、巴豆霜、大枣（去核）。

【处方来源】　研制方。《中国药典》（2015 年版）。

【功能与主治】　芳香化浊，理气止痛，健胃导滞。用于湿浊中阻、食滞不化所致腹泻、纳差、恶心、呕吐、腹胀、腹痛；消化不良、肠炎、痢疾见上述证候者。

【药效】　主要药效如下：

1. 调节胃肠功能[1-4]　腹泻因肠道消化功能减低和肠蠕动亢进所产生，胃肠安丸能够调节胃肠道平滑肌节律，恢复胃肠功能；对胃肠动力减弱、动力增强、动力不协调有明显调节作用；可改善肠黏膜的微循环，促进胃肠道对营养物质的吸收。

2. 抗炎[5]　胃肠安丸可通过下调模型大鼠血清促炎性细胞因子 TNF-α、IL-6 水平，升高抑炎性细胞因子 IL-10 水平，参与细胞因子网络调控，调节环氧化酶-2（COX-2）表达，从而抑制炎症介质的释放，减少炎性细胞浸润，减轻肠道炎症反应。

3. 抗菌[6]　胃肠安丸对金黄色葡萄球菌、伤寒杆菌、乙型溶血性链球菌、肺炎链球菌及痢疾志贺菌、宋内志贺菌、鲍氏志贺菌等均有明显的杀菌作用。

4. 抗病毒[7]　胃肠安丸可以降解病毒核酸，有预防、治疗和直接灭活轮状病毒感染的作用，在体内可以减轻病毒引起的肠道病理性变化，有效抑制乳鼠小肠的抗原表达，降低其滴度。胃肠安丸可提高细胞对轮状病毒的耐受性，降低病毒的毒力。

【临床应用】　主要用于小儿感染性腹泻、小儿单纯性消化功能紊乱、儿童幽门螺杆菌（Hp）感染相关性胃炎等。

1. 小儿感染性腹泻[8-10]　本品适用于治疗小儿轮状病毒致小儿感染性腹泻，症见乳食积滞不化，脾胃失和，气机升降所致纳差，不思饮食，粪便酸臭，嗳气腐浊，恶心呕吐，腹胀，腹痛，大便泄泻，夹有黏液。胃肠安丸治疗轮状病毒致小儿感染性腹泻效果明显，可有效缩短轮状病毒转阴时间、平均腹泻和退热时间，提高临床有效率。在原有传统西药如蒙脱石散、利巴韦林等治疗的基础上加用中药胃肠安丸可有效改善临床症状，止吐时间、退热时间、止泻时间明显减少，病程缩短。此外，胃肠安丸对脾虚为基础的脾胃湿热型泄泻也有良好的抗炎杀菌作用。

2. 小儿单纯性消化功能紊乱[11] 本品适用于治疗小儿单纯性消化功能紊乱，主要表现为食欲不振、厌食、恶心、呕吐、腹痛、腹胀、便秘、腹泻等，属消化道的功能性疾病，无器质性病变。胃肠安丸改善小儿消化不良，厌食、腹痛、腹胀、腹泻、呕吐等症状，且小儿体重增加。临床症状体征明显减轻，治愈率明显高于枯草杆菌、肠球菌二联活菌。

3. 儿童幽门螺杆菌（Hp）感染相关性胃炎[12] 幽门螺杆菌作用于胃黏膜，常引起恶心、呕吐、反酸、腹痛等消化道症状，胃肠安联合西药治疗儿童幽门螺杆菌感染相关性胃炎，恶心、呕吐及腹胀、腹痛好转率明显升高，具有较好的临床疗效。

【不良反应】 尚未见报道。

【使用注意】 ①运动员慎用。②脾胃虚弱者慎用。湿热或虚寒泄泻、痢疾者慎用。③本品含大黄、巴豆，不可久用，中病即止。

【用法与用量】 小丸：口服，1次20丸，1日3次；小儿周岁内1次4～6丸，1日2～3次；1～3岁1次6～12丸，1日3次；3岁以上酌加。大丸：成人1次4丸，1日3次；小儿周岁内1次1丸，1日2～3次；1～3岁1次1～2丸，1日3次；3岁以上酌加。

参考文献

[1] 王磊，刘振，高文远，等. 胃肠安丸不同提取部位对小鼠肠推进、胃排空作用研究[J]. 中药药理与临床，2012，28（2）：160-162.
[2] 潘烜，闫丽辉，穆标，等. 胃肠安丸对功能性消化不良肝郁脾虚大鼠胃动素的影响[J]. 中草药，2016，47（20）：3673-3676.
[3] 胡瑞，唐方. 胃肠安丸对IBS-D大鼠血清NO，5-HT及结肠组织SP，MC的影响[J]. 中国中药杂志，2009，34（23）：3073-3077.
[4] 胡瑞，张桐茂，唐方. 胃肠安丸对腹泻型肠易激综合征大鼠的止泻作用及其机制研究[J]. 中草药，2010，41（12）：2039-2043.
[5] 王磊，张静泽，刘振，等. 胃肠安丸抗炎活性研究[J]. 中草药，2013，44（8）：1017-1021.
[6] 桑键，郝忻. 乐仁堂完全健康手册[Z]. 天津：中新药业天津乐仁堂制药厂，2005：82.
[7] 张婧，周洪经，李晓眠. 胃肠安丸抗轮状病毒作用的体外试验[J]. 天津医科大学学报，2011，17（2）：177-180.
[8] 代文琼. 胃肠安丸治疗小儿轮状病毒性肠炎临床分析[J]. 世界最新医学信息文摘，2016，16（71）：122-123.
[9] 代文琼，黄秋芳. 胃肠安丸治疗小儿轮状病毒感染临床疗效观察[J]. 世界最新医学信息文摘，2016，16（62）：117-119.
[10] 周优丽，沈增晖，姚云，等. 胃肠安丸对小儿轮状病毒性肠炎心肌损伤的保护作用及临床疗效[J]. 中国中西医结合消化杂志，2015，23（12）：898-899.
[11] 郝冬荣，彭建霞. 胃肠安丸治疗小儿单纯性消化功能紊乱症的疗效观察[J]. 中草药，2014，45（12）：1751-1753.
[12] 徐俊杰，薛宁，魏绪霞. 胃肠安丸治疗儿童Hp感染相关性胃炎临床研究[J]. 中国现代药物应用，2017，11（4）：124-126.

（江西中医药大学 陈兰英、赖潇筱）

小儿双解止泻颗粒

【药物组成】 黄芩、升麻、地锦草、葛根、车前子（盐炒）、诃子（煨）。

【处方来源】 研制方。国药准字Z20050374。

【功能与主治】 解表清热，祛湿止泻。适用于小儿轮状病毒肠炎之湿热证，症见大便次数增多，粪质稀薄重者如水样，或夹有黏液，色黄或绿，时有腹痛、口渴、烦躁等。

【药效】 主要药效如下[1,2]：

1. 调节肠道功能 本品可抑制皮下注射新斯的明所致小鼠肠运动功能亢进；延长番泻

叶所致腹泻模型小鼠的腹泻潜伏期，减少番泻叶及轮状病毒所致腹泻模型小鼠粪便排出量；对饮食不调所致的小鼠小肠吸收功能降低具有改善作用。

2. 解热、镇痛　本品能够使腹腔注射乙酸及热板刺激所致小鼠痛阈值提高，对内毒素致家兔发热有一定的抑制作用。

3. 抗炎　本品能够降低二甲苯致小鼠耳郭肿胀度及注入蛋清致大鼠足跖肿胀度。

4. 抗感染　本品对感染痢疾杆菌、大肠杆菌、变形杆菌小鼠有一定的保护作用。

【临床应用】　主要用于小儿轮状病毒肠炎。

小儿轮状病毒肠炎　本品适用于小儿轮状病毒肠炎，症见大便次数增多，粪质稀薄重者如水样，或夹有黏液，色黄或绿，肛门灼热红赤，小便短黄，时有腹痛、口渴、烦躁，或伴有流涕、咳嗽、呕吐、发热。小儿双解止泻颗粒治疗小儿轮状病毒肠炎效果显著，患儿的临床症状得到好转，大便次数、止泻时间及全身症状明显改善。本品与鞣酸苦参碱胶囊合用临床疗效确切，可快速、有效地缓解患儿腹痛、恶心呕吐、腹鸣、腹泻等症状，还可减轻患儿心肌损伤。

【不良反应】　个别患儿会出现轻微的头晕、恶心、呕吐等症状，停药后症状消失[3, 7, 8]。

【使用注意】　①对伴有重度脱水者及6个月以下的患儿均无临床试验资料支持。②用药期间，可配合使用口服补液盐（ORS）或静脉补液等措施。

【用法与用量】　开水冲服，1岁以内1次2g，1～3岁1次4g，3～7岁1次6g，1日3次。或遵医嘱。

参考文献

[1] 栾绍唐. 小儿双解止泻颗粒治疗轮状病毒肠炎疗效观察[J]. 中外医学研究，2012，10（14）：45.

[2] 刘新琼，赵玉民，罗世燕. 小儿双解止泻颗粒治疗轮状病毒性肠炎临床观察[J]. 中国社区医师（医学专业），2012，14（27）：164.

[3] 张静，马传贞，支萍，等. 小儿双解止泻颗粒治疗轮状病毒性肠炎的效果研究[J]. 临床医药文献电子杂志，2018，5（38）：156.

[4] 吕小红. 小儿双解止泻颗粒治疗小儿病毒性肠炎疗效分析[J]. 中国社区医师（医学专业），2011，13（27）：178.

[5] 何英. 小儿双解止泻颗粒治疗小儿轮状病毒性肠炎46例[J]. 中国中医药信息杂志，2009，16（10）：62.

[6] 刘彦伶. 小儿双解止泻颗粒治疗轮状病毒肠炎疗效观察[J]. 吉林中医药，2009，29（2）：133.

[7] 刘汉英. 小儿双解止泻颗粒联合鞣酸苦参碱胶囊治疗小儿轮状病毒性肠炎伴心肌损伤的效果观察[J]. 中外医学研究，2019，17（20）：25-27.

[8] 樊荣，穆亚宁，任晓红. 小儿双解止泻颗粒联合鞣酸苦参碱胶囊治疗小儿轮状病毒性肠炎伴心肌损伤的临床疗效[J]. 实用心脑肺血管病杂志，2017，25（7）：92-95.

（江西中医药大学　陈兰英、赖潇筱）

珠芽蓼止泻颗粒

【药物组成】　珠芽蓼。

【处方来源】　研制方。国药准字Z20025724。

【功能与主治】　清热燥湿。用于细菌性痢疾、肠炎、婴幼儿腹泻属大肠湿热证。

【药效】　主要药效作用如下[1, 2]：

1. 抗菌　本品对金黄色葡萄球菌、白色葡萄球菌、大肠杆菌、绿脓杆菌、变形杆菌、志贺氏痢疾杆菌、福氏痢疾杆菌、宋内氏痢疾杆菌均具有良好的抗菌活性。

2. 抗氧化 本品具有很强的供氧能力，能消除氧自由基而起到抗氧化作用。对超氧自由基具有清除和抑制作用。

【临床应用】 主要用于婴幼儿腹泻等。

婴幼儿腹泻[2, 3] 本品适用于治疗婴幼儿腹泻，属大肠湿热者，症见大便次数增多，便质稀薄甚至如水样，或消化不全，一般不夹有脓血。珠芽蓼止泻颗粒可使大便正常成形，软便无黏液，镜检基本无脓细胞和红细胞等，使腹泻症状得到改善。

【不良反应】 尚未见报道。

【使用注意】 尚不明确。

【用法与用量】 口服，成人 1 次 10g，幼儿 1 次 5g，婴儿 1 次 3g，1 日 3 次，首剂加倍。或遵医嘱。

参 考 文 献

[1] 张德利，曾纬. 药用植物珠芽蓼研究进展[J]. 中草药，2009，40（增刊）：88-89.
[2] 陈仕江，马开森，钟国跃. 珠芽蓼抗超氧自由基作用研究[J]. 西南农业学报，2005，18（1）：33-35.
[3] 邝鹏. 珠芽蓼止泻颗粒治疗婴幼儿腹泻的临床研究[J]. 时珍国医国药，2015，26（4）：925.

（江西中医药大学 陈兰英、马惠苗）

四、温中补虚类

健脾八珍糕

【药物组成】 党参（炒）、白术（炒）、茯苓、白扁豆（炒）、薏苡仁（炒）、山药（炒）、芡实（炒）、莲子、陈皮。

【处方来源】 明·陈实功《外科正宗》八珍糕加减。国药准字 Z32020515。

【功能与主治】 健脾益胃。用于老年人、小儿及病后脾胃虚弱，消化不良，面色萎黄，腹胀便溏者。

【药效】 主要药效如下[1]：

1. 改善胃肠消化吸收功能 健脾八珍糕可以使小白鼠食欲和体重增加，促进胃肠尤其是小肠的蠕动，可使胃液 pH 下降，增加胆汁分泌，增强酶活力，促进小肠消化吸收功能。

2. 补充微量元素 现代医学认为锌与生长发育、代谢、内分泌和神经功能有密切关系，缺锌后可以引起食欲低下、腹泻。健脾八珍糕微量元素测定的结果表明药品中含有较多的必需微量元素，其中包括 Fe、Zn、Mn、Cu、Ca 等。

【临床应用】 主要用于小儿腹泻、功能性消化不良（脾胃气虚证）、小儿疳积和小儿厌食症等。

1. 小儿腹泻[2, 3] 因幼儿脾胃薄弱、脾虚便溏所致纳少泄泻，健脾八珍糕用于该类小儿脾胃疾病，可以减少幼儿腹泻、腹胀、吐奶、厌奶、厌食等症状，具有一定疗效。

2. 功能性消化不良（脾胃气虚证）[4] 本品适用于治疗功能性消化不良。功能性消化不良（FD）又称消化不良，是指具有上腹痛、上腹胀、早饱、嗳气、食欲不振、恶心、呕吐等不适症状，症状可持续或反复发作，病程超过 1 个月或在过去的 12 个月中累计超过 12 周。健脾八珍糕治疗功能性消化不良总有效率明显高于消食健脾丸，且在胃纳减少、早饱、食后腹胀、大便溏软等主要方面效果明显优于对照组。

3. 小儿疳积[5]　临床以形体消瘦，饮食异常，面黄发枯，精神萎靡或烦躁不安为特征。捏脊疗法配合加味八珍糕治疗小儿疳积临床显效率高，患儿食欲明显大增，体质量增加，精神好转，余症亦减轻。

4. 小儿厌食症[1]　本品适用于治疗小儿厌食症，主要表现为体弱消瘦，面色无华，腹胀中满，烦躁厌食，便溏等。应用健脾八珍糕治疗脾虚厌食症症状改善快，疗效高。治疗后的患儿食欲、胃纳基本恢复正常，其他有关症状消失或改善。

【不良反应】　尚未见报道。

【使用注意】　①忌食生冷、油腻、不易消化食物。②不适用于急性肠炎腹泻，主要表现为腹痛、水样大便频繁，或发热。③糖尿病患者慎用。

【用法与用量】　口服，每日早晚饭前热水化开炖服；亦可干服，1 次 3～4 块，婴儿 1 次 1～2 块；或遵医嘱。

参考文献

[1] 吴声宏，徐迪华，任光荣，等. 健脾八珍糕治疗小儿脾虚厌食症的临床观察[J]. 江苏中医，1991，(8)：13-15.
[2] 周小建. 浅谈健脾八珍糕在临床的应用[J]. 内蒙古中医药，2012，31（11）：66-67.
[3] 苏宁. 治疗与保健有机结合之良药——健脾八珍糕[J]. 江苏中医杂志，1986，(11)：18.
[4] 胡檗林. 健脾八珍糕治疗功能性消化不良（脾胃气虚证）的临床疗效分析[D]. 太原：山西医科大学，2012.
[5] 李永虞. 捏积疗法配合八珍糕治疗小儿疳积 36 例[J]. 实用中医药杂志，2013，29（3）：171.

（江西中医药大学附属医院　刘　英，中国中医科学院广安门医院　李　敏）

小儿腹泻宁糖浆（颗粒）

【药物组成】　党参、白术、茯苓、葛根、木香、广藿香、甘草。

【处方来源】　宋·钱乙《小儿药证直诀》的七味白术散。《中国药典》（2015 年版）。

【功能与主治】　健脾和胃，生津止泻。用于脾胃气虚所致的泄泻，症见大便泄泻、腹胀腹痛、纳减、呕吐、口干、倦怠乏力、舌淡苔白。

【药效】　主要药效如下：

1. 抗炎[1, 2]　小儿腹泻宁糖浆脱胎于七味白术散，研究发现，七味白术散能够通过调节小鼠体内 IL-4、IL-10 和 TNF-α 的分泌维持 Th1/Th2 平衡，从而减少机体免疫炎症损伤，促进小肠黏膜修复，改善小肠黏膜上皮细胞病变。

2. 调节肠道菌群　肠道菌群失调会使肠黏膜受损，本品具有调节肠道菌群，改善受损小肠黏膜的作用。

【临床应用】　主要用于各种小儿腹泻、小儿轮状病毒性肠炎、小儿功能性腹痛等。

1. 小儿腹泻[3-7]　本品适用于治疗小儿腹泻，该病是多因素引起的以腹泻为主的一组疾病，主要特点为大便次数增多和性状改变，可伴有发热、呕吐、腹痛等症状及不同程度的水、电解质、酸碱平衡紊乱。

小儿腹泻宁糖浆联合抗病毒药物治疗小儿腹泻疗效确切，患儿的大便性状恢复，体温恢复，呕吐的时间显著减少，可以有效地缓解患儿的临床症状。

小儿腹泻宁泡腾颗粒联合蒙脱石散治疗小儿腹泻效果显著，可有效缩短呕吐、大便正常、退热等各项症状消失时间。

泄泻患儿在常规给予肠道微生态调节剂、肠黏膜保护剂及锌制剂等西药治疗的基础上加用小儿腹泻宁糖浆治疗，经3周治疗后，大便次数、粪便性状等均明显改善。

小儿腹泻宁泡腾颗粒与凝结芽孢杆菌活菌片联合治疗小儿急性腹泻的疗效确切，可在短时间内改善患儿症状，腹泻、腹痛、发热及呕吐消失时间明显缩短。

2. 小儿轮状病毒性肠炎[8-10] 小儿秋季腹泻多由轮状病毒引起，又称小儿轮状病毒性肠炎，小儿腹泻宁糖浆联合消旋卡多曲颗粒、利巴韦林或腹部敷贴治疗轮状病毒腹泻，临床效果突出，可以快速缓解临床症状，其退热时间、腹泻与呕吐停止时间及心肌酶变化明显优于单独西药治疗。

3. 小儿功能性腹痛[11] 本品适用于治疗小儿功能性腹痛。小儿功能性腹痛是以腹痛为主要表现的功能性胃肠病，腹痛多位于肚脐周围，常伴有厌食、呕吐、头痛、头晕、面色苍白、疲劳、腹泻或便秘等症状，腹痛反复发作或持续存在。小儿腹泻宁泡腾颗粒可有效减轻功能性腹痛患儿的临床症状，使腹痛次数明显减少，腹痛发作疼痛状况改善，总体疗效显著。

【不良反应】 尚未见报道。

【使用注意】 ①服药期间忌食生冷、油腻食物。不宜同时服用藜芦或其制剂。②过敏体质者慎用。③呕吐腹泻后舌红口渴、小便短赤者慎用。④感受外邪、内伤食滞、湿热下注所致泄泻者慎用。⑤服药期间腹泻加重，应及时到医院治疗。

【用法与用量】 糖浆：口服，10岁以上儿童1次10ml，1日2次。泡腾颗粒：温开水溶解后服用，10岁以上儿童1次1袋，1日2次；10岁以下儿童酌减或遵医嘱。

参考文献

[1] 王春晖，张华玲，张祺玲，等. 超微七味白术散对肠道厌氧微生物代谢多样性的调控作用[J]. 生态学报，2015，35（14）：4843-4851.

[2] 周英，孙必强，刘卫东，等. 七味白术散及提取物对小鼠肠道菌群失调腹泻IL-8表达的影响[J]. 中国微生态学杂志，2015，27（9）：1009-1013.

[3] 丁绍华，胡亮. 小儿腹泻宁（泡腾颗粒）分别联合凝结芽孢杆菌活菌片与双歧杆菌乳杆菌三联活菌片治疗小儿急性腹泻的疗效比较[J]. 中国医院用药评价与分析，2018，18（11）：1475-1476.

[4] 罗艳平. 用小儿腹泻宁糖浆联合抗病毒药物治疗小儿腹泻的效果探究[J]. 当代医药论丛，2015，13（1）：270-271.

[5] 舒航. 小儿腹泻宁联合抗病毒药物与单用抗病毒药物治疗小儿腹泻的对比研究[J]. 中国医药科学，2015，5（14）：57-59.

[6] 陈多兵. 小儿腹泻宁泡腾颗粒联合蒙脱石散治疗小儿腹泻的临床效果观察[J]. 世界最新医学信息文摘，2018，18（21）：144+154.

[7] 周贤刚，李锐，谢扬兵. 中西医结合治疗小儿泄泻66例[J]. 河南中医，2015，35（4）：869-870.

[8] 赵刚建. 消旋卡多曲颗粒联合小儿腹泻宁合剂治疗儿童轮状病毒性肠炎的疗效[J]. 菏泽医学专科学校学报，2019，31（2）：33-35.

[9] 陈恒. 小儿腹泻宁联合利巴韦林治疗婴幼儿轮状病毒性肠炎临床观察[J]. 中国民间疗法，2017，25（10）：67-68.

[10] 孙丹萌，刘淑贤. 腹部敷贴治疗轮状病毒腹泻的疗效观察[J]. 西南国防医药，2018，28（5）：470-472.

[11] 马丙送，韩海琴. 小儿腹泻宁泡腾颗粒治疗小儿功能性腹痛疗效观察[J]. 临床合理用药杂志，2016，9（28）：20-21.

（江西中医药大学 陈兰英、赖潇筱）

小儿敷脐止泻散

【药物组成】　黑胡椒。

【处方来源】　研制方。《中国药典》(2015 年版)。

【功能与主治】　温中散寒，止泻。主治小儿中寒、腹泻、腹痛。

【药效】　主要药效如下：

1. 抗炎[1, 2]　黑胡椒中的胡椒碱具有抗炎作用，可提高帕金森病小鼠模型的运动协调能力、学习记忆能力，并且减少小胶质细胞的活化及炎症因子的表达。

2. 胃肠保护[3]　泻下药蓖麻油和花生四烯酸能通过增加前列腺素的含量促进胃肠蠕动，并降低肠道水和电解质的渗透性；而泻下药 $MgSO_4$ 能引起胆囊收缩素的释放，从而对胃肠道运动具有强大的促进作用。黑胡椒中的胡椒碱可以通过抑制前列腺素和胆囊收缩素的释放，明显抑制胃肠道蠕动，其作用强度与剂量呈正相关，能明显改善以上三种泻下剂导致的小鼠腹泻，小儿敷脐止泻散胃肠保护作用机制见图 15-3。

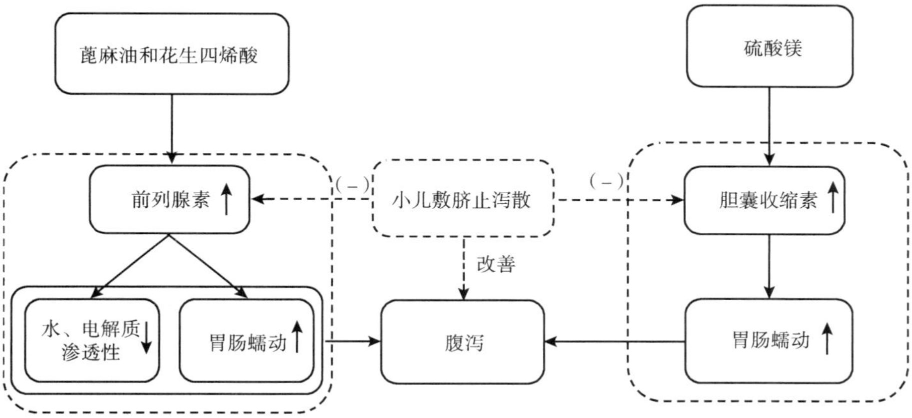

图 15-3　小儿敷脐止泻散胃肠保护作用机制

│：病理；┆：药效；(－)：抑制

3. 抗菌、抑菌活性、修复肠道黏膜　黑胡椒生物碱和黄酮类具有抗细菌、真菌和抗病毒的活性，以及促进肠道黏膜修复的作用。

【临床应用】　主要用于小儿腹泻等。

小儿腹泻[4, 5]　小儿敷脐止泻散适用于治疗小儿消化不良性腹泻、迁延及慢性腹泻，症见大便色淡，带有泡沫，无明显臭味，腹痛肠鸣或伴鼻塞，流涕，低热，舌苔白腻，脉滑；或久泻不止，或反复发作，大便稀薄或呈水样，带有奶瓣或不消化食物残渣，神疲纳呆，面色少华，舌质偏淡，苔薄腻，脉弱无力者。

小儿敷脐止泻散（贴剂）外敷肚脐，可起到温中散寒、止泻止痛之功效，尤其适用于因风寒或脾虚所导致的腹泻，可以明显改善腹泻症状，提高好转率、病愈率。可免除患儿用药之苦，尤其适合儿童特别是 3 岁以下的婴幼儿。

【不良反应】　尚未见报道。

【使用注意】 ①本药为外用贴剂，不可内服。②敷药期间忌食生冷、油腻之品。③用药期间腹泻增多，伴有呕吐者及时去医院诊治。④对薄膜贴剂皮肤过敏及患儿哭闹、瘙痒者不宜使用。⑤脐部皮肤破损及有炎症者，大便有脓血者忌用。⑥用前先将塑料薄膜揭去，使其中的药物正对肚脐，小彩带朝向肚脐上方，贴好固定后，再将小彩带缓慢抽出即可。

【用法与用量】 外用，贴敷肚脐。1次1袋，1日1次。

参考文献

[1] 屈洪党，杨维. 炎症机制介导的胡椒碱对帕金森病小鼠模型的神经保护作用[J]. 中国临床药理学与治疗学，2016，21（6）：630-635.

[2] P Shrivastava，K Vaibhav，R Tabassum，et al. Anti-apoptotic and Anti-inflammatory effect of Piperine on 6-OHDA induced Parkinson's Rat model[J]. The Journal of Nutritional Biochemistry，2013，24（4）：680-687.

[3] 李晓娟. 胡椒碱对小鼠的止泻作用[J]. 国外医药——植物药分册，2002，11（4）：167-168.

[4] 赵江红，侯玉文. 小儿敷脐止泻散治疗小儿泄泻120例[J]. 河南中医，2003，（10）：35-36.

[5] 王海燕，李晨，高燕飞. 黑胡椒敷脐治疗婴幼儿腹泻[J]. 山东中医杂志，2003，22（6）：349.

（江西中医药大学　陈兰英、赖潇筱）

幼泻宁颗粒

【药物组成】 白术（焦）、炮姜、车前草。

【处方来源】 研制方。国药准字Z43020344。

【功能与主治】 健脾化湿，温中止泻。用于小儿脾失健运，消化不良引起的腹泻。

【药效】 主要药效如下[1]：

1. 抑制小肠推进功能　本品对小肠推进功能有显著的抑制作用，具有止泻作用。

2. 镇痛　本品可以降低乙酸导致的小鼠扭体次数，起到一定的镇痛作用。

3. 抗疲劳　本品能明显延长脾虚模型小鼠的游泳时间，具有一定的抗疲劳作用。

【临床应用】 主要用于小儿腹泻等。

小儿腹泻[2, 3]　本品适用于治疗小儿腹泻，症见大便性状改变，呈稀便、水样便、黏脓便或血便，大便次数比平时增多等。临床研究表明，幼泻宁冲剂可调整肠道功能，缓解腹泻，使腹泻次数明显减少，症状明显减轻，异常理化指标明显改善。

【不良反应】 尚未见报道。

【使用注意】 ①湿热蕴结、积滞胃肠或久泻伤阴者不宜使用。②若久泻不止、亡津脱水者，应及时送医院诊治。③饮食宜清淡，忌食辛辣、油腻食物。

【用法与用量】 口服，6个月以内1次3～6g，6个月至1岁1次6g，1～6岁1次12g，1日3次。或遵医嘱。

参考文献

[1] 向绍杰，杜佳林，李显华，等. 幼泻宁冲剂主要药效学作用研究[J]. 中药药理与临床，2004，20（5）：40-41.

[2] 唐明霞，杨克俭. 幼泻宁冲剂治疗小儿腹泻200例[J]. 右江医学，2004，32（5）：475.

[3] 童妙凤，倪梅英. 幼泻宁治疗秋冬季腹泻的疗效观察[J]. 浙江中西医结合杂志，2000，（8）：43.

（江西中医药大学　陈兰英、马惠苗）

小儿腹泻外敷散

【药物组成】 吴茱萸、丁香、胡椒、肉桂。

【处方来源】 研制方。《中国药典》(2000 年版)。

【功能与主治】 温中散寒，止痛止泻。用于脾胃虚寒所致的泄泻，症见大便溏泄，脘腹疼痛、喜温喜按。

【药效】 主要药效如下：

1. 调节胃肠动力[1-5] 肠道消化功能减低和肠蠕动亢进会导致腹泻。小儿腹泻外敷散可以调节腹泻大鼠的小肠平滑肌动力，缓解肠痉挛。其作用与通过修复腹泻大鼠小肠神经系统–间质卡哈尔细胞–平滑肌网络信号传导通路结构，上调缝隙连接 Cx43 的表达水平，从而调节胃肠平滑肌有关。

2. 促进血液循环 本品具有促进血液微循环的作用。

【临床应用】 主要用于婴幼儿腹泻等。

婴幼儿腹泻[6] 本品适用于治疗因脾胃虚寒所致的婴幼儿非感染性腹泻，症见大便稀溏，脘腹疼痛、喜温喜按。小儿腹泻外敷散能够很好的止泻，利巴韦林注射液加用复方氨基酸静脉注射并结合小儿腹泻外敷散联合治疗效果明显，强于普通的常规治疗，其平均止泻、退热及住院时间明显缩短，好转时间加快。

【不良反应】 尚未见报道。

【使用注意】 ①本品为外用药，禁止内服。②用毕洗手，切勿接触眼睛、口腔等黏膜处，皮肤破溃处禁用。脐部有疮疖者不宜使用。③忌生冷、油腻及不易消化食物。④急性湿热腹泻者不适用。⑤腹痛泄泻严重或有脱水表现者，应及时去医院就诊。⑥用药后局部出现皮疹等过敏表现者应停用。

【用法与用量】 外用，用食醋调成糊状，敷于脐部，2 岁以下 1 次 1/4 瓶，2 岁以上 1 次 1/3 瓶；大便每日超过 20 次者，加敷涌泉穴，用量为 1/4 瓶，每 24 小时换药 1 次。

参考文献

[1] 陈思伟，刘强，赖森海，等. 敷脐疗法对腹泻大鼠小肠神经-ICC-平滑肌网络信号传导通路及 Cx43 表达的影响[J]. 时珍国医国药，2014，25（12）：3059-3061.

[2] 陈思伟，唐哲，刘莉，等. 小儿腹泻外敷散对腹泻大鼠小肠 Cajal 细胞超微结构及血管活性肠肽受体 1 表达的影响[J]. 解放军医学杂志，2015，40（1）：22-25.

[3] 陈思伟，陈云明，刘莉，等. 基于 UPLC/Q-TOF-MS 的“小儿腹泻外敷散”敷脐治疗腹泻大鼠的尿液代谢组学[J]. 中国实验方剂学杂志，2014，20（21）：127-131.

[4] 刘慧敏，刘莉，刘强. 小儿腹泻外敷散对胃肠动力学的影响[J]. 中国中药杂志，2013，38（14）：2399-2402.

[5] 陈云明，刘莉，陈育尧，等. 脐疗法治疗腹泻大鼠的血液和粪便代谢组学研究[J]. 中华中医药杂志，2015，30（6）：2207-2209.

[6] 袁贤诸，罗银花. 小儿复方氨基酸结合外敷散治疗婴幼儿腹泻 128 例疗效分析[J]. 现代医药卫生，2015，31（18）：2818-2819.

（江西中医药大学　陈兰英、赖潇筱）

五、固肾温阳类

附子理中丸

【药物组成】 附子（制）、党参、白术（炒）、干姜、甘草。

【处方来源】 宋·太平惠民和剂局《太平惠民和剂局方》。《中国药典》(2015 年版)。

【功能与主治】 温中健脾。用于脾胃虚寒，脘腹冷痛，呕吐泄泻，手足不温。

【药效】 主要药效如下：

1. 调节肠道运动[1] 附子理中丸对十二指肠自发活动稍有抑制作用，还可明显拮抗肾上腺素引起的回肠运动抑制和乙酰胆碱引起的回肠痉挛，从而对家兔离体肠管的运动状态呈现双向调节效应。

2. 镇痛[1] 附子理中丸对乙酸引起的小鼠腹痛有明显的镇痛作用。

3. 增强抗寒能力[2-5] 在机体体温下降时，需促进中枢及小肠组织细胞线粒体能量代谢过程，以增加机体能量供给。ATP 是线粒体氧化磷酸化反应的结果，该反应还伴随活性氧（ROS）产生和 H^+跨膜移动现象。解偶联蛋白是线粒体内膜上的 H^+通道，能影响线粒体的 H^+跨膜行为。附子理中丸能增强解偶联蛋白 2 的活性，降低肝脏能量负荷，也能增强解偶联蛋白 3 的活性，降低骨骼肌能量负荷，从而提高机体产热潜能，促进脾阳虚证大鼠的适应性产热。

4. 提高免疫功能[6] 附子理中丸可能增多大黄致脾虚动物脾脏的免疫细胞数量，从而改善免疫功能低下。

【临床应用】 主要用于小儿腹泻、小儿厌食等。

1. 小儿腹泻[7-10] 本品适用于治疗小儿腹泻，症见脾胃虚弱，寒邪困脾所致脘腹冷痛，呕吐清水，或大便稀溏，手足不温。附子理中丸敷脐（神阙穴）并使用周林频谱仪局部理疗治疗婴幼儿腹泻效果显著，用药 5 天内大便性状、次数基本恢复正常，临床症状好转或消失。熨脐疗法配以附子理中丸治疗小儿迁延性腹泻治愈率、好转率高。

2. 小儿厌食[11-12] 本品适用于治疗小儿厌食，主要的症状有呕吐、食欲不振、腹泻、便秘、腹胀、腹痛和便血等。附子理中丸治疗脾肾阳虚型小儿厌食，患儿食欲改善，大便通畅，诸症好转。附子理中丸佐助多潘立酮治疗小儿厌食症见效快、疗效持久、毒副作用小，患儿出现明显进食行为，脘腹疼痛消失，无恶心、呕吐，大便成形，显效率高于单独口服多潘立酮。

【不良反应】 个别患者服药后导致舌头卷缩、味觉减退，同时甲状腺微肿，呼吸有紧迫感，嚼生黄豆吞其浆汁可解毒[7]。

【使用注意】 ①忌食不易消化食物。②感冒发热患者不宜服用。③有高血压、心脏病、肝病、糖尿病、肾病等慢性病严重者应在医师指导下服用。④吐泻严重者应及时去医院就诊。⑤大肠湿热泄泻者慎用。

【用法与用量】 口服，水蜜丸 1 次 6g，小蜜丸 1 次 9g，大蜜丸 1 次 1 丸，1 日 2～3 次。小儿酌减或遵医嘱。

参考文献

[1] 李东安，王普民，贾冬，等. 附子理中丸的药理作用研究[J]. 中成药，1990，12（5）：25-26.
[2] 张文通. 附子理中丸缓解脾阳虚证大鼠产热低下的实验研究[D]. 北京：北京中医药大学，2010.
[3] 张文通，唐汉庆，卢阿娜，等. 附子理中丸对脾阳虚证大鼠肝脏能荷的下调机制[J]. 世界华人消化杂志，2010，18（35）：3782-3786.
[4] 孙大宇. 附子理中丸对脾阳虚大鼠海马、下丘脑和小肠 cAMP-PKA 通路的影响研究[D]. 沈阳：辽宁中医药大学，2018.
[5] 唐汉庆，张文通，卢阿娜，等. 附子理中丸对脾阳虚证大鼠骨骼肌能荷影响的实验研究[J]. 中国药师，2010，13（12）：1691-1694.
[6] 胡隐恒，周京滋，符胜光，等. 脾虚泄泻动物模型的复制及附子理中丸的调整作用[J]. 上海中医药杂志，1981，（8）：44-46.
[7] 唐吉元. 附子理中丸神阙穴外敷辅以周林频谱仪理疗治疗婴幼儿腹泻[J]. 中国社区医师（综合版），2004，6（16）：39-40.
[8] 王有芝. 附子理中丸敷脐治疗婴幼儿秋季腹泻 150 例[J]. 中国社区医师，2006，22（23）：41.
[9] 陈定忠. 附子理中丸加减治疗慢性腹泻 35 例[J]. 河南中医，2011，31（11）：1312.
[10] 唐伟，张尊善，陈现民. 熨脐配以附子理中丸治疗小儿迁延性腹泻 120 例临床观察[J]. 中医外治杂志，1996，（6）：43.
[11] 杨卢玲，徐艳秋. 附子理中丸治疗脾肾阳虚型小儿厌食病[J]. 光明中医，2018，33（12）：1699-1701.
[12] 王秀娟，鲁慧波，菅佳. 附子理中丸佐治小儿厌食症疗效观察[J]. 中医临床研究，2017，9（1）：97-98.

（江西中医药大学附属医院　刘　英，中国中医科学院广安门医院　李　敏）

第十六章

小儿便秘中成药名方

第一节 概 述

一、概 念

小儿便秘（infantile constipation）是小儿常见的一种消化系统疾病，常表现为排便次数减少，排便困难，大便燥结，或排便过程中出现疼痛。小儿便秘包括功能性便秘（functional constipation，FC）和器质性便秘（oganic constipation，OC）。功能性便秘约占便秘的90%以上，属胃肠功能紊乱范畴。本病一年四季均可发生，在2～14岁的小儿发病率为3.8%，并呈逐步上升趋势。

二、病因及发病机制

（一）病因

小儿便秘主要与饮食不当、排便不规律、先天性生理缺陷、精神因素有关。功能性便秘与饮食的关系最为密切，患儿饮食过细、纤维素摄入不足导致对肠壁刺激不够，高蛋白摄入过量使肠发酵素相对减少而影响发酵，使大便干燥致密，饮食量不足时蠕动无力引起便秘；由于排便时间不规律且缺乏相关训练，没有形成排便反射，形成了所谓的习惯性便秘；有些患儿出现便秘是由于患有某些先天性疾病，如肠狭窄、肠梗阻、直肠或肛门狭窄、先天性巨结肠等；有些精神上的刺激也可引起小儿出现便秘现象。

（二）发病机制

便秘可以看作是不同病理生理过程的最终症状表现。排便过程需外周神经兴奋，将冲动传到初级排便中枢和大脑皮层，引起结肠、直肠和肛门括约肌及盆底肌肉的协调运动而完成。任何一个环节发生障碍都可导致便秘。

三、临床表现

小儿便秘常表现为便意少，便次也少；排便艰难、费力；排便不畅；大便干结、硬便，排便不净感；便秘伴有腹痛或腹部不适。部分患儿还伴有失眠、烦躁、哭闹、焦虑等精神心理障碍。

四、诊断

（1）不同程度的大便干燥：轻者仅大便前部硬，重者大便全程干燥，或如羊屎状，或便条粗甚，类于成人。

（2）排便次数减少，时间间隔长，常 2～3 天排便 1 次，甚者可达到 6～7 天 1 次。

（3）大便间隔时间如常，但排便艰涩或时间延长，或便意频频，难以排出或排净。

（4）可伴有腹胀腹痛、食欲不振、排便哭闹等症状，可因便秘发生肛裂、便血、痔疮。

（5）部分患儿左下腹部可触及粪块。

五、治疗

目前治疗主要包括基础治疗和药物治疗。基础治疗主要包括合理饮食、排便习惯训练、足量饮水、增加活动量等，药物治疗如下：

（一）常用化学药物及现代技术

常用西药主要有以下几种：①缓泻剂：磷酸盐和硫酸镁、液状石蜡、镁乳或酚酞；②渗透性通便剂：乳果糖口服液、聚乙二醇；③膨松剂：小麦纤维；④润滑剂：开塞露、牛奶蜜（牛奶：蜂蜜=1：1）；⑤胃肠动力剂、微生物调节剂等。

（二）中成药治疗

临证可根据病因不同，分别采用消食导滞、清肠泻热、疏肝行气、补气养血等治法。治疗时应注意不宜通下太过，避免伤及正气。此外，中医外治法治疗小儿便秘方法众多，疗效确切，如推拿、针刺、贴敷、耳穴等疗法都是通过对穴位的刺激或是局部对药物的吸收来达到通便的目的，尤其是推拿及贴敷疗法安全无痛，操作简便，小儿依从性高。

第二节　中成药名方的辨证分类与药效

中药治疗小儿便秘的常见辨证分类及主要药效如下：

一、消食导滞类

食积不化所致小儿便秘者，表现为大便干结，胸胁痞满，腹中胀满，不思饮食，面红身热，口臭心烦，口干欲饮，不思乳食，嗳气泛酸，小便短赤，苔黄腻，指纹紫滞，脉滑实或沉实。

主要病理变化为内括约肌功能障碍，动力下降。

消食导滞类中成药可通过调节内括约肌功能，增强结肠平滑肌动力而达到通便的作用。

常用中成药：小儿化食丸、小儿健脾化积口服液等。

二、润肠泻热类

燥热内结所致便秘者，表现为大便干结，排便困难，甚至便秘不通，或如羊屎状，腹胀不适或面赤身热，小便短黄，或口干口臭，或口舌生疮，舌质红，苔黄燥，脉数有力，指纹色紫。

主要病理变化为胃肠平滑肌功能障碍，导致大便干结。

润肠泻热类中成药通过润滑肠道，促进胃肠运动，起到通便作用。

常用中成药：麻仁润肠丸等。

三、疏肝行气类

气机郁滞所致便秘者，表现为大便秘结，欲便不得，甚或腹胀疼痛，胸胁痞满，嗳气频作，舌质红，苔薄白，脉弦，指纹滞。

主要病理变化为肠动力不足，有宿食等物质导致肠道阻塞。

疏肝行气类中成药可通过调节肠道动力，促进消化吸收达到治疗作用。

常用中成药：木香槟榔丸、木香顺气丸等。

四、补气养血类

气血亏虚所致便秘者，表现为时有便意，大便不干燥，但努挣难下，挣时汗出短气，便后疲乏，神疲气怯，面色少华，唇甲色淡，头晕心悸，舌淡苔薄，脉虚弱，指纹淡红。

主要病理变化为肠道运动降低，红细胞、血红蛋白数量严重不足，免疫功能低下。

补气养血类中成药可提高免疫系统功能，调节胃肠道运动。

常用中成药：补中益气丸、四君子丸（颗粒）等。

（江西中医药大学附属医院　刘　英，中国中医科学院广安门医院　李　敏）

第三节　中成药名方

一、消食导滞类

小儿化食丸

【药物组成】 六神曲（炒焦）、焦山楂、焦麦芽、焦槟榔、醋莪术、三棱（醋制）、牵牛子（炒焦）、大黄。

【处方来源】 研制方。《中国药典》（2015 年版）。

【功能与主治】 消食化滞，泻火通便。用于食滞化热所致的积滞，症见厌食、烦躁、恶心呕吐、口渴、脘腹胀满、大便干燥。

【药效】 主要药效如下[1]：

1. 调节肠道菌群　高热量饮食与肠道微生态失衡密切相关，高热量饮食可引起肠道菌群失调，进而导致短链脂肪酸代谢障碍，从而可能影响肠上皮细胞的完整性，导致机械屏障受损，黏膜通透性改变。研究发现，小儿化食丸可以调整高热量饮食模型大鼠肠道菌群失调。

2. 促进消化　本品具有促进消化液分泌的作用。

【临床应用】 主要用于小儿便秘、小儿厌食[2-4]。

1. 小儿便秘　本品适用于治疗小儿便秘，症见肠积热所致大便干结，口干口臭，腹胀，腹痛，小便短赤，舌苔黄燥。研究显示，90%～95%的小儿便秘为特发性便秘（即慢性习惯性便秘），它是结肠蠕动失调所致的一种心理性、功能性便秘。便秘患儿口服小儿化食丸治疗后，大便干结、排便困难、腹痛、腹胀、食欲差等症状明显改善，表明小儿化食丸治疗小儿便秘具有一定疗效。

2. 小儿厌食　本品适用于治疗小儿厌食，症见纳呆食少，面色萎黄，脘腹胀满，容易出汗，舌苔薄白，脉弱无力，长期厌食可影响小儿生长发育。小儿化食丸治疗小儿厌食效果明显，服药后患儿体重、食量和食欲都明显增加，其机制可能与增强胃肠消化运动动力有关。

【不良反应】 尚不明确。

【使用注意】 ①脾虚夹积者慎用。②服药期间不宜过食辛辣、肥腻食物。③本品中病即止，不宜长期服用。④服用前应除去蜡皮、塑料球壳；本品可嚼服，也可分份吞服。

【用法与用量】 口服，1 周岁以内 1 次 1 丸，1 周岁以上 1 次 2 丸，1 日 2 次。或遵医嘱。

参考文献

[1] 李旖旎. 粪菌移植联合小儿化食丸对高热量饮食模型大鼠肠道菌群 SCFAs-GPR43-IL-18 通路的影响[D]. 北京：北京中医药大学，2019.

[2] 徐尚恩. 小儿便秘的原因及诊断治疗[J]. 中国实用儿科杂志，1997，3（12）：257.

[3] 韩丽梅，王芳，孙丕东. 小儿化食丸治疗小儿便秘 32 例临床疗效观察[J]. 中国民康医学，2006，18（24）：971.

[4] 王海珍，白晶，段大航. 小儿化食丸治疗小儿厌食临床疗效观察[J]. 中国民康医学，2007，19（8）：280.

（江西中医药大学　陈兰英、王玲玲）

二、润肠泻热类

麻仁润肠丸

【药物组成】 火麻仁、苦杏仁（炒）、大黄、木香、陈皮、白芍。

【处方来源】 汉·张仲景《伤寒论》麻子仁丸加减。国药准字 Z11020159。

【功能与主治】 润肠通便。用于肠胃积热，胸腹胀满，大便秘结。

【药效】 主要药效如下[1]：

促进肠胃蠕动　润肠丸中含有的蒽醌苷及双蒽酮苷具有致泻的作用，其在胃肠道内被细菌代谢成具有生物活性的代谢产物而发挥泻下作用。润肠丸富含的脂肪油具有润滑肠壁，软化大便作用，并可以兴奋肠管、促进肠胃蠕动、减少大肠吸收水分。此外，润肠丸中的纤维素可以促进肠壁的蠕动，B族维生素可帮助消化，促进消化液分泌，维持和促进肠道蠕动，防止大便干燥，利于排便，麻仁润肠丸促进胃肠蠕动的机制见图 16-1。

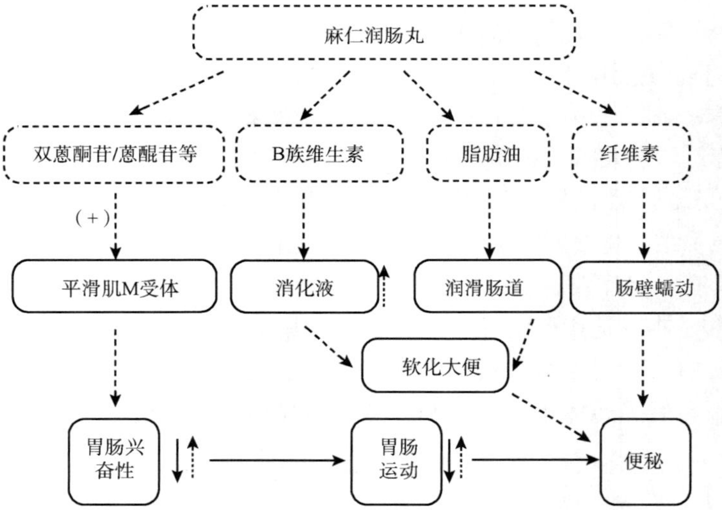

图 16-1　麻仁润肠丸促进肠胃蠕动的机制

↑：病理作用；⇡：润肠丸作用；（+）：兴奋

【临床应用】 主要用于小儿便秘[1,2]。

小儿便秘　本品加减可用于治疗小儿便秘，症见大便并不干硬，虽有便意，但排便困难，用力努挣则汗出短气，便后乏力，食少纳呆，腹胀，肢倦少言，或急躁易怒，面黄色青，舌淡苔薄白。麻仁润肠丸可以促进肠道蠕动，所含脂肪油成分能润滑肠道，可用于治疗因肠道干燥、大便涩结、胃肠实热所致小儿便秘。

【不良反应】 尚未见报道。

【使用注意】 ①虚寒性便秘患者不宜服用。②严重器质性病变引起的排便困难，如结肠癌、严重的肠道憩室、肠梗阻及炎症性肠病等忌用。③不宜过服，见大便稀溏者停用。

【用法与用量】 口服，1次1～2丸，1日2次。小儿用量酌减及遵医嘱。

参考文献

[1] 武双智. 麻仁润肠丸治疗便秘的临床体会[J]. 中国卫生产业，2013，(4)：178.
[2] 任耀全，吴丽萍，张士卿. 张士卿教授治疗小儿便秘经验[J]. 四川中医，2011，29(8)：10-11.

（江西中医药大学　陈兰英、王玲玲）

三、疏肝行气类

木香槟榔丸

【药物组成】 木香、槟榔、青皮、陈皮、枳壳、黄连、黄柏（酒炒）、大黄、香附（醋制）、炒牵牛子、醋三陵、莪术（醋炙）、芒硝。

【处方来源】 金·张从正《儒门事亲》。《中国药典》（2015年版）。

【功能与主治】 行气导滞，泻热通便。用于湿热内停，赤白痢疾，里急后重，胃肠积滞，脘腹胀痛，大便不通。

【药效】 主要药效如下[1]：

1. 抑菌　细菌性痢疾常由细菌感染引起。槟榔木香丸对白色葡萄球菌、枯草杆菌、大肠杆菌、伤寒杆菌、福氏痢疾杆菌等有较强的抗菌作用。

2. 调节胃肠道平滑肌　木香槟榔丸对家兔具有促进胃肠积气排出，改善胃肠血液循环，加强胃肠运动和解除肠痉挛作用。

【临床应用】 主要用于小儿便秘、小儿腹痛等。

1. 小儿便秘[2]　本品适用于治疗小儿便秘，症见肠积热所致大便干结，口干口臭，腹胀，腹痛，小便短赤，舌苔黄燥。木香槟榔丸能促进胃肠道蠕动，改善便秘。

2. 小儿腹痛[3, 4]　本品适用于治疗小儿腹痛，临床表现为形体消瘦，精神不振，腹痛隐隐、拒按，腹胀满明显，饮水则腹痛加剧或发作，服用本品腹痛大减，渐思饮食，表明木香槟榔丸治疗食积气滞所致之腹痛疗效明显。

【不良反应】 尚未见报道。

【使用注意】 ①寒湿内蕴所致胃痛、痢疾及冷秘者慎用。②小儿体质虚弱者及脾胃虚弱者慎用。③忌食辛辣、油腻、酸性食物。

【用法与用量】 口服，1次0.5（3g）～1袋（6g），1日2～3次。小儿酌减或遵医嘱。

参考文献

[1] 蒋健. 木香槟榔丸临床运用发挥[J]. 福建中医药.2008，39(6)：40-41.
[2] 孙浩. 木香槟榔丸在儿科临床如何运用[J]. 中医杂志.2007，48(1)：87.
[3] 吴冬芳. 木香槟榔丸治疗小儿腹痛60例[J]. 实用中医药杂志，2002，18(3)：18-42.
[4] 崔杰. 木香槟榔丸（汤）治疗积滞腹痛的体会[J]. 光明中医杂志，2007，22(6)：35-36.

（江西中医药大学附属医院　刘　英，中国中医科学院广安门医院　李　敏）

木香顺气丸

【药物组成】 木香、醋香附、枳壳（炒）、陈皮、槟榔、苍术（炒）、砂仁、厚朴、青皮（炒）、甘草、生姜。

【处方来源】 研制方。《中国药典》（2015年版）。

【功能与主治】 行气化湿，健脾和胃。用于湿浊中阻、脾胃不和所致的胸膈痞闷、脘腹胀痛、呕吐恶心、嗳气纳呆。

【药效】 主要药效如下[1]：

1. *改善胃运动* 本品可改善胃动过缓，促进胃蠕动。

2. *促进消化* 本品可增加胃泌素和胃动素分泌，促进消化。

【临床应用】 主要用于便秘型肠易激综合征等。

1. *便秘型肠易激综合征*[2, 3] 本品可用于治疗便秘型肠易激综合征，可有效改善临床症状，对腹痛或不适、腹胀、排便频率、大便性状、排便异常（排便困难、排便不尽感）及精神问题方面症状改善明显，可提高患者生活质量，且具有良好的安全性。木香顺气丸联合莫沙必利治疗便秘型肠易激综合征效果更佳。

2. *其他*[4] 本品还可用于治疗慢性肝炎及早期肝硬化等。

【不良反应】 尚未见报道。

【使用注意】 ①肝胃郁火胃痛、痞满者慎用。②忌生冷、油腻食物。③本品宜空腹用温开水送服。④本品由香燥之品组成，如遇口干舌燥、手心足心发热感的阴液亏损者慎用。⑤服药3天症状无改善，或出现胃痛加重或其他症状时，应去医院就诊。

【用法与用量】 口服，1次6～9g，1日2～3次。小儿酌减或遵医嘱。

参考文献

[1] 陈文莉，付会玲. 木香顺气丸对尿毒症前期患者消化功能紊乱的影响及机制研究[C]. 2016年中国中西医结合学会肾脏疾病专业委员会学术年会论文摘要汇编，2016.

[2] 李志涵. 木香顺气丸联合莫沙必利治疗便秘型肠易激综合征的疗效观察[J]. 现代药物与临床，2015，30（8）：999-1003.

[3] 方光才. 木香顺气丸为主治疗肠道易激综合征132例[J]. 安徽中医学院学报，1997，16（3）：25-26.

[4] 陈锐. 木香顺气丸临床应用解析[J]. 中国社区医师，2011，27（22）：14.

（江西中医药大学附属医院 刘 英，中国中医科学院广安门医院 李 敏）

四、补气养血类

补中益气丸

【药物组成】 炙黄芪、党参、炙甘草、炒白术、当归、升麻、柴胡、陈皮。

【处方来源】 金·李东垣《脾胃论》。《中国药典》（2015年版）。

【功能与主治】 补中益气，升阳举陷。用于脾胃虚弱、中气下陷所致的泄泻、脱肛、阴挺，症见体倦乏力、食少腹胀、便溏久泻、肛门下坠或脱肛、子宫脱垂。

【药效】　主要药效如下[1-3]：

1. 对肠道结构的调节　溃疡性结肠炎是肠黏膜在炎症反复发作的慢性过程中不断被破坏和修复，导致肠道正常结构破坏而引起。补中益气丸能抑制肠上皮细胞的脱落，减轻溃疡性结肠炎小鼠肠壁皱缩的程度，从而减少溃疡的发生。

2. 促进小肠的推动　便秘指的是大肠传导功能异常。人体肠道内的细菌在一般情况下可以分解未被消化的物质，如硫醇、氨、组胺及硫化氮等有毒物质，人体吸收此类毒素后会出现机体慢性中毒，造成大肠传导失职，从而发生便秘。补中益气丸具有增强小肠（主要是空肠）运动和平滑肌紧张度的效应，可促进小鼠胃排空及小肠推进，有效改善和提高小肠的消化功能。

【临床应用】　主要用于小儿脾胃气虚便秘、腹泻等。

1. 小儿脾胃气虚便秘、腹泻[4, 5]　本品可用于治疗小儿脾胃气虚便秘、腹泻等由于脾胃气虚所致的一切病症。研究发现，补中益气丸可用于治疗气虚型便秘，结果发现大便恢复正常，排便通畅，排便时间缩短，腹痛、腹胀消失，饮食、睡眠正常，短期内无复发。有研究用补中益气丸治疗慢性或迁延性腹泻患儿，结果发现治疗前后大便次数和性状恢复时间明显改善，表明补中益气丸治疗小儿慢性或迁延性腹泻疗效明显。

2. 其他[6, 7]　本品还可用于治疗溃疡性结肠炎、慢性鼻炎、慢性咽炎、小便失禁、小儿神经性尿频等。

【不良反应】　皮肤偶出现红色丘疹，有轻微瘙痒，稍重者红色丘疹面积扩大，瘙痒加重，全身乏力，头晕恶心。

【使用注意】　①本品不适用于恶寒发热表证患儿、暴饮暴食脘腹胀满实证患儿。②不宜和感冒类药同时服用。③阴虚内热者慎用。④忌食生冷、油腻、不易消化食物。⑤服药期间出现头痛、头晕、复视等症状，或皮疹、面红者应立即停药。

【用法与用量】　口服，小蜜丸 1 次 9g，大蜜丸 1 次 1 丸，水丸 1 次 6g，1 日 2～3 次。小儿酌减或遵医嘱。

参考文献

[1] 罗书，李燕舞. 补中益气丸对溃疡性结肠炎小鼠的行为研究[J]. 陕西中医，2016，37（2）：245-246.

[2] 李伟，郑天珍，瞿颂义，等. 陈皮对小鼠胃排空及肠推进的影响[J]. 中药药理与临床，2002，18（2）：22.

[3] 李岩，孙思予，周卓. 白术小鼠胃排空及小肠推进功能的实验研究[J]. 辽宁医学杂志，1996，10（4）：186.

[4] 赵玲. 补中益气丸治疗高寒地区 324 例儿童慢性腹泻的疗效观察[J]. 中国初级卫生保健，2009，23（9）：37-38.

[5] 汪春华. 补中益气丸治疗气虚型便秘 47 例临床观察[J]. 内蒙古中医药，2013，32（26）：31-32.

[6] 艾显江. 补中益气丸的应用体会[J]. 中国现代药物应用，2014，8（18）：221-222.

[7] 赵哲君，王辉，刘敏. 补中益气丸治疗产后盆底功能障碍患者的疗效及对患者尿动力学和性功能的影响[J]. 世界中医药，2019，14（5）：1209-1212.

（江西中医药大学附属医院　刘　英，中国中医科学院广安门医院　李　敏）

四君子丸（颗粒）

【药物组成】　党参、炒白术、茯苓、炙甘草。

【处方来源】　宋·太平惠民和剂局《太平惠民和剂局方》。《中国药典》（2015 年版）。

【功能与主治】 益气健脾。用于脾胃气虚，胃纳不佳，食少便溏。

【药效】 主要药效如下：

1. 调节胃肠运动[1-3] 脾气虚的主要表现之一是小肠运动异常，P 物质作为大鼠空肠组织中的兴奋性神经递质，在脾气虚证的发生与发展过程中起着一定作用。四君子丸能通过增加脾气虚大鼠体内的 P 物质和小肠推进率从而改善大鼠的胃肠运动。

2. 抗胃肠黏膜损伤、促进消化吸收[4-9] 四君子汤有增加脾虚动物胃肠细胞表面黏液糖蛋白的趋势，有增强胃肠黏膜屏障的作用，促进肠上皮细胞的更新，明显提高细胞和空肠细胞膜酶的活性，提高空肠上皮细胞吸收营养物活性，提高胃黏膜血流量，扩张脾虚动物肠系膜微动脉，增加毛细血管开放数，为胃肠细胞保护提供可靠的物质运送渠道，从而达到抗胃肠黏膜损伤、促进消化吸收作用。

3. 提高免疫功能[10] 脾脏大小、胸腺指数、T，B 淋巴细胞增殖活性、血清转化生长因子-β（TGF-β）和干扰素（IFN-γ）含量均可以反映免疫功能的强弱情况，四君子汤可明显提高亚急性衰老大鼠脾脏、胸腺指数及 T，B 淋巴细胞增殖能力，降低 TGF-β 含量并使 IFN-γ 含量升高，可提高衰老大鼠免疫功能。

4. 调节胃肠道菌群[11] 四君子汤对大黄灌胃引起的肠道菌群失调的小鼠，能使肠道双歧杆菌和乳酸杆菌菌量明显增加，调节肠道菌群紊乱。

【临床应用】 主要用于小儿气虚便秘等。

1. 小儿气虚便秘[12, 13] 本品可用于治疗小儿气虚便秘。四君子丸可促进胃肠蠕动，调节胃肠道菌群，对于治疗小儿气虚便秘具有一定疗效；有研究表明四君子丸联合黄芪治疗的效果非常显著，可以使功能性便秘的相关症状得到明显改善。

2. 其他[14] 本品还可用于治疗消化性溃疡、肠易激综合征、结肠炎等。

【不良反应】 偶有胃肠道不适[14]。

【使用注意】 ①阴虚或实热证者慎用。②服药期间忌食辛辣、油腻、生冷食物。

【用法与用量】 丸剂：口服，1 次 3～6g，1 日 3 次。颗粒剂：1 次 1 袋，1 日 3 次。小儿酌减或遵医嘱。

参考文献

[1] 彭成，雷载权. 四君子汤对消化、运动、吸收作用的实验研究[J]. 中药药理与临床，2007，5（7）：4-5.

[2] 宋君，王艳杰，张林，等. 脾气虚大鼠空肠组织 P 物质表达及四君子丸的干预作用[J]. 天然产物研究与开发，2016，28（8）：1295-1299.

[3] 贾红伟，赵宁，张皖东，等. 理中丸和四君子汤对利血平脾虚大鼠自主活动的影响[J]. 中国中医药信息杂志，2006，13（5）：34-35.

[4] 郑小伟，王颖，宋红. 四君子汤对脾气虚证大鼠血清胃泌素影响的实验研究[J]. 中国中医基础医学杂志，2007，13（12）：23-24.

[5] 陈蔚文. 四君子汤对脾气虚证模型大鼠小肠葡萄糖吸收功能作用的影响[J]. 时珍国医国药，2005，16（1）：65-66.

[6] 易崇勤，叶百宽，金敬善，等. 四君子汤对脾虚大鼠胃黏膜细胞酶组织化学及血浆胃肠激素的影响[J]. 北京中医药大学学报，1997，20（6）：31-34.

[7] 韩凌，王培训，韩冰. 四君子汤总多糖及各单味药多糖对大鼠小肠上皮细胞株 IEC-6 细胞增殖的影响[J]. 中国药物与临床，2005，5（7）：496-499.

[8] 姚永莉，宋于刚，张万岱. 四君子汤治疗实验脾虚证对胃肠黏膜细胞增殖动力学的影响[J]. 世界华人消化杂志，1999，7（6）：550-550.

[9] 甘静宜，巩忠福，程桂林，等. 四君子汤对脾虚大鼠血清消化酶和胃肠激素的影响[J]. 中国兽医杂志，2011，47（2）：31-32.
[10] 吴正平，雷波，等. 四君子汤对衰老模型大鼠免疫功能的影响[J]. 中国实验方剂学杂志，2010，16（7）：18-19.
[11] 周智兴. 四君子汤对衰老小鼠肠道菌群的影响[J]. 中国老年学杂志，2006，26（12）：22-23.
[12] 姚奇鹏. 四君子汤加味治疗小儿气虚便秘临床观察[J]. 实用中医药杂志，2016，32（12）：68-69.
[13] 孙惠君. 四君子丸联合黄芪治疗功能性便秘的临床研究[J]. 当代医学，2016，（4）：153.
[14] 陈文芳，杨睦富，魏爱民. 加味四君子汤治疗消化性溃疡 72 例[J]. 实用中医内科杂志，2004，18（3）：27-28.

（江西中医药大学附属医院　刘　英，中国中医科学院广安门医院　李　敏）

第十七章

小儿口疮中成药名方

第一节　概　　述

一、概　　念[1, 2]

小儿口疮（oral aphthae in children）是一种儿科常见的口腔疾患。临床以反复发作的口腔黏膜局部（唇、舌、颊及上腭）出现单个或多个溃疡为主要特征，可伴见发热、疼痛、流涎甚至全身不适。本病可单独发生，也可伴发于其他疾病。各年龄小儿均可发病，以2～4岁多见，一年四季均可发病。“口角炎”“疱疹性口炎”“疱疹性咽峡炎”“卡他性口炎”“溃疡性口炎”“复发性口腔溃疡”等疾病类似于中医学“口疮”。目前口疮患儿逐渐增多，轻者影响进食，重者可出现全身不适症状，甚至可致小儿营养不良、生长发育迟缓、贫血、反复上呼吸道感染等疾病。

二、病因及发病机制

（一）病因

从免疫学角度看，小儿口疮是一种程度较轻的自身免疫性疾病，细胞免疫功能降低，体液免疫功能升高会诱发小儿口疮。L型链球菌，或腺病毒、单纯疱疹病毒均能引起疱疹性口炎，与疱疹样口疮的临床表现相类似。遗传因素也会导致小儿口疮的发生，双亲有口腔溃疡病史，则小儿口疮的罹患率高。营养缺乏，如缺锌、缺铁、高铜和维生素B_1、维生素B_2、维生素B_{12}、叶酸等缺乏导致复发性口腔溃疡。此外，喂养不当、过食辛辣厚味、口腔损伤、急性感染、久病、久泻等也是较常见的诱发因素。

（二）发病机制

小儿口疮的组织病理特征表现为非特异性炎症，包括上皮局限性水肿变性与坏死，表面被覆一层纤维素性渗出物及细菌形成的假膜，固有层有大量炎性细胞浸润，毛细血管充血、扩张，小血管壁增厚、管腔狭窄甚至闭塞而形成局限性小坏死区。大而深的溃疡往往可深及黏膜下层，黏液腺、导管可遭破坏。

三、临床表现

口腔局部疼痛或不适，不欲或拒进饮食，可伴发热、咽痛，婴儿则常表现为啼哭烦躁、流涎；口腔黏膜（两颊、上腭、口唇、口角、牙龈、舌体等处）出现淡黄色或灰白色溃疡，一般呈圆形或椭圆形，大小深浅不一，或见疱疹，或见溃疡，或周围红晕，数目不等，甚则满口。口腔黏膜普遍充血、水肿，有大量黏液分泌，有烧灼感和疼痛。表皮易剥脱，对刺激和食物敏感，严重时局部淋巴结肿大。

四、诊　　断[1-4]

有喂养不当，过食炙煿，或有外感发热的病史。口腔黏膜普遍充血、水肿，表面出现大小不等、边界清楚的糜烂面，并有纤维素渗出物形成的假膜；剥脱假膜则呈现出血面，不久又有假膜覆盖。有时出现浅溃疡。假膜多为暗灰白色。患处疼痛明显，流涎增多，伴有轻微口臭。所属淋巴结肿大，体温升高，有时伴寒战。全身症状数日内可消退，但局部症状持续一段时间。可伴发热或颌下淋巴结肿大、疼痛。血常规：白细胞总数及中性粒细胞比例升高，提示细菌感染；白细胞总数正常或降低，中性粒细胞比例降低，淋巴细胞比例升高，通常提示病毒感染。此外，本病需与鹅口疮、手足口病、白塞氏综合征等鉴别。

五、治　　疗

（一）常用化学药物及现代技术

局部可涂碘苷滴眼液抑制病毒，康复新液促进口腔黏膜修复。为预防继发感染可涂2.5%～5%金霉素鱼肝油。疼痛严重者可在餐前用2%利多卡因涂抹局部。发热时可用退热剂，可行全身抗病毒治疗，抗生素治疗不能缩短病程，仅用于有继发感染者。保持口腔清洁，多饮水，食物以微温或凉的流质为宜，避免刺激性食物。

（二）中成药治疗

中成药治疗需根据不同的病机病证辨证用药，疗效较好，尤其对病毒性口疮效果优于西药。

第二节　中成药名方的辨证分类与药效

中成药治疗小儿口疮的常见辨证分类[4]及主要药效如下：

一、疏风清热类

小儿口疮属风热乘脾证者，主要症状有发热，流清涕，轻咳，烦躁哭闹，拒乳，舌质红，苔薄黄，指纹浮紫；咽红，咽颚弓周围有米粒样疱疹 3～4 个，周围焮红。

主要病理变化是咽喉黏膜、黏膜下组织和淋巴组织有炎性因子浸润，口腔中菌群失调，或病毒感染口腔从而引起口疮。

疏风清热类中成药有一定的抗炎作用，同时能够杀灭病毒、平衡口腔内菌群。

常用中成药：加味银翘片、银翘散（见“幼儿急疹中成药名方”）、复方鱼腥草合剂（糖浆）、板蓝根颗粒、双黄连口服液、小儿豉翘清热颗粒等。

二、清热泻火类

小儿口疮属心脾积热者，主要症状有发热，舌尖、舌边、舌面、两颊、上颚溃烂或出现淡黄色溃疡，或满口糜烂、红肿灼热、疼痛较重，咽红，纳呆，流涎，口臭，面赤，心烦不安，口渴喜饮，大便干，小便短赤，舌质红，苔黄腻，脉数。

主要病理变化是口咽及鼻咽黏膜弥漫性充血、肿胀，腭弓及悬雍垂水肿，咽后壁淋巴滤泡和咽侧壁红肿，同时口腔内壁黏膜受损。

清热泻火类中成药能够解热、调节免疫、减轻口腔黏膜的受损情况。

常用中成药：功劳去火片、小儿化毒散等。

三、清心开窍镇惊类

小儿口疮属热毒壅盛者，主要症状有发热，烦躁，惊跳，甚至抽搐，舌红、上颚溃烂或淡黄色溃疡，或满口糜烂、红肿灼热、疼痛较重，咽红，纳呆，流涎，口臭，面赤，心烦不安，口渴喜饮，大便干，小便黄赤，舌质红，苔黄，脉数。

主要病理变化是中枢神经系统兴奋，口腔内有细菌及病毒感染。

清心开窍镇惊类中成药能降低中枢神经系统的兴奋性，使产热活动减少，从而达到退热的目的，同时对多种细菌及某些病毒均有抑制作用。

常用中成药：清开灵颗粒（见“上呼吸道感染中成药名方”）、导赤散等。

四、通腑泻热类

小儿口疮属脾胃积热者，平素喜食肥厚，主要症状有发热，烦躁，流涎，闭口拒食，进食痛苦，口气臭秽，大便干结，小便短赤，口颊、舌、咽、颚、牙龈米粒到绿豆大小溃疡数块，周围红赤，舌质红，苔黄厚，脉滑数。

胃为多气多血之腑，胃热血分亦热。口为脾之主，脾气通于口，其华在唇，脾络布于舌下，两颊与龈属胃，脾胃积热，火气内发，熏灼口舌而致小儿口疮。

主要病理变化是当机体抵抗力减低时，细菌病毒引起的口腔黏膜局限性溃疡损伤从而引起疼痛。

通腑泻热类中成药可以杀灭细菌和病毒，促进口腔溃疡伤口愈合。

常用中成药：黄连上清丸、黄栀花口服液、小儿咽扁颗粒、泻黄散、开喉剑喷雾剂等。

参考文献

[1] 姜之炎，王雪峰，张靖延，等. 中医儿科临床诊疗指南·小儿口疮（修订）[J]. 中医儿科杂志，2018，14（4）：1-5.
[2] 胡亚美. 诸福棠实用儿科学[M]. 北京：人民卫生出版社，2005：1364.
[3] 汪受传. 中医儿科学[M]. 北京：中国中医药出版社，2011：89.
[4] 张玉，李志山，徐玲.《小儿口疮中医诊疗指南》第一轮专家调查问卷的调查方法与结果分析[J]. 中医药信息，2010，27（5）：132-134.

（深圳市中医院　喻闽凤，江西中医药大学　陈兰英）

第三节　中成药名方

一、疏风清热类

加味银翘片

【药物组成】 金银花、连翘、牛蒡子、薄荷、忍冬藤、荆芥、淡豆豉、栀子、地黄、淡竹叶、桔梗、甘草。

【处方来源】 研制方。国药准字 Z20044261。

【功能与主治】 辛凉透表，清热解毒。用于外感风热，发热恶寒，头痛咳嗽，口干，咽喉肿痛。

【药效】 主要药效如下：

1. 解热镇痛　身体防御能力下降，出现感冒发热等呼吸系统疾病时，常常伴有小儿口疮。现代药理学研究表明，银翘散具有解热镇痛作用，其类似于中枢性解热剂，直接作用于体温调节中枢，解除致热源对热敏神经元（WSN）的抑制，增加其放电频率，促进机体散热，同时又抑制冷敏感经元（CSN）发放冲动，减少机体产热，从而达到体温降低的效果。

2. 抗炎作用　加味银翘片与地塞米松的抗炎强度接近，可抑制毛细血管扩张，以改善红肿热痛等小儿口疮炎症症状，并可抑制肉芽肿，从而对炎症的发展过程有抑制作用。

【临床应用】 主要用于小儿急性咽炎、小儿手足口病及所致口腔黏膜疱疹或溃疡等。

1. 小儿急性咽炎[1]　急性咽炎是咽部黏膜、黏膜下组织和淋巴组织的急性炎症。初起出现咽部干燥、灼热，继之疼痛，吞咽及咳嗽时加重，并可出现声音嘶哑，讲话困难，有时伴发热，全身不适，关节酸痛，头痛及食欲不振等。加味银翘片治疗急性咽炎临床治愈率高，能够显著改善急性咽炎表现的咽部红肿、发热、疼痛等症状。

2. 小儿手足口病及所致口腔黏膜疱疹或溃疡[2]　加味银翘片疏风解表，清热解毒。用于外感风热所致的流行性感冒，症见发热、头痛、咳嗽、口干、咽喉疼痛。加味银翘片能够改善手足口病表现的发热、口痛、口腔黏膜散在疱疹或溃疡，饮食亦有所恢复，且未见明显不良反应。

【不良反应】 有文献报道个别患者服用加味银翘片后出现皮肤瘙痒、皮疹、呼吸困难、食欲不振、尿黄、皮肤黄染等症状。

【使用注意】 ①服药 3 天后症状无改善，或症状加重，或出现新的严重症状如胸闷、心悸等应立即停药，并去医院就诊。②本品辛凉解表，清热解毒，风寒感冒者慎用。③脾胃虚寒，症见腹痛、喜暖、泄泻者慎用。④饮食宜清淡，服药期间忌服滋补性中药，忌生冷、油腻食物。

【用法与用量】 口服，1 次 4 片，1 日 2～3 次。小儿酌减或遵医嘱。

参考文献

[1] 张菊. 银翘散加味治疗急性咽炎 45 例疗效观察[J]. 云南中医中药杂志，2012，33（8）：44.
[2] 杨少洁，鞠鲤亦. 银翘散加味治疗手足口病 80 例疗效观察[J]. 内蒙古中医药，2009，17（9）：46-47.

（江西中医药大学 徐丽静，深圳市中医院 喻闽凤）

复方鱼腥草合剂（糖浆）

【药物组成】 鱼腥草、黄芩、板蓝根、连翘、金银花。

【处方来源】 研制方。国药准字 Z20033124。

【功能与主治】 清热解毒。用于外感风热引起的咽喉疼痛；急性咽炎、扁桃体炎属风热证候者。

【药效】 主要药效如下[1-5]：

1. 抗病毒 病毒感染是引起小儿口疮的原因之一，复方鱼腥草合剂中含有的板蓝根、黄芩苷、金银花对埃可病毒、疱疹病毒均有一定的抑制作用。

2. 抗菌 口腔内细菌增殖活跃，毒力增强，菌群关系失调，易引起本病。药理实验表明，鱼腥草有效成分鱼腥草素对卡他球菌、流感杆菌、肺炎双球菌、金黄色葡萄球菌等有明显的抑制作用。

3. 增强免疫 机体免疫功能下降易导致疾病的发生。复方鱼腥草合剂可以增强免疫系统作用，提高慢性气管炎患者白细胞的吞噬作用，以及血、痰中溶菌酶的活力。

4. 抗炎作用 在炎症环境中，口腔周围的组织损伤释放多种炎症介质，其中组胺和前列腺素有扩张小血管，增加微血管通透性的作用。复方鱼腥草合剂可拮抗组胺致皮肤的通透性增高，降低炎症组织中 PGE_2 含量与 MDA 含量，通过抑制炎症介质的产生及增加糖皮质激素的合成达到抗炎的作用。

【临床应用】 主要用于小儿疱疹性咽峡炎、小儿急性咽炎、小儿支气管肺炎等。

1. 小儿疱疹性咽峡炎[6, 7] 本品用于治疗小儿疱疹性咽峡炎，症见发热，咽痛，口干，舌红苔黄，脉浮数。复方鱼腥草糖浆能够改善疱疹性咽峡炎所表现的发热、咽痛等症状。本品与注射用单磷酸阿糖腺苷联合使用效果显著，且形成口腔溃疡的概率小，可以退热、减轻咽峡部炎症生成，使咽峡部疱疹减少，溃疡形成减少，未见明显不良反应。应用常规西药联合复方鱼腥草糖浆治疗小儿疱疹性咽峡炎，临床效果显著，各种临床症状有明显减轻，总有效率高于单纯西药治疗。

2. 小儿急性咽炎[8]　本品用于外感风热所致的急性咽炎，症见咽部红肿、咽痛，复方鱼腥草糖浆联合罗红霉素治疗小儿急性咽炎疗效显著，可使咽喉肿痛消失时间、淋巴结消肿时间和分泌物减少时间显著缩短，白细胞计数、C 反应蛋白及 TNF-α 水平等炎症指标均较单纯口服罗红霉素组显著降低，而且药物的联合应用可减少罗红霉素单独治疗的不良反应。

3. 小儿支气管肺炎[9]　本品能治疗风热犯肺，痰热阻肺导致的支气管肺炎、病毒性肺炎。症见发热、咳嗽、痰黄、胸闷、胸痛、气短，舌红苔黄，脉滑数。支气管肺炎主要临床表现为发热、咳嗽、气促，肺部固定性的中、细湿啰音。复方鱼腥草合剂能够改善支气管肺炎表现的发热、咳嗽等症状。复方鱼腥草合剂联合头孢丙烯可以有效治疗儿童支气管肺炎，缩短疗程，降低抗生素的毒副作用。治疗 3 天后，可见患者咳嗽减轻，体温下降甚至恢复正常，一般情况良好。

4. 其他[10]　复方鱼腥草合剂还能够治疗流行性腮腺炎、喉炎、急性扁桃体炎等疾病。

【不良反应】　个别患者服用复方鱼腥草合剂后出现胃灼感、心悸、口干、手发抖等症状。

【使用注意】　①脾虚大便溏者慎用。②属风寒感冒咽痛，症见恶寒发热、无汗、鼻流清涕者慎用。③虚火喉痹、乳蛾者慎用。④服药期间忌辛辣、油腻、鱼腥食物。

【用法与用量】　口服，1 次 20～30ml，1 日 3 次。小儿酌减或遵医嘱。

参考文献

[1] 江苏新医学院. 中药大辞典[M]. 上海：上海人民出版社，1975：1439.
[2] 游思湘，符晨星，瞿俊勇，等. 复方鱼腥草制剂的体外抑菌及耐药抑制作用研究[J]. 中国兽医杂志，2014，50（11）：63-66.
[3] 李莹，秦献辉，李旭东，等. 复方鱼腥草胶囊抗炎作用及机制实验研究[J]. 沈阳药科大学学报，2004，21（5）：371-373+388.
[4] 于海瑞，刘力群，王勇，等. 复方鱼腥草糖浆的药理研究及分析[J]. 黑龙江医药，2012，25（2）：277-278.
[5] 冯平安，叶寿山，韩传环，等. 复方鱼腥草滴丸解热抗炎作用实验研究[J]. 安徽教育学院学报，2002，20（6）：66-68.
[6] 刘潇，代金珠，张伟. 复方鱼腥草糖浆治疗儿童疱疹性咽峡炎的疗效分析[J]. 中国处方药，2017，15（12）：109-110.
[7] 王丽，陈海霞，耿海芹，等. 注射用单磷酸阿糖腺苷联合复方鱼腥草糖浆治疗疱疹性咽峡炎疗效观察[J]. 中国处方药，2019，17（3）：83-84.
[8] 李泳文. 复方鱼腥草糖浆联合罗红霉素治疗儿童急性咽炎的临床研究[J]. 现代药物与临床，2018，33（9）：2303-2306.
[9] 骆志辉. 复方鱼腥草合剂联合头孢丙烯治疗儿童支气管肺炎的临床观察[J]. 中外医学研究，2011，9（14）：44-45.
[10] 郭倩梅. 复方鱼腥草治疗流行性腮腺炎疗效观察[J]. 中原医刊，2003，30（13）：39-40.

（江西中医药大学附属医院　刘英连、徐丽静）

板蓝根颗粒（注射液）

【药物组成】　板蓝根。

【处方来源】　研制方。《中国药典》（2015 年版）。

【功能与主治】　清热解毒，凉血利咽。用于肺胃热盛所致的咽喉肿痛、口咽干燥，急性扁桃体炎见上述证候者。

【药效】　主要药效如下[1-7]：

1. 抗菌、抗病毒　一些细菌和病毒，如金黄色葡萄球菌容易在口腔内繁殖，引起小儿口腔内唾液分泌出现障碍，导致疼痛，是小儿口疮的发病机制之一。板蓝根含靛苷，对一些细菌，如枯草杆菌、金黄色葡萄球菌、痢疾杆菌等有一定的抑制作用，其机制可能是存在黏附素或受体，从而能封闭宿主细胞上的细菌受体而阻止细菌感染。板蓝根中低极性成分如生物碱和有机酸类对流感病毒、肝炎病毒、单纯疱疹病毒有一定的抑制作用。

2. 增强免疫功能　机体免疫功能下降也是引起小儿口疮的病因之一。实验证明，板蓝根多糖能明显增加白细胞总数及淋巴细胞数，促进红细胞免疫系统的功能，诱导体内淋巴细胞转化，增强脾脏中自然杀伤细胞的活性。板蓝根对特异性免疫、非特异性免疫、体液免疫及细胞免疫均起一定促进作用。

3. 解热　发热是小儿口疮的临床表现之一。内毒素是由细菌产生的能引起恒温动物体温异常升高的致热物质。现代药理研究表明，板蓝根水煎液具有抗大肠杆菌内毒素作用。板蓝根颗粒中有机酸类化学成分，能清除人体内的毒素和过氧化自由基，从而避免人体体温的不正常升温，避免发热现象的发生，保护机体不受高热的伤害。

【临床应用】　主要用于小儿疱疹性咽炎、小儿急性上呼吸道感染、小儿流行性感冒等。

1. 小儿疱疹性咽炎[8]　是柯萨奇 A 组病毒所致，好发于夏秋季，常见于婴幼儿，临床特征为骤起高热伴有咽喉痛、头痛、厌食，并常有颈腹和四肢疼痛，可见患儿上腭、口腔黏膜、咽后壁、扁桃体等黏膜处出现灰白色小疱疹，周围绕以红晕，1～2 天内疱疹破溃形成溃疡。板蓝根不仅能有效杀死体内病原体，还能增加机体抵抗力，使机体恢复免疫力。应用板蓝根注射液治疗小儿疱疹性咽炎有较好的临床效果，患者临床症状、体征得到明显好转，显效率明显高于利巴韦林注射液。

2. 小儿急性上呼吸道感染[9]　本品可用于因火毒炽盛，上灼于咽而致的上呼吸道感染，症见咽部红肿、疼痛、发热，舌红苔黄，脉数。板蓝根颗粒能够有效改善小儿急性上呼吸道感染局部症状，如鼻塞、流涕、打喷嚏、干咳、咽部不适等基本消失，临床有效率显著提高。

3. 小儿流行性感冒[10]　流行性感冒常突然起病，临床表现为畏寒高热，多伴头痛、全身肌肉关节酸痛、极度乏力、食欲减退等，常有咽喉痛、干咳，可有鼻塞、流涕、胸骨后不适，颜面潮红，眼结膜外眦轻度充血。板蓝根颗粒对病毒引起的流行性感冒有非常显著的作用，能够改善流行性感冒表现的发热、咽痛、流涕等症状。

【不良反应】　个别患者服用板蓝根颗粒后出现胃灼感、心悸、口干、手发抖等症状。

【使用注意】　①不宜在服药期间同时服用滋补性中药。②扁桃体有化脓或发热体温超过 38.5℃的患者应去医院就诊。③阴虚火旺者慎用。④服药期间忌食辛辣、油腻食物。⑤脾胃虚弱者慎用。

【用法与用量】　颗粒，开水冲服，1 次 5～10g，1 日 3～4 次。注射液，肌内注射，1 次 2ml，1 日 1 次。小儿酌减或遵医嘱。

参考文献

[1] 陈凯，窦月，陈智，等. 板蓝根抗病毒与抗内毒素等清热解毒药效作用及化学基础研究进展[J]. 中国实验方剂学杂志，2011，17（18）：275-278.

[2] 孙巍. 板蓝根的化学成分和药理作用综述[J]. 中国医药指南，2014，12（9）：35-36.

[3] 许雪燕，周鹏. 板蓝根的药理作用及临床应用[J]. 海峡药学，2014，26（8）：33-35.
[4] 陈庆. 板蓝根药理作用与临床应用[J]. 中国药事，2009，23（6）：607-608.
[5] 郑汝，梁锦丽. 板蓝根不同提取部位抗菌活性的实验性研究[J]. 海峡药学，2010，22（4）：32-34.
[6] 董向楠，周彤，霍洪楠，等. 板蓝根提取物对小鼠免疫功能的影响[J]. 中国微生态学杂志，2013，25（4）：384-386.
[7] 潘慧清，朱平，魏学明，等. 概述板蓝根的研究进展[J]. 中国医药指南，2018，16（30）：22-24.
[8] 黄凯旋. 板蓝根注射液加口服中药治疗小儿疱疹性咽炎效果观察[J]. 卫生职业教育，2011，29（17）：151.
[9] 张小智. 潘生丁与板蓝根治疗小儿急性上呼吸道感染的疗效对比[J]. 右江医学，2011，39（6）：781.
[10] 丁成福. 板蓝根颗粒治疗流行性感冒作用研究[J]. 中国民族民间医学，2011，20（15）：47.

（江西中医药大学附属医院 刘英连、徐丽静）

双黄连口服液

【药物组成】 金银花、黄芩、连翘。

【处方来源】 研制方。《中国药典》(2015 年版)。

【功能与主治】 疏风解表，清热解毒。用于风热感冒，症见发热，咳嗽，咽痛。

【药效】 主要药效如下[1]：

1. 抗菌、抗病毒 机体菌群失调、病毒感染，皆是引起小儿口疮的病因。现代药理学实验研究发现，双黄连制剂具有抗病毒、抗解脲衣原体、增强免疫功能等活性，对肺炎克雷伯菌、表皮葡萄球菌、β-溶血性链球菌、粪产碱杆菌、宋氏志贺菌、弗氏柠檬酸杆菌等具有抑制作用。

2. 抗过敏 双黄连制剂能降低毛细血管的通透性，减少渗出，具有抗过敏的作用。

3. 抗炎、解热 发热是小儿口疮的临床表现之一。实验结果表明，双黄连口服液对蛋清所致的大鼠非特异性关节炎具有显著的抑制作用。

4. 增强细胞免疫 机体的免疫功能下降也是引起小儿口疮的病因之一。双黄连口服液可增强机体产生干扰素的能力，显著增强细胞免疫和体液免疫。

【临床应用】 主要用于小儿口腔炎、小儿上呼吸道感染、小儿流行性腮腺炎等。

1. 小儿口腔炎[2] 双黄连口服液能治疗热毒壅盛引起的口腔炎。口腔炎起病时发热，口腔各部位均可发生，常见于唇内、舌及颊黏膜等处，可蔓延到唇和咽喉部。初起黏膜充血、水肿，可有疱疹，后发生大小不等的糜烂或溃疡。双黄连口服液能够改善口腔炎表现的发热、咽痛、口腔溃疡、疱疹等症状。

2. 小儿上呼吸道感染[3] 外感风热所致的上呼吸道感染，症见发热、微恶风、汗泄不畅、头胀痛、鼻塞、流黄浊涕、咳嗽，舌红苔薄黄，脉浮数；包括普通感冒、病毒性咽炎、喉炎、疱疹性咽峡炎、咽结膜热、细菌性咽-扁桃体炎等疾病。双黄连口服液能够改善病毒性咽炎、喉炎、疱疹性咽峡炎、咽结膜热、细菌性咽-扁桃体炎等疾病所表现的发热、咳嗽流涕、头痛、咽痛等症状。

3. 小儿流行性腮腺炎[4] 流行性腮腺炎起病大多较急，无前驱症状，有发热、畏寒、头痛、肌痛、咽痛、食欲不佳、恶心、呕吐、全身不适等，数小时腮腺肿痛，逐渐明显，体温可达 39℃以上。双黄连口服液治疗小儿流行性腮腺炎退热快，腮腺肿胀消退早。

【不良反应】 个别患者服用双黄连口服液后出现皮疹、恶心、呕吐、腹泻、胸闷、头晕、心悸等症状。

【使用注意】 ①不宜在服药期间同时服用滋补性中药。②风寒感冒者不适用。③脾虚便溏者应在医师指导下服用。④发热体温超过38.5℃的患者，应去医院就诊。⑤饮食宜清淡，忌食辛辣食物。

【用法与用量】 口服，1次10～20ml，1日3次。小儿酌减或遵医嘱。

参考文献

[1] 侯莹. 双黄连口服液抗大鼠非特异性炎症作用的研究[J]. 黑龙江医药，2013，26（4）：614-616.
[2] 徐汉文. 双黄连口服液治疗口腔炎的临床研究[J]. 河北医学，2001，7（3）：218-220.
[3] 李霞. 双黄连口服液治疗小儿上呼吸道感染疗效观察[J]. 现代中西医结合杂志，2004，13（20）：2710-2711.
[4] 徐广波，王志刚. 双黄连口服液治疗流行性腮腺炎28例疗效观察[J]. 时珍国医国药，2003，14（8）：462.

（江西中医药大学 陈兰英、尹 力）

小儿豉翘清热颗粒

【药物组成】 连翘、淡豆豉、薄荷、荆芥、栀子、大黄、青蒿、赤芍、槟榔、厚朴、黄芩、半夏、柴胡、甘草。

【处方来源】 研制方。国药准字Z20050154。

【功能与主治】 疏风解表，清热导滞。用于小儿风热感冒夹滞证，症见发热咳嗽，鼻塞流涕，咽红肿痛，纳呆口渴，脘腹胀满，便秘或大便酸臭，溲黄等。

【药效】 主要药效如下[1, 2]：

1. 抗菌 小儿抵抗外界细菌的能力较差，一旦细菌进入口腔，从而产生口疮。本品对金黄色葡萄球菌、大肠杆菌、绿脓杆菌、肺炎双球菌等多种细菌有抑制作用。

2. 抗炎 口腔溃疡后多种病毒可引起体内单核细胞分泌IL-6、TNF-α等细胞因子增多，从而出现炎性细胞浸润，使组织造成损伤。小儿豉翘清热颗粒可调节患儿血清IL-6、IL-10、TNF-α、INF-γ等细胞因子水平，提示其可能具有抗炎等作用。

【临床应用】 主要用于小儿疱疹性咽峡炎、小儿急性上呼吸道感染、小儿手足口病等。

1. 小儿疱疹性咽峡炎[1, 3, 4] 疱疹性咽峡炎是小儿常见的上呼吸道感染性疾病，主要病原有柯萨奇A组病毒、柯萨奇B组病毒等，夏秋季多见。小儿豉翘清热颗粒无论单用还是与利巴韦林合用，在体温恢复正常、流涎停止、疱疹愈合、血常规恢复方面均优于单用利巴韦林。

2. 小儿急性上呼吸道感染[2, 5, 6] 小儿急性上呼吸道感染以病毒感染居多，发热成为就诊的主要原因，且易出现呕吐、厌食、腹胀等胃肠道症状。小儿豉翘清热颗粒具有疏风清热、消食导滞功效，进而可以缩短完全退热时间，促使感冒快速痊愈，在清热、消炎、抗病毒的同时，能够调理胃肠、增强免疫力，显著改善病毒性上呼吸道感染患儿发热等临床症状。

3. 小儿手足口病[7-9] 手足口病（HFMD）是一种肠道病毒引起的儿科常见传染病，以婴幼儿发病为主，以6个月至7岁儿童易患。个别重症患儿可死亡。主要表现为发热、手足皮肤皮疹或疱疹与口腔黏膜病损，少数病例可出现脑膜炎、脑炎、脑脊髓炎、肺水肿、循环障碍等。小儿豉翘清热颗粒用于治疗手足口病具有明显疗效，能有效减少退热时间、皮疹消退时间，且在使用利巴韦林抗病毒治疗的基础上，联合小儿豉翘清热颗粒治疗，患儿的症状改善更为明显，在用药 1.5 天内患儿开始退热，同时皮肤黏膜损伤消退更为迅速。患儿治疗后炎症指标均显著下降，且无明显并发症发生。

【不良反应】 尚不明确。

【使用注意】 服药期间忌辛辣、厚味食物。

【用法与用量】 开水冲服，6 个月至 1 岁 1 次 1～2g，1～3 岁 1 次 2～3g，4～6 岁 1 次 3～4g，7～9 岁 1 次 4～5g，10 岁以上 1 次 6g，1 日 3 次。或遵医嘱。

参考文献

[1] 赵长江. 小儿豉翘清热颗粒联合开喉剑治疗疱疹性咽峡炎[J]. 光明中医，2017，32（6）：845-847.
[2] 袁丹，谢辉辉，汪受传，等. 小儿豉翘清热颗粒治疗急性上呼吸道感染临床疗效的 Meta 分析[J]. 中华中医药杂志，2016，31（1）：89-92.
[3] 谢丹，严洁，魏菊红. 小儿豉翘清热颗粒对比利巴韦林治疗疱疹性咽峡炎的 Meta 分析[J]. 药物评价研究，2018，41（11）：169-175.
[4] 马平. 小儿豉翘清热颗粒联合利巴韦林喷剂治疗儿童疱疹性咽峡炎疗效观察[J]. 母婴世界，2016，（5）：92.
[5] 丁樱，闫永彬，吴力群，等. 小儿豉翘清热颗粒治疗病毒性上呼吸道感染患儿的临床效果分析[J]. 中华医院感染学杂志，2014，（20）：5145-5146.
[6] 江儒文，龙允杰，余德钊，等. 小儿豉翘清热颗粒治疗急性上呼吸道感染（外感风热证）临床研究[J]. 中国中医急症，2011，2024（4）：523.
[7] 周永新. 小儿豉翘清热颗粒联合蒲地蓝消炎口服液治疗手足口病疗效观察[J]. 现代中西医结合杂志，2013，22（8）：831-833.
[8] 吴学勤，孙丹凤，冯俊杰. 小儿豉翘清热颗粒辅助治疗小儿手足口病的疗效观察[J]. 中药材，2016，39（10）：2376-2378.
[9] 王隆，刘静. 小儿豉翘清热颗粒治疗手足口病 75 例临床观察[J]. 现代中西医结合，2010，19（32）：4160.

（江西中医药大学　陈兰英、尹　力）

二、清热泻火类

功劳去火片

【药物组成】 功劳木、黄芩、黄柏、栀子。

【处方来源】 研制方。《中国药典》（2015 年版）。

【功能与主治】 清热开音。用于风热犯肺引起的失音声哑；风热犯肺引起的急性咽炎，症见咽痛、咽干灼热、咽黏膜充血等。

【药效】 主要药效如下：

1. 解热　发热是小儿口疮的临床表现之一，功劳去火片具有退热作用。

2. 调节免疫　机体免疫功能下降，细菌增殖活跃，菌群关系失调，是引起本病的原因之一，功劳去火片具有调节免疫作用。

3. 修复受损皮肤黏膜　小儿口腔黏膜受损，功劳去火片能减低因机体炎症反应对受损黏膜的进一步损害，提高机体对病原体的抵抗力。

【临床应用】 主要用于小儿急性咽炎等。

小儿急性咽炎[1]　功劳去火片能治疗火毒湿热蒸腾，上灼于咽而致的急性咽炎。症见咽部疼痛，吞咽不利，咽黏膜红肿，痰黄，咯吐不利，大便秘结，小便黄，舌质红，苔黄。

功劳去火片治疗急性咽炎，能够改善急性咽炎表现的咽部红肿、发热、疼痛等症状。用药5天后，咽部局部反应明显缓解。

【不良反应】 个别患者服用功劳去火片后出现恶心、呕吐、腹泻、皮疹等症状。

【使用注意】 本品仅适用于实热火毒、三焦热盛之证，虚寒者慎用。

【用法与用量】 口服，1次3片，1日3次。小儿酌减或遵医嘱。

参考文献

[1] 万凤伟，孙玉杰，张晓莉，等. 功劳去火片治疗急性咽炎100例临床观察[J]. 医学信息，2011，24（4）：2044.

（江西中医药大学附属医院　徐丽静，深圳市中医院　喻闽凤）

小儿化毒散

【药物组成】 牛黄、珍珠、雄黄、大黄、黄连、甘草、天花粉、川贝母、赤芍、乳香（制）、没药（制）、冰片、甘草。

【处方来源】 研制方。国药准字Z14021259。

【功能与主治】 清热解毒，活血消肿。用于热毒内蕴，毒邪未尽所致的口疮肿痛、疮疡溃烂、烦躁口渴、大便秘结。

【药效】 主要药效如下[1]：

1. 促进创口愈合　现代药理研究表明，小儿化毒散对口腔黏膜、皮肤能发挥修复功能，产生屏障防御作用，从而促进创口愈合。

2. 提高防御力及缓解外界不良刺激　本品可通过提高防御力及缓解外界不良刺激两种机制保护患儿口腔黏膜，对受损部分进行有效修复。

【临床应用】 主要用于小儿口腔溃疡、小儿手足口病、小儿急性化脓性扁桃体炎和小儿急性上呼吸道感染等。

1. 小儿口腔溃疡[2, 3]　本品可适用于小儿积热上熏口舌所致的口腔溃疡，症见口腔溃疡、周围红赤、灼热疼痛、口臭流涎、饮食困难、发热、烦躁、大便干燥、小便短赤，舌红苔黄，脉滑数。小儿化毒散治疗口腔溃疡有很好的疗效，对皮肤黏膜受损有一定的修复作用，能够使口腔溃疡疼痛迅速消失、溃疡面很快愈合，尽快减轻患儿痛苦，从而促进病情恢复。

2. 小儿手足口病[4]　手足口病是由肠道病毒引起的传染病，以柯萨奇病毒A16型（Cox A16）和肠道病毒71型（EV71）最为常见。多发于5岁以下儿童，表现为口痛、厌食、低热，手、足、口等部位出现小疱疹。临床上将手足口病患儿在西医抗炎、抗病毒等对症治疗的基础上予小儿化毒散辅助治疗，能有效改善患儿的临床症状，提高临床疗效。患儿的血清 C-反应蛋白（CRP）、血象及体温恢复正常所需时间，相关部位皮疹完全消退时间均短于单纯西医治疗，小儿化毒散有助促进患儿局部症状改善。

3. 小儿急性化脓性扁桃体炎[5]　本品可治疗由邪热上冲咽喉所致的急性化脓性扁桃体炎，症见壮热、头疼、烦躁、小便少而赤、大便干结、局部黏膜充血严重、口臭。小儿化毒散在治疗儿童急性化脓性扁桃体炎方面疗效确切，患者体温恢复、脓点吸收、咽痛消失及血常规白细胞计数恢复正常的时间均明显缩短。本品可通过提高防御力及缓解外界不良刺激两种机制保护患儿口腔黏膜，对其受损部分进行有效修复。

4. 小儿急性上呼吸道感染[6]　急性上呼吸道感染多由病毒感染引起，造成机体抵抗力下降，中医学以感受风邪为主，儿童卫气不足、调护失宜、肌表失疏、肺气失宣为发病诱因，出现夹痰、夹滞、夹惊的兼夹证；寒随热化为高热，热盛时容易引起惊厥，易因食滞引起吐泻等胃肠证候。小儿化毒散治疗急性上呼吸道感染有良好的治疗作用，在解除临床症状及缩短病程，特别是对发热、鼻塞咳嗽、咽红肿痛、扁桃体肿大等有明显疗效。

【不良反应】　尚不明确。

【使用注意】　①肺胃阴虚喉痹者慎用。②阴虚火旺，虚火上炎致口疮者慎用。③脾胃虚弱、体质弱者慎用。④本品含有雄黄，不宜过量久用。⑤饮食宜清淡，忌辛辣、油腻食物。⑥发热体温超过 38.5℃的患者，应去医院就诊。

【用法与用量】　口服，1 次 0.6g，1 日 1～2 次；3 岁以内小儿酌减。外用，敷于患处。

参考文献

[1] 肖飞，赵厚睿，向希雄，等. 小儿化毒散临床应用探讨[J]. 世界中医药，2015，10（11）：1806-1807.
[2] 魁艳凤. 小儿化毒散治疗小儿手足口病口腔溃疡 67 例疗效观察[J]. 齐齐哈尔医学院学报，2011，32（1）：89.
[3] 赵浩堂，张璇，陈庆梅，等. 小儿化毒散治疗小儿口腔溃疡 78 例的疗效观察[J]. 世界中医药，2016，11（4）：653-655.
[4] 王旭琴，王华萍，赵青青. 小儿化毒散辅助治疗手足口病 48 例临床疗效观察与护理体会[J]. 新中医，2015，47（12）：263-265.
[5] 刘娥，姚如永. 小儿化毒散治疗儿童急性化脓性扁桃体炎临床分析[J]. 泰山医学院学报，2015，36（10）：1114-1115.
[6] 王炳征，赵亚斌，张艳红，等. 小儿化毒散佐治小儿急性上呼吸道感染的疗效观察[J]. 山西医药杂志，2016，45（24）：2933-2935.

（江西中医药大学　陈兰英、尹　力）

三、清心开窍镇惊类

导赤散

【药物组成】　甘草、生地黄、木通、淡竹叶。

【处方来源】　北宋·钱乙《小儿药证直诀》。

【功能与主治】　清心养阴，利水通淋。用于心胸烦热，口渴面赤，意欲冷饮，口舌生疮；或心热移于小肠，小便赤涩刺痛，舌红，脉数。

【药效】　主要药效如下[1-4]：

1. 抗氧化　现代药理研究发现，口腔溃疡的发病与氧化损伤有关，其中丙二醛增高可导致细胞结构损伤、通透性增高、细胞内环境紊乱及能量代谢障碍，最终导致细胞水肿、破损或溶解。而外周血超氧化物歧化酶、谷胱甘肽过氧化物酶作为人体的抗氧化防御系统在清除有害氧自由基和改善微循环方面发挥着重要作用。尹崇志等发现，加味导赤散联合维生素 B_{12} 可上调外周血超氧化物歧化酶、谷胱甘肽过氧化物酶水平，进而清除丙二醛等自由基，促进口腔溃疡的修复。加味导赤散治疗小儿口疮的机制见图 17-1。

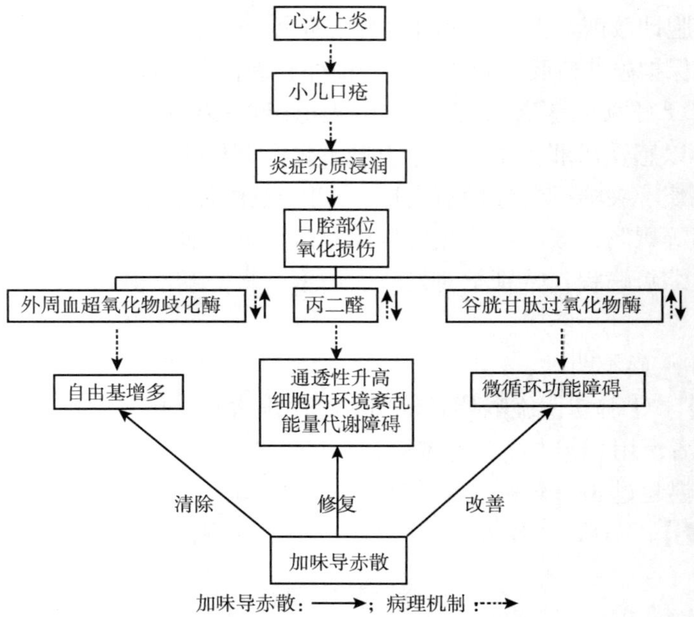

图 17-1　加味导赤散治疗小儿口疮的机制

2. 抗炎　IL-6、TNF-α 均是较为重要的炎性因子，其与口腔溃疡的发病过程也有关。加味导赤散能降低复发性口腔溃疡大鼠 IL-6、TNF-α 水平。

3. 增强免疫　近年来研究表明，复发性口腔溃疡是一种自身免疫性疾病。实验证明，T 淋巴细胞亚群的数量和功能异常可以引起溃疡病发生，提示患者复发性口腔溃疡的发生与细胞免疫功能下降和 T 淋巴细胞亚群失衡可能具有一定的相关性。加味导赤散联合维生素 B_{12} 能有效改善大鼠复发性口腔溃疡模型 T 淋巴细胞亚群失衡，纠正免疫功能紊乱。

【临床应用】　主要用于小儿口疮、儿童反复呼吸道感染、手足口病、小儿夜惊等。

1. 小儿口疮[5-7]　本品适用于治疗心火上炎型小儿口疮，症见舌上舌边溃烂、色赤疼痛、饮食困难、心烦不安、口干欲饮、小便短黄、舌尖红、苔薄黄。导赤散治疗心炎上炎型口疮同牛黄解毒片相比，临床疗效好，疗程短。

2. 儿童反复呼吸道感染[8]　本品适用于治疗儿童反复呼吸道感染，临床上加味导赤散治疗儿童反复呼吸道感染效果较好。

3. 手足口病[9, 10]　本品适用于治疗手足口病，临床表现以发热，手、足、口、臀、双下肢等部位出现斑丘疹、疱疹及溃疡等为主。导赤散加减方治疗小儿手足口病，无论是退热、口手足溃疡、疱疹愈合均优于西医常规治疗。导赤散联合利巴韦林治疗手足口病可有效降低血清炎症因子水平，改善患儿的免疫状态，缩短病程，提高临床疗效。

4. 小儿夜惊[11]　本品适用于治疗小儿夜惊，夜惊是常见的小儿睡眠障碍性疾病，常表现为夜间惊醒，恐惧的自主神经症状和行为改变，主要特征是突然惊叫、哭吵、恐惧、躁动不安，甚至下床走动，其间可有呼吸、心率增快，每次发作 1～10 分钟不等，发作后正常入眠，且醒后不能回想。加味导赤散配合涌泉穴位贴敷对儿童夜惊的治疗效果明显。

【不良反应】 尚不明确。

【使用注意】 ①脾虚便溏者慎用。②服药期间忌食辛辣、油腻食物。③用本品治疗口腔炎、口腔溃疡时，可配合使用外用药。

【用法与用量】 水煎服，日服 1 剂，重者可日夜各服 1 剂，1 剂 9g。应在医师指导下服用。

参 考 文 献

[1] 尹崇志，聂敏海. 加味导赤散与维生素 B_{12} 对大鼠口腔溃疡血清 IL-6 及 TNF-α 水平影响分析[J]. 重庆医学，2017，46（23）：3192-3194.

[2] 邹玉红，杨静，陈春华. 复发性口腔溃疡患者血清中 TNF-α、IL-2，6 与免疫功能的相关性[J]. 海南医学院学报，2015，21（9）：1299-1301.

[3] 李婧，武云霞，管翠强，等. 加味导赤散与维生素 B_{12} 联合灌胃对大鼠复发性口腔溃疡模型外周血 T 淋巴细胞亚群的影响[J]. 山西医科大学学报，2014，45（7）：573-575.

[4] 管翠强，武云霞，郭洪波，等. 加味导赤散与维生素 B_{12} 联合治疗 ROU 的动物实验研究[J]. 临床口腔医学杂志，2014，30（7）：404-406.

[5] 张妍，杨丽霞，李乃庚. 加味导赤散治疗小儿口疮心脾积热证 32 例观察[J]. 实用中医药杂志，2014，30（11）：1013-1014.

[6] 张晓霞. 加味导赤散治疗口疮 98 例临床观察[J]. 中国临床研究，2012，25（1）：75.

[7] 周汉光. 导赤散治疗复发性口腔溃疡 76 例[J]. 湖北中医杂志，2009，31（10）：32.

[8] 刘鉴. 加味导赤散治疗儿童反复呼吸道感染 30 例[J]. 陕西中医，2011，32（11）：1460.

[9] 刘宇，卢薇，刘丽娅. 导赤散加减方治疗小儿手足口病 80 例观察[J]. 实用中医药杂志，2007，23（1）：10.

[10] 杨洁，钟玉苑，吴颖仪. 导赤散联合利巴韦林治疗小儿手足口病的疗效及对血清 PCT、IL-6 水平的影响[J]. 辽宁中医杂志，2019，46（8）：1642-1644.

[11] 唐莉，杨佳妙，邵征洋. 加味导赤散配合涌泉穴位贴敷治疗小儿夜惊疗效观察[J]. 浙江中西医结合杂志，2019，29（1）：66-67.

（江西中医药大学　陈兰英、尹　力）

四、通腑泻热类

黄连上清丸

【药物组成】 黄连、栀子（姜制）、连翘、蔓荆子（炒）、防风、荆芥穗、白芷、黄芩、菊花、薄荷、酒大黄、黄柏（酒炒）、桔梗、川芎、石膏、旋覆花、甘草。

【处方来源】 明·龚廷贤《万病回春》。《中国药典》（2015 年版）。

【功能与主治】 清风清热，泻火止痛。用于风热上攻、肺胃热盛所致的头晕目眩、暴发火眼、牙齿疼痛、口舌生疮、咽喉肿痛、耳痛耳鸣、大便秘结、小便短赤。

【药效】 主要药效如下[1, 2]：

1. *抗菌* 当机体抵抗力减弱时，或由于各种原因引起免疫功能下降时，原来正常寄居菌或致病力很低的细菌可能侵入人体而引起感染。黄连上清丸有明显的抑菌作用，尤其对枯草芽孢杆菌和金黄色葡萄球菌敏感。

2. *镇痛* 细菌、病毒可引起口腔黏膜局限性溃疡损伤从而引起疼痛，黄连上清丸对细菌、病毒、真菌具有不同的抑制作用，从而达到镇痛的目的。

【临床应用】 主要用于小儿复发性口腔溃疡、小儿急性扁桃体炎等。

1. 小儿复发性口腔溃疡[2, 3] 本品可治疗由上焦内热导致的复发性口腔溃疡，症见牙龈肿痛，口舌生疮，咽喉红肿，耳痛耳鸣，暴发火眼，大便干燥，小便黄赤。口腔溃疡的主要症状有口腔疼痛，发热等。黄连上清丸联合金施尔康治疗复发性口腔溃疡能有效缓解口腔溃疡的症状，并促进恢复。

2. 小儿急性扁桃体炎[4] 本品适用于治疗小儿急性扁桃体炎，小儿急性扁桃体炎是临床上最常见的疾病之一，原发性的扁桃体炎一般由细菌引起。急性扁桃体炎反复发作而引起细菌或病毒滋生感染，渐演变成慢性炎症。黄连上清丸联合抗生素治疗小儿急性扁桃体炎，在改善症状及退热方面优于单独使用抗生素。

【不良反应】 个别患者服用黄连上清丸后出现皮肤瘙痒、皮疹、腹泻等症状。

【使用注意】 ①脾胃虚寒者禁用。②阴虚火旺者禁用。③服用期间忌食辛辣、油腻食物。

【用法与用量】 口服，小蜜丸 1 次 6～12g，大蜜丸 1 次 1～2 丸，1 日 2 次。小儿酌减或遵医嘱。

参考文献

[1] 王仁荣，姚杰良，华伟，等. 雷尼替丁黄连上清丸联合治疗复发性口腔溃疡 48 例临床观察[J]. 川北医学院学报，2003，（2）：24.

[2] 徐青青，邓卓航. 黄连上清丸联合金施尔康治疗复发性口腔溃疡临床疗效[J]. 天津药学，2015，27（5）：54.

[3] 何丽婷. 黄连上清丸联合金施尔康治疗复发性口腔溃疡疗效[J]. 全科口腔医学电子杂志，2019，（28）：64.

[4] 尹小军. 黄连上清丸联合抗生素治疗小儿急性扁桃体炎 30 例临床观察[J]. 中华临床医学杂志，2006，（2）：73.

（江西中医药大学附属医院 刘英连，深圳市中医院 喻闽凤）

黄栀花口服液

【药物组成】 黄芩、金银花、大黄、栀子。

【处方来源】 研制方。国药准字 Z22025704。

【功能与主治】 清肺泻热。用于小儿外感热证，症见发热、头痛、咽赤肿痛、心烦、口渴、大便干结、小便短赤等；小儿急性上呼吸道感染见上述证候者。

【药效】 主要药效如下[1, 2]：

1. 抗菌、抗病毒 小儿口疮是由各类细菌、流感病毒、疱疹病毒等引起的口腔炎症性感染。黄栀花口服液主要成分为黄芩、金银花、大黄、栀子等，研究发现对多种致病菌及流感病毒、疱疹病毒等有抑制作用。

2. 退热 炎症介质的释放使得中枢环磷酸腺苷（cAMP）水平上升，患儿体温升高，黄栀花口服液可使感染性发热动物体温调节中枢 cAMP 水平下降，降低中枢神经介质 PGE 水平，减少 NO、IL-6、TNF-α 和 PGE_2 炎症介质的释放，具有明显的解热、镇痛、抗炎作用。

3. 镇静 黄栀花口服液中环烯醚萜苷有一定镇静、抗惊厥作用。

【临床应用】 主要用于小儿疱疹性咽峡炎、小儿手足口病、小儿急性化脓性扁桃体炎、小儿上呼吸道感染、小儿外感发热等。

1. 小儿疱疹性咽峡炎[3]　本品用于治疗小儿外感风热所致的疱疹性咽峡炎，症见发热、咳嗽、鼻塞、流涕、头晕、头疼、咽赤肿痛、心烦、口渴、大便干结、小便短赤；黄栀花口服液能够改善病毒性咽峡炎所致的发热、咳嗽，可使体温恢复正常，咽峡部疱疹及溃疡大部分消失、血象接近正常，对治疗外感高热患儿也有一定疗效。

2. 小儿手足口病[4, 5]　本品适用于治疗小儿手足口病。小儿手足口病是由多种肠道病毒感染引起的一种常见的急性传染病，其病原以柯萨奇病毒 A16 型（CoxA16）和肠道病毒 71 型（EV71）为多见，以婴幼儿发病为主。临床表现为发热，手、足、口腔等部位皮疹、疱疹或疱疹性咽峡炎等。大多数患儿症状轻微，以发热，手、足、口腔等部位皮疹、疱疹或疱疹性咽峡炎为主要特征。黄栀花口服液治疗手足口病疗效显著，可缩短病程。

3. 小儿急性化脓性扁桃体炎[6]　本品适用于治疗小儿急性化脓性扁桃体炎，临床症状为急性发热，咽痛，扁桃体充血肿大、有脓点，血白细胞总数及中性粒细胞增高等。临床上使用黄栀花口服液治疗小儿急性化脓性扁桃体炎能明显缩短退热时间。

4. 小儿上呼吸道感染[7]　本品适用于治疗小儿上呼吸道感染，临床症状为发热、咳嗽、流涕等及食欲不振、周身不适、恶心、腹痛、便秘、高热惊厥等。黄栀花口服液可减少抗生素使用量，减少抗药性，是治疗小儿上呼吸道感染的理想而有效的中成药。

5. 小儿外感发热[2, 8]　本品用于治疗小儿外感风热，临床表现为发热、恶寒、鼻塞、流涕、打喷嚏、咽部肿痛兼有咳嗽、心烦、口渴、大便干燥、小便黄少、舌红、苔黄、脉浮数。黄栀花口服液能明显改善外感风热证小儿的发热、鼻塞流涕、口渴、大便干燥等症状。

6. 其他[9]　黄栀花口服液还能有效治疗小儿肺炎、流行性腮腺炎等疾病。

【不良反应】　个别患者服用黄栀花口服液后可能出现恶心、呕吐反应。

【使用注意】　本品含有大黄素；脾胃虚寒、脾胃虚弱及大便次数多者慎用。

【用法与用量】　饭后服，2～3 岁 1 次 5ml，4～6 岁 1 次 10ml，7～10 岁 1 次 15ml，11 岁以上 1 次 20ml，1 日 3 次。或遵医嘱。

参 考 文 献

[1] 瞿佐发. 黄芩的药理作用及临床应用[J]. 时珍国医国药，2002，13（5）：316-317.
[2] 肖和印，王素梅，王洪玲，等. 黄栀花口服液治疗小儿外感高热疗效观察[J]. 北京中医药大学学报，1998，21（6）：64.
[3] 牛静，张松青，李培杰，等. 黄栀花口服液治疗疱疹性咽峡炎 66 例[J]. 北京中医药大学学报，2000，23（4）：77.
[4] 姚光. 黄栀花口服液治疗重症手足口病 40 例疗效观察[J]. 中医儿科杂志，2013，9（1）：46-47.
[5] 辛亚男，曲艳杰，王燕. 黄栀花口服液治疗小儿手足口病的疗效观察[J]. 包头医学院学报，2010，26（6）：80-81.
[6] 王志敏，刘玲，王晓燕，等. 黄栀花口服液治疗小儿急性化脓性扁桃体炎[J]. 北京中医药大学学报，1999，22（4）：76-77.
[7] 何晓莲，高慧娟，靳祥，等. 黄栀花口服液治疗小儿上呼吸道感染临床观察[J]. 北京中医药大学学报，1999，22（4）：77.
[8] 兰涛. 黄栀花口服液治疗小儿外感发热 150 例疗效观察[J]. 北京中医药大学学报，2000，23（1）：76.
[9] 李源. 黄栀花口服液在儿科的临床应用[J]. 儿科药学杂志，2005，11（3）：60.

（江西中医药大学　陈兰英、尹　力）

小儿咽扁颗粒

【药物组成】 金银花、射干、金果榄、桔梗、玄参、麦冬、人工牛黄、冰片。

【处方来源】 研制方。《中国药典》(2015年版)。

【功能与主治】 清热利咽，解毒止痛。用于小儿肺卫热盛所致的喉痹、乳蛾，症见咽喉肿痛、咳嗽痰盛、口舌糜烂；急性咽炎、急性扁桃体炎见上述证候者。

【药效】 主要药效如下[1]：

1. 抗炎 口疮患儿的口腔中易浸润炎性细胞，从而分泌炎症介质。小儿咽扁颗粒可改善咽部病理情况，减少上皮层、肌层、腺体层炎性细胞浸润，减少组织水肿的发生，对组织炎性细胞浸润和组织水肿有一定作用，同时能使血清中的炎性反应标志物TNF-α、IL-6、IL-1β水平显著上升，表明小儿咽扁颗粒具有明显的抗炎作用。

2. 抗菌、抗病毒 各种感染均可引起口腔黏膜炎症；致病原多为病毒、真菌和细菌等。本品具有抗菌、抗病毒的双重作用，可抑制炎性递质的释放。

【临床应用】 主要用于小儿疱疹性咽峡炎、小儿急性化脓性扁桃体炎等。

1. 小儿疱疹性咽峡炎[2, 3] 本品用于外感风热，邪客咽部所致的急性咽炎，症见咳嗽，咽部干燥、灼热疼痛，吞咽不利，咽部红肿，伴有发热恶寒，头痛，咳嗽痰黄等。疱疹性咽峡炎是一种急性传染性、发热性疾病，由柯萨奇A组病毒引起，偶尔也可由其他肠道病毒所引起，其特点为疱疹性溃疡性黏膜损害。临床特征为骤起高热伴有咽喉痛、头痛、厌食，并常有颈、腹和四肢疼痛。临床上对疱疹性咽峡炎患儿采用抗生素、雾化吸入等综合治疗联合用小儿咽扁颗粒，可显著减轻其临床症状和缩短体征消退时间，有效治疗疱疹性咽峡炎。

2. 小儿急性化脓性扁桃体炎[4] 本品用于治疗外感风邪，肺卫蕴热，邪客喉核所致的急性扁桃体炎，症见咽部肿痛，吞咽不便，咽喉干燥，有灼热感，喉核红肿，伴有发热恶寒，头痛鼻塞，咳嗽有痰。腭扁桃体急性发炎，多继发于上呼吸道感染等疾病，主要致病菌为乙型溶血性链球菌，临床表现为咽痛、高热，伴不同程度全身不适症状。小儿咽扁颗粒治疗急性扁桃体炎，可显著减轻其临床症状和缩短体征消退时间；采用抗生素、雾化吸入加用小儿咽扁颗粒可有效治疗化脓性扁桃体炎。

【不良反应】 个别患者服用小儿咽扁颗粒后出现轻度头晕、乏力、恶心、上腹不适、口干、食欲缺乏和皮疹等症状。

【使用注意】 糖尿病患儿禁服。

【用法与用量】 开水冲服，1～2岁1次2～4g(无蔗糖)，1日2次；3～5岁1次2～4g(无蔗糖)，1日3次；6～14岁1次4～8g(无蔗糖)，1日2～3次。或遵医嘱。

参 考 文 献

[1] 张可可，陈建新，张芬，等. 小儿咽扁颗粒抗急性咽炎药理作用研究[J]. 世界中医药，2019，14(5)：1158-1162.
[2] 阮宏鹏，王显于，李振华. 小儿咽扁颗粒佐治疱疹性咽峡炎疗效观察[J]. 现代中西医结合杂志，2011，20(23)：2933-2934.
[3] 瞿秋兰，谢艳. 小儿咽扁颗粒治疗儿童急性化脓性扁桃体炎疗效观察[J]. 现代中西医结合杂志，2007，16(25)：3677.
[4] 陈双，单建聪，管丽芬. 小儿咽扁颗粒治疗儿童急性扁桃体炎疗效观察[J]. 家庭医药·就医选药，2018，(7)：192.

(江西中医药大学附属医院 刘英连，深圳市中医院 喻闽凤)

泻黄散

【药物组成】　藿香叶、山栀仁、石膏、甘草、防风。

【处方来源】　宋·钱乙《小儿药证直诀》。

【功能与主治】　泻脾胃伏火。用于脾胃伏火证导致的口疮口臭，烦渴易饥，口燥唇干，舌红脉数；以及脾热弄舌等。

【药效】　主要药效如下[1,2]：

1. *抗病毒*　当口腔黏膜出现循环障碍时，导致代谢功能紊乱、免疫力低下从而诱发口腔内菌群失调，细菌、病毒易大量侵入感染，泻黄散能有效杀死柯萨奇病毒 A16 型，具有抗小儿手足口病作用。

2. *抗炎*　本品具有抗炎作用。

【临床应用】　主要用于小儿口疮、小儿反复上呼吸道感染等。

1. *小儿口疮*[3-5]　口疮以口腔黏膜发生溃疡、糜烂、色红为主症。口疮的发生与多种因素有关，如感染、胃肠功能紊乱所致的 B 族维生素、微量元素缺乏等。泻黄散能有效修复口腔黏膜，治疗小儿口疮疗效好。

2. *小儿反复上呼吸道感染*[6]　小儿因抵抗力低下，常发生反复上呼吸道感染，泻黄散能有效减少发病次数，缩短病程，控制临床症状，疗效好。

【不良反应】　暂不明确。

【使用注意】　服药期间饮食宜清淡，低盐饮食。

【用法与用量】　口服，1 次 3～6g，水一盏，煎至五分，温服清汁。小儿酌减或遵医嘱。

参考文献

[1] 高扬，杨晓荣，慕江然. 加味泻黄散治疗小儿疱疹性咽峡炎（心脾积热型）的临床价值[J]. 临床医学研究与实践，2019，4（23）：113-115.
[2] 李雁. 吴丽萍教授运用清胃散合泻黄散治疗小儿口疮经验[J]. 中医儿科杂志，2012，8（2）：11-13.
[3] 黎家楼. 加味泻黄散治疗小儿脾胃湿热型口疮 42 例[J]. 新中医，2008，40（11）：78.
[4] 李珍. 泻黄散治疗小儿口疮浅议[J]. 江西中医药，2010，41（3）：48.
[5] 李东生. 泻黄散合导赤散联合西医治疗复发性口腔溃疡效果评价[J]. 深圳中西医结合杂志，2019，29（1）：38-39.
[6] 王晋新，周秀梅. 加味泻黄散防治小儿反复呼吸道感染的临床观察[J]. 中国药物与临床，2003，3（6）：517-518.

（江西中医药大学　陈兰英、尹　力）

开喉剑喷雾剂

【药物组成】　八爪金龙、山豆根、蝉蜕、薄荷脑。

【处方来源】　研制方。国药准字 Z20025142。

【功能与主治】　清热解毒，消肿止痛。用于肺胃蕴热所致的咽喉肿痛，口干口苦，牙龈肿痛；以及口腔溃疡、复发性口疮见以上证候者。

【药效】　主要药效如下[1,2]：

1. 抗病毒、抗菌 引起小儿口疮的原因多为细菌或病毒感染，开喉剑喷雾剂对金黄色葡萄球菌等具有一定的抑菌活性，对柯萨奇病毒、腺病毒、流感病毒等也有一定的抑制作用。

2. 解热镇痛 小儿口疮部位有炎性细胞浸润，导致热痛感显著。开喉剑喷雾剂各药味具有一定的镇静、镇痛作用。

3. 免疫调节 小儿免疫力低下，易引起免疫调节失衡，从而容易感染病毒。小儿疱疹性咽峡炎患儿均伴有 $CD4^+$下降、$CD8^+$升高及 $CD4^+/CD8^+$下降等表现。检测外周血炎性细胞时发现，IL-6、IL-8 及 IFN-γ 等炎性因子浓度上升，而 IL-10 浓度下降。开喉剑喷雾剂治疗 7 天后，$CD4^+$、$CD4^+/CD8^+$、IL-10 浓度升高，同时 IgG、IgA、IgM 含量也显著上升，表明本品对免疫功能具有一定的调节作用。

【临床应用】 主要用于小儿疱疹性咽峡炎、小儿急性扁桃体炎等。

1. 小儿疱疹性咽峡炎[1-4] 疱疹性咽峡炎主要由柯萨奇 A 组病毒引起，夏秋季发病率最高。临床表现为骤起高热，伴有咽喉疼痛、拒食、流涎等不适症状，发病 2 天内患儿口腔黏膜出现少量灰白色疱疹，周围绕以红晕，多见于扁桃体前部，也可位于软腭、悬雍垂、舌部等，水疱渐破溃变为浅溃疡。开喉剑喷雾剂能有效地控制患儿疱疹、溃疡，缩短病程。

2. 小儿急性扁桃体炎[5-7] 急性扁桃体炎是上呼吸道感染的一部分，可并发风湿热、急性肾炎、败血症等，若反复发作可转为慢性扁桃体炎。开喉剑喷雾剂治疗小儿急性化脓性扁桃体炎疗效明显，能改善患者的临床症状和体征，患儿退热时间、咽痛消失时间、脓性分泌物消失时间、扁桃体肿大消失时间及血象恢复时间均显著缩短；治疗 3 个疗程后，患儿体温、咽痛、扁桃体化脓及扁桃体肿大等主要症状均显著减轻，C 反应蛋白、白细胞计数、中性粒细胞百分数均明显下降。

【不良反应】 尚不明确。

【使用注意】 孕妇禁用。

【用法与用量】 喷患处，每次适量，1 日 3～4 次。小儿酌减或遵医嘱。

参 考 文 献

[1] 李红，鄢素琪，邓玉萍，等. 喜炎平注射液联合开喉剑喷雾剂治疗小儿疱疹性咽峡炎疗效观察[J]. 中国医院药学杂志，2014，34（11）：923-926.

[2] 胡定国，黄振塔，叶纪拓，等. 单磷酸阿糖腺苷针结合开喉剑喷雾剂治疗儿童疱疹性咽峡炎前瞻性研究[J]. 中国中西医结合耳鼻咽喉科杂志，2015，23（3）：182-185.

[3] 王晓瑜，辜艳. 开喉剑喷雾剂（儿童型）治疗疱疹性咽峡炎疗效观察[J]. 中国现代药物应用，2011，23（14）：23-24.

[4] 黄少玲. 开喉剑喷雾剂联合热毒宁注射液治疗疱疹性咽峡炎的疗效观察[J]. 中国临床新医学，2014，7（10）：932-935.

[5] 闫俊华，杨勇. 开喉剑喷雾剂局部用药治疗儿童急性扁桃体炎 50 例[J]. 山东医药，2013，53（48）：98-99.

[6] 路鸣，檀满祥，江龙. 开喉剑喷雾剂治疗小儿急性化脓性扁桃体炎的临床疗效[J]. 中国生化药物杂志，2017，37（1）：113-115.

[7] 周慧. 开喉剑喷雾剂（儿童型）治疗儿童急性喉炎的有效性和安全性评价[J]. 现代医药卫生，2013，29（11）：1645.

（江西中医药大学 陈兰英、尹 力）

第十八章

小儿食积中成药名方

第一节 概　述

一、概　念[1-4]

食积（food retention），又称积滞，是因喂养不当，内伤乳食，停积胃肠所引起的一种小儿常见的消化系统疾病，食积可分为伤乳和伤食。临床以不主动进食，腹胀嗳腐，大便或干或稀等为特征。本病一年四季皆可发生，夏秋季节发病率较高。小儿各年龄组皆可发病，但以婴幼儿多见。常在感冒、泄泻、疳证中合并出现。少数患儿食积日久，迁延失治，脾胃功能严重受损，导致小儿营养和生长发育障碍，形体日渐羸瘦，可转化成疳。

二、病因及发病机制

（一）病因

本病的病因主要是乳食停于体内，损伤消化系统。伤于乳者，是由于乳哺不节，食乳过量或乳液变质，冷热不调，引起消化不良。伤于食者，多因饮食喂养不当，偏食嗜食，饱食无度，杂食乱投，生冷不节，或过食肥甘厚腻、不易消化之物而发病。

（二）发病机制

小儿各个系统发育尚未成熟，表现为消化道肌层不发达，消化腺发育差，腺体分泌不足，消化酶活力弱，肠道正常菌群脆弱，易受外界影响而失调。故小儿消化及吸收功能相对滞后，容易造成食物停积。

三、临床表现

主要表现为不思乳食，食而不化，腹部胀满，嗳腐，吞酸，大便不调等。如果食物积滞不消化，病情进而发展，可导致厌食。积久不消，迁延失治，影响小儿营养和生长发育，可转化成疳。

四、诊　　断

诊断依据包括：①乳食不思或少思，脘腹胀痛，呕吐酸馊，大便溏泄，臭如败卵或便秘。②烦躁不安，夜间哭闹或有发热等症。③有伤乳、伤食史。④大便检查有不消化食物残渣或脂肪球。

五、治　　疗

（一）常用化学药物及现代技术

常用助消化的药物有乳酶素、酵母等。

（二）中成药治疗

小儿食积的治疗目前主要以中医药治疗为主，以消导为主，佐以健脾。中医各种内服制剂均有良好疗效，中医外治疗法如敷贴疗法、捏脊和摩腹疗法、刺四缝等针刺疗法、推拿疗法等为小儿食积的治疗提供了多种治疗途径，可以内外互相结合使用，发挥出中医特色和优势。

第二节　中成药名方的辨证分类与药效[5-9]

中药治疗小儿食积的原则是辨证用药，内外结合，共同促进消化。中成药名方的常见辨证分类及主要药效如下：

一、消食化积类

乳食内积者，主要表现是乳食不思，食欲不振或拒食，脘腹胀满，疼痛拒按；或有嗳腐恶心，呕吐酸馊乳食，烦躁哭闹，夜卧不安，低热，肚腹热甚，大便秽臭，舌红苔腻。

主要病理变化是脾胃功能失调，胃肠代谢紊乱，腹胀腹痛。

消食化积类中药具有促进消化、吸收，改善胃肠道功能的作用。

常用中成药：小儿消积止咳口服液、保和丸、王氏保赤丸、小儿七珍丸、健胃消食口服液（片）、大山楂丸（颗粒）等。

二、健脾助运类

脾虚夹积者，主要表现为神倦乏力，面色萎黄，形体消瘦，夜寐不安，不思乳食，食则饱胀，腹满喜按，呕吐酸馊乳食，大便溏薄、夹有乳凝块或食物残渣，舌淡红，苔白腻，脉沉细而滑。

主要病理变化是消化功能低下，导致营养不良，免疫力低下。

健脾助运类中药能助消化，增强食欲。

常用中成药：健脾消食丸、小儿健脾丸、枳实消痞丸、小儿喜食颗粒、健儿散等。

三、清热导滞类

小儿积滞兼风热证者，主要表现为脘腹胀满，胸胁苦满，面黄恶食，腹部手心灼热，或午后身热，或时寒时热，面部潮红，心烦易怒，夜寐不安，汗多，口苦，口干，大便臭秽，或时溏时结，舌红苔黄腻，脉滑数，指纹紫滞。

主要病理变化是消化功能紊乱。

清热导滞类中药能促进消化，促进排便，调节胃肠运动。

常用中成药：枳实导滞丸、一捻金（胶囊）、小儿百寿丸、小儿七星茶口服液（冲剂）、健儿药丸等。

参考文献

[1] 韩新民，熊磊. 中医儿科学[M]. 北京：人民卫生出版社，2016：235-239.
[2] 陈德兴. 全科医生中成药手册[M]. 上海：上海科学技术出版社，2015：259-262.
[3] 陈娜，屠倩倩. 浅谈小儿积滞的病因病机和辨证[J]. 陕西中医学院学报，2014，(2)：15-16.
[4] 李晓倩. 小儿积滞中医诊疗指南研究[D]. 南京：南京中医药大学，2012.
[5] 陈燕华. 中医对小儿食积的治疗概况[J]. 内蒙古中医药，2013，32(2)：100-101.
[6] 刘明辉，刘明磊，叶玉枝，等. 小儿食积中医证治概述[J]. 中国中西医结合儿科学，2014，6(2)：130-131.
[7] 李晓倩，赵霞. 脾胃虚寒与小儿积滞关系探讨[J]. 辽宁中医药大学学报，2011，13(9)：43-45.
[8] 刘建忠，刘书堂，肖明中，等. 清热化滞颗粒治疗小儿积滞兼风热证 905 例临床观察[J]. 中国中西医结合儿科学，2009，(2)：136-139.
[9] 张银敏，王明明. 小儿积滞治疗概述[J]. 中医药导报，2015，21(9)：92-94.

（江西中医药大学　陈兰英，深圳市中医院　喻闽凤）

第三节　中成药名方

一、消食化积类

小儿消积止咳口服液

【药物组成】　山楂（炒）、槟榔、枳实、枇杷叶（蜜炙）、瓜蒌、莱菔子（炒）、葶苈子（炒）、桔梗、连翘、蝉蜕。

【处方来源】　研制方。《中国药典》(2015 年版)。

【功能与主治】　清热肃肺，消积止咳。用于小儿饮食积滞所致的咳嗽，夜间加重，喉间痰鸣，腹胀，口臭。

【药效】 主要药效如下：

1. 促进胃肠蠕动[1,2] 小儿消化酶活性及消化器官功能较低，容易导致肠胃功能紊乱，小儿消积止咳口服液临床应用显示可以促进消化液分泌，增强消化机能，改善消化系统功能。

2. 增强体液免疫功能[3] 机体体液免疫功能下降，导致免疫球蛋白水平发生改变，易诱发多种疾病。小儿消积止咳口服液临床应用显示能够增强血清免疫球蛋白 IgG、IgA、IgM 的表达，改善体液免疫功能。

【临床应用】 主要用于小儿食积、小儿便秘、小儿咳嗽、小儿肺炎。

1. 小儿食积[4,5] 本品适用于治疗小儿食积。小儿饮食结构不合理等可致积食，临床表现为腹胀、纳差、恶心、呕吐、口臭、便秘等。小儿消积止咳口服液可以增加胃液分泌，增强胃肠蠕动，治疗小儿食积、积滞疗效显著。

2. 小儿便秘[1] 本品适用于治疗饮食习惯、肠道功能失常等导致的便秘，可有效改善小儿便秘，起效快，疗程短，效果明显。

3. 小儿咳嗽[3,6-8] 本品适用于治疗小儿咳嗽，表现为咳嗽痰鸣，痰黏黄稠，如上呼吸道感染、急性支气管炎。小儿消积止咳口服液治疗小儿咳嗽有一定疗效，尤其是治疗小儿痰热咳嗽兼食积证疗效显著。

4. 小儿肺炎[9,10] 本品适用于治疗小儿肺炎，营养不良、缺乏锻炼或过度疲劳及有过敏体质的小儿，因身体防御能力降低，容易发生上呼吸道感染，特别是消化不良、佝偻病及有原发性免疫缺陷或后天获得性免疫功能低下的患儿并发这类感染时，往往病情严重。小儿消积止咳口服液可改善肺部微循环，促进肺部啰音消失。临床研究发现治疗小儿肺炎加用小儿消积止咳口服液疗效比单用西药治疗效果更佳。

【不良反应】 本品可引起腹泻。

【使用注意】 ①体质虚弱、肺气不足、肺虚久咳、大便溏薄者慎用。②3 个月以下婴儿不宜服用。③服药期间饮食宜清淡，忌食生冷、辛辣、油腻食物。

【用法与用量】 口服，1 周岁以内 1 次 5ml，1～2 岁 1 次 10ml，3～4 岁 1 次 15ml，5 岁以上 1 次 20ml，1 日 3 次，5 天为 1 个疗程。或遵医嘱。

参考文献

[1] 周虹. 小儿消积止咳口服液治疗儿童功能性便秘 30 例临床观察[J]. 现代诊断与治疗，2014，25（22）：5088-5089.
[2] 张君平，张弛. 小儿消积止咳口服液治疗小儿食积咳嗽 90 例临床观察[J]. 河北中医，2005，27（1）：53-54.
[3] 梁刚，陈立，周彦池，等. 小儿消积止咳口服液对慢性咳嗽患儿症状改善及体液免疫功能的影响[J]. 世界中医药，2018，13（12）：3043-3045+3049.
[4] 王炎. 小儿消积止咳口服液治疗支气管肺炎伴食积临床疗效观察[J]. 中国卫生标准管理，2015，6（10）：247.
[5] 刘光武. 小儿消积止咳口服液辅助治疗新生儿积滞症临床疗效观察[J]. 实用临床医药杂志，2010，14（21）：73-74.
[6] 狄志敏. 小儿消积止咳口服液治疗小儿咳嗽临床效果观察[J]. 新中医，2015，47（8）：177-179.
[7] 侯小瑞. 小儿消积止咳口服液治疗小儿咳嗽的疗效[J]. 临床医学，2015，35（1）：117-118.
[8] 魏剑平，马融，胡思源，等. 小儿消积止咳颗粒治疗小儿痰热咳嗽兼食积证（急性支气管炎）的多中心临床研究[J]. 辽宁中医杂志，2012，39（6）：987-989.
[9] 韩晓虹，陆晓丹，符青. 小儿消积止咳口服液联合阿奇霉素治疗小儿支原体肺炎[J]. 辽宁中医杂志，2018，45（3）：551-553.
[10] 肖小鹏. 小儿消积止咳口服液治疗小儿肺炎 100 例[J]. 中国中医药现代远程教育，2014，12（12）：38-39.

（江西中医药大学　陈立红，深圳市中医院　喻闽凤）

保和丸

【药物组成】 焦山楂、六神曲（炒）、半夏（制）、茯苓、陈皮、连翘、炒莱菔子、炒麦芽。

【处方来源】 元·朱震亨《丹溪心法》。《中国药典》(2015年版)。

【功能与主治】 消食，导滞，和胃。用于食积停滞，脘腹胀满，嗳腐吞酸，不欲饮食。

【药效】 主要药效如下[1-4]：

1. *抑制胃排空，减少十二指肠自发活动* 本品能够抑制十二指肠的活性，减缓胃排空的速率，拮抗乙酰胆碱、氯化钡引起肠管强直性收缩，或肾上腺素、组胺引起的肠道抑制作用。

2. *增加胃酸排出、胃蛋白酶活性* 胃蛋白酶是一种消化性蛋白酶，由胃中的胃黏膜主细胞所分泌，功能是将食物中的蛋白质分解为小的肽片段。本品大剂量能明显增加胃酸的排出与蛋白酶的活性，从而促进食物消化。

3. *增加胰液和胆汁的分泌* 多种消化酶对食物具有消化作用。胰淀粉酶可水解淀粉为麦芽糖；胰脂肪酶可水解脂肪为甘油、甘油一酯和脂肪酸；胰蛋白酶原和糜蛋白酶原在肠激酶的激活下，分别转变为有活性的胰蛋白酶和糜蛋白酶，本方可使蛋白质逐步分解为多肽和氨基酸，可促进脂肪及脂溶性维生素的消化和吸收；能提高消化酶的活力，促进消化酶的分泌，对消化导滞有良好的作用。

【临床应用】 主要用于食积中阻所致消化系统疾病、小儿胃炎、新生儿胃肠功能紊乱、小儿感冒、急性呼吸道感染、小儿口疮、小儿病毒性心肌炎等。

1. *食积中阻所致消化系统疾病*[5] 保和丸可治疗由于饮食不节，食积中阻，脾胃升降功能失常所致的消化不良、婴幼儿腹泻、慢性胃炎、肠炎、慢性胆囊炎。症见腹痛腹胀，恶心呕吐，嗳腐吞酸，不欲饮食，大便不调。食滞胃脘证的表现为胃脘部有胀痛感，食物未消化，胃酸分泌增多，出现厌食等症状；或者表现为大便次数增多、粪质稀溏，气味臭秽，舌苔厚腻等。保和丸能明显改善上腹疼痛、上腹灼热感及餐后饱胀和早饱症状。

2. *小儿胃炎*[6] 保和丸联合三联疗法可用于治疗幽门螺杆菌所致的胃炎。幽门螺杆菌可穿透黏液层，在胃上皮细胞表面定居，产生毒素因子，破坏胃黏膜，进一步形成各类急、慢性胃炎，是胃炎的主要发病因素。临床观察，三联疗法联合保和丸加减治疗小儿幽门螺杆菌相关性胃炎（腹痛饮食积滞型）具有较好的疗效，在保证幽门螺杆菌根除率的基础上可有效改善症状体征，降低不良反应发生率。

3. *新生儿胃肠功能紊乱*[7] 四磨汤联合保和丸可用于治疗新生儿胃肠功能紊乱。新生儿肠道正常菌群脆弱，对外界因素的影响反应敏感，易发生菌群失调，导致胃肠功能紊乱，常以腹胀、腹泻、食欲下降、精神不振、吐奶拒食、发热及哭闹等为临床表现。临床观察，四磨汤联合保和丸治疗新生儿胃肠功能紊乱疗效明显，可改善临床症状，短期治疗未发现明显不良反应。

4. *小儿感冒*[8] 感冒是感受外邪引起的一种常见的外感疾病。以本品为基础方进行加味治疗小儿感冒，对感冒症状具有一定的改善作用。

5. 急性呼吸道感染[9] 小儿反复呼吸道感染是指在单位时间内上、下呼吸道感染反复发作超过规定次数的一种临床综合征。临床上应用保和丸通过消食导滞治疗小儿反复呼吸道感染，效果良好。

6. 小儿口疮[10] 保和丸可用于治疗食积导致的小儿口疮。口疮是一种常见的发生于口腔黏膜的溃疡性损伤病症。临床上保和丸煎剂加减治疗小儿口疮取得满意的效果。

7. 小儿病毒性心肌炎[11] 保和丸可用于治疗小儿病毒性心肌炎。病毒性心肌炎是由多种病毒引起的局灶性或弥漫性心肌细胞变性、坏死，间质炎性细胞浸润，纤维渗出等病理改变，从而导致心肌损伤、心功能障碍和（或）心律失常的一种疾病。临床观察，以保和丸为基本方治疗小儿病毒性心肌炎迁延期和慢性期的疗效卓著。

8. 其他[12-14] 临床上保和丸加减可用于治疗甲肝、胆囊炎、胆结石、肝硬化、高脂血症等疾病。

【不良反应】 尚不明确。

【使用注意】 ①饮食宜清淡，忌酒及辛辣、生冷、油腻食物。②不宜在服药期间同时服用滋补性中药。③有高血压、心脏病、肝病、糖尿病、肾病等慢性病严重者应在医师指导下服用。

【用法与用量】 小蜜丸：口服，1次9～18g，1日2次。水丸：口服，1次6～9g，1日2次。小儿酌减或遵医嘱。

参考文献

[1] 陈建峰，唐铭翔，周知午. 保和丸对大鼠血液中胃泌素及胃动素含量的影响[J]. 湖南中医杂志，2008，24（4）：89-90.

[2] 王汝俊，傅定中，邵庭荫，等. 保和丸的消化药理研究[J]. 中药药理与临床，1991，（4）：1-4.

[3] 何云山，谭周进，李丹丹，等. 保和丸对食积小鼠的肠道微生物及酶活性的影响[J]. 中国微生态学杂志，2019，31（7）：763-767.

[4] 黄利，李利民，宁楠，等. 加味保和丸消食导滞功效的研究[J]. 中药药理与临床，2012，28（4）：9-11.

[5] 王建峰. 保和丸加减治疗功能性消化不良[J]. 中国民间疗法，2015，23（7）：45-46.

[6] 何红梅，袁敏华，汤菲菲. 三联疗法联合保和丸治疗小儿幽门螺杆菌相关性胃炎临床观察[J]. 新疆中医药，2017，35（6）：19-21.

[7] 冷冬明，张盈盈. 四磨汤联合保和丸治疗新生儿胃肠功能紊乱疗效观察[J]. 实用中医药杂志，2015，31（3）：197.

[8] 孙桂云，张振尊，张士卿. 保和丸加味治疗小儿感冒100例[J]. 中医儿科杂志，2006，2（3）：33-34.

[9] 李玮. 保和丸治疗小儿反复呼吸道感染42例[J]. 四川中医，2007，25（4）：79-80.

[10] 石亮，赵启民. 保和丸治疗小儿口疮[J]. 河南中医，2012，32（9）：1238.

[11] 张欢，贺爱燕. 贺爱燕运用保和丸加减治疗小儿病毒性心肌炎[J]. 湖北中医杂志，2016，38（6）：27-28.

[12] 高金保，康凯. 加味保和丸治疗非酒精性脂肪肝40例[J]. 河南中医，2015，35（9）：2106-2107.

[13] 寇菊. 保和丸加减结合西医治疗高脂血症的临床效果分析[J]. 中国医药指南，2016，14（15）：200-201.

[14] 蒋旭获，张勤，郭仲. 保和丸加减治疗功能性消化不良的临床研究[J]. 中国民康医学，2008，20（1）：110+127+139.

（江西中医药大学 陈兰英、寿斌耀）

王氏保赤丸

【药物组成】 炒山楂、槟榔、枳实、蜜枇杷叶、瓜蒌、炒莱菔子、炒葶苈子、桔梗、连翘、蝉蜕。

【处方来源】 研制方。国药准字Z32020645。

【功能与主治】　祛滞，健脾，祛痰。用于小儿乳滞疳积、痰厥惊风、喘咳痰鸣、乳食减少、吐泻发热、大便秘结、四时感冒；以及脾胃虚弱、发育不良等证。

【药效】　主要药效如下[1-5]：

1. 调节胃肠道消化不良　胃肠道的气体经口排出为嗳气，经肛门排出为排气，还有一部分可被肠壁吸收。正常成人每天胃肠道潴留气体量增多时，就会有胀气感。同时胃蛋白酶活性受到抑制、肠道运动减少、长期消化不良还会导致营养不良、免疫功能下降等。

王氏保赤丸可显著增强小鼠胃蛋白酶活性，降低甲基醇胃肠残留率，明显促进小鼠的胃排空运动，明显促进肠推进运动，能对抗 Ach 引起的肠肌兴奋及阿托品引起的肠肌松弛，表现为双向调节作用。本品能够从多种角度调节胃肠道的功能，促进胃肠功能恢复正常，从而作用于功能性消化不良。

2. 稳定肠道菌群，保护胃肠道黏膜　长期大量使用广谱抗生素及激素时，可使条件致病菌如肠球菌数量明显增加，人体有益菌群乳酸杆菌、双歧杆菌数量明显减少。正常菌群被抑制，则引起肠道食物的分解紊乱，出现肠道菌群失调症状，导致小肠绒毛充血，轮廓不清，部分腺上皮脱落，肠绒毛变平、变短、萎缩、倒伏等现象。

王氏保赤丸可以改善服用抗生素后小鼠出现摄食量下降、活动减少及排便质量稀软的症状，且长期服用王氏保赤丸不会引起抗生素样的肠道菌群失调；本品后小肠绒毛变长、杯状细胞增多，回盲部肠黏膜上皮较完整，杯状细胞增多，对胃肠道黏膜具有一定的保护作用。

3. 降低三酰甘油水平，影响极低密度脂蛋白生成，防止动脉粥样硬化　高脂血症能够使血清 TG 与 VLDL 的水平升高，从而导致动脉粥样硬化与冠心病的发生。王氏保赤丸能显著降低高脂血症血清中 TC 和 LDL 水平及 LDL/HDL，还能有效降低家兔高脂模型动脉粥样硬化指数，表明王氏保赤丸对预防和治疗动脉粥样硬化有一定作用。王氏保赤丸还能明显降低高脂血症家兔的全血低切、中切及高切黏度，其可能通过改善血流状态防止血栓形成，具有减低动脉粥样硬化发生的作用。

【临床应用】　主要用于小儿疳积、小儿厌食、便秘、反复呼吸道感染、小儿支气管肺炎等。

1. 小儿疳积[6, 7]　本品用于小儿疳积，症状为不思乳食，脘腹胀满，恶心呕吐，大便溏泄或便秘，可伴有烦躁不安、哭闹等。临床上使用王氏保赤丸可改善患儿食欲、面色、精神、腹胀、睡眠、大便等情况。另有临床观察发现针刺四缝穴联合王氏保赤丸对小儿疳积疗效显著，治疗后患儿身高、体重、精神、睡眠、头发光泽度、易感冒度、排汗、腹胀都得到了改善。

2. 小儿厌食[8-12]　本品适用于治疗非溃疡性消化不良。非溃疡性消化不良指持续或反复的上腹部疼痛或不适，包括餐后饱胀、烧心、食欲不振、嗳气、返酸、恶心、呕吐、腹部胀气或其他有关的胃肠道症状，症状可发生于空腹状态或餐后，或饮食不节制或不规律。王氏保赤丸治疗后胃排空量较治疗前增加；胃全排空、钡剂达回盲部及小肠排空时间较治疗前分别提前，对厌食症患儿有明显的增进食欲、增加体重等作用。王氏保赤丸治疗慢性浅表性胃炎、反流性食管炎优于用复方铝酸铋片、多潘立酮、法莫替丁治疗。

3. 便秘[13, 14]　小儿乳食无度或过食肥腻生冷及一切难以消化食物，均能损伤脾胃，从而导致便秘。王氏保赤丸可用于治疗呕吐、便秘、腹胀等。

4. 反复呼吸道感染[15, 16] 小儿时期发生感冒、气管炎较多，然而呼吸道感染多由病毒引起，应用抗生素治疗效果不佳，反易引起耐药性。王氏保赤丸能够防治复发性呼吸道感染，同时可增强机体免疫功能，预防疾病的发生，增强食欲和体重。

5. 小儿支气管肺炎[17] 支气管肺炎是儿科呼吸内科较为常见的急性呼吸道感染性疾病，多因细菌或病毒感染导致，临床上多表现为咳嗽、气促、发热、肺部湿啰音等情况。小儿支气管肺炎患儿应用清宣止咳颗粒联合王氏保赤丸外敷临床效果明显，可缩短患儿的症状消失时间。

【不良反应】 本品对肝脏有损伤，有一定的肝毒性，肝脏损伤者应慎用。

【使用注意】 不可长期使用。

【用法与用量】 儿童及成人以温开水口服，乳儿可以哺乳时将微丸附着于乳头上，与乳液一同咽下，若哺乳期已过，可将丸药嵌在小块柔软易消化食物中一起服下。6 个月以下 1 次 5 粒，6～36 个月 1 次 6～36 粒（每超过 1 个月加 1 粒），2～7 岁 1 次 0.1～0.15g（40～60 粒，每超半岁加 5 粒），7～14 岁 1 次 0.15g（约 60 粒），成年人 1 次 0.3g（约 120 粒），1 日 2 次；或遵医嘱。

参考文献

[1] Thompson WG. Non-ulcer dyspepsia[J]. Can Med Assoc J，1984，130：565.
[2] 李璇，陈燕，孙小玉，等. 王氏保赤丸的胃肠道调节作用的研究[J]. 北京中医，1999，（5）：59～60.
[3] 李建婷，邝枣园，宋姗姗，等. 王氏保赤丸对小鼠肠道菌群影响[J]. 辽宁中医药大学学报，2012，14（7）：102-103.
[4] 李建婷，邝枣园，宋珊珊，等. 王氏保赤丸与抗生素联合用药对小鼠肠道黏膜的影响研究[J]. 华中医药学刊，2010，28（11）：2387-2390.
[5] 王爱云，陆茵，王兆龙，等. 王氏保赤丸对高脂血症模型动物的影响[J]. 中成药，2010，32（8）：1308-1311.
[6] 郭春华，张学青，屈乐，等. 针刺四缝穴联合王氏保赤丸治疗小儿疳证的临床观察[J]. 针刺研究，2019，44（6）：451-453.
[7] 卢丽娜，李超贤. 王氏保赤丸治疗小儿积滞 40 例临床观察[J]. 中国民间疗法，2019，27（5）：27-28.
[8] 徐秋琼，倪菊秀. 王氏保赤丸治疗小儿厌食症 144 例临床报道[J]. 陕西中医学院学报，2000，23（4）：33.
[9] 张亦群，胡红，汪永红. 王氏保赤丸治疗小儿厌食症疗效观察[J]. 上海中医药杂志，1999，（11）：30.
[10] 陈梦麟. 王氏保赤丸治疗小儿厌食症 86 例[J]. 北京中医，2000，19（4）：62 .
[11] 周端求. 王氏保赤丸治疗慢性浅表性胃炎临床研究[J]. 北京中医，2000，19（1）：63.
[12] 苏松林，宋秋英. 王氏保赤丸治疗返流性食管炎 42 例小结[J]. 北京中医，2000，19（3）：61.
[13] 徐芳，陆忠，宇根于. 王氏保赤丸治疗小儿便秘 34 例临床观察[J]. 儿科药学杂志，2000，（3）：25.
[14] 许太玉. 王氏保赤丸儿科应用举隅[J]. 北京中医，2000，19（5）：57.
[15] 时毓民，沈雅娟. 王氏保赤丸治疗小儿呼吸道感染临床观察[C]. 王氏保赤丸临床应用与研究论文集，1990：23.
[16] 董幼祺. 王氏保赤丸治疗小儿高热惊厥症 60 例[J]. 北京中医，2000，（6）：60.
[17] 郁宇宏. 清宣止咳颗粒联合王氏保赤丸外敷治疗小儿支气管肺炎的应用探析[J]. 内蒙古中医药，2017，36（18）：65.

（江西中医药大学　陈兰英、寿斌耀）

小儿七珍丸

【药物组成】 雄黄、天麻、天竺黄、全蝎、僵蚕（炒）、清半夏、钩藤、桔梗、黄芩、巴豆霜、胆南星、蝉蜕、蟾酥（制）、沉香、水牛角浓缩粉、羚羊角、人工牛黄、人工麝香、朱砂。

【处方来源】 研制方。国药准字 Z14021437。

【功能与主治】　消积导滞，通便泻火，镇惊退热，化痰息风。用于小儿感冒发热，夹食夹惊，乳食停滞，大便不通，惊风抽搐，痰涎壅盛。

【药效】　主要药效如下：

1. 解热　小儿七珍丸可以缩短退热时间，减少热性惊厥的发生率，具有解热作用。

2. 抗炎　本品具有抗炎作用。

【临床应用】　主要用于小儿积滞、小儿疱疹性咽峡炎。

1. 小儿积滞[1]　小儿七珍丸用于治疗儿童因乳食积滞所致的大便不通，临床表现为发热，咳嗽痰鸣，不欲饮食，脘腹胀满，烦扰易惊等，临床显示用小儿七珍丸治疗后，发热、不欲饮食、嗳气呕恶、脘腹胀满等情况得到显著改善。

2. 小儿疱疹性咽峡炎[2]　小儿七珍丸用于治疗疱疹性咽峡炎，其临床表现为高热、咽峡部疱疹、溃疡、疼痛，进食困难，部分患儿可合并抽搐惊厥、影响脑细胞功能。临床观察发现，小儿七珍丸可以明显提高疱疹性咽峡炎的临床疗效，缩短退热时间和疱疹消失时间，进而缩短病程，减少热性惊厥的发生率，保护患儿大脑免受损伤。

【不良反应】　尚不明确。

【使用注意】　①麻疹及久泻气虚者忌服。②本品内含巴豆霜、蟾酥，对胃肠道有一定刺激作用，应注意掌握药物的用法用量，不宜过量服用。

【用法与用量】　用白开水或糖水送服，或投入食物中，或同乳共服，空腹服最好。1个月1次3粒，3～4个月1次5～6粒，7～8个月1次8～9粒，12个月以上1次15粒，3～4岁1次25粒，5～6岁1次30粒，7～8岁1次35粒，10岁及以上1次40粒。若未奏效，隔24小时再服1次，限服3次。或遵医嘱。

参考文献

[1] 李志东，刘中国，闫欣. 小儿七珍丸治疗小儿乳食积滞、痰火互结证404例[J]. 山西医科大学学报，2007，38（5）：440-442.
[2] 陈鹏，张霞，熊小丽，等. 小儿七珍丸治疗疱疹性咽峡炎100例临床观察[J]. 时珍国医国药，2013，24（2）：483-484.

（江西中医药大学　陈兰英、寿斌耀）

健胃消食口服液（片）

【药物组成】　太子参、山楂、陈皮、麦芽（炒）、山药。

【处方来源】　研制方。国药准字Z20030094。

【功能与主治】　健胃消食。用于脾胃虚弱所致的食积，症见不思饮食、嗳腐酸臭、脘腹胀满；以及消化不良见上述证候者。

【药效】　主要药效如下[1-8]：

1. 促进胃肠道平滑肌运动，调节胃肠道功能紊乱　胃肠道蠕动异常、功能紊乱是导致消化不良的原因之一。健胃消食口服液可以提高大鼠胃肠激素的含量，明显加快小鼠胃排空率及小肠推进率。

2. 促进消化液、消化酶分泌，提高消化功能　小儿胃肠道功能发育不够完善，消化液、消化酶分泌有限，食物摄入过多、进食不易消化的食物易导致消化不良。健胃消食片能明显增加大鼠胃液总量、总酸度及总酸排出量，增强唾液淀粉酶活性。山楂含有胃蛋白酶激动剂，能使胃蛋白酶活性增强。

3. 调节瘦素表达　瘦素（Leptin）是由肥胖基因编码，主要由成熟的脂肪组织分泌的一种多肽类激素，主要功能为抑制食欲，增加能量消耗，从而减轻体质量。研究发现高脂大鼠的瘦素水平明显降低，通过健胃消食片干预后，大鼠体质量增加，瘦素水平上升，可以调节大鼠瘦素表达水平。

4. 增强机体免疫　健胃消食片（口服液）中太子参多糖有促进巨噬细胞释放 NO 的作用，可显著增加 TNF-α 的释放。

【临床应用】 主要用于小儿消化不良、小儿厌食症。

1. 小儿消化不良[9, 10]　主要是由于小儿过往进食太多、进食不易消化的食物或者是食品搭配不合理，导致患儿出现食欲减退、腹部胀满、嗳气、恶心、呕吐等，严重影响患儿营养摄入，可使小儿出现营养不良、发育迟缓等。本品能改善小儿消化功能紊乱，具有边消边补功效，从根本上解决小儿消化不良、厌食、腹痛、腹胀、腹泻、呕吐等症状。

2. 小儿厌食症[11]　通常以小儿（3～6 岁）较长期的食欲减退或食欲缺乏，伴便秘、腹胀、腹痛，甚至拒食为主要临床表现，长期发展会导致精神疲惫，体重减轻，抵抗力减弱，甚至影响发育。临床研究发现，针对脾胃气虚型患儿，采用健胃消食口服液进行治疗有显著疗效。

【不良反应】 尚不明确。

【使用注意】 ①饮食宜清淡，忌酒及辛辣、生冷、油腻食物。②孕妇及哺乳期妇女慎用。③胃阴虚者不宜用，其表现为口干欲饮、大便干结、小便短少。④有高血压、心脏病、肝病、糖尿病、肾病等慢性病严重者应在医师指导下服用。

【用法与用量】 片剂：可以咀嚼，1 次 3 片，1 日 3 次。口服液：口服，1 次 10ml（1 支），1 日 2 次，在餐间或饭后服用，小儿用量酌减或遵医嘱。

参考文献

[1] 陈奇，廖正根，兰青山，等. 健胃消食片的药理及临床[J]. 中国实验方剂学杂志，1998，4（1）：48-49.
[2] 崔亮，华二伟，薛洁. 山楂对消化系统影响的研究进展[J]. 新疆中医药，2012，30（1）：78-79.
[3] 封若雨，朱新宇，张苗苗. 近五年山楂药理作用研究进展[J]. 中国中医基础医学杂志，2019，25（5）：715-718.
[4] 蒋梦霞. 消食口服液治疗小儿脾胃不和型厌食症的临床及实验研究[D]. 武汉：湖北中医药大学，2015：1-41.
[5] 金宁，焦兰. 健胃消食口服液治疗消化不良患儿的临床效果观察[J]. 中医中药，2013，11（22）：642-643.
[6] 孔钰婷，何丹，安风平，等. 太子参活性成分及利用研究进展[J]. 粮食深加工及食品，2019，44（10）：110-113.
[7] 孙升云，林斌，肖达民，等. 健胃消食片对滞脾碍胃大鼠脂肪组织 leptin 表达的影响[J]. 中成药，2011，33（12）：2157-2159.
[8] 杨继成，华新农，许惠琴，等. 健胃消食片的药理实验研究[J]. 南京中医药大学学报（自然科学版），2001，17（2）：104-106.
[9] 罗立川. 健胃消食口服液治疗小儿消化不良的临床研究[J]. 海峡药学，2016，28（11）：139-140.
[10] 白凤玲，刘晓芸. 健胃消食口服液治疗小儿消化功能紊乱疗效分析[J]. 现代中西医结合杂志，2008，17（35）：5440-5441.
[11] 沈永权，王明金. 健胃消食口服液治疗儿童厌食症疗效观察[J]. 黑龙江医药，2011，24（3）：436-437.

（江西中医药大学　陈兰英、李　安）

大山楂丸（颗粒）

【药物组成】 山楂、六神曲（焦）、麦芽（炒）。

【处方来源】 元·朱震亨《丹溪心法》。国药准字 Z37020010。

【功能与主治】 开胃消食。用于食积内停所致的食欲不振、消化不良、脘腹胀闷。

【药效】 主要药效如下：

1. 改善消化功能[1, 2] 小儿消化系统发育不成熟，胃酸分泌少，消化酶活性低，但营养需要相对较多，胃肠道负担重。通过实验表明，大山楂丸能增强胃蛋白酶活性，增强胰脂肪酶活性，促进小鼠胃肠蠕动，从而有效增强消化吸收功能。

2. 降血脂[3] 高脂血症是指血浆胆固醇、三酰甘油、总脂等血脂成分的浓度超过正常标准。通过高脂模型、肥胖模型及肝脏三酰甘油试验发现大山楂丸能改善高血脂模型大鼠的各种症状，有效控制体重增长，降低血液总胆固醇、三酰甘油、低密度脂蛋白胆固醇含量，增加高密度脂蛋白含量；改善肥胖模型大鼠的终体重、Lee's 指数及脂肪重量。

【临床应用】 主要用于小儿积滞症、小儿厌食症等。

1. 小儿积滞症[4, 5] 本品适用于治疗小儿积滞症，症见内伤乳食，停滞中焦，损伤脾胃所致不思饮食，食积不化，脘腹胀满，形体消瘦，嗳气酸腐，大便溏薄或秘结酸臭，舌苔厚腻。大山楂丸能改善小儿积滞的各种症状，增加胃消化酶的分泌，促进消化吸收功能。

2. 小儿厌食症[6] 本品适用于治疗小儿厌食，以长期食欲不振或减退、脘闷腹胀、营养不良为主要表现。大山楂颗粒能够增进食欲，促进消化功能，改善厌食症状，具有开胃消食的功效。

【不良反应】 尚未见报道。

【使用注意】 ①脾胃虚寒的消化不良患儿，无积滞患儿勿用。②脾胃虚弱，无积滞而食欲不振者慎用。③克服偏食及暴饮暴食等不良习惯。

【用法与用量】 丸剂：口服，1 次 1～2 丸，1 日 1～3 次；颗粒剂：口服，开水冲服，1 次 1 袋，1 日 1～3 次。小儿酌减或遵医嘱。

参考文献

[1] 谭毓治，彭旦明，胡因铭，等. 大山楂丸对消化系统的药理作用[J]. 中药药理与临床，1990，6（2）：8-10.
[2] 罗绍驹，吴佳铭，张旭涛，等. 大山楂丸与复方消化酶对促进肠胃消化功能的比较研究[J]. 光明中医，2015，30（12）：2552-2554.
[3] 赵友林，张文洁. 大山楂丸治疗肥胖高脂症大鼠的实验研究[J]. 实用中医内科杂志，2006，20（1）：26.
[4] 朱锦善. 大山楂口服液治疗小儿积滞证[J]. 江西中医药大学学报，1996，8（1）：7.
[5] 周异群，邹瑞凌，殷明辉，等. 大山楂口服液治疗小儿积滞证的疗效观察[J]. 江西中医学院学报，1998，10（1）：7.
[6] 许家骝，林小洁，钟力. 大山楂颗粒剂治疗小儿厌食症的临床观察[J]. 中药药理与临床，1995，（2）：46-47.

（江西中医药大学 刘 鹏，江西中医药大学附属医院 刘 英）

二、健脾助运类

健脾消食丸

【药物组成】 白术（炒）、枳实（炒）、木香、草豆蔻、鸡内金（醋炙）、槟榔（炒焦）、荸荠粉。

【处方来源】 研制方。国药准字 Z11020157。

【功能与主治】 健脾，消食，化积。用于小儿脾胃不健引起的乳食停滞，脘腹胀满，食欲不振，面黄肌瘦，大便不调。

【药效】 主要药效如下[1, 2]：

1. 促进胃肠运动　厌食的发病机制可能是多种原因致使食欲中枢由兴奋转为抑制，胃肠功能疲劳，胃肠蠕动缓慢，排空延迟。健脾消食丸能有效提高大黄所致脾虚小鼠的胃、肠道的运动速度，提高墨汁在小肠中的推进速度及胃排空的速度，减少胃中甲基橙的残留率。

2. 助消化　厌食发病与消化液分泌减少、消化酶活力降低有关。健脾消食丸可增加总酸度、总酸排出量，提高胃蛋白酶活性及胃蛋白酶排出量。

3. 增强免疫[1]　健脾消食丸能增强大黄所致脾虚小鼠的体液免疫。

【临床应用】 主要用于饮食停滞所致小儿消化不良。

饮食停滞所致小儿消化不良[2]　本品适用于治疗小儿消化不良。健脾消食丸系以张元素之枳术丸为基础加味而成，主治脾胃虚弱，运化不健，饮食停滞所致之小儿消化不良效果颇佳。

【不良反应】 尚未见报道。

【使用注意】 ①忌食生冷、油腻食物。②脾胃虚弱无积滞者慎用。③服药期间宜食用清淡、易消化食物。④养成良好的饮食习惯。

【用法与用量】 口服，1 岁以内 1 次 0.5 丸，1～2 岁 1 次 1 丸，2～4 岁 1 次 1.5 丸，4 岁以上 1 次 2 丸，1 日 2 次。或遵医嘱。

参考文献

[1] 金鑫，刘鸿雁，周建平. 健脾消食丸药效学研究[J]. 中成药，2004，26（1）：43-45.
[2] 陈震，李世荣，薛淑锦，等. 健脾消食丸治疗非溃疡性消化不良 50 例临床观察[J]. 中国医药学报，1990，5（3）：48.

（江西中医药大学　陈兰英、刘雅慧）

小儿健脾丸

【药物组成】 人参、白术（麸炒）、茯苓、甘草（蜜炙）、陈皮、法半夏、白扁豆（去皮）、山药、莲子（去心）、山楂、桔梗、砂仁、神曲（麸炒）、麦芽（炒）、玉竹。

【处方来源】 研制方。国药准字 Z11020221。

【功能与主治】 健脾，和胃，化滞。用于小儿脾胃虚弱引起的消化不良，不思饮食，大便溏泻，体弱无力。

【药效】 主要药效如下：

1. 促消化　小儿健脾丸能促进消化。

2. 调节肠道运动　小儿健脾丸能调节肠道运动功能。

【临床应用】 主要用于小儿厌食症。

小儿厌食症[1-4]　本品适用于治疗小儿厌食症。小儿厌食症是以长期食欲减退为主要临床症状的消化功能紊乱疾病，且多数伴有不同程度的恶心呕吐、腹胀、便秘腹泻等不良症状。小儿健脾丸可以有效缓解小儿厌食症临床相关症状，改善患儿的食欲，提高患儿的体质量，促进小儿生长发育。

【不良反应】 尚未见报道。

【使用注意】 ①服药期间忌食寒凉及不易消化食品。②服药期间伴有腹痛、发热、呕吐者应及时去医院就诊。③过敏体质者慎用。④药品性状发生改变时禁止服用。⑤如正在服用其他药品，使用本品前请咨询医师或药师。⑥建立良好的生活制度，纠正不良饮食习惯。

【用法与用量】 口服，1 次 2 丸，1 日 3 次。小儿酌减或遵医嘱。

参考文献

[1] 焦建平，陈丽清. 小儿健脾丸治疗小儿厌食症 66 例[J]. 中国民间疗法，2011，19（1）：38-39.

[2] 虞志华. 小儿健脾丸治疗小儿厌食症的临床效果观察[J]. 吉林医学，2011，32（33）：7069.

[3] 张新友. 小儿健脾丸治疗小儿厌食症的临床疗效评价[J]. 中国继续医学教育，2015，7（13）：196-197.

[4] 姜畅. 小儿健脾丸治疗小儿厌食症的临床分析[J]. 内蒙古中医药，2018，37（4）：24-25.

（江西中医药大学 陈兰英、刘雅慧）

枳实消痞丸

【药物组成】 枳实、白术、法半夏、黄连、党参、甘草、茯苓、厚朴、麦芽（炒）、干姜。

【处方来源】 研制方。国药准字 Z22024818。

【功能与主治】 化湿热，消痞满。用于湿热交蒸，胸腹痞痛。

【药效】 主要药效如下[1-5]：

1. 调节胃肠运动 枳实消痞丸水煎液能减少小鼠胃中甲基橙残留率，促进胃排空，提高小鼠肠推进率，促进肠运动。此外，胃动素是主要的胃肠激素之一，能促进胃排空。枳实消痞丸可增加动物血中胃动素含量，增强胃肠运动。

2. 促消化 胃泌素是主要的胃肠激素之一，能促进胃酸分泌，增强胃蛋白酶活性。枳实消痞丸能增加小鼠血浆中胃泌素含量，促进消化。

【临床应用】 主要用于小儿厌食症、小儿疳疾、功能性消化不良、慢性萎缩性胃炎等。

1. 小儿厌食症[6] 本品适用于治疗小儿厌食症，临床表现为长期食欲不振，面色少华，形体偏瘦，但精神尚好，无腹膨。应用本品治疗小儿厌食症，能显著增强患儿食欲。

2. 小儿疳疾[7] 本品适用于小儿疳疾，临床表现以精神萎靡、面黄肌瘦、毛发枯焦、肚大青筋为特征，并伴有多食频饮、轻度浮肿、双目羞明、不同程度的发热和烦躁不安等。患儿服用本品后，精神好转，面黄肌瘦、毛发枯焦等症状都得到改善。

3. 功能性消化不良[8-10] 本品适用于治疗功能性消化不良，临床表现为上腹痛、上腹胀满、早饱、嗳气、食欲不振、恶心、呕吐等。本品治疗功能性消化不良与西药相比较，能显著提高总有效率，降低复发率。

4. 慢性萎缩性胃炎[11] 本品适用于治疗慢性萎缩性胃炎。慢性萎缩性胃炎是临床常见消化系统慢性疾病之一，主要病理特征为胃黏膜上皮及腺体萎缩，胃黏膜变薄及黏膜基层增厚，同时合并肠上皮不典型增生及肠上皮化生等。枳实消痞丸治疗慢性萎缩性胃炎临床疗效显著，可明显改善患者肠上皮化生及胃黏膜萎缩。

5. 其他[12, 13] 本品还可用于治疗糖尿病胃轻瘫、脾虚气滞型非酒精性脂肪肝等疾病。

【不良反应】 尚未见报道。

【使用注意】 尚不明确。

【用法与用量】 口服，1 次 6g，1 日 3 次。小儿用量酌减或遵医嘱。

参考文献

[1] 曾嵘，李靖云. 枳实消痞丸对大鼠血液中胃泌素和胃动素含量的影响[J]. 医药导报，2008（7）：760-762.

[2] 曾嵘，陈祥瑞，贺卫和，等. 枳实消痞丸对动物胃肠运动的影响[J]. 中药药理与临床，2008，（1）：3-4.

[3] 窦丹波，王松坡，蔡淦，等. 枳实消痞丸方及其拆方对大鼠胃排空及血浆胃动素的影响[J]. 中国中西医结合消化杂志，2002，（5）：279-281.

[4] 林江，唐静芬，蔡淦. 枳实消痞丸对大鼠胃排空影响的实验研究[J]. 中华消化杂志，1999，（1）：44-46.

[5] 余林中，巴坤杰，凤良元，等. 枳实消痞丸对小鼠胃排空、肠推进运动的影响[J]. 安徽中医学院学报，1990，（1）：50-53.

[6] 文灿新. 枳实消痞丸治疗儿童厌食症 190 例[J]. 湖北中医杂志，2004，（7）：46.

[7] 王恩浩. 枳实消痞丸治小儿疳疾[J]. 四川中医，1992，（12）：49.

[8] 罗泽中. 枳实消痞丸治疗功能性消化不良疗效观察[J]. 实用中医药杂志，2009，25（9）：587.

[9] 胡玲玲. 枳实消痞丸治疗脾胃气虚型功能性消化不良的疗效观察[J]. 中国冶金工业医学杂志，2019，36（4）：455.

[10] 陈巧娟. 枳实消痞丸治疗功能性消化不良疗效观察[J]. 按摩与康复医学，2015，6（19）：85-86.

[11] 徐广鑫. 枳实消痞丸治疗慢性萎缩性胃炎 46 例临床研究[J]. 亚太传统医药，2016，12（10）：138-139.

[12] 王文兰，杨万平. 枳实消痞丸治疗糖尿病胃轻瘫 50 例[J]. 内蒙古中医药，2012，31（4）：17-18.

[13] 盛庆寿，农慧，吴发胜，等. 枳实消痞丸治疗脾虚气滞型非酒精性脂肪肝疗效观察[J]. 辽宁中医杂志，2013，40（5）：932-934.

（江西中医药大学 陈兰英、刘雅慧）

小儿喜食颗粒

【药物组成】 白术（炒）、六神曲（炒）、山楂、稻芽（炒）、麦芽（炒）、枳壳（炒）。

【处方来源】 研制方。国药准字 Z20025771。

【功能与主治】 健脾，消食，化积。用于小儿单纯性消化不良，食欲不振及消化不良引起的腹泻。

【药效】 主要药效如下：

1. 促进消化 本品有促进消化液分泌的作用。

2. 改善肠道功能 本品具有调节肠道运动功能的作用。

【临床应用】 主要用于小儿厌食症。

小儿厌食症[1-4] 通常是由于小儿脾胃不健、运化功能失调、食滞胃脘所致。本品具有健脾和胃、消食化积之功，且补而不滞，消而不伤正，使脾气充盛、胃气得和、谷气得消、纳化正常。患儿服用小儿喜食颗粒后，食欲好转，食量及体重明显增加，临床相关症状如恶心、呕吐、嗳气腹痛、大便不调等均明显改善。

本品与地衣芽孢杆菌活菌胶囊联合用药治疗儿童功能性消化不良疗效确切，能明显改善患儿的临床症状，并能降低近期复发率；与赛庚啶联合治疗小儿厌食症疗效显著，可有效改善患儿食欲，增加食量。

【不良反应】 尚未见报道。

【使用注意】 ①忌食生冷、油腻及不易消化食物。②长期厌食，体弱消瘦者，以及腹胀重、腹泻次数增多者应去医院就诊。③感冒时不宜服用。

【用法与用量】 开水冲服，1～5岁1次5g，5岁以上1次10g，1日3次。或遵医嘱。

参 考 文 献

[1] 季燕. 地衣芽孢杆菌活菌胶囊联合小儿喜食糖浆治疗儿童功能性消化不良临床观察[J]. 新中医，2016，48（2）：157-158.
[2] 张建勋. 小儿喜食颗粒联合赛庚啶治疗小儿厌食症60例[J]. 中国医药指南，2015，13（22）：183-184.
[3] 张海妹. 小儿喜食颗粒治疗小儿厌食症60例[J]. 社区医学杂志，2012，10（17）：21-22.
[4] 李凤林，李文君，李文强. 小儿喜食颗粒治疗小儿厌食症90例疗效观察[J]. 中医儿科杂志，2009，5（5）：26-28.

（江西中医药大学　陈兰英、李　安）

健 儿 散

【药物组成】 山药、川明参、鸡（鸭）内金、薏苡仁、稻芽、麦芽。

【处方来源】 研制方。国药准字Z51021092。

【功能与主治】 调理脾胃，促进食欲。用于厌食，消瘦，消化不良。

【药效】 主要药效如下[1-3]：

1. 促进消化，提高吸收　临床研究发现厌食患儿胰腺分泌消化酶功能降低，且小肠吸收功能明显下降。健儿散能促进胰腺淀粉酶的分泌，提升尿淀粉酶的含量，增加胃肠道的消化功能，还可促进患儿木糖排泄，增强小肠吸收功能。

2. 增强免疫　健儿散可促进患儿IgG和IgM在正常范围内提高，增强体液免疫。

3. 改善脾虚，促进体重增长　健儿散能够迅速恢复“脾虚”大鼠体重，促进大黄所致“脾虚”大鼠体重增长。

【临床应用】 主要用于小儿厌食症。

小儿厌食症[2, 3]　本品适用于治疗小儿厌食症。本品以养胃健脾消积为法，处方中药性味多属甘淡平凉之品，全方合用补而不滞，滋而不腻，气阴双补，补中有消，厌食患儿服用本品后，可促进消化，增强小肠吸收，改善脾虚，增加体重。

【不良反应】 尚未见报道。

【使用注意】 患儿平时应少吃巧克力、带颜色的饮料及油腻厚味等不易消化的食品。

【用法与用量】 用水调服，3岁以内儿童1次半袋，1日2次；4～6岁1次半袋，1日3次；7～12岁1次1袋，1日2次。或遵医嘱。

参 考 文 献

[1] 吴继明，杨莹洁，罗桂兴，等. 健儿散治疗小儿厌食症的临床研究[J]. 中药药理与临床，1987，3（2）：35-38.
[2] 崔之贵. 健儿散治疗小儿厌食症的临床和实验研究[J]. 医学研究通讯，1985，19（5）：157-158.
[3] 崔之贵，宋筠清，杨燕，等. 健儿散促进正常和脾虚大鼠体重增长的作用[J]. 中药药理与临床，1987，3（1）：1-5.

（江西中医药大学　陈兰英、李　安）

三、清热导滞类

枳实导滞丸

【药物组成】 大黄、炒神曲、麦炒枳实、酒炒黄芩、酒炒黄连、土炒白术、茯苓、泽泻。

【处方来源】 研制方。《中国药典》(2015年版)。

【功能与主治】 消积导滞，清利湿热。用于饮食积滞，湿热内阻所致的脘腹胀痛，不思饮食，大便秘结，痢疾里急后重。

【药效】 主要药效如下[1]：

1. 促进胃肠蠕动　食积是由于摄食过量，超过了人体的消化能力，或者因脾胃虚弱，不能消化，以至于食物在胃肠道中滞留所导致。枳实导滞丸能明显降低小鼠胃内残留率，升高小肠推进率，对抗阿托品所致胃肠运动抑制，具有促进胃肠蠕动的作用。

2. 促进消化　本品具有促进消化液分泌的作用。

【临床应用】 主要用于小儿积滞、便秘、轮状病毒肠炎、肠梗阻。

1. 小儿积滞[2-4]　本品可用于宿食停滞肠胃，气机阻滞所致的小儿积滞。枳实导滞丸加减可改善患儿食欲，减缓便秘，从而治疗小儿积滞，具有疗效明显、患儿精神较佳、复发率低的特点。对于胃肠感染性炎症伴有消化不良者，如肠炎、痢疾、胃肠功能紊乱等，亦可以用本方加减治疗。

2. 便秘[5]　是指排便次数减少、粪便量减少、粪便干结、排便费力等。本品用于治疗长期排便困难的慢性便秘患者，服药后能明显使大便趋于湿润，易于排出。同时，本品对湿热或积滞内阻的急性大便秘结也有明显疗效。

3. 轮状病毒肠炎[6]　是由轮状病毒所致的急性消化道传染病。病原体主要通过消化道传播，由A组轮状病毒引起的肠炎主要发生在婴幼儿，发病高峰在秋季，故又名婴儿秋季腹泻。枳实导滞丸治疗儿童轮状病毒肠炎可缩短治疗时间，具有较强的临床疗效。

4. 肠梗阻[7]　多由肠内异物堵塞，肠肌痉挛等引起，由积滞导致的肠梗阻症状主要是脘腹痞满、闷乱不安、食欲减少与大便排泄减少。用本方治疗中毒性麻痹性肠梗阻、结核性粘连性肠梗阻、蛔虫性肠梗阻、术后粘连性肠梗阻等疗效明显。

【不良反应】 尚未见报道。

【使用注意】 ①虚寒痢疾者慎用。②久病正虚、年老体弱宜慎用。③饮食宜清淡，忌食辛辣刺激性食物，忌暴饮暴食及偏食。④孕妇慎用。

【用法与用量】 口服，1次6～9g，1日2次。小儿用量酌减或遵医嘱。

参考文献

[1] 李媛，董乃娥，郭玉成. 枳实导滞丸对小鼠胃排空和小肠推进的影响[J]. 承德医学院学报，2008，(2)：212-213.
[2] 李文建. 中医治疗小儿积滞88例[J]. 四川中医，2003，(7)：72-73.
[3] 王明明，张银敏. 枳实导滞丸治疗小儿积滞食积化热证30例[J]. 中国中医药现代远程教育，2015，(19)：44-46.
[4] 褚忠毅. 枳实导滞丸在湿热积滞证候中的运用[J]. 浙江中医杂志，2013，48(12)：917.
[5] 周建扬. 枳实导滞丸治疗慢性便秘临床观察[J]. 浙江中医学院学报，1996，(2)：28.

[6] 刘宇. 枳实导滞丸加减治疗儿童轮状病毒性肠炎 80 例观察[J]. 四川中医，2004，(10)：74-75.
[7] 姚公树. 枳实导滞丸治疗肠梗阻的体会[J]. 浙江中医杂志，1997，(3)：138-139.

（江西中医药大学　陈兰英、尹　力）

一捻金（胶囊）

【药物组成】 大黄、牵牛子（炒）、槟榔、人参、朱砂。

【处方来源】 明·龚信《古今医鉴》。《中国药典》（2015 年版）。

【功能与主治】 消食导滞，祛痰通便。用于脾胃不和，痰食阻滞所致的积滞，症见停食停乳、腹胀便秘、痰盛喘咳。

【药效】 主要药效如下[1, 2]：

1. 改善胃肠运动　小儿厌食是由多种原因致使食欲中枢由兴奋转为抑制，胃肠功能减弱，胃肠蠕动减慢、排空延迟，消化液分泌减少，消化酶活性降低所致。一捻金对离体回肠平滑肌张力有抑制作用，可明显促进小肠推进率，具有改善胃肠运动的作用。

2. 促进排便　本品可增加肠容积，增加多种便秘的排便次数，具有泻下通便的作用。

【临床应用】 主要用于小儿积滞之乳食内积证、新生儿喂养不耐受、婴幼儿功能性便秘、小儿肺炎等。

1. 小儿积滞之乳食内积证[3]　由乳食积滞、郁而化热所致。本品用于治疗小儿积滞见下述症状者：纳食减退，呕吐酸馊乳食，腹胀便秘或痰涎壅盛，烦躁多啼、惊悸不安。有学者以一捻金为基础加减治疗小儿积滞 26 例，收到较好的疗效。

2. 新生儿喂养不耐受[2]　本品用于治疗新生儿喂养不耐受见下述症状者：腹胀、胃潴留、呕吐等。研究显示一捻金辅助治疗新生儿喂养不耐受能刺激胃肠活动，促进胃肠运动力成熟，提高新生儿喂养耐受性。

3. 婴幼儿功能性便秘[4, 5]　本品用于治疗婴幼儿功能性便秘见下述症状者：排便次数明显减少，大便干燥坚硬，秘结不畅，排便时间间隔较久。患儿服用一捻金胶囊及乳果糖口服液后，粪便性状改善、恢复正常排便规律的疗效显著。本品有增强胃肠功能、抗菌消炎、提高机体免疫力、消除腹胀等作用，用于治疗小儿便秘收效显著。

4. 小儿肺炎[6]　本品用于治疗小儿肺炎见下述症状者：发热，咳嗽，喘憋，发绀，肺内弥漫性啰音，肺纹理增粗或肺气肿。用蜂蜜调服一捻金治疗，有润肺滑肠、通便解毒的作用，治疗小儿肺炎有一定疗效。

【不良反应】 尚未见报道。

【使用注意】 ①本品含有朱砂，按量服用，不宜多服，亦不可久服。②治疗痰食惊风时，注意配合其他止痉的方法。③若惊风抽搐时间较长，或抽搐症状重，应及时送往附近医院抢救。④服用本药时忌食生冷、油腻、辛辣、厚味及滋补性食物。⑤脾胃虚弱，内无痰食积滞者慎用。⑥服药期间不宜过食生冷、肥腻食物。⑦肝肾功能不全者慎用。

【用法与用量】 散剂：口服，1 岁以内 1 次 0.3g，1～3 岁 1 次 0.6g，4～6 岁 1 次 1g，1 日 1～2 次；胶囊：口服或倾出内容物，温水冲服，1 岁以内 1 次 1 粒，1～3 岁 1 次 2 粒，4～6 岁 1 次 3 粒，1 日 1～2 次。或遵医嘱。

参考文献

[1] 陈勤，孔小卫，刘颖. 一捻金胶囊泻下通便作用的实验研究[J]. 中国中医药科技，2004，11（3）：151-153.
[2] 颜鹏飞. 一捻金治疗新生儿喂养不耐受疗效观察[J]. 现代中西医结合杂志，2011，20（8）：960-961.
[3] 张永忠. 加减一捻金汤治疗小儿积滞 26 例[J]. 实用中医药杂志，2001，17（4）：18.
[4] 可喜来，燕小伟. 一捻金胶囊联合乳果糖口服液治疗婴幼儿功能性便秘的临床研究[J]. 中医临床研究，2013，5（8）：16-17.
[5] 陈永兴. 一捻金加味治疗小儿便秘 56 例[J]. 湖北中医杂志，2004，26（8）：37.
[6] 李淑婵. 一捻金治疗小儿肺炎[J]. 四川中医，1988，（9）：14.

（江西中医药大学 张 妮，中国中医科学院广安门医院 段 娟）

小儿百寿丸

【药物组成】 钩藤、炒僵蚕、胆南星（酒炙）、天竺黄、桔梗、木香、砂仁、陈皮、麸炒苍术、茯苓、炒山楂、六神曲（麸炒）、炒麦芽、薄荷、滑石、甘草、朱砂、牛黄。

【处方来源】 清·陈治《幼幼近编》抱龙丸方加减。《中国药典》（2015 年版）。

【功能与主治】 清热散风，消食化滞。用于小儿风热感冒，积滞，症见发热头痛、脘腹胀满、停食停乳、不思饮食、呕吐酸腐、咳嗽痰多、惊风抽搐。

【药效】 主要药效如下：

1. 助消化 本品具有促进消化液分泌，调节胃肠运动的作用。

2. 解热抗炎 本品具有解热、抗炎等作用。

【临床应用】 用于消化不良、高热惊厥等[1, 2]。

1. 消化不良 本品用于小儿因感邪之后，乳食停滞不化，症见脘腹胀满，不思饮食，呕吐酸腐者，临床可用于治疗小儿胃肠型感冒，有一定疗效。

2. 高热惊厥 本品用于小儿因神气怯弱，不耐寒热而受惊恐，症见发热，感邪之后惊风、抽搐者，临床可用于治疗具有上述证候的高热惊厥，有明显疗效。

【不良反应】 尚不明确。

【使用注意】 ①本品处方中含朱砂，不宜过量久服；肝肾功能不全者慎用。②风寒或暑湿感冒者慎用。③慢脾风者不宜使用。④服药期间忌食生冷、油腻及辛辣不消化食物。⑤高热惊厥者应住院治疗，不宜单用本品。

【用法与用量】 口服，1 次 1 丸，1 日 2 次；1 周岁以内小儿酌减。

参考文献

[1] 陈馥馨. 新编中成药手册[M]. 北京：中医药科技出版社，1979：88.
[2] 张伯礼，高学敏. 临床用药须知. 中药成方制剂卷[M]. 北京：中国医药科技出版社，2010：766.

（江西中医药大学 谢欣序，中国中医科学院广安门医院 段 娟）

小儿七星茶口服液（冲剂）

【药物组成】 薏苡仁、稻芽、山楂、淡竹叶、钩藤、蝉蜕、甘草。

【处方来源】 研制方。国药准字 Z20050862。

【功能与主治】 定惊消滞。用于小儿消化不良，不思饮食，二便不畅，夜寐不安。

【药效】 主要药效如下[1-4]：

1. *促进肠道蠕动，调节肠道菌群*　本品对食积模型小鼠的肠道功能有良好的改善作用，可促进小鼠排便，调节肠道菌群；促进高热量高蛋白饮食所致食积模型小鼠的肠蠕动，改善排便功能，并改善其肠道菌群，增加优势菌，减少有害菌。小儿七星茶冲剂治疗小儿积滞乳食内积证的机制见图 18-1。

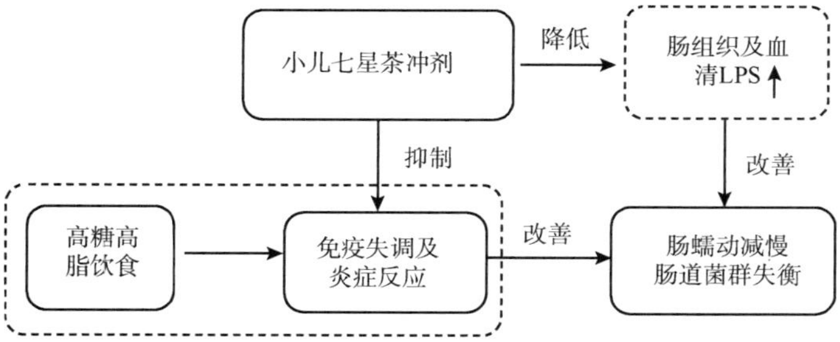

图 18-1　小儿七星茶冲剂治疗小儿积滞乳食内积证的机制

----：病理；——：药效

2. *增强肠组织黏膜免疫功能*　黏膜免疫是人体整个免疫系统的重要组成部分，主要执行局部特异性免疫功能，黏膜免疫是机体抵抗感染的第一道防线。小鼠实验表明，食积会造成肠组织黏膜免疫功能低下，使机体抵抗力下降，而小儿七星茶能增强肠组织的黏膜免疫功能，避免食积对肠道造成的损伤。

3. *增强体液免疫功能*　高糖饮食儿童的血清中 C3、IgG 值较高，证明体液免疫功能存在受损情况。小儿七星茶能改善儿童体液免疫功能的异常。

【临床应用】　主要用于小儿积滞乳食内积证、小儿高糖饮食及肥胖、小儿夜啼症、小儿短暂性抽搐症等。

1. *小儿积滞乳食内积证*[5]　症见不思饮食，大便不畅，夜寐不安等。个别小儿积滞日久，迁延失治，脾胃功能严重受损，导致小儿营养不良和生长发育障碍，形体日渐羸瘦，可转化为疳。临床试验对比小儿七星茶口服液与保和口服液治疗小儿积滞乳食内积证的研究发现，小儿七星茶口服液对小儿积滞（消化功能紊乱症）乳食内积证治疗效果优于对照药保和口服液。

2. *小儿高糖饮食及肥胖*[6]　肥胖幼儿大多数都伴有血脂、血糖升高的现象，且幼儿血清中超敏 C-反应蛋白（hs-CRP）、TNF-α 和 IL-6 水平升高，研究提示小儿七星茶能改善高糖饮食幼儿血 hs-CRP、TNF-α、IL-6 的水平，降低其影响。

3. *小儿夜啼症*[7]　本品用于治疗小儿夜啼症。症见小儿见异常之物、闻异声而受惊恐，惊则伤神，恐则伤志，致使心神不宁，神志不安，感受外邪，病后余热未清，体弱未复，脾虚肝旺，心烦不寐。临床给予小儿七星茶冲剂后当夜啼哭大减，续服 2 天，夜安能入睡，疗效明显。

4. *小儿短暂性抽搐症*[7]　本品适用于治疗小儿短暂性抽搐见下述症状者：突然发作性眨眼、皱鼻，脾气暴躁，夜睡不安，汗多，纳呆，舌淡红，苔薄白，脉弦细，病程持续数月至 1 年。小儿七星茶可使症状减轻，继续治疗 2 周后症状消失，随访 1 年未复发。

【不良反应】　尚未见报道。

【使用注意】　忌食生冷、油腻等不易消化食品。

【用法与用量】 口服液：口服，儿童1次1～2支，1日2次；冲剂：开水冲服，1次3.5～7g（0.5～1袋），1日3次。小儿用量酌减或遵医嘱。

参考文献

[1] 国家药典委员会. 中国药典[M]. 北京：中国医药科技出版社，2015：526.
[2] 麦楚填，吴美媚，屈畅，等. 小儿七星茶对食积模型小鼠肠道菌群的调节作用[J]. 广州中医药大学学报，2018，35（5）：881-886.
[3] 萧君明，黄超，李丽，等. 小儿七星茶对高糖饮食儿童体液免疫功能的影响[J]. 内蒙古中医药，2017，36（12）：8-9.
[4] 彭绍忠，罗燕玉，黄晓丹，等. 小儿七星茶对食积模型小鼠免疫功能调节作用及其机制研究[J]. 中外医学研究，2018，16（32）：179-181.
[5] 张淳，胡思源，成金乐，等. 小儿七星茶口服液与保和口服液对照治疗小儿积滞乳食内积证的临床研究[J]. 辽宁中医杂志，2014，41（12）：2621-2624.
[6] 萧君明，陈敬国，黄超，等. 小儿七星茶对高糖饮食幼儿血 hs-CRP、TNF-α、IL-6 的影响[J]. 内蒙古中医药，2017，36（4）：17.
[7] 许双虹，陈建宏，林诗书. 小儿七星茶新用[J]. 新中医，2009，41（3）：100-101.

（江西中医药大学 陈兰英、马惠苗）

健儿药丸

【药物组成】 巴豆霜、郁金、苦杏仁（炒）、雄黄、使君子仁、甘草、蜂蜡。

【处方来源】 研制方。国药准字 Z41022147。

【功能与主治】 破积驱虫，开胃进食。用于小儿食积，乳积，发热腹胀，呕吐滞下及腹痛等症。

【药效】 主要药效如下：

1. 抗炎 本品具有一定的抗炎作用。

2. 促进肠蠕动 本品对肠运动有促进作用。

【临床应用】 主要用于小儿食积发热、小儿上呼吸道感染等。

1. 小儿食积发热[1] 本品适用于小儿食积发热，症见发热、食欲不振、恶心、腹痛等。健儿药丸用于小儿食积发热，可促进相关症状恢复，临床效果显著。

2. 小儿上呼吸道感染[2] 本品佐治小儿上呼吸道感染，症见发热伴有鼻塞、打喷嚏、流涕、咽痛、咽部充血、咽部疱疹溃疡、扁桃体肿大等。健儿药丸对小儿反复呼吸道感染发热有较好的辅助治疗作用。

【不良反应】 有使用健儿药丸引起砷角化病的报道[3]。

【使用注意】 忌食生冷、油腻及不易消化食物。

【用法与用量】 口服，小儿6个月以上1次0.5丸，1～2岁1次1丸，而后每增加1岁增加1丸，13岁至成人服用12丸。或遵医嘱。

参考文献

[1] 李建光. 健儿药丸治疗小儿食积发热的效果观察[J]. 中医临床研究，2016，8（19）：114-115.
[2] 李仁宏，侯恒太，李西平，等. 健儿药丸佐治小儿上呼吸道感染发热 86 例[J]. 河南科技大学学报（医学版），2010，28（4）：280-281.
[3] 曹冰青，王宝玺，方凯. “健儿药丸”引起砷角化病 1 例[J]. 临床皮肤科杂志，2005，34（4）：248.

（江西中医药大学 张 妮、陈兰英）

第十九章

小儿厌食症中成药名方

第一节　概　　述

一、概　　念[1]

小儿厌食症（anorexia）是指排除全身性和消化道器质性疾病，较长时间的食欲减退或消失、食量减少甚至拒食的一种病症。临床多见纳呆、挑食、偏食、不思饮食或拒食，初起时无精神及全身症状，久则伴有面黄肌瘦、神疲乏力、烦躁多汗、体弱多病及生长发育缓慢等，多见于 1～6 岁儿童，是小儿时期的一种常见病症。严重者可造成营养不良及多种维生素与微量元素缺乏，影响小儿的体格和智力发育。

本病属中医学“恶食”、“纳呆”范畴。

二、病因及发病机制[2]

（一）病因

小儿厌食首先是一种摄食行为（ingestive behavior）异常的表现，临床可伴或不伴胃肠道功能异常。其病因除与急、慢性感染性疾病及药物影响有关外，还与喂养方式、饮食习惯、精神心理、社会环境、自然环境等因素有关。

（二）发病机制

胃肠动力障碍是小儿厌食的主要病理生理学基础，已被认为是导致小儿厌食的主要发病机制之一。小儿厌食症还与内脏感觉异常、中枢神经系统紊乱、精神心理因素、幽门螺杆菌感染及肠道屏障功能损害有关。

三、临 床 表 现

厌食在小儿时期很常见，主要症状有长期不思进食，厌恶摄食，食量显著少于同龄正常儿童，亦可有嗳气、泛恶、脘痞、大便不调等症状，或伴面色少华、形体偏瘦、口干喜饮等症状，但精神尚好，活动如常。这些症状不仅出现于消化道的功能性或器质性疾病，且常出现在其他系统病变之时，尤其多见于中枢神经系统疾病或精神障碍及多种感染性疾病时。因此必须详细询问有关病史，密切观察病情变化，对其原发疾病进行正确的诊断和治疗。

四、诊　　断[2]

遇有厌食患儿，首先要仔细询问病史，做好体格检查和必要的化验，分清是否由于全身或消化系统疾病引起，是否药物影响，有无微量元素或内分泌激素缺乏；还要调查患儿家庭、托儿所及学校环境，有无不良精神刺激与不良的饮食卫生习惯等。

目前无统一的诊断依据，但出现以下几种情况，可考虑为厌食症：①年龄：14 岁以下的儿童；②病程：2 个月及以上；③食欲明显减退，不思饮食甚至拒食；④膳食情况调查：蛋白质热能摄入量不足，仅为供给量的 70%～75%，矿物质及维生素摄入量不足，仅为供给量的 5%；⑤生长发育：除遗传因素外，小儿的身高、体重均低于同龄正常平均水平，厌食期间身高、体重未见明显增长。

五、治　　疗

（一）常用化学药物及现代技术

本病治疗原则为采用中西医联合用药治疗的同时，还应提供对患儿及家长多方面科学合理指导，如健康教育、饮食指导、按摩指导、运动指导、心理指导，针对病因的药物治疗及预防并发症的相关知识和具体措施。

纠正微量元素缺乏：如有微量元素锌缺乏，可口服葡萄糖酸锌；提高胃动力：如多潘立酮，能提高食管下端括约肌张力，促进胃蠕动，对胃肠动力障碍引起的厌食有较好的作用；激素疗法：如泼尼松、小剂量胰岛素等，适用于严重顽固性厌食症患儿；神经性厌食治疗：如采用抗抑郁药阿米替林，以改善患儿的情绪，提高患儿对进食的兴趣。此外，抗组胺和抗 5-羟色胺药，如赛庚啶，可作为食欲兴奋剂，对治疗厌食有一定效果。

（二）中成药名方治疗

中药治疗以辨证论治为原则，运脾、健脾与消食相结合，消补兼施，标本兼治。临床上也考虑中医外治法，配合中药内服治疗效果更明显。

第二节　中成药名方的辨证分类与药效

中成药治疗厌食症的常见辨证分类及主要药效如下[3-7]：

一、健脾和胃类

厌食症属脾失健运者，主要症状有食欲不振，厌恶进食，食而乏味，或伴胸脘痞闷，嗳气泛恶，大便不调，偶尔多食后则脘腹饱胀，形体尚可，精神正常，舌淡红，苔薄白或薄腻，脉尚有力。

主要病理变化是消化功能障碍，胃蛋白酶活力下降，脾胃不调等。

健脾和胃类中成药可促进消化，增强胃蛋白酶的活性，增加胃酸分泌，改善胃肠运动。

常用中成药：醒脾养儿颗粒、健儿消食口服液、芪斛楂颗粒、复方太子参颗粒、山麦健脾口服液、补脾消积口服液、小儿健脾开胃合剂、启脾丸、健脾丸、小儿厌食颗粒、小儿肠胃康颗粒、小儿香橘丸、小儿胃宝丸、小儿复方鸡内金散（咀嚼片）、小儿脾健灵糖浆、参术儿康糖浆、小儿扶脾颗粒、薏芽健脾凝胶等。

二、健脾益气类

厌食症属脾胃气虚者，主要症状有不思进食，食而不化，大便偏稀夹不消化食物，面色少华，形体偏瘦，肢倦乏力，舌质淡，苔薄白，脉缓无力。

主要病理变化为胃肠动力减弱，胃黏膜细胞功能减退，免疫功能低下等。

健脾益气类中成药可增强胃蛋白酶活性，助消化，促进胃肠蠕动，调节免疫等。

常用中成药：儿宝颗粒、儿康宁糖浆、乐儿康糖浆、参苓健脾胃颗粒、健儿素颗粒、宝宝乐等。

三、消食导滞类

厌食症属乳食不节者，主要症状见不欲吸吮乳汁，或不思饮食，呕吐乳片，口中有乳酸味，腹胀或腹泻，恶心，呕吐酸腐食物残渣，大便臭秽，舌苔厚腻，脉象弦滑，指纹多紫滞。

主要病理变化为胃酸分泌减少，食欲下降等。

消食导滞类中成药可增加胃酸分泌，促进胃肠运动，增加患儿食欲等。

常用中成药：山白消食合剂、健儿消食口服液、小儿化食丸、消食贴、化积散等。

四、益胃养阴类

厌食症属脾胃阴虚者，主要症状有不思进食，食少饮多，皮肤失润，大便偏干，小便短黄，甚或烦躁少寐，手足心热，舌红少津，苔少或花剥，脉细数。脾为阴土，喜燥而恶湿，得阳则运；胃为阳土，喜润恶燥，以阴为用。

主要病理变化为消化功能降低，物质代谢紊乱等。

益胃养阴类中成药可增加胃酸分泌，改善消化，增进食欲，改善体内物质代谢等。

常用中成药：小儿健胃糖浆等。

参 考 文 献

[1] 龚四堂. 小儿内科疾病诊疗流程[M]. 北京：人民军医出版社，2013：6.
[2] 胡亚美. 诸福棠实用儿科学[M]. 北京：人民卫生出版社，2005：1364.
[3] 陈舜年，许春娣，张寅，等. 小儿厌食与胃动力的关系[J]. 基础医学与临床，2001，21（S1）：60.
[4] 张寅，许春娣，蒋莹，等. 小儿厌食的胃动力改变及治疗探讨[J]. 临床儿科杂志，2003，21（12）：760-761，807.
[5] 张翠，孙远岭. 儿童厌食症实验室评价指标的研究进展[J]. 现代中西医结合杂志，2009，18（35）：4450-4453.
[6] 张健林. 小儿厌食症的研究和中西医治疗[J]. 医学综述，2010，16（8）：1198-1201.
[7] 黄慧，李贵霞，张丽霞，等. 厌食症儿童血清瘦素及胰岛素测定[J]. 河北医药，2009，31（14）：1735-1736.

（江西中医药大学　陈兰英，深圳市中医院　喻闽凤）

第三节　中成药名方

一、健脾和胃类

醒脾养儿颗粒

【药物组成】　一点红、毛大丁草、山栀茶、蜘蛛香。

【处方来源】　研制方。国药准字 Z20025415。

【功能与主治】　醒脾开胃，养血安神，固肠止泻。用于脾气虚所致的儿童厌食，腹泻便溏，烦躁盗汗，遗尿夜啼。

【药效】　主要药效如下[1-3]：

1. 促进胃酸分泌，提高胃蛋白酶活性　胃肠动力不足及小肠吸收面积减少，胃黏膜细胞功能减退，导致消化吸收功能下降是小儿厌食的重要病理生理机制之一。醒脾养儿颗粒能够增加胃液总酸度，增多总酸的排出量，强化胃蛋白酶的活性，起到一定的助消化作用。醒脾养儿颗粒治疗小儿厌食症的机制见图 19-1。

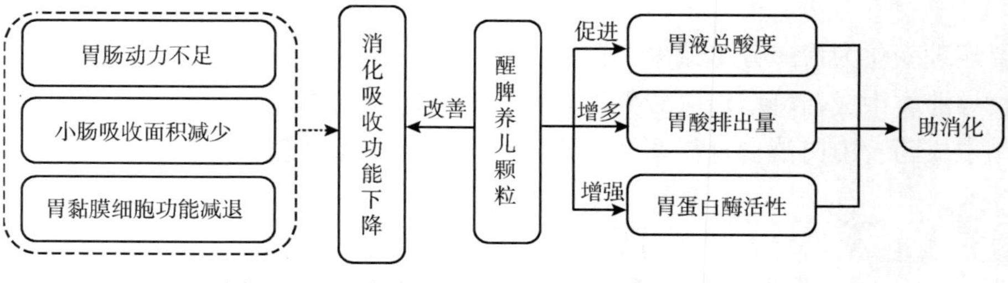

图 19-1　醒脾养儿颗粒治疗小儿厌食症的机制图

----病理；——　药效

2. 抑制肠道痉挛　功能性腹痛的发病机制尚不十分明确，可能与内脏高敏感性、脑-肠互动致中枢疼痛调控异常及心理异常相关。醒脾养儿颗粒能抑制小鼠胃排空和家兔十二指肠自发性活动，拮抗组胺、乙酰胆碱、氯化钡，解除肾上腺素对肠管的抑制及解除组胺、

乙酰胆碱所致家兔和豚鼠离体回肠痉挛性收缩，有较好的解痉止痛作用；延长戊巴比妥钠的睡眠时间，有安神作用，可用于治疗儿童功能性腹痛。

3. 增强肠黏膜表面的吸附功能 腹泻的发病机制之一是胃肠道存在大量未被消化吸收的高渗性、可溶性物质，通常发生在碳水化合物等渗透活性比较小的颗粒吸收不良的情况下。醒脾养儿颗粒能拮抗由新斯的明引起的小肠运动亢进，抗番泻叶导致的腹泻效应；还对细菌、病毒及毒素具有非常强的吸附能力，使肠黏膜表面的吸附功能大大增强，对病原体微生物引起的肠黏膜损伤有固肠止泻作用。

4. 促进血红蛋白及红细胞数量增加 缺铁性贫血是婴幼儿时期最常见的一种贫血。其发生的根本原因是体内铁缺乏，致使血红蛋白合成减少而发生的一种小细胞低色素性贫血。醒脾养儿颗粒能使血中血红蛋白及红细胞数量增多，有补血作用，可用于治疗贫血等病证。

【临床应用】 主要用于小儿厌食症、小儿腹泻、小儿肠炎、小儿功能性再发性腹痛、缺铁性贫血、小儿盗汗、小儿遗尿等。

1. 小儿厌食症[2, 4-6] 本品适用于治疗小儿厌食症，具有调理脾气虚滞、醒脾开胃、补虚安神、清热解毒、实肠止泻的作用。临床研究表明，应用本药治疗后，患儿体重、血红蛋白较对照组有显著增高，且均未见不良反应。研究结果显示，常规饮食干预联合多潘立酮片治疗厌食症的效果显著低于在此基础上加用醒脾养儿颗粒治疗效果，且对于降低不良反应发生率和复发率具有一定作用。

2. 小儿腹泻[2, 7-10] 本品适用于治疗小儿腹泻。腹泻是指大便增多，粪便稀薄，甚至泻出如水样，含黏液或脓血。醒脾养儿颗粒与肠道微生态药物枯草杆菌、肠球菌二联活菌合用，能快速促进患儿纳差症状的改善、胃肠功能的恢复。醒脾养儿颗粒与双八面体蒙脱石合用具有更强的固肠止泻作用。醒脾养儿颗粒联合双八面体蒙脱石，枯草杆菌、肠球菌二联活菌可以提高婴儿轻中度腹泻的疗效。

3. 小儿肠炎[11] 本品适用于治疗小儿肠炎。小儿肠炎是儿科较为常见的一种疾病，易发生于2岁以下的婴幼儿，临床表现为大便次数增多、性状改变等。本品联合葡萄糖酸锌治疗小儿肠炎效果显著，安全性高。

4. 小儿功能性再发性腹痛[12] 本品适用于治疗小儿功能性再发性腹痛。小儿功能性再发性腹痛属于非器质性病变。该病具有较高的发病率，临床症状主要表现为痉挛性或绞痛性腹痛、面色苍白等。本品联合布拉氏酵母菌治疗小儿功能性再发性腹痛的临床效果较好，不仅能有效缓解患儿的腹痛程度及降低发作次数和疼痛持续时间，还能降低不良反应发生率。

5. 缺铁性贫血[13] 本品适用于治疗缺铁性贫血。贫血是指全身循环血液中红细胞总量减少至正常值以下。临床上一般指外周血中血红蛋白浓度低于同年龄组、同性别和同地区的正常标准。醒脾养儿颗粒配合右旋糖酐铁口服液治疗缺铁性贫血疗效明显优于单用右旋糖酐铁口服液，具有吸收率高，对胃肠道刺激少的疗效特点。

6. 小儿盗汗[2] 本品适用于治疗小儿盗汗，临床上多表现为盗汗，兼有食纳欠佳、口中酸腐、腹胀、舌苔厚腻等症状。醒脾养儿颗粒对于脾胃湿热所致的盗汗有一定疗效。

7. 小儿遗尿[2, 14] 本品适用于治疗小儿遗尿。小儿遗尿是指年龄超过5岁儿童不能从睡眠中醒来而发生的不随意排尿行为，大多数发生在夜间熟睡时。现代医学认为儿童遗尿症与患儿的心理行为缺陷及膀胱的神经肌肉协调功能障碍有密切的关系，醒脾养儿颗粒结合心理行为疗法治疗小儿原发性遗尿症疗效显著且复发率低，其机制与醒脾养儿颗粒中有效成分作用于膀胱明胶酶，增强膀胱括约肌的收缩，减少尿量有关。

【不良反应】 尚未见报道。

【使用注意】 ①忌食生冷、油腻及不易消化食物。②长期厌食，体弱消瘦者，以及腹胀重、腹泻次数增多者应去医院就诊。

【用法与用量】 温开水冲服，1 岁以内 1 次 2g，1 日 2 次；1～2 岁 1 次 4g，1 日 2 次；3～6 岁 1 次 4g，1 日 3 次；7～14 岁 1 次 6～8g，1 日 2 次。或遵医嘱。

参考文献

[1] 江米足. 小儿腹泻病的发病机制[J]. 中国临床医生，2009，37（2）：15-17.
[2] 马韩铮，王雪峰. 醒脾养儿颗粒的临床应用进展[J]. 中国民族民间医药，2015，24（22）：27-28，31.
[3] 孙广斌. 喜炎平联合醒脾养儿颗粒治疗小儿轮状病毒肠炎的疗效分析[J]. 中国医学创新，2012，9（13）：46-47.
[4] 秦钰. 醒脾养儿颗粒在治疗小儿厌食中的应用研究[J]. 中外医学研究，2013，11（4）：39-40.
[5] 陈兆军，沈洁，王新波. 醒脾养儿颗粒联合甘草锌颗粒治疗小儿厌食症疗效观察[J]. 儿科药学杂志，2013，19（12）：26-27.
[6] 刘向萍，马玉宏，刘娟. 醒脾养儿颗粒治疗儿童厌食症 80 例[J]. 陕西中医，2011，32（10）：1331-1332.
[7] 周力平. 西咪替丁联合醒脾养儿颗粒治疗小儿病毒性腹泻的疗效观察[J]. 中外医学研究，2014，12（5）：126-127.
[8] 段明霞. 醒脾养儿颗粒治疗小儿腹泻疗效观察[J]. 时珍国医国药，2003，14（5）：263.
[9] 陈慧玲. 醒脾养儿颗粒治疗婴儿生理性腹泻的疗效[J]. 中国医师进修杂志，2011，34（24）：65-66.
[10] 张秀玲，田颖. 醒脾养儿颗粒辅助治疗婴幼儿迁延性腹泻[J]. 中国医药指南，2011，9（29）：159-160.
[11] 樊翠红. 葡萄糖酸锌联合醒脾养儿颗粒治疗小儿肠炎的效果[J]. 河南医学研究，2019，28（16）：3002-3003.
[12] 楼印晅，卢雅婧. 布拉氏酵母菌联合醒脾养儿颗粒治疗小儿功能性再发性腹痛的临床疗效与安全性[J]. 光明中医，2019，34（16）：2443-2445.
[13] 吕临静. 醒脾养儿颗粒佐剂治疗缺铁性贫血疗效观察[J]. 母婴世界，2014，（15）：50-51.
[14] 郎亚琴，郑绪阳，杨一华，等. 醒脾养儿颗粒结合心理行为疗法治疗小儿原发性夜间遗尿症的临床研究[J]. 中国现代应用药学，2012，29（8）：752-755.

（江西中医药大学　陈立红，深圳市中医院　喻闽凤）

健儿消食口服液

【药物组成】 炙黄芪、白术（麸炒）、麦冬、陈皮、莱菔子（炒）、山楂（炒）、黄芩。

【处方来源】 研制方。《中国药典》（2015 年版）。

【功能与主治】 健脾益胃，理气消食。用于小儿饮食不节，损伤脾胃引起的纳呆食少、脘胀腹满、手足心热、自汗乏力、大便不调，以至厌食、恶食等症。

【药效】 主要药效如下[1]：

1. 促进小肠运动　健儿消食口服液具有促进小肠推进的功能。

2. 增强食欲　健儿消食口服液具有提高胃液分泌量和胃蛋白酶活性的作用。

【临床应用】 主要用于小儿厌食症、小儿腹泻等。

1. 小儿厌食症[2, 3]　以长期食欲不振、见食不贪、见食而厌，甚者拒食为临床特征，有时还伴有多汗、容易感冒等症状。厌食症的长期存在，造成机体营养失调，免疫力下降，导致各种疾病的发生，严重影响儿童的正常生长发育。健儿消食口服液具有运脾助消化的功效，可提高食欲，改善小儿厌食症状。健儿消食口服液加赖氨酸维生素 B_{12} 合剂治疗小儿厌食症疗效明显。

2. 小儿腹泻[4]　以大便性状改变、大便次数增多为临床特点。腹泻受多种病因的影响，肠黏膜分泌水分增多，或者肠黏膜吸收功能下降，造成肠内水分经大便排出。赖氨葡锌颗粒为复方制剂，主要成分为锌和赖氨酸。临床研究表明，赖氨葡锌颗粒与健儿消食口服液联合应用于腹泻患儿，在有效改善患者腹泻症状的同时，还可改善厌食、积食现象，有利于患儿营养状况的改善，促进患儿机体功能恢复，增强机体免疫力。

【不良反应】　尚未见报道。

【使用注意】　①患儿服药期间应少吃巧克力、带颜色的饮料和油腻厚味等不易消化的食品。②胃阴不足者慎用。③服药期间应调整饮食，纠正不良饮食习惯。

【用法与用量】　口服，3 岁以内 1 次 5～10ml，3 岁以上 1 次 10～20ml，1 日 2 次，用时摇匀。或遵医嘱。

参考文献

[1] 李静，秦冬梅，高晓黎，等. 健儿消食口服液的药效学研究[J]. 中成药，2009，31（7）：1122-1124.
[2] 刘喆. 健儿消食口服液加赖氨酸维生素 B_{12} 合剂治疗小儿厌食症疗效观察[J]. 现代中西医结合杂志，2008，17（20）：3119.
[3] 王文红. 健儿消食口服液治疗小儿厌食症临床观察[J]. 江西医药，2009，44（8）：789-791.
[4] 刘利军，李华年，刘雨华. 赖氨葡锌颗粒加健儿消食口服液佐治小儿腹泻的疗效观察[J]. 现代医院，2016，16（11）：1596-1597.

（江西中医药大学附属医院　朱　玲，深圳市中医院　喻闽凤）

启脾丸

【药物组成】　人参、白术（炒）、茯苓、陈皮、山药、莲子（炒）、山楂（炒）、六神曲（炒）、麦芽（炒）、泽泻、甘草。

【处方来源】　宋·骆龙吉《增补内经拾遗方论》。《中国药典》（2015 年版）。

【功能与主治】　健脾和胃。用于脾胃虚弱，消化不良，腹胀便溏等症状。

【药效】　主要药效如下：

1. 助消化　启脾丸能调节胃内的酸度，增加胃酸分泌，助消化。

2. 增强免疫　启脾丸能增强机体免疫。

【临床应用】　主要用于小儿厌食症、小儿泄泻、小儿盗汗、小儿遗尿、小儿肝炎、小儿地图舌等。

1. 小儿厌食症[1]　本品适用于治疗小儿厌食症，症见食欲不振，食量减少，厌食或拒食，腹胀，便溏，或宿食不消，面色萎黄，倦怠乏力，形体消瘦，舌淡苔薄白，脉无力；以及消化不良、慢性胃炎、慢性肠炎见上述症状者。本品联合葡萄糖酸锌治疗小儿厌食症，可有效增进食欲，增多食量，迅速改善症状。

2. 小儿泄泻[2-4]　本品适用于治疗小儿泄泻，症见形体干瘦，面色萎黄，毛发焦枯，精神萎靡，纳食减少，食后不消，腹胀大，大便溏薄或不调，舌淡苔薄白，脉无力；营养不良、慢性消化不良、寄生虫病见上述症状者。小儿久泻服用本品治疗，泄泻次数明显减少，余症得到改善。

3. 小儿盗汗[5] 本品适用于治疗小儿盗汗，临床症状表现为面白，胃口一般，大便稀溏，易出汗，舌淡红，苔薄白，脉细。启脾丸联合玉屏风散治疗小儿盗汗，患者出汗明显减少。

4. 小儿遗尿[5] 本品适用于治疗小儿遗尿，启脾丸健脾益气联合缩泉丸治疗小儿遗尿效果较好。

5. 小儿肝炎[6] 本品适用于辅助治疗小儿肝炎，尤其是小儿传染性肝炎。临床表现为恶心，纳呆，脘腹痞满，消瘦乏力等。服用本品作为肝病恢复期的善后调治，能防止疾病传变，同时改善临床症状。

6. 小儿地图舌[7] 本品适用于治疗小儿地图舌。地图舌是指舌苔部分剥脱，造成舌面不光滑，形似地图，多见于小儿，主要由消化不良，脾胃虚弱引起。启脾丸治疗小儿地图舌效果满意。

【不良反应】 尚未见报道。

【使用注意】 ①忌食生冷、油腻、不易消化食物。②湿热泄泻者不宜使用。③养成良好饮食习惯，防止偏食。

【用法与用量】 口服，1次1丸，1日2～3次。3岁以内小儿用量酌减。

参考文献

[1] 张国莹，张金. 启脾丸加葡萄糖酸锌治疗小儿厌食症的临床疗效观察[J]. 中国医药指南，2016，14（13）：186-187.
[2] 刘学华，赵惠琴. 启脾丸治疗小儿腹泻36例[J]. 山东中医杂志，1996，15（10）：446.
[3] 乔淑兰，纪延龙. 启脾丸加味治疗小儿久泻65例[J]. 山东中医杂志，1995，（10）：441-442.
[4] 杨玉岫. 启脾丸治疗小儿泄泻168例[J]. 辽宁中医杂志，1990，（11）：25-26.
[5] 钟小文，孔庆活，冯玉莲，等. 唐兴荣教授运用启脾丸治疗儿科常见病经验撷要[J]. 中医药导报，2018，24（3）：123-124.
[6] 陈在威，刘志香. 启脾丸在儿科疾病中的运用[J]. 青岛医药卫生，1996，28（3）：46.
[7] 付兰，张敏娟. 启脾丸治疗小儿地图舌40例[J]. 宁夏医学院学报，2003，25（5）：378.

（江西中医药大学　陈兰英、刘雅慧）

健 脾 丸

【药物组成】 党参、炒白术、陈皮、炒枳实、炒山楂、炒麦芽。

【处方来源】 明·王肯堂《证治准绳·类方》。《中国药典》（2015年版）。

【功能与主治】 健脾开胃。用于脾胃虚弱，脘腹胀满，食少便溏。

【药效】 主要药效如下：

1. 降低大脑中5-羟色胺水平，上升多巴胺水平[1] 脾虚证大鼠与中枢单胺类神经递质的含量有密切的联系，中枢5-羟色胺升高或降低能加速或延迟疲劳的发生，多巴胺有延迟中枢疲劳的特性，脾虚大鼠不同脑区内5-羟色胺含量显著升高，而多巴胺的含量则显著下降。用健脾丸对脾虚大鼠干预后，大鼠各脑区5-羟色胺和多巴胺水平有明显改善，达到健脾治疗的目的。

2. 助消化[2, 3] 本品能促进大鼠胃液分泌，提高胃酸总酸度，增加大鼠胃蛋白酶活性和胃蛋白酶排出量。

【临床应用】 主要用于小儿厌食症、小儿泄泻、小儿盗汗等。

1. 小儿厌食症[2-4]　本品适用于治疗小儿厌食症。小儿厌食症是以小儿较长时间食欲不振或减退，进食量明显减少，甚至拒食为主要临床特点的一种常见病症。健脾丸治疗小儿厌食症临床效果较好，临床症状改善显著。

2. 小儿泄泻[5, 6]　本品适用于治疗小儿泄泻，临床表现为大便次数增多，便质稀薄或泻下如水样。健脾丸可治疗脾胃虚弱导致的大便溏泻、腹泻、疳积，有利于缩短病程，促进患儿早日康复，治疗小儿泄泻疗效显著。

3. 小儿盗汗[7]　本品适用于小儿盗汗，健脾丸联合牡蛎散加减治疗小儿盗汗效果颇佳。

【不良反应】　尚未见报道。

【使用注意】　①忌食生冷、油腻、不易消化食物。②不适用于急性肠炎腹泻，其主要表现为腹痛、水样大便频繁，或发热。③不适用于口干、舌少津，或手足心热。

【用法与用量】　口服，小蜜丸 1 次 9 g，大蜜丸 1 次 1 丸，1 日 2 次；小儿用量酌减。

参考文献

[1] 郭德玉，吴犀翎，田欣，等. 健脾丸对脾虚大鼠大脑 5-羟色胺、多巴胺的影响[J]. 山东中医杂志，2012，31（12）：893-895.

[2] 邝玉子. 健脾丸治疗小儿厌食症 66 例疗效观察[J]. 新中医，2004，36（4）：26-27.

[3] 蒋盛花. 健脾丸治疗小儿厌食症的临床研究[J]. 基层医学论坛，2017，21（31）：4385-4386.

[4] 陈利玲. 健脾丸治疗小儿厌食症的临床疗效分析[J]. 光明中医，2016，31（13）：1851-1852.

[5] 徐静. 健脾丸加减治疗小儿泄泻举隅[J]. 当代医学，2016，22（5）：159-160.

[6] 王茂源，刘亚. 健脾丸加减治疗小儿泄泻举隅[J]. 中医儿科杂志，2015，11（2）：45-47.

[7] 张雷英. 健脾丸合牡蛎散加减治疗小儿盗汗 20 例[J]. 江苏中医药，2011，43（3）：11.

（江西中医药大学　陈兰英、尹　力）

小儿厌食颗粒

【药物组成】　人参、山药、白术（焦）、山楂（焦）、槟榔、干姜、胡黄连、砂仁。

【处方来源】　研制方。国药准字 Z20060049。

【功能与主治】　健脾和胃，理气消食。用于小儿脾虚厌食、乳食停滞、面色少华、脘腹时痛等症。

【药效】　主要药效如下[1-4]：

1. 增强食欲　促人生长激素腺释放肽、血浆酪神经肽与血清瘦素都是食欲调节因子，构建机体的食欲调节网络。食欲调节因子失衡在小儿厌食症发生、发展中发挥着关键作用。小儿厌食颗粒有助于促人生长激素腺释放肽、血浆酪神经肽与血清瘦素水平的改善，使食欲调节因子趋于自我稳定，增进食欲。

2. 促进吸收　尿淀粉酶活性及尿 D-木糖代谢率是目前公认的反映小肠吸收功能和胰腺分泌功能的良好指标，其水平的变化可以较为客观地反映厌食症小儿的消化吸收代谢功能。研究显示，小儿厌食颗粒可以显著升高尿淀粉酶活性及尿 D-木糖代谢率，其效果优于葡萄糖酸锌口服液。

【临床应用】　主要用于治疗小儿厌食症。

小儿厌食症[1-6]　本品适用于治疗小儿厌食症，单独用药可以改善患儿食欲调节因子，促进消化、吸收并改善食欲。联合锌硒宝或布拉氏酵母菌能调整血清细胞因子水平，增加厌食症患者的食欲，增加身高与体质量。小儿厌食颗粒对小儿厌食症具有较好的作用。

【不良反应】　尚未见报道。

【使用注意】　忌食生冷、辛辣食物。

【用法与用量】　热水冲服，1岁以下，1日1袋，分2次服；1～3岁，1次1袋，1日2次；4～7岁，1次1袋，1日3次。

参考文献

[1] 胡爱华，徐惠民，胡国华，等. 厌食症患儿外周血食欲调节因子水平变化与小儿厌食颗粒干预的影响[J]. 中国中药杂志，2014，39（23）：4685-4688.

[2] 张金玺，袁国卿. 小儿厌食颗粒对厌食小儿血浆酪神经肽和血清瘦素水平的影响[J]. 时珍国医国药，2013，24（6）：1444-1445.

[3] 俞惠英. 小儿厌食颗粒治疗厌食症患儿疗效及对血清促人生长激素腺释放肽与瘦素水平的影响[J]. 现代中西医结合杂志，2017，26（8）：857-859.

[4] 张金玺，马洁. 小儿厌食颗粒对厌食小儿唾液淀粉酶和尿D-木糖代谢率的影响[J]. 时珍国医国药，2012，3（12）：3008.

[5] 方旭仙，王有成，朱璐卡，等. 小儿厌食颗粒联合布拉氏酵母菌治疗小儿厌食症的临床疗效及对血清细胞因子的影响[J]. 中国实验方剂学杂志，2019，25（12）：115-120.

[6] 邹翠红，沈胜章. 小儿厌食颗粒联合新硒宝治疗小儿厌食症40例临床观察[J]. 中医儿科杂志，2016，12（3）：49-52.

（深圳市中医院　喻闽凤，江西中医药大学　罗颖颖）

小儿肠胃康颗粒

【药物组成】　鸡眼草、地胆草、谷精草、夜明砂、蚕沙、蝉蜕、谷芽、盐酸小檗碱、木香、党参、麦冬、玉竹、赤芍、甘草。

【处方来源】　研制方。国药准字Z33020496。

【功能与主治】　清热平肝，调理脾胃。用于小儿营养紊乱所引起的食欲不振，面色无华，精神烦忧，夜寝哭啼，腹泻腹胀。

【药效】　主要药效如下[1,2]：

1. 促消化　小儿肠胃康颗粒能增加胃蛋白酶活性，降低胃液pH，促进胃肠蠕动，改善胃肠功能。

2. 调节胃肠运动　小儿肠胃康颗粒能明显降低小鼠胃中甲基橙残留率，促进小鼠胃排空，增加炭末推进率，加快小肠对炭末的推进速度，促进肠运动。此外，小儿肠胃康颗粒能降低患者血浆胃动素、胃泌素水平，改善胃肠功能。小儿肠胃康颗粒调节胃肠运动作用机制见图19-2。

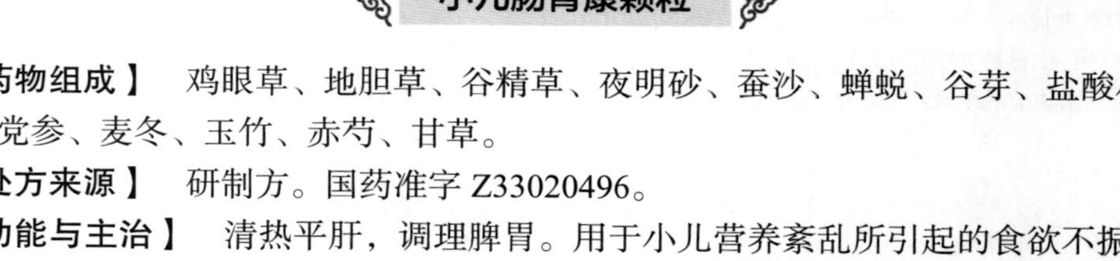

图19-2　小儿肠胃康颗粒调节胃肠运动作用机制

----病理；—— 药效

3. 抗炎作用　小儿肠胃康颗粒可以抑制二甲苯致小鼠耳郭肿胀，降低乙酸引起的小鼠腹腔通透性升高，对炎症有一定的抑制作用。

【临床应用】　主要用于小儿厌食症、小儿消化不良性腹泻等。

1. 小儿厌食症[3, 4]　本品适用于治疗小儿厌食症，临床表现为食欲不振，面色无华，精神烦忧，夜寝哭啼，发育迟缓。厌食患儿服用本品后，可增加食欲，且偏食、烦躁、便溏、夜闹等症状显著改善。

2. 小儿消化不良性腹泻[5-11]　本品适用于小儿消化不良性腹泻，症见腹胀、腹泻、食欲不振、大便次数增多、水样便伴有不消化食物等。小儿肠胃康颗粒能显著改善小儿腹泻，特别是秋季腹泻和消化不良性腹泻。小儿肠胃康颗粒联合双歧杆菌四联活菌片或枯草杆菌、肠球菌二联活菌治疗小儿消化不良腹泻，能显著缓解患儿的临床症状，调整肠道菌群，改善胃肠道功能，达到止泻作用。

【不良反应】　尚未见报道。

【使用注意】　①忌食生冷、油腻及不易消化食品。②感冒时不宜服用。③长期厌食，体弱消瘦者，以及腹胀重、腹泻次数增多者应去医院就诊。④本品含盐酸小檗碱，严格按照用法用量服用，不宜长期服用。⑤脏腑虚寒者不宜使用。⑥建立良好的生活制度，纠正不良饮食习惯。

【用法与用量】　开水冲服，1 次 5～10g，1 日 3 次。小儿用量酌减或遵医嘱。

参 考 文 献

[1] 匡荣，朱社敏，倪维芳，等. 小儿肠胃康颗粒主要药理学研究[J]. 中国现代应用药学杂志，2005，22（4）：275-277.
[2] 杨利娟. 小儿肠胃康颗粒辅助治疗小儿消化不良性腹泻 52 例临床观察[J]. 中医儿科杂志，2019，15（4）：43-46.
[3] 包晓锐. 小儿肠胃康颗粒治疗小儿厌食症 120 例疗效分析[J]. 吉林医学，2005，26（12）：1346
[4] 林美萍，张杰. 小儿肠胃康颗粒治疗小儿厌食症[J]. 河南中医，2004，24（12）：47.
[5] 高淑青，曲艳杰，郝美丽，等. 小儿肠胃康颗粒联合妈咪爱治疗小儿消化不良性腹泻效果观察[J]. 临床医药文献电子杂志，2017，4（7）：1323.
[6] 苏慧，高卿，周树玲. 小儿肠胃康颗粒结合常规疗法治疗小儿消化不良疗效观察[J]. 中西医结合心血管病杂志（电子版），2015，3（29）：108-109.
[7] 马融，付竹，曾宪涛，等. 小儿肠胃康颗粒治疗小儿腹泻疗效及安全性的 Meta 分析[J]. 世界中医药，2017，12（8）：1936-1940.
[8] 朱亚君. 小儿肠胃康颗粒联合妈咪爱治疗小儿消化不良性腹泻的效果分析[J]. 中国社区医师，2018，34（36）：108+110.
[9] 任晓娟. 联用双歧杆菌四联活菌片和小儿肠胃康颗粒治疗小儿消化不良性腹泻的效果研讨[J]. 当代医药论丛，2018，16（5）：118-119.
[10] 张琳. 小儿腹泻应用小儿肠胃康颗粒治疗的临床疗效和安全性[J]. 世界最新医学信息文摘，2018，18（10）：125+128.
[11] 殷建群. 小儿肠胃康颗粒与妈咪爱并用治疗小儿消化不良性腹泻的效果及对其生活质量的影响研究[J]. 临床医药文献电子杂志，2017，4（A1）：19949-19950.

（江西中医药大学　陈兰英、刘雅慧）

小儿香橘丸

【药物组成】　木香、陈皮、苍术（米泔炒）、白术（麸炒）、茯苓、甘草、白扁豆（去皮）、山药（麸炒）、莲子、薏苡仁（麸炒）、山楂（炒）、麦芽（炒）、六神曲（麸炒）、厚朴（姜炙）、枳实（麸炒）、香附（醋炙）、砂仁、半夏（制）、泽泻。

【处方来源】 明·鲁伯嗣《婴童百问》。《中国药典》(2015年版)。

【功能与主治】 健脾和胃，消食止泻。用于小儿饮食不节引起的呕吐便泻，脾胃不和，身热腹胀，面黄肌瘦，不思饮食。

【药效】 主要药效如下[1, 2]:

1. 助消化 小儿香橘丸能增加胃液的分泌，促进碳水化合物和蛋白质的分解，有助于消化。

2. 调节胃肠运动 小儿香橘丸能促进胃肠蠕动，调节胃肠运动。

3. 增加食欲 胆囊收缩素是一种饱感因子，其作为中枢神经递质，参与摄食调节，是人体重要的“饱食中枢兴奋”信号。八肽胆囊收缩素为胆囊收缩素的一种主要形式，研究证实其具有减弱食欲的作用；β-内啡肽为下丘脑合成分泌的一种神经肽，当其受到刺激时能够拮抗脑内阿片 μ 受体，共同调节摄食活动。小儿香橘丸能降低患儿血浆八肽胆囊收缩素水平，升高 β-内啡肽水平，从而增加食欲。

【临床应用】 主要用于小儿厌食症。

小儿厌食症[1, 2] 本品适用于治疗小儿厌食症，症见不思进食，厌恶摄食，但无外感内伤疾病，疗效显著。本品联合多酶片可治疗小儿厌食症脾胃不和证，临床疗效显示可显著改善患儿临床症状，提高体质量指数和临床疗效，降低患儿血浆八肽胆囊收缩素水平，升高 β-内啡肽水平。

【不良反应】 尚未见报道。

【使用注意】 ①服用前应除去蜡皮、塑料球壳，可嚼服，也可分份吞服。②湿热泻者慎用。③服药期间饮食宜清淡、易消化食物，忌食生冷、油腻食物。

【用法与用量】 口服，1次1丸，1日3次。周岁以内小儿用量酌减。

参考文献

[1] 石瑞燕，韩大江. 小儿香橘丸治疗厌食症130例[J]. 中国中医药现代远程教育，2012，10(17)：26.
[2] 王红伟，冯斌. 中西医结合治疗厌食症临床研究[J]. 河南中医，2015，35(8)：1968-1970.

(江西中医药大学 陈兰英、刘雅慧)

小儿胃宝丸

【药物组成】 山楂(炒)、山药(炒)、麦芽(炒)、六神曲(炒)、鸡蛋壳(焙)。

【处方来源】 研制方。国药准字Z21021535。

【功能与主治】 消食化积，健脾养胃。用于伤食伤乳，呕吐泄泻，脾虚胃弱，消化不良。

【药效】 主要药效如下[1, 2]:

1. 助消化 厌食发病机制与消化液分泌减少、消化酶活力降低有关。小儿胃宝丸能促进消化液分泌，促进消化。

2. 促进吸收 本品可以提高小肠吸收功能。

【临床应用】 主要用于小儿厌食症、小儿消化不良等。

1. 小儿厌食症[1] 本品适用于治疗小儿厌食症，症见面色萎黄，肌肉消瘦，不思乳食，呕吐酸腐，大便溏泄，舌苔白腻，脉细而滑，指纹青淡。小儿厌食症患者服用本品后，食欲明显改善，食量增加。

2. 小儿消化不良[2]　本品对小儿伤食伤乳、呕吐泄泻、脾胃虚弱所致消化不良有较好的治疗作用，疗效与健胃消食片相当。

【不良反应】　尚未见报道。

【使用注意】　①服药期间宜食用清淡易消化食物，忌食油腻、肥甘食物，忌食生冷、辛辣食物。②便秘者慎用。③节制饮食，不要偏食。④食积内热者慎用。

【用法与用量】　口服，3 岁以下儿童 1 次 2～3 粒，1 日 3 次；3 岁以上儿童 1 次 5～6 粒，1 日 3 次。

参考文献

[1] 霍春景，徐勇，牛保太，等. 小儿胃宝丸治疗厌食症 90 例[J]. 河南医药信息，2002，10（7）：42.
[2] 侯疏影　杨松岭. 小儿胃宝丸治疗小儿消化不良 150 例临床疗效观察[J]. 中国中医药科技，2006，13（6）：408.

（深圳市中医院　喻闽凤，江西中医药大学　李文宏）

小儿复方鸡内金散（咀嚼片）

【药物组成】　鸡内金、六神曲。

【处方来源】　研制方。国药准字 Z41020268。

【功能与主治】　健脾开胃，消食化积。用于小儿因脾胃不和引起的食积胀满，饮食停滞，呕吐泄泻。

【药效】　主要药效如下[1, 2]：

1. 助消化　小儿复方鸡内金咀嚼片含有胃激素，能增强促消化的蛋白酶、淀粉酶等多种酶类的活性，具有促进消化吸收作用。

2. 调节胃肠运动　小儿复方鸡内金咀嚼片能促进肠胃蠕动及排空，调节胃肠运动。

【临床应用】　主要用于小儿厌食症、小儿营养不良、小儿功能性便秘、小儿功能性消化不良等。

1. 小儿厌食症[2-6]　本品适用于治疗小儿厌食症，症见食欲减退、食量减少，甚至厌恶进食者，小儿复方鸡内金散联合枯草杆菌二联活菌颗粒或者双歧杆菌三联活菌散或者酪酸梭菌活菌散治疗小儿厌食症，疗效显著，可增加患儿体重、缩短食欲恢复时间、有效减轻腹痛腹胀症状。

2. 小儿营养不良[1]　本品可以辅助治疗轻度营养不良，临床研究发现小儿复方鸡内金散对进食改善、体重增加、腹部皮脂厚度增加等指标有明显改善，辅助治疗轻度营养不良有明显的疗效。

3. 小儿功能性便秘[7]　本品适用于治疗小儿功能性便秘，功能性便秘患儿的主要临床表现为排便不通、大便干燥、排便次数减少、食欲不振及精神萎靡等。小儿复方鸡内金咀嚼片联合乳果糖口服液治疗小儿功能性便秘，疗效确切。

4. 小儿功能性消化不良[8]　本品适用于治疗小儿功能性消化不良，小儿功能性消化不良主要临床症状为上腹胀痛持续或反复发作、早饱厌食、反酸恶心等。小儿复方鸡内金咀嚼片联合枸橼酸莫沙必利分散片治疗小儿功能性消化不良疗效显著，能有效缩短由功能性消化不良引起的胃部反酸、恶心呕吐、缩短上腹疼痛及上腹烧灼感等症状的恢复时间。

【不良反应】 尚未见报道。

【使用注意】 忌食生冷及油腻食物。

【用法与用量】 散剂：口服，小儿 1 次 0.5g，1 日 3 次，1 周岁以内酌减；咀嚼片：嚼碎咽下，小儿 1 次 1 片，1 日 3 次。

参考文献

[1] 白冰洋，罗悦. 小儿复方鸡内金散辅治轻度营养不良疗效观察[J]. 按摩与康复医学，2012，3（17）：196.

[2] 姜春侠，段大航，孙丕东，等. 小儿复方鸡内金散治疗小儿厌食临床疗效观察[J]. 井冈山医专学报，2006，13（5）：30-31.

[3] 靳红光. 小儿复方鸡内金咀嚼片联合枯草杆菌二联活菌颗粒治疗厌食症 74 例疗效分析[J]. 医学理论与实践，2019，32（13）：2085-2087.

[4] 朱亚丽，张奥妮. 小儿复方鸡内金咀嚼片联合酪酸梭菌活菌散治疗小儿厌食 39 例[J]. 中国民族民间医药，2018，27（21）：72-75.

[5] 王素敏，丁明. 小儿复方鸡内金咀嚼片治疗小儿厌食临床疗效分析[J]. 医学理论与实践，2018，31（21）：3259-3261.

[6] 王燕杰. 小儿复方鸡内金咀嚼片联合双歧杆菌三联活菌散治疗小儿厌食症的临床疗效研究[J]. 医学信息，2018，31（15）：76-78.

[7] 高育林. 小儿复方鸡内金咀嚼片联合乳果糖口服液治疗小儿功能性便秘的效果探究[J]. 当代医药论丛，2019，17（13）：98-100.

[8] 张志强. 小儿复方鸡内金咀嚼片联合枸橼酸莫沙必利分散片治疗小儿功能性消化不良[J]. 中国中医药现代远程教育，2018，16（21）：60-62.

（深圳市中医院 喻闽凤，江西中医药大学 罗颖颖）

小儿脾健灵糖浆

【药物组成】 猪脾水解物、田三七、黄芪。

【处方来源】 研制方。国药准字 Z50020148。

【功能与主治】 开胃健脾。用于小儿脾虚胃弱所致食欲不振，营养不良，发育迟缓，面色萎黄等症。

【药效】 主要药效如下[1]：

1. 增加体重 本品能明显增加小鼠的体重，具有促进生长的作用。

2. 增强巨噬细胞吞噬功能 细胞免疫是人体重要的免疫系统，巨噬细胞对于外来病原体具有吞噬作用。本品能明显提高小鼠腹腔巨噬细胞的吞噬功能，增加小鼠 T 淋巴细胞百分率，从而提高机体的免疫功能。

3. 其他 本品对环磷酰胺所致白细胞减少症有明显升白细胞作用；小鼠游泳试验表明，本品有抗疲劳作用，能显著提高小鼠对常压缺氧的耐受性，增强应激能力。

【临床应用】 主要用于小儿厌食症、小儿夜啼等。

1. 小儿厌食症[2] 本品适用于治疗小儿厌食症，症见食欲不振，精神状态不好，挑食，食量较少。临床研究表明，小儿健脾灵糖浆可明显增进小儿食欲，具有一定治疗效果。

2. 小儿夜啼[2] 本品适用于治疗小儿睡眠质量不佳，症见小儿夜啼，精神状态差。临床观察表明，本品可增进睡眠，具有一定的治疗效果。

【不良反应】 尚未见报道。

【使用注意】 ①忌辛辣、生冷、油腻及不易消化食物。②婴儿及糖尿病患儿应在医师指导下服用。③感染性腹泻如肠炎、痢疾等疾病应立即去医院就诊。④大便次数增多、水分丢失明显及有脱水症状应去医院就诊。

【用法与用量】 口服，1～3 岁 1 次 5ml，4～7 岁 1 次 10ml，均 1 日 3 次，用时摇匀；或遵医嘱。

参考文献

[1] 陈泉生，杨士琰，陈古荣，等. 脾健灵的药理研究[J]. 中成药研究，1988，(1)：23-24.
[2] 王文运. 儿童保健新药——脾健灵糖浆通过技术鉴定[J]. 中国生化药物杂志，1986，(1)：102.

（江西中医药大学　陈兰英、马惠苗）

参术儿康糖浆

【药物组成】 麸炒白术、茯苓、炒山楂、炒山药、炒白扁豆、炒神曲、炒麦芽、炙黄芪、太子参、蜂王浆、制何首乌、当归。

【处方来源】 研制方。国药准字 Z20026912。

【功能与主治】 健脾和胃，益气养血。用于脾胃虚弱所致的小儿疳积，食欲不振，睡眠不安，多汗及营养不良性贫血。

【药效】 主要药效如下：

1. 促进胃肠运动　参术儿康糖浆可增加胃肠道的蠕动。

2. 促进消化　本品具有促进消化液分泌的作用。

【临床应用】 主要用于小儿厌食症。

小儿厌食症[1]　本品适用于治疗小儿厌食症，症见长期食欲不振，无消化系统器质性疾病，面色少华，形体偏瘦，头发黄稀，大便失调，或次数增多者。参术儿康糖浆治疗小儿厌食症疗效显著，比单纯服用双歧杆菌活菌片、葡萄糖酸锌疗效更佳。

【不良反应】 尚未见报道。

【使用注意】 ①忌食生冷、油腻及不易消化食物。②感冒时不宜服用。③长期厌食，体弱消瘦者，应去医院就诊。④患儿如自汗多、夜寐易惊、睡眠少等应注意是否为佝偻病，以免延误治疗。

【用法与用量】 口服，2 岁以下 1 次 10～15ml，3～4 岁 1 次 20ml，5～6 岁 1 次 30ml，均 1 日 3 次；或遵医嘱。

参考文献

[1] 方娜丽，何建平，张平发，等. 参术儿康糖浆治疗小儿厌食症 60 例疗效观察[J]. 中医儿科杂志，2008，4（2）：30-31.

（江西中医药大学　陈兰英、马惠苗）

小儿扶脾颗粒

【药物组成】 白术、陈皮、山楂、党参、莲子、茯苓。

【处方来源】 研制方。国药准字 Z20025916。

【功能与主治】 健脾胃，助消化。用于小儿脾胃气虚所致消化不良，体质消瘦。

【药效】 主要药效如下：

1. *促进胃肠运动* 胃肠运动功能障碍是小儿功能性消化不良的主要病理生理学因素，30%～80%的小儿功能性消化不良患者存在消化器官运动障碍[1]。小儿扶脾颗粒可明显提高幼鼠小肠炭末推进率，促进胃肠运动[2]。

2. *促进胃肠激素分泌* 胃肠激素对消化道活动的调节起重要作用，对胃排空也具有调节作用，胃肠激素分泌紊乱是小儿消化系统疾病的重要发病机制[3]。小儿扶脾颗粒可明显提高功能性消化不良幼鼠血清胃泌素和胃动素水平，促进胃肠激素分泌[2, 4]。

3. *提高免疫功能* 小儿扶脾颗粒可提高幼鼠廓清指数 K 值，增强单核-巨噬细胞吞噬功能，通过提高机体免疫力而改善患儿的体质[2]。

【临床应用】 主要用于小儿功能性消化不良、小儿厌食症、小儿畏食症等。

1. *小儿功能性消化不良*[2] 本品适用于治疗小儿功能性消化不良，以患儿胃脘疼痛、胃脘胀痛、呃逆嗳气、精神不振、食欲下降等为主要表现。小儿扶脾颗粒可通过促进胃肠运动、胃肠激素分泌和提高免疫功能改善患儿临床症状。

2. *小儿厌食症*[5] 本品适用于治疗小儿厌食症，症见厌食或拒食、面色萎黄、精神不振、肌肉松软、形体消瘦、大便不成形、夹有不消化食物等。临床观察发现，小儿扶脾颗粒治疗小儿厌食症可显著改善患儿临床症状。

3. *小儿畏食症*[6] 本品适用于治疗小儿畏食症，症见畏食，伴腹胀或腹痛、恶心呕吐、口臭、大便稀或秘结等。小儿扶脾颗粒可改善小儿畏食症患儿食欲及大便不调情况，增加患儿体重。

【不良反应】 有使用小儿扶脾颗粒引起急性荨麻疹不良反应的报道[7]。

【使用注意】 ①忌食生冷、油腻及不易消化食物。②感冒时不宜服用。③长期厌食，体弱消瘦者，以及腹胀重、腹泻次数增多者应去医院就诊。④服药 7 天症状无缓解，应去医院就诊。

【用法与用量】 开水冲服，1 次 5～10g，1 日 2～3 次；或遵医嘱。

参考文献

[1] 张晓光，胡品津，林金坤，等. 功能性消化不良患者胃感觉运动功能的研究[J]. 中华消化杂志，2003，23（4）：31-33.
[2] 孙建辉，唐纯玉，霍海如，等. 小儿扶脾颗粒对小儿功能性消化不良的实验研究[J]. 中医药导报，2018，24（21）：71-74.
[3] 王英德，唐海英，张延军，等. 功能性消化不良患者胃排空和胃肠激素的变化[J]. 中华消化杂志，2001，21（6）：45-46.
[4] 曼琼，王婷婷，唐纯玉，等. 基于整合药理学策略分析小儿扶脾颗粒对功能性消化不良的精准应用[J]. 中国实验方剂学杂志，2019，25（11）：173-179.
[5] 李朝平，黄建良. 小儿扶脾颗粒治疗小儿厌食症疗效观察[J]. 实用医药杂志，2015，32（7）：627-628.
[6] 袁杰，胡以信. 小儿扶脾颗粒治疗小儿畏食症的疗效观察[J]. 临床医药实践，2013，22（2）：93-94.
[7] 张燕. 小儿扶脾颗粒致急性荨麻疹 1 例[J]. 实用中医药杂志，2010，26（9）：657.

（江西中医药大学 张 妮、陈兰英）

二、健脾益气类

儿宝颗粒

【药物组成】 太子参、北沙参、茯苓、山药、炒山楂、炒麦芽、陈皮、炒白芍、炒白扁豆、麦冬、葛根。

【处方来源】 研制方。《中国药典》(2015 年版)。

【功能与主治】 健脾益气，生津开胃。用于脾气虚弱、胃阴不足所致的纳呆厌食、口干燥渴、大便久泻、面黄体弱、精神不振、盗汗。

【药效】 主要药效如下[1-5]：

1. 调节胃肠运动　生长抑制素可广泛抑制胃肠运动，包括胃排空、胃分节运动；肠内血管活性肠肽神经元能刺激胰液和肠液分泌，保护肠黏膜，调节胃肠吸收；P 物质具有很强的刺激作用，可使胃肠道平滑肌协调收缩，促进胃肠运动，产生正常的胃肠动力；5-羟色胺对食管黏膜肌肉层有松弛作用，还能促进肠在消化期的蠕动反射。儿宝颗粒可通过改善生长抑制素、肠内血管活性肠肽、P 物质、5-羟色胺的异常表达，促进胃排空，调节胃肠运动等。

2. 促进食欲　血清瘦素(Leptin)、促人生长激素腺释放肽(Ghrelin)、神经肽 Y 均为食欲调节因子，儿宝颗粒联合锌硒宝能调节血清瘦素、促人生长激素腺释放肽、神经肽 Y 水平，调节摄食中枢神经元对外周传入信号的敏感性，从而影响摄食中枢神经元对多种传入信息的整合。儿宝颗粒还能增强厌食大鼠接受胃迷走神经传入信息的下丘脑外侧区神经元的血糖敏感性，从而达到促进食欲作用。

3. 增强免疫　组方中太子参含有皂苷 A、谷甾醇、棕榈酸等多种活性成分，能显著提高人体免疫力，而茯苓中的茯苓多糖也具有提高免疫力的效果。儿宝颗粒能升高脾虚泻小儿的 $CD4^+$、免疫球蛋白 G、免疫球蛋白 A、免疫球蛋白 M 的含量及 $CD4^+/CD8^+$，增强免疫。

【临床应用】 主要用于小儿厌食症、小儿消化不良、小儿食积、小儿腹泻。

1. 小儿厌食症[3, 5, 6]　本品适用于治疗脾胃虚弱、胃阴不足所致的小儿厌食症，症见口干多饮，纳呆食少，面黄肌瘦，四肢倦怠，精神不振，体虚多汗，大便干结或大便久泻不止，舌红少苔，脉细。儿宝颗粒联合锌硒宝治疗小儿厌食症，可显著提高厌食症患儿的食欲、增加摄食量，具有明显的临床疗效，对防止该病演变为严重营养不良及生长发育障碍有着积极的意义。

2. 小儿消化不良[7-10]　本品适用于治疗小儿消化不良，临床表现为小儿出现持续、反复的食欲不振、身体消瘦、持续腹泻等。本品治疗小儿消化不良临床效果好，不良反应少。

3. 小儿食积[11]　本品适用于治疗小儿食积，临床表现为面色萎黄，困倦无力，纳呆厌食，夜卧不安，腹满喜按，呕吐酸馊乳食，大便溏薄酸臭，或夹有乳食残渣，苔白厚腻，脉细弱等。本品治疗小儿脾虚食积有较好疗效。

4. 小儿腹泻[12]　本品适用于治疗小儿腹泻，临床表现为大便次数增多、腹泻、呕吐、水电解质紊乱等。本品联合盐酸洛哌丁胺治疗小儿腹泻效果确切，能快速缓解患儿症状，缩短治疗时间，提高临床疗效。

【不良反应】 尚不明确。

【使用注意】 ①饮食宜清淡，忌辛辣、生冷、油腻食物。②对于明确久泻的患儿应及时到医院咨询医师。③食积内热厌食者慎用。

【用法与用量】 开水冲服，1～3 岁 1 次 5g，4～6 岁 1 次 7.5g，6 岁以上 1 次 10g，均 1 日 2～3 次。或遵医嘱。

参考文献

[1] 赵智强，项小人，汪受传，等. 儿宝颗粒对厌食症大鼠模型血中 5-HT、NO 及空肠段 SP、VIP、SS 表达的影响[J]. 中国中西医结合消化杂志，2006，14（2）：96-98.
[2] 张月萍，杜永平，张国成. 儿宝颗粒对厌食大鼠下丘脑外侧区神经元整合摄食相关信息的影响[J]. 中国中西医结合杂志，2005，25（11）：996-999.
[3] 曾宏，徐晓清. 儿宝颗粒联合锌硒宝对小儿厌食症患儿微量元素及血红蛋白的影响[J]. 中国实用医药，2019，14（13）：118-119.
[4] 王丹，李桂凌，郑诗华，等. 儿宝颗粒对脾虚泻小儿免疫功能影响的观察[J]. 中国实验方剂学杂志，2019，25（10）：81-86.
[5] 杨中原，于凤琴，姜凯. 儿宝颗粒辅助锌硒宝治疗厌食症儿童的效果观察[J]. 实用中西医结合临床，2018，18（11）：42-44.
[6] 邹翠红，沈胜章. 小儿厌食颗粒联合新硒宝治疗小儿厌食症 40 例临床观察[J]. 中医儿科杂志，2016，12（3）：49-52.
[7] 赵聪伶. 探讨儿宝颗粒治疗小儿消化不良 75 例的临床效果[J]. 中外医疗，2013，32（15）：117+119.
[8] 曹刚良. 儿宝颗粒联合硫酸锌口服液治疗 100 例小儿消化不良的疗效分析[J]. 临床医学研究与实践，2017，2（25）：101-102.
[9] 于春丽. 儿宝颗粒与硫酸锌口服液联合应用治疗小儿消化不良的临床观察[J]. 中外女性健康研究，2016，（13）：213+220.
[10] 文艺. 小儿消化不良采用儿宝颗粒联合硫酸锌口服液治疗的临床分析[J]. 中外医疗，2016，35（6）：146-147.
[11] 吴小玫. 儿宝颗粒治疗小儿脾虚食积 52 例临床疗效观察[A]. 中华中医药学会脾胃病分会.中华中医药学会脾胃病分会第二十四次全国脾胃病学术交流会论文汇编[C]. 中华中医药学会脾胃病分会：中华中医药学会，2012：1.
[12] 罗仁烂. 探索盐酸洛哌丁胺联合儿宝颗粒治疗小儿腹泻的临床疗效[J]. 当代医学，2017，23（36）：130-132.

（江西中医药大学附属医院 刘 英，江西中医药大学 罗颖颖）

儿康宁糖浆

【药物组成】 党参、黄芪、白术、茯苓、山药、薏苡仁、麦冬、制何首乌、大枣、焦山楂、炒麦芽、桑枝。

【处方来源】 研制方。《中国药典》(2015 年版)。

【功能与主治】 益气健脾，消食开胃。用于脾胃气虚所致的厌食症，症见食欲不振、消化不良、面黄身瘦、大便稀溏。

【药效】 主要药效如下：

1. 助消化[1] 厌食的发病机制可能是多种原因使食欲中枢由兴奋转为抑制，胃肠功能疲劳，蠕动缓慢，排空延迟，消化液分泌减少，消化酶活力降低所致。儿康宁糖浆能增加胃液量，提高胃蛋白酶活性，促进消化。

2. 增强造血功能[2] 儿康宁具有益气健脾、养血安神之功效，能显著提高机体血红蛋白含量，增强造血功能。

3. 增强机体功能[2, 3] 儿康宁糖浆能补充微量元素锌，锌主要参与多种核酸的合成，对稳定细胞膜有重要作用，能促进机体代谢、增加机体免疫功能。此外，本品还能够促进糖、脂质、蛋白质、核酸的代谢，从而增强机体功能。

【临床应用】 主要用于小儿厌食症、小儿腹泻、小儿反复呼吸道感染。

1. 小儿厌食症[1, 2]　本品适用于治疗脾胃虚弱、胃阴不足所致小儿厌食症，临床表现为小儿长期见食不贪、食欲不振甚至拒食等。儿康宁糖浆能有效促进消化酶及消化液的分泌，使患儿食欲增强，食量增多，进食时间缩短，身高、体重及皮下脂肪均有不同程度的增加。

2. 小儿腹泻[4]　本品适用于治疗小儿腹泻，临床表现为大便次数增多、腹泻、呕吐等，临床发现本品联合双歧杆菌、嗜酸乳杆菌、肠球菌三联活菌治疗小儿腹泻疗效明显。

3. 小儿反复呼吸道感染[3, 5, 6]　本品适用于治疗小儿反复呼吸道感染，临床表现为反复感染，咳喘迁延不愈或愈后又作，厌食，面黄，多汗，形体瘦弱或虚胖等。本品联合玉屏风颗粒治疗小儿反复呼吸道感染可明显缩短病程，减少复发次数，同时也提高了患儿机体抵抗力。

【不良反应】　尚不明确。

【使用注意】　①服药期间饮食宜易于消化，忌食生冷、油腻食物。②感冒时不宜服用。③长期厌食、体弱消瘦者，以及腹胀严重、腹泻次数增多者应去医院就诊。④食积化热、胃阴不足所致厌食者慎用。⑤纠正不良的偏食习惯，少吃零食，定时进餐，建立良好的饮食卫生习惯。

【用法与用量】　口服，1 次 10ml，1 日 3 次，20～30 天为 1 个疗程。小儿用量酌减或遵医嘱。

参 考 文 献

[1] 王雅丽，杨烈文，田爱玲. 儿康宁治疗小儿厌食症 30 例[J]. 现代中医药，2008，28（3）：54-55.

[2] 王兴勇. 儿康宁治疗儿童厌食症疗效评价[J]. 现代医药生，2003，19（5）：582.

[3] 本刊编辑部. 儿康宁糖浆临床应用解析[J]. 中国社区医师，2010，26（12）：15.

[4] 张丁录. 儿康宁糖浆联合培菲康治疗婴幼儿迁延性或慢性腹泻 40 例[J]. 中国中医药现代远程教育，2013，11（24）：48-49.

[5] 赵林香，董清香. 玉屏风颗粒合儿康宁糖浆治疗小儿反复呼吸道感染 86 例[J]. 河南中医，2012，32（10）：1302-1303.

[6] 王晓玲. 儿康宁糖浆佐治小儿呼吸道感染临床观察[J]. 现代中西医结合杂志，2009，18（5）：502.

（江西中医药大学附属医院　刘　英，江西中医药大学　崔亚茹）

乐儿康糖浆

【药物组成】　党参、黄芪、太子参、茯苓、薏苡仁、山药、大枣、制何首乌、麦冬、焦山楂、炒麦芽、桑枝、陈皮。

【处方来源】　研制方。《中国药典》（2015 年版）。

【功能与主治】　益气健脾，和中开胃。用于脾胃气虚所致的食欲不振、面黄、身瘦；厌食症、营养不良症见上述证候者。

【药效】　主要药效如下：

1. 助消化　乐儿康糖浆能够有效地增加胃消化酶的分泌，促进消化。

2. 增强免疫[1, 2]　乐儿康颗粒可提高患者免疫球蛋白 A、免疫球蛋白 G、免疫球蛋白 M 水平，增强儿童免疫力。

【临床应用】　主要用于小儿厌食症、小儿反复呼吸道感染。

1. 小儿厌食症[3]　本品适用于治疗小儿厌食症，症见厌食，拒食，面色萎黄，大便中夹有不消化残渣，舌质淡，苔薄白，脉无力。服用本品后，患儿食欲增加，体重明显增加。

2. 小儿反复呼吸道感染[1, 2] 本品适用于治疗小儿反复呼吸道感染，临床表现为反复感冒、扁桃体炎、支气管炎及肺炎等。乐儿康颗粒治疗小儿反复呼吸道感染效果确切，能显著提高免疫球蛋白水平，减少呼吸道感染次数。

【不良反应】 尚不明确。

【使用注意】 ①忌食生冷及油腻食物。②食积化热或胃阴不足所致厌食者慎用。③服药期间需建立良好的生活饮食习惯。

【用法与用量】 口服，1～2岁1次5ml，2岁以上1次10ml，均1日2～3次。

参考文献

[1] 金海华，汤阿敏，彭苍骄，等. 乐儿康颗粒治疗小儿反复呼吸道感染的效果[J]. 中国医药导报，2015，12（2）：79-81.
[2] 胡莲，周杰，袁慧. 乐儿康颗粒对反复呼吸道感染患儿免疫球蛋白水平及复发次数的影响[J]. 基层医学论坛，2016，20（34）：4783-4784.
[3] 蔡文仁，杨俊，董国华. 乐儿康糖浆临床疗效观察[J]. 中成药，1982，（3）：21

（江西中医药大学附属医院　刘　英，江西中医药大学　罗颖颖）

参苓健脾胃颗粒

【药物组成】 北沙参、白术、茯苓、薏苡仁（炒）、山药（炒）、扁豆（炒）、砂仁（盐炙）、陈皮、莲子、甘草。

【处方来源】 研制方。国药准字Z53021496。

【功能与主治】 补脾益胃，利中止泻。用于脾胃虚弱，气阴不足所致的饮食不消，或吐或泻，不欲饮食，形瘦色萎，神疲乏力。

【药效】 主要药效如下[1, 2]：

1. 助消化 胃泌素能促进胃酸分泌，促进胃黏膜上皮细胞增殖和分化，从而助消化。参苓健脾胃颗粒能提高胃泌素水平，促进胃酸分泌，助消化。

2. 增强免疫 可溶性IL-2是一种复合型黏蛋白，可与IL-2结合，对淋巴细胞起调节作用。参苓健脾胃颗粒能降低患者可溶性IL-2水平，同时可提高$CD4^{+}T$、$CD4^{+}T/CD8^{+}T$水平，降低$CD8^{+}T$水平，进而改善患者免疫功能。

【临床应用】 主要用于小儿厌食症、慢性萎缩性胃炎、肠易激综合征腹泻等。

1. 小儿厌食症[1] 本品适用于治疗小儿厌食症，症见食欲不振，食后脘痞腹胀，气短乏力，大便不调，口干不欲饮，患者服用本品后，可改善脾胃功能，增进食欲。

2. 慢性萎缩性胃炎[2-4] 本品适用于治疗慢性萎缩性胃炎，慢性萎缩性胃炎的主要病理特点为黏膜变薄、胃黏膜上皮和腺体萎缩、合并肠腺上皮不典型增生或化生、黏膜肌层增厚，上腹胀、腹痛、食欲不振、腹部不适、腹泻等。参苓健脾胃颗粒联合益胃生津汤辅助治疗慢性萎缩性胃炎，能减轻临床症状，减少疾病复发。

3. 肠易激综合征腹泻[5] 本品适用于治疗肠易激综合征腹泻，症见大便溏泄，水谷不化，稍进油腻不易消化之物，则大便次数增多，服用本品后，可明显减少排便次数，改善大便性状，缓解伴随症状，提高患者生活质量。本品联合针刺效果更好，并具有较好的安全性和近远期疗效。

【不良反应】 尚未见报道。

【使用注意】 ①湿热中阻所致纳呆、泄泻、呕吐者不宜使用。②忌食生冷、油腻食物。③孕妇慎用。④饭前或进食时使用为宜。⑤忌恼怒、忧郁、劳累过度，保持心情舒畅。

【用法与用量】 开水冲服，1 次 10g，1 日 2 次；小儿用量酌减或遵医嘱。

参考文献

[1] 王红峰，代军胜. 参苓健脾胃颗粒配合捏脊法治疗小儿厌食症 100 例[J]. 陕西中医，2012，33（3）：290-291.

[2] 吉文龙，杨君，邢海龙. 参苓健脾胃颗粒对慢性萎缩性胃炎患者胃泌素及免疫功能影响[J]. 世界中医药，2017，12（2）：303-309.

[3] 唐建华. 益胃生津汤联合参苓健脾胃颗粒辅治慢性萎缩性胃炎临床效果及复发分析[J]. 世界最新医学信息文摘，2019，19（46）：196+202.

[4] 郝玉红. 益胃生津汤联合参苓健脾胃颗粒辅治慢性萎缩性胃炎疗效观察[J]. 实用中医药杂志，2019，35（1）：107-108.

[5] 张超贤，郭李柯，秦咏梅. 针刺联合参苓健脾胃颗粒治疗肠易激综合征腹泻型的近远期疗效观察[J]. 中华中医药学刊，2016，4（34）：854-859.

（江西中医药大学　陈兰英、刘雅慧）

健儿素颗粒

【药物组成】 党参、白术（炒）、麦冬、南沙参、薏苡仁、白芍、稻芽。

【处方来源】 研制方。国药准字 Z19983091。

【功能与主治】 益气健脾，和胃运中。用于小儿脾胃虚弱，消化不良，腹满胀痛，面黄肌瘦。

【药效】 主要药效如下：

1. 促消化　消化不良主要表现为脾虚，脾虚能引起组织结构和功能的改变，其中消化酶的变化更为突出。健儿素颗粒能促进消化功能，从而改善胃肠道消化不良的症状。

2. 调节免疫　本品具有调节免疫功能作用。

【临床应用】 主要用于小儿厌食症、小儿腹泻、肠道菌群紊乱、小儿消化不良等。

1. 小儿厌食症[1]　本品可用于脾胃受损，气液耗伤所致的小儿厌食症、小儿营养不良，症见食欲不振，消化不良，腹满腹痛，大便溏薄，面黄肌瘦。临床结果显示健儿素冲剂对小儿偏食、厌食有良好效果，且无不良反应。

2. 小儿腹泻[2]　分为伤食型腹泻、风寒型腹泻、湿热型腹泻、脾虚型腹泻及不同原因引起的腹泻。健儿素颗粒主要用于治疗脾虚型腹泻。临床上采用健儿素颗粒联合双八面体蒙脱石可以缩短患儿的止吐时间、退热时间、止泻时间及纠正脱水时间，帮助患儿恢复胃肠道环境，缩短病程，疗效显著。

3. 肠道菌群紊乱[3]　肠道菌群多由于长期或滥用抗生素所致，临床表现为腹泻不止，采用健儿素冲剂联合补中益气丸治疗肠道菌群紊乱引起的消化系统疾病有一定疗效。

4. 小儿消化不良[4]　消化不良是儿科常见疾病之一，研究发现健儿素颗粒治疗小儿消化不良有一定疗效。

【不良反应】 未见文献报道。

【使用注意】 ①忌生冷、油腻及不易消化食物。②感冒时不宜服用。③长期厌食、体弱消瘦者，以及腹满胀痛严重者应去医院就诊。④服药期间饮食宜易消化，富有营养，不宜食用生冷、油腻食物。⑤疳积后期，常由虚至脱，见虚脱危重证候时，当采取急救措施。⑥糖尿病患者禁用。

【用法与用量】 开水冲服，1 次 10～15g，1 日 3 次；小儿用量酌减或遵医嘱。

参 考 文 献

[1] 关瑞雪，周春英，邓洪波. 健儿素冲剂治疗小儿厌食症 90 例效果观察[J]. 齐齐哈尔医学院学报，1999，20（4）：363.
[2] 杨冬梅. 健儿素颗粒联合思密达在小儿腹泻中的应用价值[J]. 临床研究，2016，24（4）：106-107.
[3] 安丽，陈遂生. 健儿素冲剂合补中益气丸治疗肠道菌群紊乱 27 例[J]. 山东中医杂志，2002，21（9）：533-534.
[4] 儿科学教研组. 试用健儿素治疗小儿消化不良症的初步疗效观察[J]. 兰州医学院学报，1959，（2）：44-50.

（江西中医药大学 陈兰英、尹 力）

宝 宝 乐

【药物组成】 炙黄芪、桂枝、白芍、干姜、麦芽、六神曲、山楂、大枣。

【处方来源】 研制方。国药准字 Z22021024。

【功能与主治】 温中补虚，和里缓急，开胃消食。用于脾胃虚寒所致脘腹隐痛，喜温喜按，胃纳不香，食少便溏。

【药效】 主要药效如下：

1. 调节中枢神经系统 宝宝乐口服液能调节下丘脑外侧区和下丘脑腹内侧核神经元对外周传入的摄食负反馈信号的敏感性，使下丘脑外侧区和下丘脑腹内侧核神经元共同作用[1]，并能够通过降低下丘脑腹内侧核对瘦素的整体敏感性，使下丘脑腹内侧核发出适度的饱信号，从而恢复正常的食欲和摄食量[2]。

2. 助消化 本品具有促进消化液分泌的作用。

【临床应用】 主要用于小儿厌食症。

小儿厌食症[3, 4] 本品适用于治疗小儿厌食症，症见厌食或拒食、面色萎黄、精神不振、肌肉松软、形体消瘦、大便不成形或夹有不消化食物等。临床观察宝宝乐口服液治疗小儿厌食症具有显著的疗效，能明显改善患者食欲，增加体重。

【不良反应】 未见不良反应报道。

【使用注意】 ①忌食生冷、油腻及不易消化食物。②长期厌食，体弱消瘦者，以及腹胀重、腹泻次数增多者应去医院就诊。③服药 7 天症状无缓解，应去医院就诊。

【用法与用量】 开水冲服，1 次 5～10g，1 日 2～3 次；或遵医嘱。

参 考 文 献

[1] 杜永平，张月萍，张国成. 宝宝乐口服液对厌食大鼠食欲中枢神经元兴奋性的影响[J]. 中西医结合学报，2007，5（5）：550-554.
[2] 杜永平，张月萍，郭姣，等. 宝宝乐口服液对瘦素调节 VMN 神经元膜电位的影响[J]. 广东药学院学报，2009，25（1）：76-78.
[3] 孙亚娟，杜永平，张月萍. 宝宝乐口服液治疗小儿厌食 200 例疗效观察[J]. 山西中医学院学报，2009，10（6）：28-29.
[4] 杜永平，张月萍. 宝宝乐口服液治疗小儿厌食症 60 例临床观察[J]. 浙江中医学院学报，2000，24（4）：19.

（江西中医药大学 张 妮、陈兰英）

三、消食导滞类

健儿消食口服液

【药物组成】 黄芪、白术（麸炒）、陈皮、麦冬、黄芩、山楂（炒）、莱菔子（炒）。

【处方来源】 研制方。国药准字 Z11020557。

【功能与主治】 健脾益胃，理气消食。用于小儿饮食不节，损伤脾胃引起的纳呆食少，脘胀腹满，手足心热，自汗乏力，大便不调，以至厌食、恶食。

【药效】 主要药效如下[1, 2]：

1. 提高胃蛋白酶活性　胃蛋白酶是机体主要的消化液。实验表明健儿消食口服液可增加大鼠胃液分泌量，提高胃蛋白酶活性，促进消化。

2. 促进小肠运动　小肠是食物消化吸收的主要场所，食物经过小肠内胰液、胆汁和小肠液的化学性消化及小肠运动的机械性消化后，营养物质被小肠黏膜吸收。实验表明健儿消食口服液可增加小鼠小肠炭末推进率，促进小肠运动。

【临床应用】 主要用于小儿厌食症、小儿腹泻等。

1. 小儿厌食症[3-5]　本品适用于治疗小儿厌食，临床主要表现为长期食欲不振、见食不贪、见食而厌，甚者拒食，有时还可伴有多汗、容易感冒等。临床上用健儿消食口服液联合赖氨酸维生素 B_{12} 合剂或康胃素治疗小儿厌食症，可增进小儿食欲，并补充机体必需营养。

2. 小儿腹泻[6]　本品适用于治疗小儿腹泻，临床主要表现为大便性状改变、大便次数增多。健儿消食口服液联合赖氨葡锌颗粒治疗小儿腹泻，能改善患儿的急性期症状和体征，缩短住院时间。

【不良反应】 目前尚未有不良反应报道。

【使用注意】 ①患儿平时应少吃巧克力及带颜色的饮料和油腻厚味等不易消化的食品。②胃阴不足者慎用。③服药期间应调节饮食，纠正不良饮食习惯。

【用法与用量】 口服，3 岁以内 1 次 5～10ml，3 岁以上 1 次 10～20ml，均 1 日 2 次，用时摇匀，或遵医嘱。

参 考 文 献

[1] 李静，秦冬梅，高晓黎，等. 健儿消食口服液的药效学研究[J]. 中成药，2009，31（7）：1122-1124.
[2] 李静. 健儿消食口服液的研制[D]. 乌鲁木齐：新疆医科大学，2007.
[3] 刘喆. 健儿消食口服液加赖氨酸维生素 B_{12} 合剂治疗小儿厌食症疗效观察[J]. 现代中西医结合杂志，2008，17（20）：3119.
[4] 王文红. 健儿消食口服液治疗小儿厌食症临床观察[J]. 江西医药，2009，44（8）：789-791.
[5] 李丽，王秋月，王庆九. 康胃素加健儿消食口服液治疗小儿厌食症 86 例[J]. 辽宁中医学院学报，2000，2（4）：290.
[6] 刘利军，李华年，刘雨华. 赖氨葡锌颗粒加健儿消食口服液佐治小儿腹泻的疗效观察[J]. 现代医院，2016，16（11）：1596-1597.

（江西中医药大学附属医院　朱卫娜，深圳市中医院　喻闽凤）

小儿化食丸

【药物组成】 六神曲（炒焦）、焦山楂、焦麦芽、焦槟榔、醋莪术、三棱（麸炒）、牵牛子（炒焦）、大黄。

【处方来源】 研制方。《中国药典》(2015年版)。

【功能与主治】 消食化滞，泻火通便。用于食滞化热所致的积滞，症见厌食、烦躁、恶心呕吐、口渴、脘腹胀满、大便干燥。

【药效】 主要药效如下[1]：

1. 促进小肠运动 小肠是食物消化、吸收的主要部位，其收缩力增强有利于食物的推动、消化和吸收，实验表明小儿化食口服液对小白鼠胃肠道推进有显著的促进作用。

2. 提高胃蛋白酶活性 消化液分泌减少、消化酶活性降低均可引起消化不良，实验表明小儿化食口服液能明显提高大鼠胃蛋白酶活性。

【临床应用】 主要用于小儿厌食症、小儿便秘等。

1. 小儿厌食症[2] 本品适用于治疗小儿厌食，临床表现为食欲不振，甚至拒食，脘闷腹胀，继之面黄体瘦，营养不良，影响小儿正常生长发育。临床用小儿化食丸治疗厌食患儿，患儿食量、食欲及体重均有不同程度的提高。

2. 小儿便秘[3] 本品适用于治疗小儿便秘，小儿便秘大多由于饮食结构不合理，以及缺乏正常的排便习惯等所致，小儿化食丸能促进小肠运动，临床治疗小儿便秘疗效较好。

【不良反应】 尚未见不良反应报道。

【使用注意】 ①脾虚夹积者慎用。②服药期间不宜过食生冷、肥腻食物。③本品中病即止，不宜长期服用。

【用法与用量】 口服，周岁以内1次1丸，周岁以上1次2丸，1日2次；或遵医嘱。

参考文献

[1] 张晓丹，张秀娟，刘建军，等. 小儿化食口服液的药理学研究[J]. 黑龙江商学院学报（自然科学版），1992，(4)：22-26.
[2] 王海珍，白晶，段大航. 小儿化食丸治疗小儿厌食临床疗效观察[J]. 中国民康医学，2007，(8)：280，309.
[3] 韩丽梅，王芳，孙丕东. 小儿化食丸治疗小儿便秘32例临床疗效观察[J]. 中国民康医学，2006，(24)：971.

（江西中医药大学附属医院 朱卫娜，深圳市中医院 喻闽凤）

化积散（片）

【药物组成】 山楂（炒焦）、麦芽（炒）、六神曲（麸炒）、槟榔（炒）、鸡内金（炒）、牵牛子（炒）。

【处方来源】 研制方。国药准字Z23021370。

【功能与主治】 消食化积。用于小儿脾胃不和，停食停乳，积聚痞块，肚腹膨胀，四肢倦怠，面色萎黄，不思饮食。

【药效】 主要药效如下：

1. 促进消化 本品具有促进消化液分泌的作用。

2. 改善胃肠运动 本品能明显调节胃肠运动。

【临床应用】 主要用于小儿厌食与小儿积滞。

1. 小儿厌食[1-4] 本品适用于治疗小儿厌食，以小儿较长时间食欲不振或减退，进食量明显减少，甚至拒食为主要表现。化积片可改善食欲不振症状，增加患儿体质量，效果确切。

2. 小儿积滞[5, 6] 本品适用于治疗小儿积滞，症见不思乳食，食而不化，腹部胀满，大便溏泄或便秘；可伴有烦躁不安，夜间哭闹或呕吐等；有乳食不节病史；大便化验检查可见不消化食物残渣及脂肪球。化积片对患儿食欲不振、腹部胀满、大便形状均有明显的改善作用；延长食物在小肠停留的时间，使食物在肠内得以充分吸收。

【不良反应】 尚未见报道。

【使用注意】 儿童必须在成人监护下使用，请将本品放在儿童不能触及的地方。

【用法与用量】 散剂：口服，1 次 3g，1 日 2 次，周岁以内小儿酌减。片剂：1 次 3 片，1 日 2 次，限 3 岁以上小儿用，如儿童吞咽不便可嚼服，或研碎冲服。

参 考 文 献

[1] 朝鲁门其其格，郭晶，贾宏岩，等. 化积片治疗小儿厌食症的临床疗效观察[J]. 药物评价研究，2018，41（2）：291-293.

[2] 高红伟，冯斌. 消食化积散治疗小儿厌食症 30 例[J]. 河南中医，2012，32（8）：1027-1028.

[3] 张敏涛，郭晶. 化积片治疗小儿厌食 30 例的安全性临床观察[J]. 中国继续医学教育，2017，9（21）：194-196.

[4] 孙伟丽，张双. 化积片与儿脾醒颗粒治疗厌食症小儿疗效及对临床症状、血清促食欲激素/瘦素、神经肽 Y 水平的影响[J]. 首都食品与医药，2019，26（19）：67.

[5] 中华中医药学会儿科分会、全国中医药高等教育学会儿科分会. 化积片治疗小儿积滞 60 例临床总结[A]. 刘弼臣教授从医六十五周年学术思想研讨会暨中华中医药学会儿科分会与全国中医药高等教育学会儿科分会全国学术交流大会论文汇编[C]. 中华中医药学会，2004：3.

[6] 邓吉华，郭红飞，孔庆芳，等. 化积片治疗小儿积滞 100 例小结[J]. 江西中医药，1999，30（5）：60.

（江西中医药大学　张　妮、刘　鹏）

四、益胃养阴类

小儿健胃糖浆

【药物组成】 沙参、玉竹、麦冬、山药、荷叶、麦芽（炒）、山楂、白芍、陈皮、牡丹皮、稻芽。

【处方来源】 研制方。国药准字 Z33020250。

【功能与主治】 健胃消食，清热养阴。适用于脾胃阴虚所致的食欲减退，消化不良。

【药效】 主要药效如下：

1. 助消化　本品能增加胃酸分泌，促进消化吸收。
2. 调节免疫　本品具有一定的调节免疫作用。

【临床应用】 主要用于小儿厌食症。

小儿厌食症[1]　本品适用于治疗小儿厌食症，临床症状主要为食欲不振、消化不良、消瘦等。小儿健胃糖浆治疗小儿厌食症与西药硫酸锌糖浆相比，疗效相当。

【不良反应】 尚不明确。

【使用注意】 ①忌食辛辣食物、各种饮料及巧克力等。②饮食要定时，不要偏食。③服用一周后症状无明显改善或出现不良反应时应向医师咨询。

【用法与用量】 口服，1 次 10ml，1 日 3 次；或遵医嘱。

参 考 文 献

[1] 马丽，陈咏梅，马德志，等. 自制小儿健胃糖浆方法与疗效观察[J]. 齐齐哈尔医学院学报，1999，（2）：166.

（江西中医药大学附属医院　朱卫娜，深圳市中医院　喻闽凤）

第二十章

营养不良中成药名方

第一节 概　　述

一、概　　念[1]

蛋白质-能量营养不良（protein-energy malnutrition，PEM）是一种慢性营养缺乏症，由各种原因所致的能量和（或）蛋白质缺乏，以致机体不能维持正常代谢，迫使消耗自身组织，从而出现体重不增或减轻，生长发育停滞，皮下脂肪减少、水肿，各器官功能紊乱及免疫力低下。主要见于3岁以下婴幼儿。临床上，如以能量供应不足为主，表现为体重明显减轻，皮下脂肪减少者，表现为消瘦型；如以蛋白质供应不足为主，表现为水肿型；介于两者之间者为消瘦-水肿型。

本病属于中医学“疳证”范畴。中医学认为疳证是由于喂养不当，或因多种疾病的影响，导致脾胃受损，气液耗伤而形成的一种小儿慢性病证。本病起病缓慢，病程较长，迁延难愈，严重影响小儿生长发育，甚至导致阴竭阳脱，猝然而亡。

二、病因及发病机制[2]

（一）病因

原发性蛋白质-能量营养不良是由于社会或经济因素导致食物缺乏而引起的；继发性蛋白质-能量营养不良多继发于一些慢性消耗性疾病，使得能量、蛋白质消耗增加，吸收不良，从而影响生长发育。概言之，主要因饮食因素、疾病因素、先天因素等造成蛋白质或总能量长期摄入不足引起。

（二）发病机制

主要是由于营养摄入不足，吸收障碍或消耗、丢失过多；先天不足，蛋白质合成障碍，从而使机体得不到膳食能量与蛋白质供应，在减少活动和能量消耗而进行适应性反应的同时，体内多种激素水平和身体成分发生明显改变，出现体重减轻，各器官功能低下和负氮平衡。

三、临床表现

（一）消瘦型营养不良

多见于1岁以内的婴儿。其最早出现的症状是体重不增，继则体重下降，病程持久时身高也会低于正常同龄儿，同时智力发育受到影响。皮下脂肪减少的顺序是：首先是腹部，其次为躯干、臀部、四肢，最后为面颊部，其中皮下脂肪厚度可作为判断营养不良程度的重要指标之一。随着病程的进展皮下脂肪大量流失，皮肤苍白、干燥、无弹性，严重者皮肤皱缩、松弛，面部如老人貌；肌肉发育不良，运动功能发育迟缓；精神萎靡，对外界刺激反应差；体温偏低，心率缓慢，心音低钝，便秘与腹泻交替出现。

（二）水肿型营养不良

又称恶性营养不良，常见于1～3岁的幼儿。由于水肿，故不能以体重来评估其营养状况。凹陷性水肿为本病的主要临床表现，常伴肝大、毛发干枯、脆细、稀疏、易脱落，指（趾）甲生长缓慢、薄脆易折；躯干及四肢常见过度色素沉着。

（三）消瘦-水肿型营养不良

临床表现介于上述两者之间。

四、诊　断

根据小儿年龄、喂养史、体重低下、生长迟缓、皮下脂肪减少、全身各系统功能紊乱及其他营养素缺乏的症状和体征，结合实验室检查，典型的营养不良不难诊断。

五、治　疗

本病治疗宜采取去除病因，调整饮食及补充营养物质，改善消化功能及积极治疗并发症等综合治疗措施。

（一）常用化学药物及现代技术

①给予胃蛋白酶、胰酶、B族维生素等以辅助消化。②应用蛋白同化类固醇制剂，如苯丙酸诺龙，每次肌内注射0.5～1.0mg/kg，每周1～2次，连续2～3周。③食欲差者，给予胰岛素2～3U，每日1次，可降低血糖，增加饥饿感。注射前口服20～30g葡萄糖，1～2周为1个疗程，注意补钾。④锌制剂可提高味觉敏感度，增加食欲，每日可口服锌元素0.5～1.0mg/kg。⑤补充维生素及微量元素。

（二）中成药治疗

中医药相比西药而言有作用于多靶点、多环节的优势。中医药治疗疳证有主证、兼证之不同。疳证分疳气、疳积、干疳三种证型。疳证后期还可有兼证，有眼疳、口疳、疳肿胀等，临床应用灵活攻补之法。中医药治疗疳证的原则是标本兼治，急当治其标，缓则治其本，不仅可以改善临床症状，还可大大提高患者的远期疗效。

参 考 文 献

[1] 王雪峰. 中西医结合儿科学[M]. 北京：中国中医药出版社，2016：256.
[2] 胡亚美. 诸福棠实用儿科学[M]. 北京：人民卫生出版社，2015：547.

（深圳市中医院　喻闽凤，江西中医药大学　陈兰英）

第二节　中成药名方的辨证分类与药效

由于乳食不节、喂养不当、疾病影响、禀赋不足等原因最终导致脾胃生化乏源，长期不能满足生长发育需要，气液亏损，形体日渐消瘦而形成蛋白质-能量营养不足（疳证）。中药治疗蛋白质-能量营养不足采用辨证用药的治疗方法。中成药的常见辨证分类及主要药效[1]如下：

一、健运脾胃类

疳证脾胃虚弱者（疳气）主要表现为形体略瘦，面色萎黄少华，毛发稀疏，食欲不振，精神欠佳，性情急躁，大便干稀不调，舌质略淡，苔薄微腻，脉细。

主要病理变化是消化能力差，食物积滞，进一步影响消化功能，容易出现贫血，影响生长发育。

健运脾胃类中成药可增强胃肠道消化功能，促进营养物质吸收，改善贫血等。

常用中成药：乐儿康颗粒、白苓健脾颗粒、儿宝颗粒等。

二、消积理脾类

疳证脾胃积滞者（疳积）主要表现为形体明显消瘦，面色萎黄无华，肚腹膨胀，甚则青筋暴露，毛发稀疏如穗，精神不振或易烦躁激动，睡眠不宁或伴揉眉挖鼻，咬指磨牙，动作异常，食欲不振或多食多便，舌淡，苔薄腻，脉沉细。

主要病理变化是肠胃功能受阻，消化功能失衡等。

消积理脾类中成药可调理脾胃及肠道功能，增加食欲等。

常用中成药：肥儿疳积颗粒、肥儿宝冲剂、疳积散、肥儿丸、化积口服液、健儿糖浆、三甲散、儿滞灵冲剂等。

三、益气养血类

疳证气血虚弱者（干疳）主要表现为极度消瘦，呈老人貌，皮肤干瘪起皱，皮包骨头，精神萎靡，啼哭无力且无泪，毛发干枯，腹凹如舟，胃不思纳，大便稀溏或便秘，时有低热，口唇干燥，舌淡或光红少津，脉沉细弱。

主要病理变化是消化功能紊乱，免疫功能低下等。

益气养血类中成药可改善消化功能，调节免疫等。

常用中成药：小儿生血糖浆等。

参考文献

[1] 尹秀艳. 小儿蛋白质-能量营养不良的诊治[J]. 中国现代药物应用，2011，5（4）：197-198.

（深圳市中医院　喻闽凤，江西中医药大学　陈兰英）

第三节　中成药名方

一、健运脾胃类

乐儿康颗粒

【药物组成】　党参、太子参、黄芪、山药、薏苡仁、茯苓、制何首乌、麦冬、山楂（焦）、陈皮、麦芽（炒）、桑枝、大枣。

【处方来源】　研制方。国药准字 Z20090861。

【功能与主治】　益气健脾，和中开胃。用于小儿食欲不振，营养不良。

【药效】　主要药效如下[1]：

1. 增强免疫功能　免疫球蛋白是人体体液免疫的产物，是人体对抗外来病原体的重要免疫屏障，免疫球蛋白生成率降低会直接导致人体整个体液免疫下降。乐儿康颗粒可提升 IgA、IgG、IgM 水平，从而增强小儿免疫功能。

2. 促进消化功能　本品具有促进消化液分泌的作用。

【临床应用】　主要用于小儿食欲不振、营养不良、小儿反复上呼吸道感染等。

1. 小儿食欲不振、营养不良[2]　本品适用于治疗小儿食欲不振、营养不良见下述症状者：胃口不好，体重增加缓慢，身体瘦弱，多汗，甚至烦躁，睡眠不安。服用本品可使以上症状明显改善，体重有不同程度的增加，原来体重低于正常者，用药后体重增加较快。

2. 小儿反复上呼吸道感染[1, 3]　本品适用于治疗小儿反复上呼吸道感染，症见发热、流涕、鼻塞、打喷嚏，时常伴有食欲不振、盗汗、体重不增、面色萎黄等。本品能显著提高免疫球蛋白水平，减少呼吸道感染次数。

【不良反应】　尚未见报道。

【使用注意】　①忌烟酒及辛辣、生冷、油腻食物。②不宜在服药期间同时服用滋补性中成药。③风寒感冒者不适用。

【用法与用量】 开水冲服，1次1～2袋，1日3次；或遵医嘱。

参考文献

[1] 胡莲，周杰，袁慧. 乐儿康颗粒对反复呼吸道感染患儿免疫球蛋白水平及复发次数的影响[J]. 基层医学论坛，2016，20(34)：4783-4784.

[2] 蔡文仁，杨俊，董国华. 乐儿康糖浆临床疗效观察[J]. 中成药研究，1982，(3)：23.

[3] 金海华，汤阿敏，彭苍骄，等. 乐儿康颗粒治疗小儿反复呼吸道感染的效果[J]. 中国医药导报，2015，12(2)：79-81，85.

（深圳市中医院 喻闽凤，江西中医药大学 罗颖颖）

儿宝颗粒

【药物组成】 太子参、北沙参、茯苓、山药、山楂（炒）、麦芽（炒）、陈皮、白芍（炒）、白扁豆（炒）、麦冬、葛根（煨）。

【处方来源】 研制方。国药准字Z20003172。

【功能与主治】 健脾益气，生津开胃。用于小儿面黄体弱，纳呆厌食，脾虚久泻，精神不振，口干燥渴，盗汗。

【药效】 主要药效如下[1]：

1. 促进消化 本品能增强胃液分泌，使胃液量增加、酸度加强及胃蛋白酶活力增加，并促进胆汁分泌，有利于食物消化。

2. 调节免疫 本品具有调节免疫作用。

【临床应用】 主要用于小儿营养不良、小儿厌食症、小儿病毒性肠炎、小儿慢性肠炎、小儿再发性腹痛等。

1. 小儿营养不良[2, 3] 本品适用于治疗小儿营养不良见下述症状者：消瘦、皮肤干燥、肌肉松弛等。小儿营养不良多由喂养不当、饮食习惯不良或疾病等因素引起。研究结果表明，常规营养支持治疗的基础上加用本品治疗小儿营养不良疗效优于常规营养支持治疗，且营养不良症状及体征明显减轻，患儿食欲改善，能够从根本上改善小儿的消化系统功能，使小儿对发育所需各种营养得以平衡吸收，小儿免疫力增强，各种感染性疾病发病率降低，达到治疗营养不良的目的。

2. 小儿厌食症[4, 5] 本品适用于治疗小儿厌食症，症见小儿见食不贪，甚则拒食，伴见面色不华，形体消瘦，神疲乏力，便溏或干结等。研究显示，本品对小儿常见食欲不振、儿童厌食疗效满意，不仅食欲增加，而且疲乏无力、泄泻、多汗等伴随症状亦渐好转或消失，食欲及食量显著改善，体重明显增加。

3. 小儿病毒性肠炎[6] 本品适用于治疗小儿病毒性肠炎。小儿病毒性肠炎多伴有急性腹泻，粪便呈白色水样或蛋花汤样，无脓血及黏液，多数伴发热和呕吐。本品用于治疗病毒性肠炎，可使病程缩短，从而避免病情迁延或转化为慢性导致营养不良等危害。

4. 小儿慢性肠炎[7] 本品可用于治疗小儿慢性肠炎，能加强胃液及胆汁分泌，使胃液量增加，并能加强胃液酸度及胃蛋白酶活力，抑制小肠推进运动，从而达到帮助消化及止泻目的。本品治疗小儿慢性肠炎可使大便次数及性状恢复正常，随访1个月无复发。

5. 小儿再发性腹痛[8] 是指每月均有发生、至少连续3个月以上，发作严重时可影响小儿正常的活动，而在发作间歇期，表现正常。本品冲剂可用于治疗小儿再发性腹痛，经治疗后腹痛有不同程度缓解甚至消失，发作次数明显减少，总有效率显著提高。

【不良反应】 尚未见报道。

【使用注意】 ①对于久泻的患儿应及时到医院咨询医师，明确久泻的原因。②食积内热厌食者慎用。③服药期间忌食辛辣食物。④养成良好的饮食习惯。

【用法与用量】 开水冲服，1～3 岁 1 次 5g，4～6 岁 1 次 7.5g，6 岁以上 1 次 10g，1 日 2～3 次；或遵医嘱。

参 考 文 献

[1] 李少春. 适贝高对厌食患儿血清锌水平的影响[J]. 福建中医药，2004，35（5）：39.
[2] 叶德志. 适贝高治疗小儿营养不良 64 例疗效分析[J]. 中国现代医生，2012，50（14）：105-106.
[3] 赵瑛. 适贝高治疗小儿营养不良的临床价值及可行性研究[J]. 中国社区医师，2015，31（1）：113-114.
[4] 张素兰，赵菊芳. 适贝高治疗小儿食欲不振的疗效观察[J]. 实用中医内科杂志，2003，17（4）：321.
[5] 杨馥卿，黄静. 适贝高儿宝颗粒治疗儿童厌食症 116 例[J]. 实用中西医结合临床，2004，4（5）：55.
[6] 牛庆婷，高磊，陈燕. 适贝高治疗小儿病毒性肠炎疗效观察[J]. 实用中西医结合临床，2003，3（5）：52.
[7] 张南. 适贝高治疗小儿慢性肠炎 58 例[J]. 福建中医药，2003，34（2）：23.
[8] 陈幸. 适贝高冲剂治疗小儿腹痛[J]. 浙江中医学院学报，2002，26（3）：33.

（江西中医药大学附属医院　朱　玲，深圳市中医院　喻闽凤）

二、消积理脾类

肥儿疳积颗粒

【药物组成】 使君子（炒去壳）、山药（炒）、白术、蓝花参、乌梅（炒）、槟榔（炒）、苦楝皮、雷丸（炒）、牵牛子（炒）、百部、鸡内金（炒）、白芍（酒炙）、莲子、芡实、茯苓、苍术（炒）、车前子、薏苡仁（炒）、芜荑、蓼实子、麦芽、甘草。

【处方来源】 研制方。国药准字 Z53020786。

【功能与主治】 健脾和胃，平肝杀虫。用于脾弱肝滞，面黄肌瘦，消化不良。

【药效】 主要药效如下[1, 2]：

1. 增强免疫力　免疫力低下在小儿中比较常见，常由于免疫系统发育不完善导致，易受细菌、病毒侵害。肥儿疳积颗粒可增强自身抵抗力，减少疾病发生。

2. 增进食欲，纠正营养不良　肥儿疳积颗粒可在短时间内使食欲增加，可以促进小儿营养吸收。

【临床应用】 主要用于小儿疳积、小儿厌食症、小儿脾虚免疫力低下等。

1. 小儿疳积[3]　本品适用于治疗小儿疳积，症见厌食、面黄发枯、全身虚弱羸瘦等，轻者厌食消瘦，重者迁延不愈。临床报道本品配合推拿治疗小儿疳积效果优于单纯推拿治疗。

2. 小儿厌食症[2, 4]　本品用于治疗小儿厌食症见下述症状者：精神不振、面色无华、毛发稀疏干枯、易怒、咬指、磨牙、夜惊、自汗、盗汗、大便时干时稀、腹胀等。肥儿疳积颗粒对儿童厌食的疗效相较于常规治疗更为显著，能有效减轻厌食症患儿的临床症状，增强体质。

3. 小儿脾虚免疫力低下[1]　肥儿疳积颗粒用于小儿脾虚免疫力低下，具有消积导滞、健脾补肺的功效，同时还有助于提高患儿的免疫力，改善患儿脾虚，改善患儿体质，降低消化系统及各个系统疾病发生率，有利于提高患儿的临床治疗效果，改善临床症状。

【不良反应】 尚未见报道。

【注意事项】 ①忌食生冷、油腻及不易消化食品。②感冒时不宜服用。③长期厌食，体弱消瘦者，应去医院就诊。④如怀疑患儿有肠道寄生虫，应先作大便检查，避免盲目驱虫。

【用法与用量】 开水冲服，1 次 5～10g，1 日 2 次；或遵医嘱。

参 考 文 献

[1] 琚南. 肥儿疳积颗粒改善儿童脾虚提高免疫力的临床疗效观察[J]. 中国实用医药，2016，11（18）：186-187.
[2] 廉洁. 肥儿疳积颗粒治疗小儿厌食症疗效观察[J]. 中国医药指南，2009，7（16）：92-93.
[3] 黄琼，朱梅，王慧. 肥儿疳积颗粒配合推拿治疗小儿疳积疗效观察[J]. 现代中西医结合杂志，2014，23（8）：872-873.
[4] 尹贵锦. 肥儿疳积颗粒对儿童厌食的疗效观察[J]. 海峡药学，2017，29（3）：186-187.

（江西中医药大学　陈兰英、马惠苗）

肥儿宝冲剂

【药物组成】 使君子、党参、广山楂、稻芽（炒）、鸡内金、夜明砂、山药（炒）、莲子、海螵蛸、茯苓、叶下珠、甘草。

【处方来源】 研制方。国药准字 Z45021909。

【功能与主治】 利湿消积，驱虫助食，健脾益气。用于小儿疳积，暑热腹泻，纳呆自汗，烦躁失眠。

【药效】 主要药效如下[1]：

1. 促消化　肥儿宝冲剂具有促进营养物质吸收的作用。

2. 调节胃肠运动　肥儿宝冲剂有调节胃肠功能的作用。

【临床应用】 主要用于营养不良、小儿厌食症等。

1. 营养不良[2, 3]　本品用于治疗小儿营养不良见下述症状者：食欲不振、脘腹胀满、形体消瘦、神烦面黄、手足发热、大便异常。肥儿宝冲剂对营养不良（疳积）患儿的食欲下降、消瘦、面色无华、头发无泽、精神萎靡、肌肉松弛、皮肤弹性差等症状均有明显改善。

2. 小儿厌食症[1]　本品用于治疗小儿厌食症，症见不思饮食、食而不化、盗汗、口干喜饮、大便干结。临床研究显示肥儿宝冲剂治疗小儿厌食症 50 例取得了良好疗效。

【不良反应】 尚未见报道。

【使用注意】 ①忌食生冷、油腻及不易消化食物。②感冒时不宜服用。③长期厌食，体弱消瘦者，应去医院就诊。

【用法与用量】 开水冲服或嚼服，5 岁以下 1 次 5g，5 岁以上 1 次 10g，1 日 2 次；或遵医嘱。

参 考 文 献

[1] 张迎春，郭希庆，高凯. 肥儿宝冲剂治疗小儿厌食症 50 例临床观察[J]. 时珍国医国药，2004，15（1）：24.
[2] 刘中国，闫欣，马宏，等. 肥儿宝冲剂治疗小儿疳积证的临床试验[J]. 中国药物与临床，2006，6（1）：64-65.
[3] 乐芹，刘丹，熊先敏. 肥儿宝冲剂治疗小儿营养不良（疳积）的临床研究[J]. 中国医药学报，2002，17（1）：29-31.

（江西中医药大学　陈兰英、马惠苗）

疳积散

【药物组成】 石燕（煅）、煅石决明、使君子仁、炒鸡内金、谷精草、威灵仙、茯苓。

【处方来源】 研制方。《中国药典》(2015年版)。

【功能与主治】 消积化滞。用于食滞脾胃所致的疳证，症见不思乳食、面黄肌瘦、腹部臌胀、消化不良。

【药效】 主要药效如下[1]:

1. 促进消化　本品主要有促进胃液分泌，促进消化吸收作用。

2. 驱虫　本品具有驱蛔虫、蛲虫作用。

【临床应用】 主要用于小儿疳积。

小儿疳积[2]　本方可用于治疗小儿疳积，症见食欲减退，面色萎黄，肚腹臌胀，烦躁激动，睡眠不宁，有一定疗效。

【不良反应】 尚未见到不良反应报道。

【使用注意】 ①气液干涸、脾胃虚弱之“干疳”重症者慎用。②服药期间应予以易消化且有营养的食物。③本品中病即止，不宜长期服用。

【用法与用量】 用热米汤加少量糖调服，1次9g，1日2次；3岁以内小儿酌减。

参考文献

[1] 陈奇. 中成药名方药理与临床[M]. 北京：人民卫生出版社，1998：982.
[2] 中国药典会. 临床用药须知中药成方制剂卷[M]. 北京：中国医药科技出版社，2010：842.

（江西中医药大学　陈兰英、尹　力）

肥儿丸

【药物组成】 煨肉豆蔻、木香、六神曲（炒）、炒麦芽、胡黄连、槟榔、使君子仁。

【处方来源】 研制方。《中国药典》(2015年版)。

【功能与主治】 健胃消积，驱虫。用于小儿消化不良，虫积腹痛，面黄肌瘦，食少腹胀，泄泻。

【药效】 主要药效如下[1]:

1. 增加胃肠道蠕动　肥儿丸能增强胃肠道平滑肌的运动，增加肠道张力，提高小肠推进率。

2. 促进消化　肥儿丸能显著增加胃蛋白酶活性，具有促进消化的作用。

【临床应用】 主要用于小儿疳积、小儿发热、小儿蛔虫症、小儿口疮等。

1. 小儿疳积[2]　本品可用于治疗小儿疳积，多因虫积成疳，脾虚胃热而成形体消瘦，腹痛腹胀，发热口臭，大便稀溏等症。小儿疳积多由乳食不节，喂养不当，慢性疾病或感染诸虫所致。临床上肥儿丸加减对小儿疳积有一定疗效。

2. 小儿发热[3]　小儿发热是儿科临床常见病，急性扁桃体炎、上呼吸道感染等的常见症状，治疗方法颇多。肥儿丸破积消食，促进排便，使肠腔内的腐败物、细菌毒素随粪便排出体外，减少致热原，利于疾病恢复；不仅呼吸道症状及发热有明显好转，不思饮食、呕吐、腹胀等症状也有明显改善，病程明显缩短，有利于患儿尽早恢复健康。

3. 小儿蛔虫症[4] 本品可用于治疗小儿蛔虫症，多由蛔虫内扰肠胃而导致腹部疼痛，食欲不振，面色萎黄，形体消瘦，大便下虫等。儿童由于食入感染期虫卵而被感染，轻者多无明显症状，但可影响其食欲和肠道的消化、吸收功能，妨碍生长发育。异位寄生虫可导致胆道蛔虫症、肠梗阻等严重并发症，严重者可危及患者生命。经临床观察，肥儿丸在驱虫、增进食欲、缓解腹痛、改善症状等方面有一定效果。

4. 小儿口疮[5] 本品可用于大便不通、食积有热而致的口疮。口疮是一种常见的发生于口腔黏膜的溃疡性损伤病症，多见于唇内侧、舌头、舌腹、颊黏膜、前庭沟、软腭等部位。临床观察，肥儿丸消积化食、补脾益胃，对小儿口疮有一定疗效。

【不良反应】 尚不明确。

【使用注意】 ①不宜食用生冷不易消化食物。②治疗 10～14 天症状无改善应到医院咨询医师。③对本品过敏者禁用，过敏体质者慎用。④本品性状发生改变时禁止使用。

【用法与用量】 口服，1 次 1～2 丸，1 日 1～2 次；3 岁以内小儿酌减或遵医嘱。

参 考 文 献

[1] 樊永平，郭琳. 健脾金丹、肥儿丸对脾虚大鼠胃分泌、胃肠粘膜超微结构的影响[J]. 北京中医学院学报，1992，(5)：41-43.
[2] 曾莺，李伟元，邓丽莎. 肥儿冲剂治疗小儿疳证 120 例临床研究[J]. 辽宁中医杂志，2003，30（5）：376-377.
[3] 王秀芳. 肥儿丸治疗小儿上呼吸道感染伴发热疗效观察[J]. 中国误诊学杂志，2011，11（27）：6592
[4] 李国达. 肥儿丸治疗小儿蛔虫证 80 例[A]. 中华中医药学会儿科分会、全国中医药高等教育学会儿科分会. 第 23 届全国中医儿科学术研讨会暨儿科名中医讲习班论文汇编[C]. 中华中医药学会儿科分会、全国中医药高等教育学会儿科分会：中华中医药学会，2006：2.
[5] 李元鸿. 肥儿丸治疗小儿口疮 24 例[J]. 中国民间疗法，2006，14（2）：41-42.

（江西中医药大学 陈兰英、寿斌耀）

化积口服液

【药物组成】 鸡内金（炒）、三棱（醋制）、莪术（醋制）、槟榔、雷丸、茯苓（去皮）、海螵蛸、红花、鹤虱、使君子仁。

【处方来源】 研制方。《中国药典》（2015 年版）。

【功能与主治】 健脾导滞，化积除疳。用于脾胃虚弱所致的疳积，症见面黄肌瘦、腹胀腹痛、厌食或食欲不振、大便失调。

【药效】 主要药效如下[1]：

促进胃排空 通过小鼠小肠炭末推进试验及小鼠胃甲基橙排空试验证明，化积口服液具有增强小鼠小肠蠕动，促进小鼠胃排空的功效。但其具体作用机制可能与胃液成分的调节、胃肠激素的分泌及胃肠肌点活动的改变相关。

【临床应用】 主要用于小儿疳积、小儿厌食症、新生儿黄疸等。

1. 小儿疳积[2-5] 本品适用于治疗疳证，症见形体消瘦，面黄少华，食欲减退，大便溏薄，肚腹膨胀，毛发稀黄，精神不振，或烦躁激动，睡眠不宁，或伴有揉眉挖鼻，咬指磨牙，嗜食异物。化积口服液能有效增加胃液分泌和消化的时间，提高胃内消化食物的功能；同时延长食物在小肠停留的时间，使食物在肠内得以充分吸收。

2. 小儿厌食[6-9]　本品适用于治疗小儿厌食症，以小儿较长时间食欲不振或减退，进食量明显减少，甚至拒食为主要表现。化积口服液可以增进食欲，使食量恢复到正常水平，临床疗效显著。

3. 新生儿黄疸[10, 11]　本品适用于治疗新生儿黄疸，新生儿早期使用化积口服液联合枯草杆菌、肠球菌二联活菌或双歧杆菌、嗜酸乳杆菌、肠球菌三联活菌口服，可减少胆红素异常升高，缩短黄疸持续时间，使新生儿安全度过胆红素高峰期。

【不良反应】　尚未见报道。

【使用注意】　①气液耗伤，脾胃衰败所致干疳重证者不宜应用本品。②服药期间，饮食宜清淡，富有营养，忌食生冷、油腻、不易消化食物。③本品中病即止，不宜久用。④感冒时不宜服用。⑤如腹胀腹痛较重，或长期厌食、体弱消瘦者应去医院就诊。

【用法与用量】　口服，周岁以内幼儿 1 次 5ml，1 日 2 次；2～5 岁儿童 1 次 10ml，1 日 2 次；5 岁以上儿童 1 次 10ml，1 日 3 次。或遵医嘱。

参 考 文 献

[1] 刘卫德，刘宁，王琪. 化积口服液促小鼠胃肠动力作用研究[J]. 中国药物评价，2017，34（6）：469-471.
[2] 沈伊娜，周名雄，谷春燕，等. 化积口服液治疗小儿异常饮食[J]. 皖南医学院学报，1999，18（4）：302.
[3] 柳莲英，熊林敏. 化积口服液治疗小儿疳积疗效观察[J]. 江西医学院学报，1999，（S1）：586.
[4] 杜娟. 化积口服液治疗小儿疳积 60 例[J]. 山东医药工业，1997，16（3）：30-31.
[5] 汪受传. 中医儿科学[M]. 北京：人民卫生出版社，1998：722.
[6] 吴继红，王建中. 化积口服液治疗小儿厌食症 56 例[J]. 江西中医药，2007，38（11）：26-27.
[7] 孙红艳，邵景华，高海妮. 抚触联合化积口服液治疗小儿厌食症临床疗效观察[J]. 基层医学论坛，2014，18（7）：947-948.
[8] 吴启富，滕朝霞. 枯草杆菌二联活菌颗粒联合化积口服液治疗儿童厌食症并营养不良 45 例[J]. 湖北民族学院学报（医学版），2017，34（4）：18-20.
[9] 陈尚德. 普瑞博思加化积口服液治疗小儿厌食症 34 例[J]. 福建医药杂志，2000，22（S1）：340.
[10] 俞信光，陈波，王庆丰，等. 培菲康加小儿化积口服液干预新生儿黄疸的临床效果观察[J]. 中国乡村医药，2005，12（8）：44-45.
[11] 俞信光. 妈咪爱联合小儿化积口服液治疗新生儿高胆红素血症的体会[J]. 儿科药学杂志，2004，10（6）：49-50.

（江西中医药大学附属医院　刘　英，江西中医药大学　赖潇筱）

健 儿 糖 浆

【药物组成】　萝藦、爵床。

【处方来源】　研制方。国药准字 Z36021558。

【功能与主治】　补气益精，消疳化积。用于小儿疳积。

【药效】　主要药效如下[1]：

1. 促进消化　健儿糖浆可以促进食物吸收消化，提高消化系统功能。

2. 促进胃肠运动　本品具有促进胃肠蠕动作用。

【临床应用】　主要用于小儿疳积。

小儿疳积[2]　本品可用于小儿疳积，小儿食积严重时可发展为疳积，为营养性疾病，表现为形体消瘦，面黄少华，毛发稀疏，肚腹膨胀，食欲不振，大便不调。健儿糖浆能促进消化，治疗小儿因消化功能紊乱所致的疳积，有一定疗效。

【不良反应】 尚不明确。

【使用注意】 ①脾胃虚败，气阴耗竭所致干疳重证者慎用。②服药期间饮食宜富有营养，忌食肥甘滋腻、不易消化食物。

【用法与用量】 口服，1～2岁1次8ml，3～5岁1次10ml，1日3次，10天为1个疗程；或遵医嘱。

参考文献

[1] 于肖辉，杨美华，金钺，等. RP-HPLC法测定健儿糖浆中6′-羟基-爵床定B[J]. 中草药，2006，37（6）：857-859.
[2] 赵崇智，周仙仕. 中医治疗小儿疳积研究进展[J]. 中医外治杂志，2013，22（3）：44-46.

（江西中医药大学 陈兰英、尹 力）

三 甲 散

【药物组成】 鳖甲（砂烫、醋淬）、龟甲（砂烫、醋淬）、穿山甲（砂烫）、鸡内金（砂烫）。

【处方来源】 研制方。国药准字Z41021198。

【功能与主治】 软坚化积。用于食积、乳积、痞块。

【药效】 主要药效如下[1-3]：

1. 抗肝纤维化 肝脏纤维化过程中可引起肝脏的氧化应激和炎症反应，自由基损伤在肝纤维化的始动和后继过程中都发挥了重要的作用。在四氯化碳所致大鼠实验性肝纤维化模型中，三甲散能够降低肝脏指数，使升高的AST、ALT趋于正常，降低羟脯氨酸的含量；还可升高肝纤维化动物肝组织中的SOD、GSH-Px，降低MDA、NOS，提高抗氧化能力。

2. 保护脑组织 脑组织对氧及能量的需要量很大，当各种因素导致脑缺血缺氧时，会使代谢障碍，糖酵解增加，乳酸增多，ATP减少，导致酸中毒，引起神经细胞损伤，导致记忆功能障碍。三甲散能够降低模型大鼠大脑梗死面积、梗死率，抑制血小板聚集，提高血浆SOD活性，增强机体清除自由基的能力，减轻自由基对脑组织的损伤，从而保护脑组织。

3. 其他 在复制小鼠学习记忆巩固障碍模型中，改良三甲散可提高小鼠脑中NE（去甲肾上腺素）、DA（多巴胺）、5-HT（5-羟色胺）含量，增强学习记忆功能，具有益智抗痴呆的作用。

【临床应用】 主要用于小儿疳积、小儿功能性腹痛、小儿厌食症等。

1. 小儿疳积[4, 5] 本品适用于治疗小儿疳积，症见食欲减退，面黄肌瘦，夜眠不安，烦躁易哭，盗汗，腹胀，口渴喜饮，大便质稀色绿等。三甲散治疗小儿疳积有良好的效果，可使消化功能改善，症状减轻以致痊愈。

2. 小儿功能性腹痛[6] 本品适用于治疗小儿功能性腹痛，症见脐周疼痛，伴有食欲不振等，服用三甲散后可使腹痛痊愈，食欲增进。

3. 小儿厌食症[7, 8] 本品用于治疗小儿厌食症，症见见食不贪、食欲不振，甚至拒食等。加味三甲散治疗小儿厌食症可使患儿食欲好转，从而有治疗小儿厌食的作用。

【不良反应】 尚未见报道。

【使用注意】 忌食生冷、油腻等不易消化食物。

【用法与用量】　口服，不满周岁1次0.45g，1～3岁1次0.9～1.8g，1日3次；或遵医嘱。

参考文献

[1] 刘莎，蒲晓东，张义兵，等. 三甲散防治大鼠实验性肝纤维化的抗氧化机制研究[J]. 时珍国医国药，2012，23（1）：168-170.
[2] 卞慧敏，王灿辉，刘涛，等. 三甲散对大脑中动脉阻断模型的保护作用[J]. 中国实验方剂学杂志，2002，8（2）：41-43.
[3] 耿义红，徐彬，刘涛. 改良三甲散对拟痴呆小鼠单胺类神经递质含量的影响[J]. 中医药学刊，2004，22（12）：2296-2312.
[4] 郝有孝. 三甲散治疗小儿疳证24例[J]. 陕西中医，1984，5（1）：45.
[5] 董德卫. 小儿疳积证治[J]. 中原医刊，1984，（5）：36-37.
[6] 曹洪洲. "三甲散"治小儿功能性腹痛[J]. 新中医，1990，（7）：10.
[7] 何英，魏明. 加味三甲散治疗小儿厌食[J]. 河南医药信息，1993，（00）：17.
[8] 刘旺华，赵彦，袁堂宾. 三甲散临床应用研究进展[J]. 国医论坛，2009，24（4）：52-53.

（江西中医药大学　陈兰英、马惠苗）

儿滞灵冲剂

【药物组成】　小槐花、广山楂、茯苓、槟榔。

【处方来源】　研制方。国药准字Z45020756。

【功能与主治】　消食健脾，清热导滞。用于小儿疳积，纳差、腹胀、腹痛、泻下。

【药效】　主要药效如下：

1. 助消化　本品具有促进消化的作用。

2. 抗炎　本品具有一定的抗炎作用。

【临床应用】　主要用于小儿功能性消化不良。

小儿功能性消化不良[1]　本品适用于治疗小儿功能性消化不良，症见腹胀、恶心呕吐、纳少、便溏、消瘦、面黄等。本品治疗小儿功能性消化不良与西药治疗相比能显著提高总有效率，降低复发率，减少不良反应。

【不良反应】　尚未见报道。

【使用注意】　尚不明确。

【用法与用量】　开水冲服，1～3岁1次1袋，4～6岁1次1～2袋，1日2～3次；或遵医嘱。

参考文献

[1] 杨淑如，蒋火金. 儿滞灵冲剂治疗小儿功能性消化不良40例[J]. 福建中医药，2006，37（3）：64.

（江西中医药大学　陈兰英、刘雅慧）

三、益气养血类

小儿生血糖浆

【药物组成】　熟地黄、山药（炒）、大枣、硫酸亚铁。

【处方来源】　研制方。国药准字Z43020934。

【功能与主治】 健脾养胃，补血生津。用于小儿缺铁性贫血及营养不良性贫血。

【药效】 主要药效如下[1]：

1. 改善血红蛋白、血清铁蛋白水平 小儿生血糖浆可提高血红蛋白（Hb）、血清铁蛋白（SI）、转铁蛋白饱和度（TSAT）。

2. 调节免疫 本品具有调节免疫作用。

【临床应用】 主要用于小儿营养不良性贫血及缺铁性贫血等。

小儿营养不良性贫血及缺铁性贫血[2-4] 本品适用于治疗缺铁性贫血见下述症状者：面色萎黄或苍白、食少纳差、腹胀、大便不调、多汗烦躁、易疲乏、舌质淡红、舌苔薄少、脉细弱。小儿生血糖浆治疗小儿营养性贫血可有效调理脾胃，改善机体胃肠功能，促进铁的吸收和再利用，从而控制和纠正机体缺铁。小儿生血糖浆联合维生素C泡腾片有助于改善贫血，且效果更佳。

【不良反应】 可出现胃部不适、恶心、呕吐、腹泻、便秘。

【使用注意】 ①服药期间忌饮茶和食用含鞣酸类食物及药物。②酒精中毒者、肝炎患者、急性感染患者、肠道感染（如肠炎、结肠炎、憩室炎等）者、胰腺炎患者慎用[5]。③严重胃肠道症状者，可服用适量保护胃肠黏膜药。

【用法与用量】 口服，1～3岁1次10ml，3～5岁1次15ml，1日2次；或遵医嘱。

参考文献

[1] 崔雁. 小儿生血糖浆治疗缺铁性贫血50例疗效观察[J]. 现代中西医结合杂志，2005，14（2）：171-172.
[2] 夏天. 对比分析小儿生血糖浆与富马酸亚铁治疗儿童缺铁性贫血效果[J]. 中国现代药物应用，2016，10（3）：183-184.
[3] 邓丽莎，刘翠瑛，莫珊，等. 小儿生血糖浆治疗小儿营养性贫血57例[J]. 湖北中医杂志，2002，24（1）：33.
[4] 路小红. 生血糖浆联合维生素C泡腾片治疗小儿缺铁性贫血的疗效研究[J]. 航空航天医学杂志，2015，26（2）：205.
[5] 燕翎飞，郎会利. 小儿生血糖浆不良反应调查[J]. 实用药物与临床，2011，14（4）：331-332.

（江西中医药大学 陈兰英、马惠苗）

第二十一章

佝偻病中成药名方

第一节　概　　述

一、概　　念

佝偻病（rickets）是小儿体内维生素 D 不足导致钙磷代谢紊乱，以骨骼病变为特征的全身慢性营养性疾病，是儿童常见的营养性疾病，常见于婴幼儿。主要表现为生长最快部位的骨骼改变、肌肉松弛、夜啼、多汗、枕秃和环秃等，初起时无骨骼及肌肉改变，严重者可以引发骨骼畸形。

佝偻病属中医学“夜惊”“汗证”“疳证”“鸡胸”“龟背”等范畴。

二、病因及发病机制

（一）病因

佝偻病是由于日光照射不足，尤其在冬、春季紫外线不足，又因冬季寒冷，户外活动较少；另外由于小儿喂养不当，食物中钙、磷含量较少，或比例不当，也会影响钙、磷的吸收。此外，生长过快、早产、双胞胎也易发生佝偻病；慢性腹泻、肝胆系统疾病、慢性肾脏病影响维生素 D 的吸收及代谢；长期应用苯妥英钠、苯巴比妥等药物，可加速维生素 D 的分解和代谢，均可引起佝偻病。

（二）发病机制

维生素 D 缺乏性佝偻病主要是由于体内维生素 D 不足，致使钙、磷代谢失常的一种慢性营养性疾病。钙摄入不足也可导致佝偻病，或两者兼有都可导致佝偻病。

三、临 床 表 现

本病的发生发展是一个连续过程，初期表现为烦躁、睡眠不安、易惊、夜啼、多汗等，其中多汗与季节和室温无关，尤其是头部，因汗液刺激皮肤发痒，患儿常摇头摩擦枕部，出现枕秃。重者出现骨骼改变，①头部：颅骨软化，见于3～6个月婴儿；方颅，见于8～9个月婴儿；囟门迟闭，严重者迟至2～3岁（正常前囟门闭合时间为12～18个月）；乳牙萌出迟，可迟至10个月，甚至1岁后（正常4～6个月萌出），易患龋齿。②胸部：肋骨呈串珠状，鸡胸，漏斗胸。③四肢：手足镯，开始行走后见膝内翻（O型腿）和膝外翻（X型腿）。④脊柱：出现脊柱后凸或侧弯。

四、诊　断[1]

佝偻病临床分期：初期、激期、恢复期、后遗症期。其诊断主要来自对病史资料、临床表现、血生化检测结果和骨骺X线检查的综合判断。血清25羟基维生素D_3早期即明显降低，是可靠的诊断标准。血清骨碱性磷酸酶也是目前检查和诊断佝偻病的常用指标，具有灵敏、特异、简便、快速的优点，目前已经代替了传统的“佝偻病三项”（血钙、血磷和血碱性磷酸酶），成为早期诊断佝偻病的主要辅助检查。虽然，骨碱性磷酸酶没有血清25羟基维生素D_3和1，25二羟基维生素D_3灵敏和特异，但基本可以满足临床诊断佝偻病的要求。骨碱性磷酸酶越高，说明“缺钙”越严重。

五、治　疗[1]

（一）常用化学药物及现代技术

1. 补充维生素D　早产儿、低出生体重儿、双胎儿，生后2周开始补充维生素D 800IU/d，3个月后改预防量。足月儿：生后2周开始补充维生素D 400IU/d，至2岁；夏季可暂停服用。

2. 钙剂　一般可不加服。

（二）中成药治疗

本病治疗重在调补脾肾，同时还要注意补肺益气固表、平肝清心安神等治法的配合使用。中成药治疗不仅可以改善脾胃功能，还可以提高脾胃运化能力。

第二节　中成药名方的辨证分类与药效

本病属于中医学“五迟”“五软”“汗证”“夜惊”等范畴，先天禀赋不足与后天调护失宜、脾肾两虚为主要病因病机。中成药常见辨证分类及主要药效如下：

一、益气健脾类

小儿佝偻病属脾肺气虚，营卫不和者初期表现为多汗夜惊，烦躁不安，发稀枕秃，囟门开大，或形体虚胖，肌肉松软，大便不实，食欲不振，反复感冒，舌质淡，苔薄白，脉软无力。

主要病理变化是由于脾脏功能受损，导致体液免疫、细胞免疫、非特异性免疫发生紊乱从而引起佝偻病。

益气健脾类中成药可增强体液免疫、细胞免疫，增加脾淋巴细胞的活性，提高淋巴细胞转化率。

常用中成药：玉屏风颗粒等。

二、健脾补肾类

小儿佝偻病属脾肾亏虚者常表现为肌肉松弛，纳差，大便不调，囟门不闭，枕秃，方颅，鸡胸，漏斗胸，肋骨串珠，龟背，下肢弯曲，舌淡苔少，指纹色淡。其病在脾，肌肉松弛、纳差、大便不调；病在肾，枕秃、方颅、肋骨外翻；而夜惊、多汗、烦躁则是由脾肾之病涉及心、肺、肝所致，故治疗以健脾益气、补肾填精为主。

主要病理变化是缺乏维生素 D，从而造成肠道吸收钙、磷减少，细胞外液钙、磷浓度不足，破坏软骨细胞正常增殖、分化，最终导致骨质疏松及骨质软化。

健脾补肾类中成药能够调节胃肠功能紊乱，促进骨骼生长，同时抑制汗腺分泌。

常用中成药：龙牡壮骨颗粒（冲剂）等。

三、补益肝肾类

小儿佝偻病属肝肾亏虚型者多表现为毛发干枯黄稀，面色萎黄或者苍白，婴幼儿生长发育迟缓，鸡胸龟背，或伴有颧红盗汗及烦躁易怒等症，舌红少苔，脉细弱。肝主筋、肾主骨，肝肾不足，则筋骨痿软无力，以致未能依时站立和行走、头形方大、囟门增宽等。

主要病理变化是免疫功能失调，肾血流量降低，肾小管功能异常，机体活力、反应能力下降。

补益肝肾类中成药可调节 T 细胞的免疫平衡，纠正 T 细胞亚群的平衡失调，调节机体的自身免疫功能，从而提高免疫力；改善肾脏血流，调节肾功能；提高机体活力、反应力等。

常用中成药：六味地黄丸等。

四、健脾柔肝类

小儿佝偻病属脾虚气弱，肝失濡养者常表现为烦躁夜啼，惊惕不安，面色少华或面色萎黄，头部多汗，发稀枕秃，囟门迟闭，出牙延迟，纳呆食少，坐立行走无力，夜啼不宁，易惊多惕，甚则抽搐，舌淡、苔薄，指纹淡青，脉细弦。脾虚证多见多汗、纳呆、乏力；气血不足故发稀；肝旺见夜啼、易惊、抽搐。

主要病理变化是肠道吸收钙、磷减少，继发机体严重钙、磷代谢失调，ALP 分泌增加，骨样组织堆积，骨皮质被骨样组织替代，导致骨质疏松。

健脾柔肝类中成药可增加钙、磷含量，同时提高机体对钙的摄取率。

常用中成药：阿胶牡蛎口服液等。

五、补肾填精类

小儿佝偻病属肾精不足者有明显的骨骼改变症状，面白虚烦，形瘦神疲，纳呆乏力，多汗肢软，筋骨痿软，立迟、行迟、齿迟，头颅方大，肋骨串珠，手镯脚镯，鸡胸龟背，下肢畸变，舌淡、苔少，指纹淡紫，脉细无力。该期已有明显骨骼畸形后遗症。若先天肾气不足，则骨髓不充，骨骼发育障碍，出现颅骨软化、前囟晚闭、齿迟，甚至骨骼畸形。

主要病理变化是肾功能障碍，造成钙、磷吸收减少，继发机体钙磷代谢失调。

补肾填精类中成药可增加维生素 D、钙、锌及多种营养物质的摄入，还可通过促进骨细胞的生长发育，调节骨基质的矿化。

常用中成药：骨宝丸等。

参 考 文 献

[1] 丁樱，任献青，韩改霞，等. 维生素 D 缺乏性佝偻病中医诊疗指南[J]. 中国儿科杂志，2012，8（1）：1-3.

（江西中医药大学附属医院　刘　英，江西中医药大学　陈兰英）

第三节　中成药名方

一、益气健脾类

玉屏风颗粒（口服液、胶囊）

【药物组成】 黄芪、白术、防风。

【处方来源】 元·危亦林《世医得效方》。《中国药典》（2015 年版）。

【功能与主治】 益气，固表，止汗。用于表虚不固，自汗恶风，面色㿠白，或体虚易感风邪者。

【药效】 主要药效如下：

1. 止汗[1] 小儿佝偻病由于代谢紊乱，早期出现多汗症状，研究表明玉屏风颗粒能明显抑制毛果芸香碱致大鼠出汗亢进，抑制汗腺分泌。

2. 增强免疫功能[2-4] 佝偻病是由于长期缺乏维生素 D 造成肠道钙、磷吸收减少，继发机体钙磷代谢失调，从而引起机体免疫功能紊乱。免疫功能与体液免疫、细胞免疫、非特异性免疫功能有关。玉屏风颗粒可增强体液免疫功能，使 IgA、IgG 升高，IgE 降低，还能提高细胞免疫功能，调节 CD4、CD8 及 CD4/CD8，增强小鼠脾淋巴细胞的活性，提高淋巴细胞的转化率，增强红细胞免疫；玉屏风颗粒还能增强非特异性免疫功能，表现为升高小鼠网状内皮系统吞噬指数，增加单核巨噬细胞的吞噬功能。

【临床应用】 主要用于小儿汗证、小儿反复上呼吸道感染、过敏性鼻炎等。

1. 小儿汗证[5]　本品适用于治疗小儿汗证，佝偻病患儿由于长期缺乏维生素 D 造成肠道钙、磷吸收减少，继发机体钙磷代谢失调，导致神经兴奋性增高，初期表现为多汗、枕秃、乏力等，玉屏风颗粒具有止汗效果。

2. 小儿反复上呼吸道感染[6]　本品适用于治疗小儿反复上呼吸道感染，小儿反复上呼吸道感染时免疫球蛋白水平减少。玉屏风颗粒可显著升高免疫球蛋白水平，改善上呼吸道感染症状。

3. 过敏性鼻炎[7]　本品适用于治疗过敏性鼻炎，症见发热、恶风、头痛、鼻塞、鼻痒、鼻流清涕或浊涕。研究发现玉屏风颗粒对过敏性鼻炎症状有改善作用，可改善鼻黏膜的嗜酸性粒细胞增多，鼻黏膜溃疡、腺体增生及充血水肿等病理学变化。

【不良反应】 尚未见报道。

【使用注意】 ①忌食生冷、油腻及不易消化食品。②糖尿病患儿禁服。

【用法与用量】 颗粒剂：口服，开水冲服，1 次 1 袋；口服液：口服，1 次 10ml；胶囊：口服，1 次 2 粒，1 日 3 次；小儿酌减或遵医嘱。

参考文献

[1] 崔琦珍，杜群，巫燕莉，等. 玉屏风颗粒益气固表作用研究[J]. 中药药理与临床，2008，24（2）：2-4.

[2] 王秋菊. 玉屏风散的免疫药理学研究进展[J]. 兽医导刊，2010，24（1）：45-47.

[3] 王亮，卞慧敏. 玉屏风散的免疫效应研究[J]. 甘肃中医学院学报，2008，25（5）：48-51.

[4] 陈峰，戴巧群. 玉屏风颗粒治疗反复呼吸道感染患儿的疗效及对免疫功能的影响[J]. 海峡药学，2012，24（5）：123-124.

[5] 沈时鹏，杜江斌，张继成. 玉屏风颗粒治疗小儿汗证 70 例[J]. 中国医业，2014，23（24）：118-119.

[6] 马雪琴. 玉屏风颗粒辅助治疗小儿反复呼吸道感染疗效观察[J]. 实用医学杂志，2012，28（6）：1000-1001.

[7] 文洁，朱建梅. 玉屏风颗粒治疗过敏性鼻炎的实验研究[J]. 中成药，2011，33（6）：934-937.

（江西中医药大学附属医院　曾思瑶，江西中医药大学　罗颖颖）

二、健脾补肾类

龙牡壮骨颗粒（冲剂、咀嚼片）

【药物组成】 党参、黄芪、麦冬、龟甲（醋制）、白术（炒）、山药、南五味子（醋制）、龙骨、牡蛎（煅）、茯苓、大枣、甘草、乳酸钙、鸡内金（炒）、维生素 D_2、葡萄糖酸钙。

【处方来源】 研制方。《中国药典》（2015 年版）。

【功能与主治】 强筋壮骨，和胃健脾。用于治疗和预防小儿佝偻病，软骨病；对小儿多汗、夜惊、食欲不振、消化不良、发育迟缓等症状也有治疗作用。

【药效】 主要药效如下[1-4]：

1. 增强胃肠功能　龙牡壮骨颗粒含党参苷、生物碱、胃激素等，可提高血清胃动素（MTL）含量和胃窦 Cajal 间质细胞（ICC）数量，促进胃消化酶分泌，从而增强消化，加强胃肠功能。

2. 提高患儿末梢血微量元素锌、钙含量 小儿消化系统发育不成熟，胃酸分泌少，消化酶活性低，但营养需要相对较多。龙牡壮骨颗粒含有锌、镁、铁、锰、钙等多种微量元素，能加强各种消化酶的活性。其中所含黄芪皂苷、氨基酸能有效增强肠道黏膜的代谢，促进对营养物质的吸收，从而改善厌食患儿食欲、食量，提高患儿末梢血微量元素锌、钙含量。

3. 促进钙、磷吸收，增加大鼠骨盐含量及骨质密度 龙牡壮骨咀嚼片能显著增加大鼠的体重、骨质密度和血磷水平，可直接增加成骨细胞活动，促进成骨细胞再生，又可保护性腺组织而维持性激素水平，间接地促进骨骼的正常代谢活动。龙牡壮骨颗粒治疗佝偻病的作用机制见图 21-1。

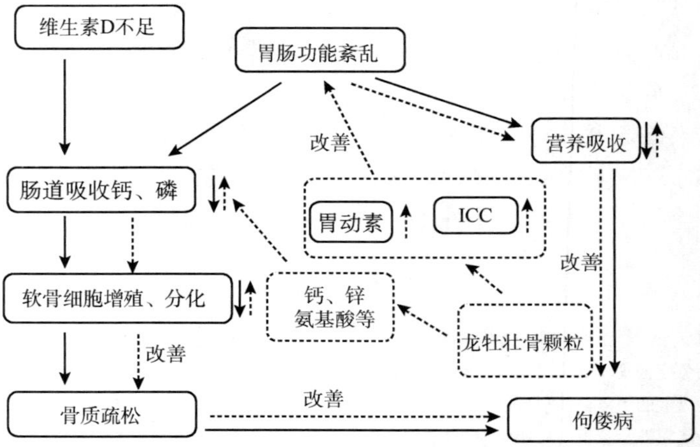

图 21-1 龙牡壮骨颗粒（冲剂、咀嚼片）增强胃肠功能及促进钙、磷吸收药效机制图

↑：病理作用；⇡：龙牡壮骨颗粒作用

【临床应用】 主要用于婴幼儿佝偻病及生长发育障碍、小儿厌食症、小儿多汗症等。

1. 婴幼儿佝偻病及生长发育障碍[5] 本品可治疗小儿生长发育障碍见下述症状者：因先天不足，肝肾亏损，后天失养，气血虚弱所致面色不华，发稀，出牙、坐立行走等生长发育迟缓，骨骼软弱症状。文献报道，龙牡壮骨颗粒治疗维生素 D 缺乏性佝偻病的临床疗效显著，对面色、汗证、肌肉、毛发、精神、夜惊、枕秃症状有明显改善作用。

2. 小儿厌食症[6] 因脾胃虚弱，运化失调所致厌食症。本品可治疗小儿厌食症见下述症状者：不思饮食，消化不良，肌肉松弛。本品对小儿厌食症（脾胃虚弱）具有满意疗效。提高微量元素锌、钙水平可能是龙牡壮骨颗粒治疗小儿厌食症的作用机制之一。

3. 小儿多汗症[7] 本品适用于因小儿脾肾虚弱，气阴不足，卫外不固所致小儿多汗症，症见身体消瘦，神萎不振，心烦少寐，动则多汗，晚间尤甚，多梦，惊惕不安，夜间烦哭。

【不良反应】 尚未见报道。

【使用注意】 ①忌辛辣、生冷、油腻食物。②服药期间应多晒太阳，多食含钙及易消化的食品。③婴儿及糖尿病患儿应在医师指导下服用。④感冒发热患者不宜服用。⑤本品含维生素 D_2、乳酸钙、葡萄糖酸钙。应按推荐剂量服用，不可超量服用。⑥实热证者慎用。⑦患儿发热期间暂停服本品，佝偻病合并手足搐搦者应配合其他治疗。

【用法与用量】 颗粒（冲剂），开水冲服，2 岁以下 1 次 5g 或 3g（无蔗糖），2～7 岁 1 次 7.5g 或 4.5g（无蔗糖），7 岁以上 1 次 10g 或 6g（无蔗糖），1 日 3 次；咀嚼片，2 岁以下 1 次 1 片，2～7 岁 1 次 1～4 片，研碎后冲服，7 岁以上 1 次 2 片，咀嚼后咽下，1 日 3 次；或遵医嘱。

参 考 文 献

[1] 肖飞，李伟杰，刘秀兰，等. 龙牡壮骨颗粒对功能性消化不良大鼠胃动素水平和 Cajal 间质细胞数量的影响[J]. 华中科技大学学报（医学版），2014，43（06）：684-686，691.
[2] 尹国骁，向明，李亚洲，等. 龙牡壮骨颗粒对小鼠性激素水平的影响[J]. 中国药师，2014，17（3）：410-411，414.
[3] 杜恒，徐和祥. 龙牡壮骨颗粒对厌食症患儿微量元素的影响[J]. 世界中医药，2016，11（1）：91-92.
[4] 蒋鹏，沈凯，刘汴生，等. "龙牡壮骨咀嚼片" 对 "阳虚" 症大鼠骨代谢的实验研究[J]. 中国药师，2005，8（12）：985-987.
[5] 张雪荣，陈格格，陈庆梅，等. 龙牡壮骨颗粒治疗维生素 D 缺乏性佝偻病的临床研究[J]. 世界中医药，2016，11（8）：1454-1456.
[6] 张雪荣，邓丽华，陈庆梅，等. 龙牡壮骨颗粒治疗小儿厌食症（脾胃虚弱）的临床研究[J]. 世界中医药，2016，11（7）：1245-1246，1250.
[7] 肖飞，吴建红，张雪荣，等. 龙牡壮骨颗粒治疗小儿虚汗的中医理论研究[J]. 世界中医药，2016，11（2）：222-223.

（江西中医药大学　陈兰英、马惠苗）

三、补益肝肾类

六味地黄丸

【药物组成】 熟地黄、山茱萸、山药、牡丹皮、茯苓、泽泻。

【处方来源】 北宋·钱乙《小儿药证直诀》。《中国药典》（2015 年版）。

【功能与主治】 滋阴补肾。用于肾阴亏损、头晕耳鸣、腰膝酸软、骨蒸潮热、盗汗遗精、消渴。

【药效】 主要药效如下[1-4]：

1. 增强人体免疫力　人体的免疫功能与抗体生成、细胞免疫功能相关。六味地黄丸能通过纠正 T 细胞亚群的平衡失调来调节机体的自身免疫功能，从而提高免疫力。

2. 对肾功能的影响　肾功能与肾脏血流量和肾小管的分泌功能有关，六味地黄丸以直接或间接的方式改善肾脏血流，促进肾小管的分泌，从而调节肾功能。

【临床应用】 主要用于小儿汗证、小儿遗尿等。

1. 小儿汗证[5]　本品适用于治疗体虚盗汗。小儿阴阳失衡、腠理不固是导致汗出的直接因素，故肾虚是汗出的根本原因。小儿佝偻病早期表现为出汗症状，六味地黄丸具有补肾阴的作用，临床用于治疗小儿汗证，可改善汗出症状。

2. 小儿遗尿[6]　本品适用于治疗小儿遗尿，可改善遗尿症状。

【不良反应】 尚未见报道。

【使用注意】 ①忌食生冷、油腻及不易消化食品。②糖尿病患儿禁服。

【用法与用量】 口服，水丸 1 次 5g，水蜜丸 1 次 6g，小蜜丸 1 次 9g，大蜜丸 1 次 1 丸（9g），1 日 2 次；小儿酌减或遵医嘱。

参 考 文 献

[1] 吴炜景，李立平，赵亚刚. 六味地黄丸免疫调节作用的研究进展[J]. 现代中西医结合杂志，2011，20（32）：4180-4182.
[2] 陈谦. 六味地黄丸的药理作用与临床应用探讨[J]. 中国医药指南，2012，10（21）：251-252.
[3] 段晓丽. 六味地黄丸的药理作用与临床应用[J]. 山西医药杂志，2009，38（12）：1156-1157.
[4] 吴梅艳，李平. 六味地黄丸的药理作用及临床运用综述[J]. 世界中西医结合杂志，2014，9（9）：1023-1025.
[5] 匡风明. 六味地黄丸加味治疗小儿汗证 50 例疗效观察[J]. 云南中医中药杂志，2008，29（3）：19-20.
[6] 赵雪清. 六味地黄丸治疗小儿遗尿症[J]. 北方药学，2013，10（1）：86.

（江西中医药大学附属医院 曾思瑶、刘 英）

四、补肾填精类

骨 宝 丸

【药物组成】 龟板胶、杜仲、仙茅、山萸肉、枸杞子、黄芪、红参、怀山药。

【处方来源】 研制方。国药准字 Z20150014。

【功能与主治】 补肾强筋壮骨。用于小儿盗汗、烦躁不安、潮热等症，小儿惊痫。

【药效】 主要药效如下[1-3]：

促进骨质矿化 佝偻病是由于长期缺乏维生素 D 造成肠道吸收钙、磷减少，继发机体钙磷代谢失调。骨宝丸含有较丰富的钙、锌、镁、铁等微量元素，其中锌是骨骼正常生长发育必不可少的元素之一，是 ALP 的辅酶，参与骨矿化过程。骨宝丸不仅可通过增加维生素 D、钙、锌及多种营养物质的摄入，还可通过促进骨细胞的生长发育，调节骨基质的矿化，最终达到改善症状、补充营养、对晚发性佝偻病标本兼治的目的。

【临床应用】 主要适用于小儿佝偻病、膝关节骨性关节炎等。

1. 小儿佝偻病[3] 本品适用于治疗小儿佝偻病，症见骨痛、肌肉痉挛、骨脆易折、小儿筋骨萎弱、囟门闭合较迟者。佝偻病活动期可见典型的骨骼改变，骨质稀疏，可有骨干弯曲畸形或青枝骨折。骨宝丸可明显减少类骨质缝宽度，促进类骨质矿化，保护骨代谢，说明骨宝丸对骨细胞生长发育具有良好的调节作用。

2. 膝关节骨性关节炎[4] 膝关节骨性关节炎可引起疼痛和关节功能障碍等症状，临床应用骨宝丸治疗膝关节骨性关节炎时，可缓解膝关节疼痛、提高关节功能。

【不良反应】 尚不明确。

【使用注意】 ①忌食生冷油腻及不易消化食品。②服用本品时不宜同时服用藜芦，以免影响药效。③糖尿病、肾病、肝病等慢性病严重者应在医师指导下服用。④感冒发热或胃肠不适者禁用。阴虚火旺者忌服。

【用法与用量】 开水冲服，饭前服：小于 2 岁者，半袋，1 日 2 次；2～7 岁者，1 袋，1 日 2 次；大于 7 岁者，1 袋，1 日 3 次。

参考文献

[1] Leek J C，Keen C L，Vogler J B，et al. Long term marginal zine deprivation in rhesus monkeys I effects on skeletal growth and mineralization[J]. Am J Clin Nutr，1988，47（5）：889.

[2] 刘亚玲，刘秀芳，陈运华，等. 补肾健骨散治疗晚发性佝偻病 57 例疗效观察[J]. 现代中西医结合杂志，2003，12（10）：1132-1133.

[3] 陈燕平，陈训华，等. “骨宝丸”防治佝偻病的实验研究[J]. 中医骨伤，1994，7（5）：5-6.

[4] 黎清斌，张兆华，等. 骨宝丸对肝肾不足型膝关节骨性关节炎的疗效观察[J]. 陕西中医，2016，37（9）：1198-1199.

（江西中医药大学附属医院　曾思瑶，江西中医药大学　罗颖颖）

第二十二章

性早熟中成药名方

第一节 概 述

一、概 念

性早熟[1-4]（precocious puberty）是小儿常见的内分泌疾病之一。女孩在 8 岁之前、男孩在 9 岁之前出现性发育征象即为性早熟。临床再根据是否下丘脑-垂体-性腺轴（hypothalamus-pituitary gonadal axis，HPGA）功能提前启动将性早熟具体分型为中枢性性早熟[促性腺激素释放激素（gonadotropin-releasing hormone，GnRH）依赖性、真性、完全性性早熟]（central precocious puberty，CPP）、外周性性早熟（非 GnRH 依赖性、假性性早熟）和不完全性性早熟（或部分性性早熟、变异型青春期发育）。其中不完全性性早熟包括单纯性乳房早发育（premature the larche）、肾上腺功能早现（premature adrenarche）、单纯性阴毛早现（premature pubarche）和单纯性早初潮（premature menarche）。

二、病因及发病机制

（一）病因

性早熟是发于儿童的一种生长发育异常性疾病。其发病因素是多方面的，主要体现在遗传、环境、营养等方面，其中以遗传为基础，是遗传因素和环境因素相互作用的结果。本病的发生与过食某些滋补品、含生长激素合成饲料喂养的禽畜类食物，或误服某些药物，或过早接触“儿童不宜”的影视作品有关[3]。

（二）发病机制[1-4]

1. 中枢性性早熟 由于下丘脑-垂体-性腺轴提前启动，促性腺激素释放激素分泌异常增加，患儿除外在的第二性征提前出现外，内在卵巢和睾丸亦提前发育，可导致生殖能力提前出现。其病因、发病机制复杂，尚未明晰，亦称为特发性性早熟。

2. 外周性性早熟　由于内源性（非中枢性）或外源性激素的刺激作用，导致第二性征提前出现，但患儿下丘脑-垂体-性腺轴并未启动，故无性腺的发育，患儿无生殖能力。内源性往往有非中枢源性的器质改变。

3. 部分性性早熟　是由于下丘脑-垂体-性腺轴部分提前启动，患儿下丘脑负反馈机制尚未建立导致，可能与受到致病因素刺激出现一过性卵泡刺激素和雌二醇的增高有关。

三、临床表现[1-4]

女孩在 8 岁之前、男孩在 9 岁之前出现性发育征象。一般女孩先有乳房发育，阴唇发育，色素沉着，接着阴道分泌物增多，出现阴毛、腋毛，最后月经来潮。男孩先睾丸增大，继之阴茎增粗，可有阴茎勃起，阴囊皮肤皱褶增加、着色，出现阴毛、腋毛、痤疮、胡须、喉结、变声，甚至有夜间遗精。患儿同时伴有线性生长加速。本病女孩较多见，发病率为男孩的 4～5 倍，造成部分患儿成人身高不能达到遗传应有的身高，并可能出现心理问题。

四、诊　断[1-4]

在临床实践过程中，通常先根据患者出现第二性征的时间、症状、体征及实验室检查，确定患儿是中枢性还是外周性性早熟。中枢性性早熟的诊断需符合以下条件：①第二性征提前出现；②线性生长加速；③骨龄超前；④性腺发育的依据；⑤下丘脑-垂体-性腺轴功能启动，血清促性腺激素及性激素达青春期水平。GnRH 激发试验被视为中枢性性早熟诊断及鉴别诊断的主要依据。

外周性性早熟是一组器质性疾病，其病因复杂，是性发育不受控于下丘脑-垂体-性腺轴，不按正常青春发育规律的异常性发育。诊断依据包括：①男孩在 9 岁前、女孩在 8 岁前呈现第二性征；②性征发育不按正常发育程序进展；③性腺大小在青春期前水平；④促性腺激素在青春期前水平。部分外周性性早熟控制不良时，骨龄 10 岁左右时，由于长期高性激素状态可转化为完全性性早熟，此时要注意询问病史，结合其他临床表现来判断。

五、治　疗[5]

（一）常用化学药物及现代技术

1. 中枢性性早熟的治疗　首选针对病因治疗，对继发性中枢性性早熟，应强调同时进行病因治疗。如鞍区肿瘤特别是伴有神经系统症状时宜手术或放化疗；但下丘脑错构瘤或蛛网膜囊肿等非进行性损害的颅内肿瘤或先天异常，如无颅压增高或其他中枢神经系统表现者，则不需手术。

主要采用促性腺激素释放激素类似物缓释剂治疗完全性性早熟，临床使用的 GnRHa 包括曲普瑞林、亮丙瑞林、布舍瑞林、戈舍瑞林、组氨瑞林等。传统的达那唑、甲羟孕酮、甲地孕酮、环丙孕酮等对患儿的成年身高无或仅有较少的改善，且不良反应较大，自从 GnRHa 应用以来已不再推荐使用。

中枢性性早熟治疗的目的是最大限度地缩小患儿与同龄儿的差距，包括抑制性发育过程，预防初潮早现，增加成年终身高和避免精神心理问题。

2. *外周性性早熟的治疗* 核心是针对病因的治疗。对医源性或外源性雌激素制剂所致的须及时停用外源药物或食物。如肿瘤引起的以手术治疗为主；甲状腺功能减退者应进行甲状腺激素替代治疗；家族性高睾酮血症是由于 LH 受体活化突变所致的性早熟，主要采用雄激素受体阻断剂和芳香化酶抑制剂控制雄激素过多、骨过度成熟等；对于多发性骨纤维发育不良伴性早熟综合征患者，治疗原则是减少雌激素浓度，或阻断雌激素对靶器官的作用，使阴道出血停止及防止骨骺提前闭合影响患儿成年终身高。

目前治疗的主要药物包括选择性雌激素受体调节剂和芳香化酶抑制剂。另外，达那唑、醋酸赛喜龙、大剂量酮康唑等均有用于 MAS 的治疗，但不良反应大，目前使用较少。

（二）中成药治疗

性早熟患儿的下丘脑稳定的负反馈调节机制尚未建立，当卵巢分泌的激素增多时，垂体 FSH（follicle-stimulating hormone）的分泌无明显减少，造成一时性的血液中 E（estradio1）及 FSH 均增高。中医药治疗性早熟大多是通过整体调节下丘脑-垂体-性腺轴发挥作用。中医药具有多靶点、多环节作用的特点，中药治疗性早熟不仅能改善最终身高，还能整体调节患儿的体质。

第二节　中成药名方的辨证分类与药效[6-11]

中成药治疗性早熟的常见辨证分类及主要药效如下：

一、滋阴泻火类

阴虚火旺类患儿女孩乳房发育及内外生殖器发育，月经提前来潮；男孩生殖器增大，声音变低，有阴茎勃起。多有形体消瘦、面红潮热、盗汗、五心烦热、舌红少苔和脉细数的表现。

主要病理变化是下丘脑-垂体-性腺轴功能异常和激素刺激所致。下丘脑 GnRH 脉冲性释放增多是青春期启动的起始关键，目前发现 GnRH 神经元同时受到多种兴奋性和抑制性神经递质、调质或因子如 Kisspeptin、γ-氨基丁酸、神经肽 Y 等的调节，外在环境影响因素如营养、环境内分泌干扰物、光照等通过作用于相关的因子使兴奋性和抑制性分子之间的动态平衡被打破，导致青春期发育异常。

滋阴泻火类中药对抑制中枢兴奋性氨基酸的释放有着明显的作用，可以促进抑制性氨基酸递质 NPY 及 β-内啡肽的释放，使下丘脑 GnRH 神经元的功能活动明显下降，从而使下丘脑 GnRH 紧张性分泌中心明显减少。该类方剂有调节内分泌和平衡激素水平的作用，使第二性征消失或减轻，减慢性早熟儿童的骨骼生长，延缓骨骼成熟，防止骨骺过早融合，改善最终身高。

常用中成药：知柏地黄丸、大补阴丸等。

二、疏肝泻火类

肝郁化火类患者常伴有烦躁易怒、胸胁胀痛、面赤口苦、嗳气叹息等症状，女孩乳房及内外生殖器发育，月经来潮；男孩阴茎及睾丸增大，声音变低沉，面部痤疮，有阴茎勃起和射精，伴乳房胀痛，胸胁胀闷，心烦易怒，舌红苔黄，脉弦细数。

主要病理变化是激素刺激过度所致，性激素也有升高。

疏肝泻火类中药可有效延缓患儿性腺发育的成熟度和速度，降低性激素水平。

常用中成药：逍遥丸（散）、丹栀逍遥丸（散）、龙胆泻肝丸（颗粒）等。

三、燥湿化痰类

本证患儿多形体肥胖，喜食厚味滋腻之品，女孩乳房发育及内外生殖器发育，月经提前来潮；男孩生殖器增大，声音变低，面部痤疮，有阴茎勃起，伴躯脂满盈，胸闷叹息，带下增多，大便秘结或稀溏，口中黏腻，舌苔腻，脉濡数。

主要病理变化表现为痰湿泛溢，脾胃不和，消化功能紊乱。

燥湿化痰类中药可改善肠胃功能。

常用中成药：乳癖消片（颗粒）等。

参 考 文 献

[1] 韩新民，熊磊. 中医儿科学[M]. 北京：人民卫生出版社，2016：235-239.
[2] 陈德兴. 全科医生中成药手册[M]. 上海：上海科学技术出版社，2015：259-262.
[3] 孙艳艳，俞建. 性早熟病因的研究进展[J]. 实用儿科临床杂志，2011，26（20）：1599-1601.
[4] 林甦，杨文庆，俞建. 中医儿科临床诊疗指南·性早熟（修订）[J]. 中医儿科杂志，2016，12（3）：1-4.
[5] 梁立阳，李芳萍. 性早熟的诊断与治疗要点[J]. 药品评价，2016，13（3）：27-31.
[6] Plant Tony M.Neuroendocrine control of the onset of puberty[J]. Frontiers in neuroendocrinology，2015：38（4）：73-88.
[7] 孙艳艳，田占庄，李婧，等. 滋阴泻火中药对雌性性早熟模型大鼠下丘脑生长激素释放肽及其受体 GHSR1-á 表达的影响[J]. 中国中西医结合杂志，2015，35（7）：854-859.
[8] 毕美芬，张雪锋，盛丽. 滋肾疏肝法对性早熟女童第二性征和生长发育的影响[J]. 中医儿科杂志，2015，11（6）：23-27.
[9] 胡盼，刘建忠，林连美. 儿童性早熟中医辨证用药研究[J]. 世界中医药，2016，11（8）：1602-1605.
[10] 蔡德培，陈伯英，张炜，等. 中药调整性早熟儿童青春发育进程的机制研究[J]. 中西医结合学报，2006，4（2）：166-174.
[11] 陈安静，庞韩星，廖品东. 中医药治疗儿童性早熟的研究进展[J]. 湖北中医杂志，2016，38（6）：78-79.

（江西中医药大学　陈兰英）

第三节　中成药名方

一、滋阴泻火类

知柏地黄丸

【药物组成】 知母、黄柏、熟地黄、山茱萸、牡丹皮、山药、茯苓、泽泻。

【处方来源】 清·吴谦《医宗金鉴》。《中国药典》(2015年版)。

【功能与主治】 滋阴降火。用于阴虚火旺，潮热盗汗，口干咽痛，耳鸣遗精，小便短赤。

【药效】 主要药效如下：

1. 调节神经内分泌[1, 2] 中枢性性早熟发病是由于下丘脑-垂体-性腺轴提前启动，促性腺激素释放激素（GnRH）分泌增强，患儿的第二性征不仅提前出现，而且卵巢和睾丸提前发育，最终导致生殖能力提前出现。

通过知柏地黄丸对用瘦素（Leptin）、醋酸亮丙瑞林或 N-甲基-DL-天冬氨酸诱导幼龄雌鼠特发性中枢性性早熟（ICPP）模型的影响，发现知柏地黄丸可对抗瘦素、亮丙瑞林或 N-甲基-DL-天冬氨酸诱导的幼龄雌鼠性早熟，其治疗 ICPP 的作用可能与其能抑制下丘脑-垂体-性腺轴功能的提前发动有关（图 22-1）。

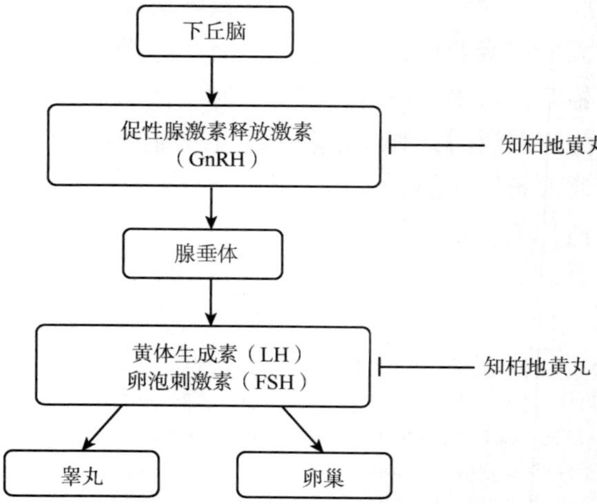

图 22-1 知柏地黄丸抑制下丘脑-垂体-性腺轴的作用

知柏地黄丸可抑制下丘脑分泌的促性腺激素释放激素（GnRH），且还能抑制腺垂体产生黄体生成素（LH）和卵泡刺激素（FSH），从而抑制下丘脑-垂体-性腺轴的提前发动

2. 增强免疫[3, 4] 肾虚证与免疫系统密切相关，其中的 T 淋巴细胞的变化是最重要的免疫效应细胞，主要介导细胞免疫。知柏地黄丸可升高肾上腺皮质激素致肾阴虚幼龄大鼠血清中 IL-2、IL-6、IgG 水平，增加脾脏指数，且还能减轻氢化可的松引起的脾脏组织结构的改变，拮抗氢化可的松的免疫抑制作用。

3. 其他 知柏地黄丸还具有抗氧化、抗疲劳[5-7]、降血糖[8]、抗病原微生物[9, 10]、抗肿瘤[11]等作用。

【临床应用】 主要用于治疗性早熟、青春早期矮小女童。

1. 性早熟[12, 13] 知柏地黄丸用于治疗阴虚火旺型性早熟儿童，常见症状有急躁易怒、口渴、怕热、便秘、盗汗、面部潮热、五心烦热、舌质红等。知柏地黄加减方治疗性早熟，患儿的卵巢缩小较为明显，卵泡消失，子宫无明显变化，但停药 3 个月后复查，患儿的卵巢体积基本接近于治疗前。知柏地黄丸联合曲普瑞林治疗能够缩小患儿的子宫容积、卵巢容积和卵泡直径，且 LH 及 FSH 水平也有所降低。

2. 青春早期矮小女童[14]　小儿肾常虚，在致病因素影响下易出现肾阴肾阳失调，肾阴不足不能制阳，相火偏亢，阴虚火旺；肝经循阴器，抵少腹，布两胁，肾阴不足，水不涵木，则肝失疏泄，气机郁滞，冲任损伤，从而发育提前或偏早，身材矮小，治疗应予滋补肾阴、清泻相火为主。知柏地黄丸联合大补阴丸治疗青春早期矮小女童可以减缓性发育及骨龄进展，加用赖氨酸可促进身高增长加速，两者合用使预测终身高增加。

【不良反应】　尚未见报道。

【使用注意】　①气虚发热及实热者慎用。②感冒者慎用。③脾虚便溏，气滞中满者慎用。④服药期间忌食辛辣、油腻食物。

【用法与用量】　口服，水蜜丸 1 次 6g，小蜜丸 1 次 9g，大蜜丸 1 次 1 丸，1 日 2 次；浓缩丸 1 次 8 丸，1 日 3 次，小儿酌减。4 岁以上儿童口服即可，小于 4 岁不建议口服。

参 考 文 献

[1] 刘孟渊，徐雯，肖柳英，等. 知柏地黄丸对瘦素诱导特发性性早熟模型小鼠的影响[J]. 广州中医药大学学报，2008，25（6）：544-548.

[2] 吴丽萍，王治斌，李雁. 知柏地黄丸对雌性性早熟大鼠血清 LH，E2 水平的影响[J]. 中医儿科杂志，2012，8（3）：9-11.

[3] 张云飞，文秀华，罗茂林. 肾虚本质的现代研究进展[J]. 现代中西医结合杂志，2004，13（8）：1101-1103.

[4] 史正刚，于霞，张士卿. 知柏地黄丸对肾上腺皮质激素致肾阴虚幼龄大鼠免疫功能的影响[J]. 中国实验方剂学杂志，2006，12（1）：62-64.

[5] 刘方，武子斌，牛淑敏，等. 中药材抗氧化及自由基清除活性的研究[J]. 中国药学杂志，2001，36（8）：442.

[6] Chen H H，Zhou J F. Low cholesterol in erythrocyte membranes and high lipoperoxides in erythrocytes are the potential riskfactors for cere-bral hemorhagic stroke in human [J]. Biomed Environ Sci，2001，14（3）：189-198.

[7] 张继红，周新华，肖卫华. 知柏地黄丸抗运动性疲劳实验研究[J]. 湘南学院学报，2009，30（5）：122.

[8] 陈光娟，汤臣康，王德华. 知柏地黄丸对小鼠血糖的影响[J]. 中药药理与临床，1993，9（4）：2-4.

[9] Ouzounova-Raykova V，Ouzounova I，Mitov I. Chlamydia trachomat is infection as a problem among male partners of infertile couples[J]. And rologia，2009，41（1）：14-19.

[10] 宾东华，何清湖，韩忠，等. 知柏地黄汤对解脲脲原体感染模型大鼠精子线粒体 Na^+-K^+-ATP 酶及 Ca^{2+}-Mg^{2+}-ATP 酶活性的影响[J]. 中华中医药杂志，2017，32（4）：1528-1531.

[11] 吕玉萍，张健，王冬梅，等. 知柏地黄丸对 S180 荷瘤小鼠抑瘤作用的实验研究[J]. 辽宁中医药大学学报，2009，11（11）：226-227.

[12] 徐佩莉，兰志建. 知柏地黄加减方对性早熟及青春期发育进程过快女童子宫卵巢的影响[J]. 中国中医药科技，2012，19（2）：184-185.

[13] 傅宏. 知柏地黄丸联合曲普瑞林治疗特发性性早熟的疗效及不良反应分析[J]. 现代中西医结合杂志，2013，22（26）：2869-2871.

[14] 周芳，侯春光. 知柏地黄丸加大补阴丸联合赖氨酸治疗青春早期矮小女童的临床研究[J]. 中国中医药科技，2012，19（3）：204-206.

（香港科技大学　官紫祎，江西中医药大学　陈兰英）

大补阴丸

【药物组成】　熟地黄、醋龟甲、盐知母、盐黄柏、猪脊髓。

【处方来源】　元·朱丹溪《丹溪心法》。《中国药典》（2015 年版）。

【功能与主治】　滋阴降火。用于阴虚火旺，潮热盗汗，咳嗽咯血，耳鸣遗精。

【药效】　主要药效如下：

1. 调节神经内分泌[1, 2]　正常大鼠青春期启动源于下丘脑 GnRH 脉冲式分泌的增加。

GnRH 作用于垂体前叶黄体生成素（LH）和卵泡刺激素（FSH）分泌细胞上的 GnRH 受体，促进垂体 LH 和 FSH 的分泌，LH 和 FSH 作用于性腺促使卵巢分泌雌二醇（E_2）及睾丸分泌睾酮（T），从而促进生殖器官发育及第二性征的出现。大补阴丸可能通过下调下丘脑 Kiss-1/GPR54 mRNA 的表达，抑制下丘脑的合成和释放，从而抑制下丘脑-垂体-性腺轴的启动，达到治疗性早熟的目的。

2. 其他　大补阴丸可以调节免疫系统[3, 4]、抗骨质疏松[5]。

【临床应用】　主要用于治疗性早熟等。

1. 性早熟[6, 7]　特发性性早熟与肾阴不足有关，除有性特征外常伴有潮热盗汗、五心烦热等阴虚火旺症状，临床以滋阴泻火为治疗原则。临床研究表明，大补阴丸治疗女性特发性性早熟临床疗效明显，可改善第二性征发育，减小子宫、卵巢容积，减慢骨龄成熟速度。大补阴丸联合促性腺激素释放激素拮抗剂能改善患儿子宫、卵巢大小，骨龄指数及性激素水平，达到治疗儿童中枢性性早熟的目的。

2. 其他　大补阴丸对治疗骨质疏松、糖尿病、血精症、更年期综合征也具有一定的作用。

【不良反应】　尚未见报道。

【使用注意】　①忌辛辣、生冷、油腻食物。②感冒患者不宜服用；虚寒性患者不适用，其表现为怕冷、手足凉、喜热饮。③本品宜饭前用温开水或淡盐水送服。

【用法与用量】　口服，水蜜丸 1 次 6g，1 日 2～3 次；大蜜丸 1 次 1 丸，1 日 2 次。小儿酌减或遵医嘱。

参考文献

[1] 程敏，叶小弟，缪云萍. 大补阴丸治疗雌性大鼠真性性早熟的实验研究[J]. 中国中药杂志，2013，38（3）：386-390.

[2] 陈永霞，程敏，缪云萍. 大补阴丸对真性性早熟模型大鼠的治疗作用[J]. 中国药理学与毒理学杂志，2012，26（1）：47-51.

[3] 胡方林，刘仙菊，张国民，等. 大补阴丸对实验性甲亢大鼠胸腺病理改变的影响[J]. 世界中西医结合杂志，2008，3（6）：322-323.

[4] 赵毅，董群. 大补阴丸含药血清对自身免疫病模型小鼠 T、B 淋巴细胞活性影响的时效关系[J]. 皖南医学院学报，2006，25（1）：7-10.

[5] 汪文来，刘梅洁，于峥. 大补阴丸对去卵巢所致骨质疏松症大鼠骨组织形态计量学指标的影响[J]. 中国中医基础医学杂志，2017，23（1）：78-79.

[6] 张萍萍. 大补阴丸治疗女性特发性性早熟临床研究[J]. 新中医，2016，48（11）：127-129.

[7] 干冬梅. 大补阴丸联合促性腺激素释放激素拮抗剂治疗女童中枢性性早熟的临床研究[J]. 中医儿科杂志，2010，12（1）：30-33.

（香港科技大学　官紫祎，江西中医药大学　陈兰英）

二、疏肝泻火类

逍遥丸

【药物组成】　柴胡、当归、白芍、炒白术、茯苓、炙甘草、薄荷。

【处方来源】　宋・太平惠民和剂局《太平惠民和剂局方》。《中国药典》（2015 年版）。

【功能与主治】　疏肝健脾，养血调经。用于肝郁脾虚所致的郁闷不舒、胸胁胀痛、头晕目眩、食欲减退、月经不调。

【药效】 主要药效如下：

1. 调节体内激素[1, 2] 儿童性早熟是一种生长发育性疾病，表现为青春期提早出现。以女童为多，在 8 岁之前出现第二性征，月经来潮，乳房发育，阴毛、腋毛生长，外生殖器发育良好，呈成年女性体征。外周性早熟儿童体内 FSH、LH 水平升高；逍遥散可调节血清中 FSH、LH 水平，均降至正常水平，维持体内激素平衡。

2. 抗炎 本品具有抗炎作用。

【临床应用】 主要用于治疗性早熟、胃肠道疾病等。

1. 性早熟[3-6] 性早熟会导致儿童青春期提前，引起儿童骨龄提前，发育障碍，导致身材矮小，严重影响儿童的身心健康。有临床报道，逍遥丸加减或者联合龙胆泄肝汤、六味地黄丸治疗性早熟均取得较好效果。另外逍遥丸配合二陈汤加减，每日 1 剂，连服 3 个月可明显降低雌二醇及卵巢容积，效果显著。

2. 胃肠道疾病[7, 8] 功能性消化不良属中医学“胃脘痛”“痞满”“郁证”等范畴。主要表现为持续性或反复发作性上腹痛、上腹胀、早饱嗳气、食欲不振、恶心、呕吐等上腹不适等。逍遥丸联合伊托必利能治疗功能性消化不良，具有良好的临床疗效。此外，逍遥丸联合六味安消胶囊对治疗便秘型肠易激综合征也有良好的效果。

3. 其他[9, 10] 逍遥散对治疗失眠、神经性厌食症也具有一定的作用。

【不良反应】 尚未见报道。

【使用注意】 忌生冷、油腻、难消化的食物。

【用法与用量】 口服，小蜜丸 1 次 9g，大蜜丸 1 次 1 丸，1 日 2 次。小儿酌减或遵医嘱。

参考文献

[1] 彭智聪，管红珍. 儿童性早熟的中医药治疗近况[J]. 儿科药学杂志，2003，9（4）：16-18.

[2] 刘百祥. 逍遥散加味治疗女童性早熟 34 例[J]. 湖南中医杂志，2004，20（4）：67.

[3] 金传相. 加味逍遥散治疗儿童性早熟 70 例疗效观察[J]. 苏州医学院学报，1999，19（2）：187-191.

[4] 萧本农. 幼女性早熟治肝治肾辨[J]. 浙江中医杂志，1998，（4）：153.

[5] 胡淑萍. 中医对女童特发性性早熟的研究进展及治疗现状[J]. 光明中医，2007，22（10）：29-31.

[6] 李治强，唐秀华. 逍遥丸联合伊托必利治疗功能性消化不良临床观察[J]. 临床合理用药，2013，6（6）：18-19.

[7] 房艳艳，张桂菊，杨忠诚. 疏肝健脾化痰法治疗女童 30 例特发性性早熟疗效观察[J]. 中国中西医结合儿科学，2014，6（4）：331-333.

[8] 刘文华. 六味安消胶囊合逍遥丸治疗便秘型肠易激综合征 32 例[J]. 中国中西医结合消化杂志，2004，12（5）：306-308.

[9] 拓小义，马强. 心神宁片合逍遥丸治疗失眠 76 例[J]. 实用中医内科杂志，2011，25（4）：71-72.

[10] 戴春晓，张海生，谢健. 奥氮平联合逍遥丸治疗女性神经性厌食症对照研究[J]. 中医药学报，2012，40（6）：91-93.

（香港科技大学　官紫祎，江西中医药大学　陈兰英）

丹栀逍遥丸

【药物组成】 牡丹皮、栀子（炒焦）、柴胡（酒制）、白芍（酒炒）、当归、白术（土炒）、茯苓、薄荷、炙甘草。

【处方来源】 宋·太平惠民和剂局《太平惠民和剂局方》逍遥散加减。国药准字

Z53020866。

【功能与主治】 疏肝解郁，清热调经。用于肝郁化火，胸胁胀痛，烦闷急躁，颊赤口干，食欲不振或有潮热，以及妇女月经先期，经行不畅，乳房与小腹胀痛。

【药效】 主要药效如下：

1. 调节内分泌[1, 2] 特发性性早熟的病因机制可能是神经内分泌功能失调，下丘脑失去对性腺发育的控制，下丘脑的促性腺激素释放素或垂体促性腺激素的过早分泌，导致第二性征提前出现；丹栀逍遥散通过抑制中枢兴奋性氨基酸递质的释放，促进中枢抑制性氨基酸递质和β-内啡肽的释放，使下丘脑 GnRH 神经元的功能活动显著降低，从而使 GnRH 的合成及分泌明显减少，使增大的乳房和子宫缩小，降低血清 FSH、LH、E_2 水平。

2. 保护神经[3, 4] GAD 大鼠脑内 Papez 环路区域存在着广泛且明显的细胞凋亡，丹栀逍遥散能在一定程度上干预和防止细胞凋亡，保护神经组织。丹栀逍遥丸可减轻慢性应激抑郁大鼠症状，促进海马组织中脑源性神经营养因子（BDNF）和血管内皮生长因子（VEGF）表达有可能是其作用机制。

【临床应用】 主要用于治疗性早熟、抑郁症等。

1. 性早熟[5, 6] 是指女孩 8 岁以前、男孩 9 岁以前呈现第二性征。人体生殖系统的发育和功能维持受下丘脑-垂体-性腺轴的控制，根据其下丘脑-垂体-性腺轴功能是否提前发动分为真性和假性两类，也就是现在的中枢性性早熟和外周性性早熟。丹栀逍遥散（丸）对外周性性早熟治疗效果优于西药也优于逍遥散。另外，丹栀逍遥散合消瘰丸化裁治疗肝郁化火型性早熟，获良好疗效。

2. 抑郁症[7, 8] 有临床报道指出丹栀逍遥散结合传统抗抑郁药物治疗卒中后抑郁症（PSD），疗效更明显，其作用机制可能与其抑制炎症因子表达有关；另外，丹栀逍遥散联合针刺辨证取穴能改善 PSD 患者的抑郁程度，提高患者生活能力和质量，其机制可能与促进 BDNF、5-HT 的表达有关。

3. 其他[9, 10] 丹栀逍遥散对胃肠道消化不良、乳腺增生、痤疮等有一定疗效。

【不良反应】 尚未见报道。

【使用注意】 忌生冷、油腻、难消化的食物。

【用法与用量】 口服，1 次 6～9g，1 日 2 次。小儿酌减或遵医嘱。

参 考 文 献

[1] 蔡德培，陈伯英，庄振杰. 滋阴泻火中药对下丘脑 GnRH 的合成分泌及其调节机制的影响[J]. 中国中西医结合杂志，2001，21（8）：595-598.

[2] 高华，刘云鹏. 刘云鹏. 治疗女童特发性性早熟经验[J]. 湖北中医杂志，2004，（12）：13-14.

[3] 董宁，唐启圣，赵瑞珍，等. 丹栀逍遥散对广泛性焦虑大鼠 Papez 环路内细胞凋亡的影响[J]. 北京中医药大学学报，2015，38（2）：100-103.

[4] 白金川，刘巨源. 丹栀逍遥丸对慢性应激抑郁大鼠的影响[J]. 亚太传统医药，2016，12（14）：24-26.

[5] 曾玉珍. 丹栀逍遥散加减治疗假性性早熟 68 例[J]. 江西中医学院学报，2013，25（6）：37-39.

[6] 谢景翠，孔祥娜，王渝评，等. 丹栀逍遥散合消瘰丸加减治疗肝郁化火型性早熟[J]. 中医文献杂志，2018，36（1）：44-46.

[7] 江利敏，刘向哲. 丹栀逍遥散加减治疗卒中后抑郁的疗效及作用机制[J]. 中国实验方剂学杂志，2019，25（3）：108-113.

[8] 曾宪晶，周金凤，谢根英，等. 丹栀逍遥散联合针刺疗法对脑卒中后抑郁患者 BDNF、5-HT 表达的影响[J]. 中国老年学杂

志，2019，39（7）：1562-1566.
[9] 陈雪燕. 丹栀逍遥散加味的临床应用[J]. 中国社区医师，2019，35（16）：83-84.
[10] 王艳，贾跃进，刘琰，等. 丹栀逍遥散加减临证应用经验[J]. 世界中西医结合杂志，2018，13（6）：862-865.

（江西中医药大学　陈兰英、谢欣序）

三、燥湿化痰类

乳癖消片（胶囊、颗粒）

【药物组成】 鹿角、蒲公英、昆布、海藻、鸡血藤、三七、赤芍、牡丹皮、夏枯草、红花、连翘、天花粉、漏芦、木香、玄参。

【处方来源】 研制方。《中国药典》（2015 年版）。

【功能与主治】 软坚散结，活血消痈，清热解毒。用于痰热互结所致的乳癖、乳痈，症见乳房结节、数目不等、大小形态不一、质地柔软，或产后乳房结块、红热疼痛；乳腺增生、乳腺炎早期见上述证候者。

【药效】 主要药效如下[1-5]：

1. *改善激素分泌失调*　乳腺增生目前认为主要是激素分泌失调，如催乳素（PRL）含量升高，体内雌激素过量，雌二醇（E_2）和孕酮（P）平衡失调，E_2 水平明显增高，P 分泌相对不足导致的。乳癖消可通过降低血清 PRL 和 E_2 浓度，升高 P 浓度，改善 E_2/P，抑制实验性乳腺增生症大鼠的乳头和乳房增大，降低镜下乳腺增生程度。

2. *抗氧化*　乳腺增生的发生也与乳腺组织的氧化损伤[2]有关，如乳腺增生大鼠血清丙二醛（MDA）及 8-羟基脱氧鸟苷（8-OhdG）含量升高，超氧化物歧化酶（SOD）及谷胱甘肽过氧化物酶（GSH-Px）活性降低。乳癖消颗粒可通过降低 MDA、8-OhdG 含量，升高 SOD 及 GSH-Px 活性，达到抗氧自由基损伤作用，从而达到治疗乳腺增生的目的。乳癖消片（胶囊、颗粒）改善激素分泌失调及抗氧化药效机制见图 22-2。

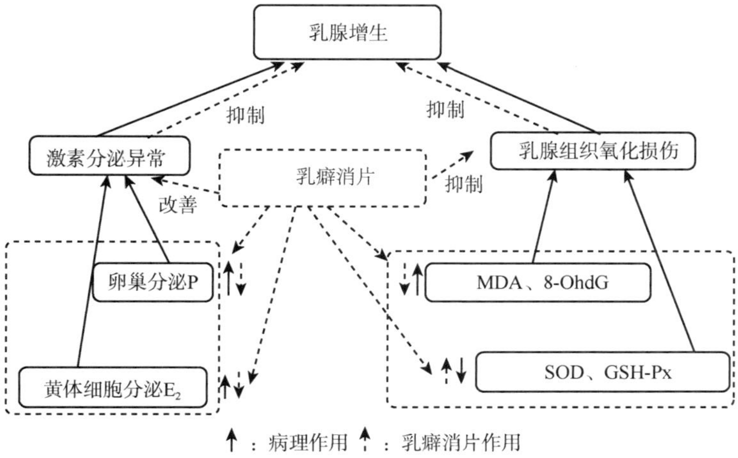

图 22-2　乳癖消片（胶囊、颗粒）改善激素分泌失调及抗氧化药效机制

乳癖消片（胶囊、颗粒）通过降低血清 E_2 浓度，升高 P 浓度，改善 E_2/P，改善激素分泌失调；通过降低 MDA、8-OhdG 含量，升高 SOD 及 GSH-Px 活性，抑制乳腺组织氧化损伤，达到防治乳腺增生的目的

3. 镇痛　性早熟主症含有乳核变大、乳房胀痛。乳癖消片能显著减少乙酸引起的小鼠扭体反应次数，提高小鼠热板痛阈值，表明其可能也具有改善性早熟乳房胀痛症状的作用。

【临床应用】　主要用于治疗性早熟和乳腺增生。

1. 性早熟[6-9]　与下丘脑-垂体-性腺轴提前发动，功能亢进，FSH、LH、E_2升高有关。乳癖消片可抑制 FSH、LH、E_2 的合成和分泌，使性早熟女童乳房缩小甚至完全消退、触痛减轻，阴道分泌物减少，使骨龄加速状态得到控制，最终使预期身高得到改善。临床观察以乳癖消片治疗性早熟疗效较好。

2. 乳腺增生[10-13]　与激素分泌失调有关，是由孕酮分泌相对减少、雌激素含量相对增多、孕酮和雌激素的比例失调引起的。临床表现为乳痛加重，腺体、肿块增厚。乳癖消片可使患者乳痛减轻或消失，增厚腺体、肿块缩小或消失，用于治疗乳腺增生时，总有效率较高，疗效较好。

【不良反应】　少数患者可出现轻微胃肠道症状[14, 15]。

【使用注意】　孕妇慎服，密封贮藏。

【用法与用量】　糖衣片：口服，1 次 5～6 片，1 日 3 次。薄膜衣：口服，1 次 3 片，1 日 3 次。胶囊：口服，1 次 5～6 粒，1 日 3 次。颗粒：开水冲服，1 次 1 袋，1 日 3 次。小儿酌减或遵医嘱。

参 考 文 献

[1] 李杰茹，韩聚强，傅天，等. 乳癖消颗粒对乳腺增生大鼠抗氧化能力及雌孕激素比值的影响[J]. 河北中医药学报，2016，31（4）：32-34.
[2] 周艳玲，王丽娜，肖洪彬，等. 乳癖消颗粒治疗大鼠乳腺增生的实验研究[J]. 中华中医药杂志，2009，24（11）：1512-1513.
[3] 钟璐，纪宏宇，庄宇婷，等. 乳癖消颗粒对小鼠体外子宫收缩的抑制作用[J]. 医药导报，2016，35（2）：129-131.
[4] 钟璐，纪宏宇，王树圆，等. 乳癖消颗粒抗炎镇痛作用实验研究[J]. 中国药师，2015，18（1）：149-151.
[5] 王树圆，纪宏宇，孙晓佳，等. 乳癖消颗粒不同提取物对小鼠原发性痛经模型的影响[J]. 中国药师，2016，19（3）：434-436.
[6] 王英. 自拟消乳方治疗女童单纯性乳房早发育临床观察[J]. 中华中医药学刊，2012，30（5）：1169-1170.
[7] 刘云，黄峰，严靖，等. 中成药治疗儿童单纯性乳房早发育疗效分析[J]. 中医儿科杂志，2010，6（4）：32-35.
[8] 黄蓉. 基于 Delphi 法的儿童性早熟中医诊断与辨证分型研究[D]. 上海：复旦大学，2010.
[9] 洪敏. 知柏地黄丸联合乳癖消治疗女童性早熟临床观察[J]. 中国中医药信息杂志，2009，16（7）：76-77.
[10] 徐力生，徐力维. 中药乳癖消颗粒剂与乳癖消片剂治疗乳腺增生症的疗效观察[J]. 中国民族民间医药，2013，22（10）：20-22.
[11] 周志杰. 乳癖消颗粒治疗乳腺增生 36 例[J]. 中国药业，2013，22（12）：132-133.
[12] 杨红英，崔莉. 乳癖消治疗乳腺增生 200 例[J]. 福建中医药，2009，40（5）：40.
[13] 郭素香，丁孝娥. 乳癖消片治疗乳腺增生症临床观察[J]. 中国社区医师（医学专业），2010，12（34）：143-144.
[14] 唐森. 几种乳腺增生的常用药物及不良反应探讨[J]. 中国医药指南，2012，10（25）：583-584.
[15] 白晓黎. 乳腺增生的常用药物及不良反应分析[J]. 中国实用医药，2010，5（28）：170-171.

（江西中医药大学　罗颖颖、陈兰英）

第二十三章

蛔虫、蛲虫病中成药名方

第一节　概　　述

一、概　　念

蛔虫病是一种由蛔虫感染引起的疾病。蛔虫亦称似蛔线虫（ascaris lmnbricoides linnaeus），简称蛔虫，成虫寄生于人体小肠，可引起蛔虫病（ascariasis），幼虫能在人体内移行引起内脏幼虫移行症（visceral larva migrans）或眼幼虫移行症（ocular larva migrans）。

蛲虫又称蠕形住肠线虫（enterobius vermicularis），儿童感染率居高，感染率城市大于农村，蛲虫感染可引起蛲虫病（enterobiasis），是幼儿期的常见病。

二、病因及发病机制

（一）病因

1. 蛔虫　是寄生于人体肠道线虫中体型最大者，雌雄异体，形似蚯蚓，活虫略带粉红色或微黄色。成虫寄生于人体小肠，以肠内容物为食物，雌虫每天排卵可多达 20 万个，随粪便排出的蛔虫卵在适宜环境条件下 5～10 天发育成熟即具感染性。

2. 蛲虫　主要寄生于人体的盲肠，一般在体内存活 4 周左右，主要通过手感染蛲虫卵后，经口传入人体内，具有易治难防的特点。

（二）发病机制

1. 蛔虫　虫卵被吞食后，幼虫破卵而出，穿入肠壁通过门静脉系统循环而进入肺部，穿破肺组织进入肺泡腔，沿支气管向上移行到气管又重新被吞咽。幼虫进入小肠逐步发育成熟为成虫。在移行过程中幼虫也可随血流到达其他器官，一般不发育为成虫，但可造成器官损害。自感染人体到雌虫产卵需 60～75 天，雌虫寿命为 1～2 年。

2. 蛲虫　蛲虫的成虫细小，乳白色，寄生于人体的盲肠、结肠及回肠下段，在人体内存活 2～4 周，一般不超过 2 个月，雌雄异体，交配后雄虫很快死亡；雌虫向肠腔下段移行，当人熟睡时，肛门括约肌较松弛，雌虫从肛门爬出，受温度、湿度改变和空气的刺激大量排卵，然后大多数死亡，少数雌虫可再进入肛门、阴道、尿道等处，引起异位损害。虫卵在肛周约 6 小时发育成为感染性卵。当虫卵污染患儿手指，再经口食入而自身感染。感染性卵抵抗力强，在室内一般可存活 3 周，虫卵可散落在衣裤、被褥或玩具、食物上，经吞食或空气吸入等方式传播。蛲虫患者是唯一的传染源，蛲虫病常在集体儿童机构和家庭中传播流行。

三、临床表现

（一）蛔虫

临床表现较复杂，可分为幼虫移行引起的症状、成虫引起的症状、并发症。

1. 幼虫移行引起的症状　蛔虫卵移行至肺使细支气管上皮细胞脱落、肺部出血而造成肺蛔虫病，表现为咳嗽、胸闷、血丝痰、血嗜酸性粒细胞增多，肺部体征不明显，X 线胸片可见肺部点状、片状或絮状阴影，病灶易变或很快消失，称为蛔幼性肺炎或蛔虫性嗜酸性细胞性肺炎，即 Loeffler 综合征。症状 1～2 周消失。严重感染时，幼虫可侵入脑、肝、脾、肾、甲状腺和眼，引起相应的临床表现，如癫痫、肝大、腹痛等。

2. 成虫引起的症状　成虫寄生于空肠，以肠腔内半消化食物为食。临床表现为食欲不振或多食易饥，异食癖；常腹痛，位于脐周，喜按揉，不剧烈；部分患者烦躁易惊或萎靡、磨牙；虫体的异种蛋白可引起荨麻疹等过敏症状。感染严重者可造成营养不良，影响生长发育。

3. 并发症　蛔虫有钻孔的习性，在人体不适（发热、胃肠病变等）或大量食入辛辣食物和服用驱虫药物剂量不当等因素刺激下，蛔虫钻入开口于肠壁的各种管道，不仅可引起胆道蛔虫症、蛔虫性肠梗阻，而且上窜阻塞气管、支气管造成窒息死亡，亦可能钻入阑尾或胰管引起炎症。主要并发症包括胆道蛔虫症、蛔虫性肠梗阻、肠穿孔及腹膜炎。

（二）蛲虫

蛲虫感染可引起局部和全身症状，最常见的症状是肛门瘙痒和睡眠不安，因为雌虫的产卵活动可引起肛周和会阴皮肤强烈瘙痒，影响睡眠。局部皮肤可因搔损而发生皮炎和继发感染。全身症状有胃肠激惹现象，如恶心、呕吐、腹痛、腹泻、食欲不振，还可见不安、夜惊、易激动及其他精神症状，末梢血见嗜酸性粒细胞增多。

四、诊　断

（一）蛔虫

根据临床症状和体征、有排蛔虫或呕吐蛔虫史、粪便查到蛔虫卵即可确诊。血中嗜酸性粒细胞增高，有助于诊断。若出现上述并发症时，需与其他外科急腹症鉴别。

（二）蛲虫

主要依靠临床症状，并检出虫卵或成虫以确定诊断。因蛲虫一般不在肠内产卵，故粪便直接涂片法不易检出虫卵，必须从肛门周围皮肤皱襞处直接采集标本。可于每日凌晨用透明胶纸紧压肛周部位粘取虫卵，然后在显微镜下观察，很容易看到虫卵，有时需多次检查。在肛周皮肤皱褶处见白色小线虫时，应用乙醇保存留作显微镜检查。

五、治　　疗[1, 2]

（一）常用化学药物及现代技术

1. 蛔虫

（1）驱虫治疗：治疗蛔虫病的首选药为甲苯咪唑（mebendazole），为广谱驱虫药，复方甲苯咪唑（mebendazole compound）每片含甲苯米唑 100mg 和左旋咪唑 25mg。其他主要药物还有枸橼酸哌嗪（piperazine citrate），可阻断虫体神经肌肉接头冲动传递。左旋咪唑（levamisole）不仅为广谱驱肠虫药，可选择性抑制虫体肌肉中琥珀酸脱氢酶，抑制无氧代谢，减少能量产生，同时也是一种免疫调节剂，可恢复细胞免疫功能。

（2）并发症的治疗：①胆道蛔虫症：治疗原则为解痉止痛、驱虫、控制感染及纠正脱水、酸中毒及电解质紊乱。驱虫最好选用虫体肌肉麻痹驱虫药。内科长期治疗不缓解者，必要时可手术治疗。②蛔虫性肠梗阻：不完全性肠梗阻可采用禁食、胃肠减压、输液、解痉、止痛等处理，疼痛缓解后可予驱虫治疗。完全性肠梗阻时应即时手术治疗。③蛔虫性阑尾炎或腹膜炎：一旦诊断明确，应及早手术治疗。

2. 蛲虫　蛲虫的寿命一般为 20～30 天，如能避免重复感染，即使不治疗也能自行痊愈。单纯药物治疗而不结合预防则甚难彻底治愈及杜绝流行。常用西药治疗：①口服药：噻嘧啶（pyrantelpamoate），为广谱高效驱虫药，可抑制虫体胆碱酯酶，阻断虫体神经肌肉接头冲动传递，麻痹虫体，使之安全排出体外。甲苯咪唑，剂量和用法与驱蛔虫治疗相同，2 周后重复 1 次。②外用药：每晚睡前清洗会阴和肛周，局部涂擦蛲虫软膏杀虫止痒；或用噻嘧啶栓剂塞肛，连用 3～5 天。

（二）中成药治疗

1. 蛔虫　本病治疗以驱蛔虫为主，辅以调理脾胃之法，具体应用当视患儿体质强弱区别对待。体壮者，先驱虫后调脾胃；体弱者，驱虫扶正并举；体虚甚者先调理脾胃，继而驱虫。

2. 蛲虫　中医药采用内治法和外治法并用，内治法治以驱虫止痒，外治法可灌肠，有杀虫止痒功效。

第二节　中成药名方的辨证分类与药效

中成药治疗蛔虫病的常见辨证分类及主要药效如下[3, 4]：

一、驱虫杀虫类

蛔虫病、蛲虫病均属肠虫证，患儿多有饮食卫生习惯不良史，蛔虫病可发展成“蛔疳”，甚者形体消瘦，肚腹胀大，青筋显露，腹部可扪及条索状物，舌苔多见花剥或腻，舌尖红赤，脉弦滑。蛲虫病属虫扰魄门证，主要症状有肛门、会阴部瘙痒，夜间尤甚，睡眠不宁，烦躁不安，或尿频、遗尿，或女孩前阴瘙痒、分泌物增多，舌苔薄白或薄黄，脉有力。

蛔虫病患儿脐腹疼痛，饮食异常，大便下虫或粪检见蛔虫卵。蛲虫病夜间雌虫在肛门附近排卵，刺激皮肤引起肛门周围痒感，肛周、大便中见到蛲虫。

驱虫杀虫类中成药可驱蛔杀虫，调理脾胃。

常用中成药：使君子丸、化虫丸等。

二、安蛔定痛类

蛔虫病属蛔厥证，主要症状除有肠蛔虫症状外，突然腹部绞痛，弯腰屈背，辗转不宁，肢冷汗出，恶心呕吐，常吐出胆汁或蛔虫。腹部绞痛呈阵发性，疼痛部位在右上腹或剑突下，疼痛可暂时缓解减轻，但又反复发作。重者腹痛持续而阵发性加剧，可伴畏寒发热，甚至出现黄疸。舌苔多黄腻，脉弦数或滑数。

蛔厥证以腹部绞痛，呕吐，肢冷为特点，因不恰当驱虫，使虫体受扰，入膈钻胆所致。

安蛔定痛类中成药以镇痛为主，也具有驱虫作用。

常用中成药：乌梅丸等。

参 考 文 献

[1] 韩新民，熊磊. 中医儿科学[M]. 北京：人民卫生出版社，2016：235-239.
[2] 陈德兴. 全科医生中成药手册[M]. 上海：上海科学技术出版社，2015：259-262.
[3] 汪大海，戴永泽. 中西医结合治疗胆道蛔虫病的效果观察[J]. 临床肝胆病杂志，2017，33（2）：313-315.
[4] 潘晨. 蛔虫病中医诊疗指南研究[D]. 南京：南京中医药大学，2012.

（深圳市中医院　喻闽凤，江西中医药大学　陈兰英）

第三节　中成药名方

一、驱虫杀虫类

使君子丸

【药物组成】 使君子、天南星、槟榔。

【处方来源】 宋·太平惠民和剂局《太平惠民和剂局方》。国药准字 Z33020116。

【功能与主治】 消疳驱虫。用于小儿疳积，虫积腹痛。

【药效】 主要药效如下[1, 2]：

1. 杀虫　在 20 多种驱虫中药中使君子驱蛔虫的能力最强，现代医学研究发现，使君子丸含有的使君子酸钾、使君子酸等具有杀灭蛔虫、蛲虫、绦虫作用；槟榔含槟榔碱、槟榔次碱、去甲槟榔碱、去甲槟榔次碱等，对绦虫有弛缓性麻痹作用。

2. 调节胃肠道　本方具有促消化，调节胃肠道功能的作用。

【临床应用】　主要用于治疗蛔虫症，消化不良等病症[3-5]。

1. 蛔虫症　使君子丸主要用于治疗小儿蛔虫症。使君子炒制及制成蜜丸分 2 次服、连服 3 天，驱蛔效率极高。一次治疗不彻底，需多次治疗效果明显。

2. 消化不良　本方可治疗小儿消化不良。

【不良反应】　尚未见报道。

【使用注意】　①忌食生冷、油腻、不易消化食物。②不适用于脾胃阴虚者，主要表现为口干、舌红少津、便干。

【用法与用量】　口服，1 次 6～9g，早晨空腹时服。3 岁以上小儿 1 次 1 粒，3 岁以下 1 次半粒，陈米汤化下。或遵医嘱。

参 考 文 献

[1] 单国顺. 使君子研究概况[A]. 中华中医药学会.2010 中药炮制技术、学术交流暨产业发展高峰论坛论文集[C]. 中国中医药信息杂志，2010：6.

[2] 周廷冲. 使君子之驱虫作用[J]. 科学，1947，29（5）：143.

[3] 臧堃堂. 简述以使君子治疗肠寄生虫病的用法[J]. 上海中医药杂志，1965，（10）：34-35.

[4] 王永祥，孙怀宝，路步炎. 使君子、苦楝皮及榧子驱治肠蛔虫的报告[J]. 山东医刊，1957，（5）：19-22.

[5] 陈景义，谢进泉，谢集玲，等. 使君子治疗蛔虫病一九四例小结[J]. 新中医，1982，（9）：32-28.

（江西中医药大学　罗颖颖、陈兰英）

化 虫 丸

【药物组成】　鹤虱、玄明粉、大黄、苦楝皮、雷丸、牵牛子（炒）、槟榔、芜荑、使君子（去壳）。

【处方来源】　宋·太平惠民和剂局《太平惠民和剂局方》。国药准字 Z31020349。

【功能与主治】　杀虫消积。用于虫积腹痛，蛔虫、绦虫、蛲虫等寄生虫病。

【药效】　主要药效如下：

1. 杀虫　本方对多种寄生虫有杀灭作用。

2. 镇痛　本品具有镇痛作用。

【临床应用】　主要用于治疗蛔虫病等虫症。

蛔虫病[1]　服用化虫丸后数小时，大便排出蛔虫 10 多条，腹痛仍在，第二天仍用化虫丸，速服 6 剂，腹痛止，症状完全消失。

【不良反应】　尚未见报道。

【使用注意】　因方药毒性较大，不宜久服，年老体弱者、小儿要慎用，孕妇不宜使用。

【用法与用量】　口服，1 次 6～9g，1 日 1～2 次。小儿酌减或遵医嘱。

参 考 文 献

[1] 陈铣良. 化虫丸合剂治愈胆道蛔虫病[J]. 福建中医药，1959，（9）：39.

（江西中医药大学　谢欣序、陈兰英）

二、安蛔定痛类

乌 梅 丸

【药物组成】 乌梅肉、黄连、附子（制）、花椒（去椒目）、细辛、黄柏、干姜、桂枝、人参、当归。

【处方来源】 汉·张仲景《伤寒杂病论》。《中国药典》(2015年版)。

【功能与主治】 缓肝调中，清上温下。用于蛔厥，久痢，厥阴头痛，症见腹痛下痢、巅顶头痛、时发时止、呕吐、手足厥冷。

【药效】 主要药效如下[1-3]：

1. 对寄生虫等病原微生物的影响 乌梅丸对多种寄生虫、细菌、真菌、病毒有抑制杀灭作用，对蛔虫有明显抑制作用。

2. 对消化系统功能的影响 乌梅丸具有保肝利胆作用，有利于胆道蛔虫症的治疗，同时能抗溃疡、促进消化，并对胃肠运动有双相调节作用。

3. 对免疫功能的影响 本品对细胞免疫和体液免疫有抑制作用，方中各味中药均能促进、提高机体免疫功能。

【临床应用】 主要应用于肠道蛔虫病、慢性肠炎[2-4]等。

1. 肠道蛔虫病 是一种传染病，临床上可出现幼虫移行症状，出现蛔幼性肺炎，食欲不振，或多食易饥，腹痛，营养不良等症状。本方不仅有驱虫作用，也能使患者食欲明显增加。

2. 慢性肠炎 实质上是指慢性腹泻，既包括感染性腹泻，也包括非感染性腹泻。采用乌梅丸治疗慢性萎缩性胃炎与胃复春对照，结果发现乌梅丸组在临床疗效、组织病理学方面均疗效显著。乌梅丸加减治疗溃疡性结肠炎，服药过程第3、6、9、12天监测患者疼痛、食欲改善情况，3个月后观察临床症状综合评分、疼痛缓解情况、食欲改善情况、生活质量情况。结果发现，治疗前后患者症状综合评分比较差异显著，可明显缓解慢性肠炎。

【不良反应】 尚未见报道。

【使用注意】 ①肾脏病患者、孕妇、新生儿禁用。②本品含有马兜铃科植物细辛，需在医生指导下使用，定期复查肾功能。

【用法与用量】 口服，水丸1次3g，1日2～3次；大蜜丸（每丸重3g）1次2丸，1日2～3次。小儿酌减或遵医嘱。

参 考 文 献

[1] 赵静. 乌梅丸加减治疗肠道蛔虫体会[J]. 河南中医，2013，33（11）：1853-1854.
[2] 乌梅丸治疗胆道蛔虫病作用机制的实验报告[J]. 福建中医药，1960，(6)：29-30.
[3] 陆闻鸿. 乌梅丸加减治疗小儿蛔虫病24例的报告[J]. 成都中医学院学报，1960，(1)：45-50.
[4] 王一镗. 中药乌梅丸治疗胆道蛔虫病[J]. 南京医科大学学报（自然科学版），1959，(1)：63-65.

（江西中医药大学 谢欣序、陈兰英）

索　　引

Y

Z